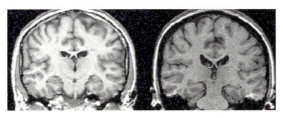

図5a　PTSD患者における海馬容積の減少を示すMRI画像（文献19、28）
　　　海馬容積の比較。右がPTSD患者、左が健常者の脳の冠状断のMRI画像。
　　　本文36ページ参照。

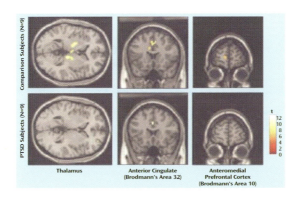

図5b　ストレス負荷時の機能的磁気共鳴画像（fMRI）の比較（文献20）
　　　ベースライン時に比べて有意に賦活される領域を示す。上段が健常者、
　　　下段がPTSD患者。各群の加算平均値を標準脳（T1強調画像）に重畳し
　　　たもの。本文36ページ参照。

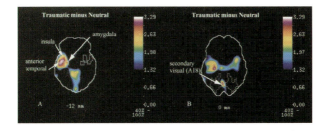

図5c　PTSD患者における外傷体験想起時の血流変化（PET画像）（文献21）
　　　ストレス負荷時の集積画像からベースライン時のものを引いた画像。
　　　AおよびBは異なる断面像を示す。本文36ページ参照。

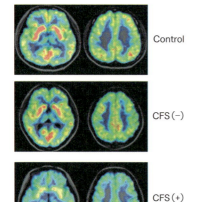

図2 PETで見る慢性疲労症候群(CFS)患者のmAChR自己抗体保有の有無によるmAChR発現量の違い(文献9)

mAChR自己抗体を持たないCFS患者(中段)は、健常者(上段)と同様のmAChR発現量を示すが、mAChR自己抗体を持つCFS患者(下段)では、mAChR発現量が低下している。本文119ページ参照。

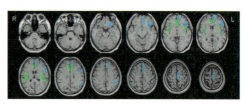
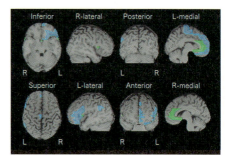

図3 うつ病に見られる脳血流低下部位

前帯状回において他部位より有意な血流低下があることを示す。(voxel based stereotactic extraction estimation：vbSEE解析。上段：水平断、下段：脳表画像。)
本文121ページ参照。

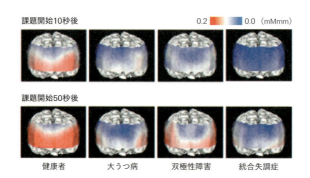

図4 精神疾患におけるNIRSデータのトポグラフィー表示(文献11)
本文121ページ参照。

ストレス学
ハンドブック

Handbook of Stress Studies
Edited by Soichiro Maruyama

丸山総一郎〔編〕

創元社

はじめに

　現代社会におけるストレス問題は複雑多岐にわたり、それに対するストレス研究もここ四半世紀の間に急速に進展しました。同時に、ストレスに関する社会的関心も高まり、「ストレスチェック制度」が創設され、2015年12月に施行となります。

　このようにストレス研究の社会的有用性は広く認知され、ストレスの実態や問題を解明する研究成果は、具体的な施策や実践に応用され、一定の実効性を示しています。その一方で、ストレス研究とストレス対策は各分野で細分化され過ぎたため、「ストレス学」として最前線の全容を一望することが困難になってきました。そこで本書は、ストレス学を志す誰もが手元に置き、入門書より詳しく、事典よりコンパクトに、活用しやすい、本邦初の中規模ハンドブックとして企画しました。

　本書の特徴には、次の3つが挙げられます。

　第1に、その内容として、ストレスの発生メカニズムから測定・評価の方法、医学的・心理学的対応や環境調整による対応、そして自殺やうつ病などストレスが関わるさまざまな具体的問題まで体系的に網羅したことです。

　第2に、その執筆者として、第一線で活躍する研究者・医師総勢45人が基本的な知識から最新の研究成果までをわかりやすく、丁寧に解説したことです。

　第3に、その対象読者を、ストレス学に関心を持つ、医学、心理学、看護学、福祉学、社会学、教育学（幼児・児童教育から生涯学習まで）などの学生（学部生・大学院生）、研究者、指導教員、実践家などと幅広く想定したことです。

　先に挙げた人たちには、研究テーマやそれに沿った方法を選択する際のソースブックやゼミの調べ学習に用いる専門書として役立つと考えています。また、行政担当者、産業保健スタッフ、事業者、企業人のほか、ストレス学に関心の高い一般読者や中学・高校生にも有用な知識や情報を提供すると確信しています。

　本書の構成は、個々の領域の位置づけと全体像の把握を容易にし、ストレスに

関する多様な知識と技術の習得が円滑に進められるよう、また、そのさらなる解明や対策に向けた新しい研究構想のヒントと展開に資するため、大きく総論（第Ⅰ部、第Ⅱ部、第Ⅲ部）と各論（第Ⅳ部、第Ⅴ部）に分けられます。

　まず総論では、ストレスに関する基本的な理論的枠組みから最新知識までの理解を深めるため、基礎的、臨床的な研究成果について解説しています。各論では、現代社会において喫緊に解決すべきストレス問題を優先的に取り上げ、その実態と解明に関する新しい知見や根拠、対応や治療の試みを各問題に即した切り口で示しています。その結果、個々の問題点の検討に加え、臨床・実践の現状から今後の対策や課題までを明確にした内容となりました。具体的には、自殺、うつ病、PTSD、摂食障害、アルコール使用障害、認知症、不眠などの精神疾患、心身症として扱うべき心血管疾患、消化器疾患、リウマチ性疾患に関わるストレス問題、育児ストレス、学習ストレス、発達障害、児童虐待、不登校・ひきこもりなど乳幼児期から児童・青年期までのストレス問題、その他、離婚、介護、終末期や死別、犯罪被害、情報危機とテクノストレス、職場ストレス、非正規雇用、セクハラ・パワハラなどを含む24のストレス問題を取り上げました。最後にトピックスとして、エビデンスに基づいたストレス対策、職場ストレス対策の一次予防戦略、ワーク・エンゲイジメントと個人・組織の活性化、東日本大震災とストレスに関する問題や対策ポイントを切り出し、最新情報について解説しました。

　なお、疾患分類や診断体系に関する記述は、米国精神医学会（APA）が編集するDSM-5が2013年5月に改訂版として出版され、邦訳も2014年6月に刊行されたことや、近いうちにその流れに基づき世界保健機関（WHO）のICD-10も改訂されることから、基本的にDSM-5を基準としました。

　ところで、2011年3月11日14時46分に三陸沖を震源とするマグニチュード9.0の巨大地震が発生、気象庁によって「平成23年（2011年）東北地方太平洋沖地震」と命名されました。この大地震および大津波、これらに伴う原子力発電所事故による災害は、「東日本大震災」と呼称されるほど被災地に甚大な被害を及ぼすこととなりました。

　われわれにとって脅威となるストレスは、実際には災害だけでなく、科学技術の進歩と社会経済の変容に起因した種々の日常ストレスに感じることが多いでしょう。ヒトは環境から得た資源を、科学（science）に基づく技術（technology）に

はじめに

よって役立ててきました。しかし、元来それらをヒトに適用する際に必要となるソフト面のワザ（art）は、ここ100年ほどの間に後退し、21世紀に至ってはもはや危機的な状況にあるのではないでしょうか。技術革新の進展、高度情報化は、もはやヒューマンスケールでは捉えきれなくなり、今や、ミクロからマクロまで、巨大技術はわれわれのコントロール感を損ない、スピード化は時空を縮小してきたのです。しかし、時代がどのように変わろうとも、「"ほどよい"の大切さ」を尊重する日本人の感性を忘れてはならないと思うのです。

「日々の生活を平穏に過ごしたい」というのは、人間として素朴な願いです。ほどよい豊かさを享受し、「my time, my place, my pace」を日々実感できる生活を願うわれわれの心性は美しく穏やかなものです。もうそのような生活を送ることは難しいのでしょうか。

ストレス時代の現況についてもう少し詳しく見ておきましょう。これまでわれわれはいくつもの災害や重大な環境問題に直面し、地球は小さな閉鎖系であることを思い知らされてきました。生物の多様性は日に日に失われ、環境は汚染を回復するだけの余力を失ってきています。資源とそれを原料とした工業生産物による経済成長も環境やエネルギー、人的コストの面から先進国ではかげりが見えてきました。それゆえ、IT化と結びついた資本主義は、市場原理を中核とする金融資本主義として、次々と金融商品を創出し、その信用創造で自己増殖するという新たな経済成長を遂げ始めたのです。金融資本に国境はありません。グローバル経済は国の財政、産業の相対的地位を低下させ、さまざまな価値や文化まで一元化していきます。こうした動きは、日本においても新たなストレスを生まないわけがありません。先の見えない急速な変化は、あらゆる世代の働きがいや生きがいの喪失すら招き、ストレス問題やメンタルヘルス不調増大の大きな背景となっているのです。根本的な解決はすぐには難しいと思うのですが、差し当たって重要なのは、実効性のあるストレス対策だと考えています。

本書は、第一線で活躍されている先生方のこの企画に賛同する熱い思いと協力があって実現することができました。ストレス学の体系が包括的にわかり、研究課題や対応策のヒントが詰まった好適書ができたと感じています。これは、各執筆者の個性と着想を尊重するという編集方針のゆえでしょう。そのためにむしろ、それぞれの原稿に物語性が生まれ、全体としてまとまりのある質の高い内容

となったのです。ご執筆の先生方には多大なご負担をおかけしましたが、改めて厚くお礼申し上げます。最後に、この企画に快くご協力いただいた創元社編集部の渡辺明美部長、また多くのご支援と示唆に富んだ助言をいただいた柏原隆宏氏に深謝いたします。

2015年1月
丸山総一郎

目次

はじめに　i

第Ⅰ部　ストレスとは何か

1　ストレスの概念と研究の歴史　5
2　ストレスのメカニズムとプロセス
　2-1　生物学的側面（1）：生化学からの接近　15
　2-2　生物学的側面（2）：生理学からの接近　25
　2-3　心理学的側面　40

第Ⅱ部　ストレス理論と測定

1　ストレス測定法
　1-1　生物学的ストレス指標と測定　57
　1-2　心理学的ストレスの理論モデルと測定　66
2　さまざまなストレス評価尺度　76

第Ⅲ部　ストレス臨床の実際

1　医学的対応
　1-1　ストレスの診断と治療　97
　1-2　ストレスの脳科学的評価　117

2 心理学的対応
    2-1 精神分析の理論と臨床応用 126
    2-2 認知行動療法の理論と臨床応用 138
    2-3 コーピングの理論と応用 148

3 環境調整 159

第Ⅳ部 現代社会におけるストレス問題の解明と対策

1 自殺とストレス 171
2 現代型うつ病とストレス 179
3 社交不安障害とストレス 194
4 心的外傷後ストレス障害（PTSD）とトラウマ 205
5 摂食障害とストレス 221
6 アルコール使用障害とストレス 232
7 認知症とストレス 245
8 不眠とストレス 256
9 心理社会的ストレスと心血管疾患 269
10 消化器疾患とストレス 285
11 リウマチ性疾患とストレス 298
12 乳幼児養育と育児ストレス 308
13 発達障害とストレス 319
14 児童虐待とストレス 332
15 不登校・ひきこもりとストレス 348
16 学力低下と学習ストレス 363
17 離婚とストレス 372
18 高齢社会と介護ストレス 381
19 終末期および死別の支援とストレス 394
20 犯罪被害とストレス 405
21 情報危機とテクノストレス 418
22 精神障害の労災認定と職場ストレス 427

23　非正規雇用とストレス　438
24　セクシュアルハラスメント、パワーハラスメントとストレス　450

第Ⅴ部　トピックス

1　エビデンスに基づいたストレス対策　467
2　職場ストレス対策の一次予防戦略　478
3　ワーク・エンゲイジメントと個人・組織の活性化　492
4　東日本大震災とストレス　503

人名索引　519
事項索引　523

ストレス学ハンドブック

第Ⅰ部

ストレスとは何か

1 ストレスの概念と研究の歴史

丸山総一郎

1. ストレスの概念の現状

　現代はストレス時代と言われ、ストレスが蔓延している。例えば、不登校、ひきこもり、ゲーム・ネット依存、うつ病・心身症、パワーハラスメント・セクシュアルハラスメント問題、過労死・過労自殺など、こころの健康問題のほかにもアレルギー性疾患、循環器疾患、糖尿病、がんまでもがストレスと関連している。とはいえ、ストレスを完全になくすことはできない。ストレス研究の父、**ハンス・セリエ**（Selye, H.）の言うように、ヒトは生きている限りいくらかの負荷を受けるので、ストレスからの完全な開放は死を意味するのである。

　ストレスという用語も頻繁に用いられているにもかかわらず、その語義は曖昧である。そのため、現在においても、「ストレスの実体は何か」「具体的には何を指すのか」と問われると専門家でも説明が難しい。**適応**か、**防衛**かすら、未だ定かではない。現状のストレス概念は、具体的な脅威というよりも、むしろ漠然とした不安から人々の心身を蝕んでいくストレス反応（工学的には「歪み」とされてきたが、ストレスの研究上はこれを狭義のストレスまたはストレインという）とされているものの、実際には、それを引き起こすストレス要因（ストレッサー）にストレスの用語を当てはめ用いられる場合が多い。その内容も多様で、例えば、悪いストレス（distress）と良いストレス（eustress）が存在する。悪いストレスは、ヒトを心身の不調や病気に追いやり、良いストレスはモチベーションを高め、レジリエンス（回

復力）の強化にもなる。このような背景から、現象としてのストレスを理論的に意味づけることや、因果関係の問題は、歴史的にも常にストレス研究の争点であった[1]。

　自然科学は細分化によって実証を重ねてきたが、それらをいくら集めてもストレスの全貌は見えず、ストレス問題の解決にはつながらない。分化と総合の統合、言い換えると人間をサイエンスとアートの2つの側面から捉え、調和を求めるところにしかストレス研究の発展は望めない。このような背景から、ストレスの定義は、研究対象や方法、具体的な問題に応じて、先の概念に沿った柔軟な対応がなされているのが現状である。合理的に定義することは難しい。ここでは、ストレスに関して2つの古典的な定義を記しておく。セリエは「急性刺激により生体が打撃を受けた時の非特異的反応」とし、著名な心理学者、**リチャード・ラザルス**（Lazarus, R.）は、脅威に対する反応には個人差があることを強調し、「要求を個人が動員可能な個人的、社会的資源を超えたと受け止めた時にその人が感じる状態」とした[2,3]。

　ここ四半世紀、社会経済や技術革新の進展とともに心理的ストレッサーが増大し、それに起因したストレス問題が顕著になっている。ストレッサーは、物理的ストレッサー、化学的ストレッサーなどいくつかに分類されるが、中でも心理的ストレッサーは一般的な構成概念として用いられてきたので、不明瞭で曖昧であり、科学的解明が遅れた。心理的ストレッサーの特徴とそれに対する反応の個人差の理論実証は、当初から人間を対象とする実験や調査研究のテーマとして始まったのも当然の成り行きと言えるだろう。やがて、ストレスモデルを設定して進める研究においては、ストレッサーとその結果生じるストレス反応、その間の**ストレス過程（ストレスプロセス）**に影響を及ぼす修飾因子（脆弱因子、緩和因子など）という枠組みが受け入れられていく。それぞれを測定する指標についても、その役割と機能には学術的に一定の合意がある。したがって、取り込まれる変数が生物学的指標であれ、心理社会的指標であれ、全体の構成における各変数の配置を誤らず明確にしてから評価しなければならない[3,4]。

2. セリエの「ストレス学説」

　ストレス研究の歴史は、いつも一定の方向性を持ち、系統的な一筋の流れとなって展開してきたわけではない。大まかに言えば、初期の研究は動物実験でストレッサーも物理的、化学的に定量可能なものであった。その後、分子生物学の発展に伴い、生理学以外の生化学、遺伝学、免疫学などの分野でミクロレベルの実証研究の成果が数多く報告されていく。同時に人間を総合的に捉え、心理社会的ストレスを定量的に測定する試みからのアプローチも盛んになった。しかし、ミクロとマクロの間を埋める研究はブラックボックスの部分が多く、機序や因果関係の解明という観点では進展の歩みは早いとは言えない。ストレス研究の切り口がどのように変わろうとも、詰め切れない部分で研究の流れが途切れたり停滞したりするのが常であった。

　医学の歴史において、心と体を別の存在として捉える17世紀のデカルト（Descartes, R.）の二元論や19世紀のコッホ（Koch, R.）による1つの原因で1つの病気が起こるという疾病特異性モデルがその進歩に果たした貢献は大きい。しかし、ストレスに関する生物医学的科学や実践において偉業をなしたセリエは異なった。医学生の頃、臨床講義で教授たちが重視する患者の診断に特徴的なサインよりも、病気は異なっても、患者に共通するいかにもだるそうな消耗した状態に関心を持ち新たな発見を得た。すなわち生体にいろいろな刺激が加わっても、その原因の如何にかかわらず共通して生ずる非特異的な生体反応の存在を見出したのである。**非特異的反応**は、胃十二指腸の潰瘍化、胸腺の萎縮、副腎の腫大である。彼の関心はストレスへの適応にあり、観察と実験から「**汎適応症候群**」が誕生した。彼は、この非特異的な反応をストレス、その原因となる刺激をストレッサーとする一連の心身の状態の経過を1936年、科学誌「ネイチャー」に新しい独創的な「**ストレス学説**」として発表した。さらに適応における副腎の役割について、下垂体-副腎皮質系のストレス反応の経路を実証した。これは後に、視床下部に始まるストレス応答の機序、HPA系（hypothalamic-pituitary-adrenal axis）を明らかにした弟子のギルマン（Guillemin, R.）のノーベル賞につながるものであった。

　セリエの基礎研究は、19世紀後半のベルナール（Bernard, C.）による「内部環境

の一定性」、20世紀前半のキャノン（Cannon, W.B.）による「ホメオスタシス」「闘争-逃走反応」「緊急反応」の概念の系譜に連なるもので、すべて伝統的な生理学的手法を用いた動物実験で示された。人間に関しての洞察も多いが、臨床研究や治療は行っていない。それでも、彼の功績は、動物を用いた自然科学者としての学問分野にとどまらず、人の発達過程、心血管疾患や中枢神経系の制御、心身相関の生理学など今日的意義は多大なものがある。彼は、理解の基本を、ストレスの本質は適応であり、ストレスを過大でも過小でもなく適量にコントロールすることこそ、人間がより良く生存していくために重要であるとした。

3. 心身相関研究の歴史的重要性：潰瘍化からの理解

　その後も、多くの学者によってストレス研究が行われてきた。ここではストレス研究の歴史的なゆらぎを、潰瘍化におけるストレスの影響の変遷に見ておきたい。

　物理的ストレッサーだけでなく心理的ストレッサーによって潰瘍が発生することは、セリエ以外の研究者からも動物実験によって明らかにされてきた。人間を対象とした研究は、健康調査表CMIの作成者の1人として著名なコーネル大学のウォルフ（Wolff, H.G.）が行った長期間の観察、「**トムの研究**」が興味深い。トムは幼い頃、熱い料理で食道を火傷し、その瘢痕（はんこん）によって食道狭窄をきたした。そのため口からの食物摂取ができなくなり、代わりに胃瘻（いろう）と呼ばれる胃の中に通じる管を作り、そこから食物を入れるようになった。トムの胃瘻は大きく、外部からも胃粘膜の状態が容易に観察できた。そこでわかったことは、トムが日常経験するさまざまな出来事に伴い、不安、怒り、敵意の感情状態になった時には、胃液の分泌や運動が高まり、胃粘膜は局所的に血流変化をきたし、さらに亢進が続くと組織障害を起こし、出血して胃潰瘍に発展したことである。彼は、ストレスは心の不健康状態を招き、それと同時に身体症状を呈することを知り、心身相関を実証的に捉えたのである。

　昔から言われてきた「酸がなければ潰瘍はできない（no acid, no ulcer）」という事実は、一貫して支持されてきたが、**ヘリコバクター・ピロリ**（Helicobacter pylori）がヒトの消化性潰瘍と関連していることが発見されてからは一変した。一時期、

潰瘍化に対するストレスの影響は過剰に低く見積もられていた。それは、マーシャル（Marshall, B.J.）とウォレン（Warren, J.R.）による胃潰瘍の80％、十二指腸潰瘍の90％はピロリ菌によって発症するという発表があったからだ（2005年、彼らにノーベル賞が与えられた）。この発見は、潰瘍の主要な原因は「ストレスによる」から「細菌による」とするもので、長年の見解を一気に転換させた。しかし、1995年1月に発生した阪神・淡路大震災の後、多くの被災者にピロリ菌感染とは無関係に消化性潰瘍が発生した事実によってストレスの関与が再考された。現在、「潰瘍化は細菌のみによる」とする立場と、潰瘍化にはピロリ菌感染のほか、喫煙、遺伝素因、非ステロイド抗炎症剤などとともにストレスも危険因子とする立場が混在している。こうした消化性潰瘍の発症モデルの変遷は、**心身相関**の相互作用で生じる心身症機序における心理社会的ストレスの影響を測定することの難しさを今もなおわれわれに突きつけている。

4. 心理社会的ストレス研究の進展

ストレス研究の大きな転機となったのは、1967年に**ホームズ**（Holmes, T.H.）と**レイ**（Rahe, R.H.）[5]がメイヤー（Meyer, A.）の生活史（life chart）の方法を統合し、心理社会的ストレスの客観的評定の試み、**社会的再適応評価尺度**を発表したことに始まる。いわゆるライフイベント研究と呼ばれるもので、彼らは種々の病気の発症前における心理社会的ストレス要因として「生活環境の変化」すなわち、**ライフイベント**（life event）を客観的な方法で評価できるとし、平均的な米国民を対象にストレス強度の標準化を試みた。その結果、43項目の生活上の出来事のうち、基準の「結婚」は50点で、その他、最も高い「配偶者の死」が100点、続いて「離婚」が73点、「別居」が65点、「肉親の死」が63点、「自分の怪我または病気」が53点と続く。これらの数値をLCU値（life change unit value）とし、それを用い過去1年間に経験したLCU値の合計得点で疾患の発症を予測した。すなわちストレス度が300点以上の場合には80％、150点から299点だと50％、150点未満だと30％の人が近い将来病気なるというものであった。このストレス要因と疾患の発症を定量的に関連づけた報告は注目された。ただ、その因果関係は弱く、その後、多くの研究者による批判と議論を呼んだ。客観的評定で中立性を重視した

のは疾患の発症予測に個人差を排した標準化が必要と考えられたからであった。ところが、ライフイベントの性質の無視（ポジティブなイベントとネガティブなイベントを区別していないこと、慢性イベントの軽視）、項目選定と点数化の問題、客観的評価の妥当性と信頼性に対する疑問（個人差を考慮していないこと）、イベントと疾患との関連を和らげる要因やプロセスを無視していることなど問題点の指摘が続出した[6]。中でも、客観的評価よりもイベントがストレスフルであるとする個人の評定に焦点を当てるべきとする批判、客観-主観の論争は沸騰した。例えば、面接法の開発によって、ブラウン（Brown, G.W.）[7]はライフイベントと疾患の因果関係の程度を重視し、ドーレンヴェント（Dohrenwend, B.S.）ら[8]はライフイベントが発生する前の社会状況や個人のパーソナリティを考慮してライフイベントを測定する方法を発展させた。こうした問題点の議論からストレッサーやストレス反応の検討、その間の修飾因子の評価尺度が多数開発されたことで、この研究はストレス研究の歴史に大きな足跡を残した。

　1980年代になって、ラザルス[9]は、ライフイベントよりも日常生活における些細な苛立ちごと、**デイリーハッスルズ**（daily hassles）のほうがストレスへの影響が大きいことや主観的な認知の重要性を実証的に示した。デイリーハッスルズは、ものの置き忘れや紛失、借金の心配、多量の喫煙、睡眠不足などである。ハッスルズスケールは117項目のハッスルズで構成されている。それに加え、健康と感じる、友達をつくる、くつろいでいるなど、気持ちを安定させたり高めたりする135項目のアップリフツ（uplifts）からなるアップリフツスケールも作成している。彼は、出来事をどのように認知したか（一次的認知）、**個人差**を重視し、個々の感じ方の程度を測定することの有用性を主張した。さらに二次的認知として**ストレス対処行動**（coping）による克服を想定した。しかし、ストレスを認知的評定プロセスの産物とする立場をとるなら、ストレッサーから主観的影響を取り除くことは不可能であった。多少の交絡はあると認め、彼らは自らの手法の限界を示したが、主観的要因を重視するこのニュールック心理学に対する批判も激しかった。これはストレスの概念化の中心的課題であり、永遠に終わりのない論争である。それでも媒介過程を重視する彼の見方が特筆できるのは、ストレスを上手に乗り切る対処法や社会的支援など具体的な緩和因子の存在を明確にし、より実践的な展開へと進めたことにある[10]。

ここに至り、ほぼ現在の**ストレスモデル**が完成し、心理的負荷強度の評定や緩和因子の抽出に役立っている。この一連のストレス過程で、人は**ストレッサー**に直面するとそれまでの経験、自分の能力、価値観などをもとにストレッサーの強さや解決の困難性などを評価する。その結果として、不安、うつ状態、睡眠障害、自律神経症状などの**ストレス反応**を起こす。つまり、この過程における個人的変数（「遺伝的」項目は性別、気質、知性など、「後天的」項目は年齢、社会的階層、教育、生活習慣、コーピング、社会的支援など、「性質的」項目は性格や人格、タイプA行動、ローカス・オブ・コントロール、セルフエスティーム、首尾一貫性、レジリエンスなど）によって修飾され、ストレス反応は人によって異なる。こうしたモデルに立脚した研究は多く、うつ病、心身症などいわゆるストレス病は、良い生活習慣や上手なストレス対処、家族や上司の支援などで症状の軽減や発症の低下、回復の促進が可能である。

5. ミクロとマクロの研究統合の難しさ

ストレスによる危機があっても生命維持が速やかに行われるのは神経系、内分泌系、免疫系が相互に協調し合って安定的な状態を維持しているからで、最近の科学技術の目覚ましい進歩によって分子生物学やイメージング科学の技術を応用したストレス理解が深められている。しかし、それら個々の知見は臨床的にあまり役立っているとは言えず、臨床的対応や人間理解は、古典的な理論や技術が未だに有効である。分析的で細分化を得意とする自然科学的手法は、ミクロレベルの一対一の対応を解き明かすことには役立つが、それだけではマクロレベルの人間と環境の関係や、人間の大脳皮質の営みが関与するストレス疾患発症のプロセスの解明は困難である。そのため、現代精神医学の黎明期の先達、フロイト（Freud, S.）らによる一症例の深い洞察や理論が現在も臨床で役立っている。

それでは、ストレス研究における科学的根拠はどのように形づくられてきたのだろうか。最も着実な展開がみられたのは、職業性ストレス研究の分野であった。

6. 職業性ストレスに関する統合モデル研究の進展

1960年代の職業性ストレス研究の初期、ストレッサーに焦点が絞られ、役割

葛藤、役割曖昧さ、役割過重、役割過小などが対象となった。クーパー（Cooper, C.L.）とマーシャル（Marshall, J.）は仕事のストレッサーの主要な側面を特定し、健康の観点からの研究を行った。1980年代後半には心理的、生理的、行動的ストレインの研究、1990年代には臨床実践と関連するプロセスデザイン研究、やがて働きがいや幸福をもたらすものを探求する**ポジティブ心理学**の開発に関心が向かっていく。その間、個人と環境との間に不適合がある時にストレインが発生するとする職業性ストレスの汎用モデルが次々と提案された。**職業性ストレス**の代表的なモデルに、カラセック（Karasek, R.）[11]の仕事の要求度-コントロールモデル（job demands-control model）、ジョンソン（Johnson, J.V.）とホール（Hall, E.M.）[12]の仕事の要求度-コントロール-サポートモデル（demand-control-support model）、ハレル（Hurrell, J.J.）とマクレイニー（McLaney, M.A.）[13]のNIOSH職業性ストレスモデル（NIOSH job stress model）、シーグリスト（Siegrist, J.）[14)15)]の努力-報酬不均衡モデル（effort-reward imbalance model）がよく知られている。最近はポジティブなメンタルヘルス測定を特徴とするシャウフェリ（Schaufeli, W.B.）[16]のワーク・エンゲイジメント（work engagement）に関心が寄せられている。

　個人と環境の不適合の解消には、プロセスに焦点を当て個人と環境とを結びつける要素を特定し、時間経過の中で動的なストレスの相互交流的な本質に着目していかなければならない。これまで相互交流モデルの一面としてよく研究されたのはコーピングで、仕事の状況に応じて適用可能なコーピングが分類され実例とともに示されてきた。この立場を理解すれば、個人と周囲の人たちの関係で環境調整を行う場合、周囲の支援・協力だけでなく個人の言葉、意見、態度、行動がストレスをつくり出していないかチェックすることが大切である。やがて、ストレスフルな出来事をうまく処理することを強調する「自助の時代（self-help years）」のテクニック（リラクセーション、エクササイズ、ヨーガ、瞑想、バイオフィードバックなど）が種々提供される。さらに、**ストレスマネジメント**は、セルフケアだけでなく、組織的あるいは集団的取り組みが強化され、ストレスのプロセスに関する体系的な呈示、縦断調査研究や介入研究の成果からエビデンスが蓄積されていく。それは同時に、社会復帰の**三次予防**、早期発見・早期治療の**二次予防**から発症防止の**一次予防**へとヘルスプロモーションが変化する過程でもあった[17)18)]。特に個人対応のストレスマネジメントでは限界のある問題に、例えば長時間労働、達成困

難なノルマ、いじめ・嫌がらせ、ハラスメント、ワーク・ライフ・バランスがある。組織的に取り組まなければ解決が困難な問題に対する集団対応としての取り組みの必要性を指摘した研究が続いた[19) 20)]。21世紀に入り介入資源に関する研究が精力的に行われ、方法や成果は働く人だけでなく幅広い世代の研究と実践に応用されている。

7. ストレス研究の今後の課題

　ストレスの意味をめぐる議論からストレス研究の課題が生じている。第1の課題は、概念の統合は可能なのだろうかということ、第2の課題は、大量のデータが、ストレスの本質に本当に迫っているのだろうかということ、第3の課題は、ストレス測定の妥当性の問いかけが乏しくなっているのではないかということにある[1)]。それでもストレス研究を進めなければならないのは、ストレスが個人や組織、生活やコミュニティ、仕事や経済に莫大な「損失」を与え続けているからである。

　ここ数十年、市場原理や成長を善とする新自由主義経済が跋扈している。経済のグローバル化、情報化、巨大技術によって社会システムが急激に変化し、社会格差、共同体の崩壊、文化の画一化の加速が止まらない。これは、社会学者のデュルケーム（Durkheim, E.）の言う社会規範の変革期、**アノミー**状態であろうか。何十万年、何百万年にわたり、さまざまな環境の変化と脅威を乗り越えてきたわれわれ人類のストレス耐性を信じたい。ストレス研究は、今後とも人類が未来へ生き延びる手立てを探る期待を受け、その責任を進んで負わなければならない。

〈文献〉

1) Cooper CL, Dewe P. Stress: a brief history. Oxford: Blackwell Publishing; 2004.
2) 河野友信，久保千春編．ストレス研究と臨床の軌跡と展望．東京：至文堂；1999.
3) Cohen S, Kessler RC, Gordon LU, editors. Measuring stress: a guide for health and social scientists. Oxford: Oxford University Press; 1995.
4) 丸山総一郎．メンタルヘルスの評価と尺度．臨床精神医学 2004；33：883-893.
5) Holmes TH, Rahe RH. The social readjustment rating scale. Journal of Psychosomatic

6) 丸山総一郎．ライフイベントを評価する．産業ストレス研究 1997；4：2-8.
7) Brown GW, Harris TO, editors. Life events and illness. New York: Guilford Press; 1989.
8) Dohrenwend BS, Dohrenwend BP, editors. Stressful life events and their contexts. New Brunswick: Rutgers University Press; 1984.
9) Lazarus RS, Folkman S. Stress, appraisal, and coping. New York: Springer; 1984.
10) 小杉正太郎編著．ストレス心理学：個人差のプロセスとコーピング．東京：川島書店；2002.
11) Karasek R. Job demands, job decision latitude, and mental strain: implication for job redesign. Administrative Science Quarterly 1979; 24: 285-308.
12) Johnson JV, Hall EM. Job strain, work place social support, and cardiovascular disease: a cross-sectional study of a random sample of the Swedish working population. American Journal of Public Health October 1988; 78: 1336-1342.
13) Hurrell JJ, McLaney MA. Exposure to job stress: a new psychometric instrument. Scandinavian Journal of Work, Environment & Health 1988; 14 (suppl.1): 27-28.
14) Siegrist J. Adverse health effects of high-effort/low-reward conditions. Journal of Occupational Health Psychology 1996; 1: 27-41.
15) 堤明純．努力－報酬不均衡職業性ストレスモデルに基づく最近の研究動向と職場のストレス対策．産業医学レビュー 2013；26：131-156.
16) Schaufeli WB, Salanova M, Gonzalez-Roma V, Bakker AB. The measurement of engagement and burnout: a two sample confirmative analytic approach. Journal of Happiness Studies 2002; 3: 71-92.
17) Kawakami N, Haratani T. Epidemiology of job stress and health in Japan: review of current evidence and future direction. Industrial Health 1999; 37: 174-186.
18) 和田攻．わが国の働く人々のメンタルヘルス対策の来し方、行きし方：血みどろの戦いの行き止まりの打開策はあるか．産業医学レビュー 2011；24：143-167.
19) Maruyama S, Morimoto K. Effects of long work hours on life-style, stress and quality of life among intermediate Japanese managers. Scandinavian Journal of Work, Environment & Health 1996; 22: 353-359.
20) Bakker AB, Demerouti E, 島津明人．スピルオーバー－クロスオーバーモデル．産業ストレス研究 2013；20：253-265.

2 ストレスのメカニズムとプロセス
2-1 生物学的側面（1）：生化学からの接近

牟礼佳苗

生体がストレスを受けた場合、防御機構を働かせ、恒常性を保とうとするのが、ストレス反応である。本稿では、主にストレス反応について、生化学的な視点から触れる。

1. ストレス反応系

重要なストレス反応として、**視床下部-下垂体-副腎系**（hypothalamic-pituitary-adrenal axis：HPA系）がある[1]。大脳皮質がストレスを認識すると、視床下部へと刺激が伝えられ、副腎皮質刺激ホルモン放出因子（corticotroin-releasing factor：CRF）により、脳下垂体から副腎皮質刺激ホルモン（adrenocorticotropic hormone：ACTH）が放出される。さらに副腎皮質から生体の恒常性やストレス反応を制御するグルココルチコイド（コルチゾール）の分泌が促進される。急性のストレスではコルチゾールの分泌が著しく増加し、血圧上昇、心拍数増加、血糖上昇（糖新生）、脂質分解促進、さらにインスリン抵抗性や免疫（炎症）等、さまざまな生体機能に影響を与える。一方で、負のフィードバックによりHPA系の活性化を制御し、ストレス反応を停止させる役割も持つ。過剰なストレスによりコルチゾールの分泌が続くと、脂質の蓄積、内臓型肥満、血中コレステロールの増加を引き起こし、海馬の委縮や免疫において重要な役割を担うグリア細胞に障害を与える。また、**視床下部-交感神経-副腎髄質系**（sympathetic-adrenal-medullary axis：SAM系）では、副腎髄質から

ノルアドレナリンやアドレナリン等のカテコールアミンの分泌が促進されることで、攻撃、闘争−逃走反応を制御している。

中枢神経系においては、ドーパミン、ノルアドレナリン、ヒスタミン、セロトニン等のモノアミン神経伝達物質がストレス反応を担っている。ノルアドレナリン神経系が緊張や恐怖等の情動性ストレス状態に関連するのに対し、ドーパミン神経系は要求が満たされることによる「快」を司る脳内報酬系の中心的役割を担い、セロトニンは睡眠や生体リズム、痛みや精神の安定に関連している。

2. 免疫反応（炎症）

炎症とは、感染や組織の損傷等の刺激により、血管透過性を亢進させ、白血球の遊走や血管凝固を促進させたりする生体の防御機構であり、心理的なストレスによっても誘導される。ストレス反応において免疫系に影響を与える因子として、カテコールアミン、CRF、グルココルチコイド、オピオイド等がある[2]。HPA系は炎症や免疫等を担う遺伝子群の転写因子であるNuclear Factor κB（NF-κB）に対して抑制的に作用する一方、SAM系はNF-κBを介したTumor Necrosis Factor-α（TNF-α）やinterleukin-1β（IL-1β）の転写を促進させることで、炎症反応を誘導する[3]。マウスを用いた社会的挫折ストレス研究で、炎症反応においてアラキドン酸から生成されるプロスタグランジン（PGE_2）が、前頭前皮質ドーパミン機能を抑制し、抑うつや不安の惹起に関与していることが明らかにされている[4]。さらに、脳内の免疫防御を担っている小膠細胞（マイクログリア）が反復ストレスや強制水泳により活性化されることが報告されているが、近年このマイクログリア活性化にはIL-1βが関与し、その結果PGE_2が産生されることが示唆されている[5]。

一方、ストレスによる免疫反応に、アレルギーの増悪がある。ストレス反応により分泌されるカテコールアミンは、樹状細胞やマクロファージにおいて炎症性サイトカインの発現を抑制することで免疫力を低下させる一方で、アレルギーを増悪させるIL-33の発現を上昇させる[6]。また、グルココルチコイド、カテコールアミン、オピオイドが、マクロファージにおけるIL-12産生を抑制することで、1型ヘルパーT細胞（Th1）の分化を抑制し、結果として細胞性免疫を低下させ、

2型ヘルパーT細胞（Th2）による抗体産生（液性免疫）を促進させることでアレルギー反応を増悪すると考えられている[7]。近年、炎症反応において注目されている物質に、タンパク質複合体「インフラマソーム」がある。細胞死の重要因子であるカスパーゼが活性化されることで、炎症性サイトカインであるIL-1βやIL-18などを誘導するものであるが、最近になって、心理的ストレスによりマイクログリア上のP2X7受容体を介してインフラマソーム・カスケードが活性化されることで、IL-1βが産生されることが報告されている[8]。

3. 酸化ストレス反応

呼吸により取り込まれた酸素分子は、喫煙や紫外線、化学物質、加齢等により、活性化された化学種である「活性酸素」や「フリーラジカル」に変化することが知られている。この活性酸素やフリーラジカルが引き起こす酸化作用と、その障害を消去する生体内作用である抗酸化作用のバランスが崩れた状態を「**酸化ストレス**」という。酸素分子は、チトクロームCオキシダーゼという酵素により1電子還元（受容）されることで「スーパーオキシドラジカル（O_2^-）」となり、さらに1電子還元されて「過酸化水素（H_2O_2）」となり、鉄イオンや銅イオンと反応することでさらに1電子還元されて「ヒドロキシラジカル（·OH）」となり、もう1電子還元されることで水となる。ヒドロキシラジカルによる核酸DNAの酸化損傷により生成される8-ヒドロキシデオキシグアノシン（8-hydroxydeoxyguanosine：8-OHdG）は、DNAの修復阻害や突然変異を起こし、がんを誘発する。また、生体内に存在するアミノ酸であるアルギニンから一酸化窒素合成酵素により合成される「一酸化窒素（NO）」がO_2^-と反応することで「一酸化窒素過酸化物イオン（$ONOO^-$）」が生じる。これらの活性型酸素のうち、フリーラジカルは不対電子を有するために非常に反応性が高く、核酸、タンパク質、脂質、糖を酸化し、変性させることで細胞機能に障害をもたらす。また、ドーパミンやセロトニン等のモノアミンは、モノアミン酸化酵素（monoamine oxidase：MAO）により代謝されるが、その際にH_2O_2が産生される。

酸化ストレス反応が心理的なストレスとも強い関連性があることは、現在ではよく知られているが、最初に報告されたのは日本人研究者によるコミュニケー

ションボックスでの電気刺激ストレスを与えたラットを用いた研究である[9]。その後、ヒトにおいて、試験や難しい問題に解答することや、職域におけるストレスにより白血球中や尿中の8-OHdGが高値を示す結果が報告されている。また、パソコンを用いたカラー・ワード・テストで心理的混乱状態にした閉経後の女性において、脂質の過酸化分解物である4-Hydroxy-2-nonenal（HNE）が上昇していた。

一方、生体内には、酸化ストレスに対して防御的に作用する抗酸化防御系システムが存在する。抗酸化酵素であるスーパーオキシドジスムターゼ（SOD）は、O_2^-を消去してH_2O_2を生成し、このH_2O_2を抗酸化酵素であるカタラーゼやグルタチオンペルオキシダーゼ（GPx）が水に分解する。また、GPxは、体内で生成した過酸化脂質の消去も行うことがわかっている。いわゆるスカベンジャーと呼ばれる抗酸化物質として、水溶性のアスコルビン酸（ビタミンC）や、脂溶性のトコフェロール（ビタミンE）やカロテノイド（βカロテンなど）、ユビキノール（コエンザイムQ10）、ビリルビン、還元型グルタチオン（GSH）などがある。カンファレンスでのスピーチによるストレスにより、ビリルビンの酸化代謝物の尿中排泄量が高値を示した結果が報告されている。また、医学生に試験を受けさせたところ、血中のGSH値が減少していた。

これらの研究により、心理的ストレスと酸化ストレスの関連性が強いこと、さらに**抗酸化物質**の重要性がわかる。

4．ストレス対応に影響する遺伝子多型

遺伝子多型とは、遺伝子の個人差のことであり、人口に対して1％の頻度で存在する変異のことである。ストレス反応関連遺伝子群においても、多型の影響が明らかにされている。

神経の終末におけるセロトニンの再回収により神経伝達を調整しているセロトニントランスポーター（5-HTT）を構成する遺伝子SLC6A4のプロモーター領域における多型の分布は、ネガティブなものを見せられた時の反応やうつ、疲労との関連性が報告されている[10]。すなわち、ショートタイプ（Sタイプ）のDNAに44塩基が挿入されたロングタイプ（Lタイプ）多型の違いが、ストレスに対する抵

抗性の違いの一因となる。また、カテコールアミン分解酵素であるカテコール-O-メチルトランスフェラーゼ（catechol-o-methyltransferase：COMT）、MAO-A、γ-アミノ酪酸（gamma-aminobutyric acid：GABA）受容体A（GABAA）、ドーパミン受容体D2（DRD2）遺伝子等、脳内報酬系やHPA系関連遺伝子群にも多型が認められ、ストレス反応に影響を与えていると考えられている[11]。海馬や視床下部に局在し、神経回路の形成や発達に重要な脳由来神経栄養因子（brain-derived neurotrophic factor：BDNF）のVal66Metの1塩基多型により、ストレスにさらされたことによるうつ病の発症率が異なることも報告されている。

　日本人を含む東アジア人に高頻度に観察されるのが、アルコール代謝関連酵素の遺伝子多型である。エタノールは、アルコール脱水素酵素（aldehyde dehydrogenase：ADH）によりアルデヒドに代謝され、次いでアルデヒド脱水素酵素（aldehyde dehydrogenase：ALDH）により酢酸へと代謝される。このうち、ADH1BとALDH2には酵素活性に影響を及ぼす1塩基多型がある。ADH1Bの1塩基多型（Arg47His）は、東アジア人では90％以上が変異型（高活性型）を有するのに比して、欧米人では90％が野生型（低活性型）を有する。そのため、酔いの原因であり、飲酒に対して抑制的に働くアルデヒドへの代謝が遅いため、ブレーキがかからず、依存症になりやすいとされている。一方、東アジア人の約50％がALDH2の1塩基多型（Glu487Lys）を有する。顔が赤くなったり、気分が悪くなったりする原因であるアルデヒドの代謝能力が極めて低く、その結果飲酒へのブレーキはききやすい。しかしながら、心理的ストレスが強まると、飲む頻度や量が増え、結果として、アルデヒド蓄積によるがん等のリスクが増加するとされている。ADH1BとALDH2以外に、概日リズムに関連する遺伝子Period1（Per1）にも1塩基多型があり、社会的ストレスに対応した飲酒行動に影響を与えていることが示唆されている。

　その他、酸化ストレスやHPAや炎症反応に関連する多数の遺伝子群に多型が発見されており、ストレスへの反応や炎症反応等に相互に関連し合って影響を与えていると考えられる。

5. ストレス反応と遺伝子発現

　感染等のストレス負荷の初期に発現される遺伝子群である前初期遺伝子（immediate early genes：IEGs）の発現動態は、神経活動やストレス反応の指標となり得るとされている[12]。例えば、IEGsのc-fosは、げっ歯類を用いた実験により、社会的敗北ストレス負荷時に発現が影響を受けていることが報告されている。

　また、徳島大学の六反のグループは網羅的にさまざまな遺伝子の発現量を測定できるマイクロアレイ法を応用し、学位発表会や医師国家試験により、急性のストレスでは70遺伝子の変化が、慢性的なストレスでは24の遺伝子の発現が影響を受けていることを明らかにしている[13]。

　一方、DNAの配列によらない遺伝子発現調節システムである、プロモーター領域のメチル化やヒストンのアセチル化等のエピジェネティックな変化も、ストレスによって影響を受けていることが報告されている[14]。IGEsのc-fosやc-junは、ヒストンH3のリン酸化との関連性が報告されている。また、社会的敗北ストレスを受けたマウスでは、BDNFがメチル化により発現抑制されていた。ヒトにおいては、PTSD患者の末梢血において、CpGサイトの14,000におよぶ遺伝子についてメチル化の影響を調べた結果、炎症反応に関する遺伝子群は非メチル化されていたのに比して、NF-κB等のシグナル経路の構成遺伝子群はメチル化されていた[15]。

6. 生活習慣とストレス

　以上、ストレス反応とそれに関わる因子の概要について触れてきたが、最後に個々の栄養素を含めた食事や飲酒、喫煙等の生活習慣とストレス反応との関係について触れることとする。

(1) ストレスと食事

　脳へのエネルギー情報の伝達には、ブドウ糖（グルコース）、脂肪酸、アミノ酸等の栄養以外に、アディポサイトカインと呼ばれる脂肪細胞から分泌される生理活性物質が血管を介して作用する。視床下部の弓状核からは、摂食抑制作用を有

するプロオピオメラノコルチン（proopiomelanocortin：POMC）や摂食亢進作用を有する神経ペプチドY（neuropeptide Y：NPY）を発現しており、グルコースへの応答性を調整している。また、アディポサイトカインであるレプチンは、主に視床下部に作用し、NPYを抑制することで摂食抑制に作用する。慢性のストレスにさらされた場合、コルチゾールの分泌が過剰になり、摂食亢進作用を有するオレキシン、NPY、グレリン等が活性化され、食欲を制御するレプチンが抑制されることで、食欲増加に至ると考えられている。また、HPA系においてストレス負荷によりCRFが過剰に分泌されると、糖質やタンパク質、脂質の代謝が抑制され、食欲不振を引き起こすと考えられている[16]。

（2）ストレスと飲酒

飲酒は、「楽しい気分になる」「よく眠れる」「気分転換になる」等、コーピングとしての意味が強い。依存症については先に触れたが、ラットを用いた研究において、エタノールにより扁桃核のノルアドレナリンの放出が減弱していたことから、ストレス解消に作用していることが示唆されているが、慢性のアルコール摂取においては、HPA系が活性化され、その結果CRFが放出され、アルコール退薬後の不安症状の原因となると考えられている。

（3）ストレスと喫煙

アルコール同様身近にあり、しかし深刻な健康障害をもたらすものが、喫煙である。タバコ煙の主成分であるニコチンは、大脳辺縁系の報酬回路へと作用し、気分の高揚をもたらすことでストレスが軽減されたように感じ、喫煙への要求を増す[17]。ニコチンは、ニコチン性アセチルコリン受容体に結合することで、カテコールアミンの代謝を活性化する。ニコチンの摂取が止まることで、活性化された代謝がすぐには静止できずに神経伝達物質が減少した状態になるため、ストレスとして受け止められる。非喫煙者が喫煙することで得られるストレス軽減はほとんどなく、喫煙者が喫煙することでニコチン離脱状態（ストレス状態）から回復することが、喫煙によるストレス軽減作用と誤解されている。

(4) ストレスと薬物依存

薬物依存には、ドーパミン神経系による脳内報酬回路が関与している[18]。覚せい剤は、ドーパミントランスポーターから神経内に入り、ドーパミンをシナプス間隙に放出する作用を有する。その結果、シナプス間隙のドーパミンが過剰となり、脳が興奮した状態になる。また、モノアミン神経伝達物質であるヒスタミン神経系の関与も示唆されている。その他、薬物依存形成には、CRFやノルエピネフリン、β-エンドルフィン、さらにオピオイド・ペプチド、セロトニン、カンナビノイドやGABA等の神経伝達物質も関与していると考えられている。

(5) ストレスと栄養

心理的ストレスと関連性が強い酸化ストレスに対して抑制的に作用する抗酸化物質である栄養素については、先に触れた通りである。

ストレスとの関連について最も注目を集めている栄養素の1つに、多価不飽和脂肪酸（polyunsaturated fatty acid：PUFAs）がある[19)20)]。特に、青魚に多く含まれるn-3（ω-3）系多価不飽和脂肪酸であるドコサヘキサエン酸（docosahexaenoic acid：DHA）とエイコサペンタエン酸（eicosapentaenoic acid：EPA）のうち、DHAは脳に最も多く存在する多価不飽和脂肪酸で、神経膜の構成成分でもあり、脳の機能に重要な役割を担っており、アルツハイマー型認知症やパーキンソン病等への効果についても報告されている。また、DHAの摂取量が多い集団では、うつの発症や自殺願望が低いとの報告がある。DHAとストレス反応に関しては、CRFのストレスによる活性化を抑制する等の作用以外に、前述のストレス関連遺伝子群の発現にも影響をおよぼしている。また、DHAは酸化ストレスに対する生体の防御機構であるKeap1-Nrf経路を活性化することで、抗酸化作用も有する。また、脳由来神経栄養因子BDNFは、慢性的なストレスにより発現が抑制されるが、n-3系多価不飽和脂肪酸の摂取により発現レベルが維持・増加されることで、ストレス適応能の向上に役立つことが期待されている。

他に、玉ねぎに多く含まれるケルセチンは、HPA系ストレス反応に対して抑制的に作用することで、ストレスホルモンの分泌を制御すると考えられている。緑茶に含まれるテアニンが、ドーパミン放出に関与することでストレス緩和作用

を有すると報告されている。コーヒーについては、カフェインによる自殺願望低下の報告があるほか、香りによるストレス緩和作用も報告されている。その他、抑制系神経伝達物質に作用することでストレス緩和に効果があるハーブ等も報告されている。

〈文 献〉

1) Chrousos GP. The hypothalamic-pituitary-adrenal axis and immune-mediated inflammation. The New England Journal of Medicine 1995; 332: 1351-1362.
2) Gu HF, Tang CK, Yang YZ. Psychological stress, immune response, and atherosclerosis. Atherosclerosis 2012; 223: 69-77.
3) Miller AH, Maletic V, Raison CL. Inflammation and its discontents: the role of cytokines in the pathophysiology of major depression. Biological Psychiatry 2009; 65: 732-741.
4) Furuyashiki T, Narumiya S. Stress responses: the contribution of prostaglandin E_2 and its receptors. Nature Reviews. Endocrinology 2011; 7: 163-175.
5) Tanaka K, Furuyashiki T, Kitaoka S, Senzai Y, Imoto Y, Segi-Nishida E, et al. Prostaglandin E2-mediated attenuation of mesocortical dopaminergic pathway is critical for susceptibility to repeated social defeat stress in mice. The Journal of Neuroscience 2012; 32: 4319-4329.
6) Yanagawa Y, Matsumoto M, Togashi H. Adrenoceptor-mediated enhancement of interleukin-33 production by dendritic cells. Brain, Behavior, and Immunity 2011; 25: 1427-1433.
7) Salicrú AN, Sams CF, Marshall GD. Cooperative effects of corticosteroids and catecholamines upon immune deviation of the type-1/type-2 cytokine balance in favor of type-2 expression in human peripheral blood mononuclear cells. Brain, Behavior, and Immunity 2007; 21: 913-920.
8) Iwata M, Ota KT, Duman RS. The inflammasome: pathways linking psychological stress, depression, and systemic illnesses. Brain, Behavior, and Immunity 2013; 31: 105-114.
9) Adachi S, Kawamura K, Takemoto K. Oxidative damage of nuclear DNA in liver of rats exposed to psychological stress. Cancer Research 1993; 53: 4153-4155.
10) Canli T, Lesch KP. Long story short: the serotonin transporter in emotion regulation and social cognition. Nature Neuroscience 2007; 10: 1103-1109.
11) DeRijk RH. Single nucleotide polymorphisms related to HPA axis reactivity. Neuroimmunomodulation 2009; 16: 340-352.
12) Okuno H. Regulation and function of immediate-early genes in the brain: beyond neuronal activity markers. Neuroscience Research 2011; 69: 175-186.

13) 桑野由紀,勝浦桜子,増田清士,棚橋俊仁,六反一仁.メンタルヘルスを支える新たなストレスバイオマーカー.四国医学雑誌 2010;66:119-122.
14) Mifsud KR, Gutièrrez-Mecinas M, Trollope AF, Collins A, Saunderson EA, Reul JM. Epigenetic mechanisms in stress and adaptation. Brain, Behavior, and Immunity 2011; 25: 1305-1315.
15) Uddin M, Aiello AE, Wildman DE, Koenen KC, Pawelec G, de los Santos R, et al. Epigenetic and immune function profiles associated with posttraumatic stress disorder. Proceedings of the National Academy of Sciences of the United States of America 2010; 107: 9470-9475.
16) Torres SJ, Nowson CA. Relationship between stress, eating behavior, and obesity. Nutrition 2007; 23: 887-894.
17) 五嶋良郎.喫煙の生理学.臨床と研究 2010;1025:743-746.
18) 曽良一郎.薬物依存の分子病態.実験医学 2007;25:179-184.
19) 渡辺明治,木野山真紀,新田早美.ドコサヘキサエン酸(DHA)摂取によるストレス適応の脳内機構:病態栄養学的視点から.日本病態栄養学会誌 2008;11:217-235.
20) 渡辺明治,木野山真紀.脳由来神経栄養因子(BDNF)からみた n-3 系多価不飽和脂肪酸のストレス適応能の向上:メンタルヘルスにおける病態栄養学への期待.日本病態栄養学会誌 2010;13:9-33.

2 ストレスのメカニズムとプロセス
2-2 生物学的側面（2）：生理学からの接近

喜多村祐里

1. はじめに

　しばしば、「現代はストレス社会である」などと言われたりするが、ストレスはもともと物理学の言葉で、歪みを意味する「ストレイン」に由来している。米国の生理学者、ウォルター・キャノン（Cannon, W.B.）が、ホメオスタシス（生体恒常性）を乱す外部からの刺激、例えば、寒冷、低酸素、低血糖、痛み、運動、出血などをストレスと称したのが最初とされる[1)2)3)]。その後、ハンガリー出身でカナダの生理学者、ハンス・セリエ（Selye, H.）が「ストレスとは、生体に作用する外部からの刺激（ストレッサー）に対して生じる全身性の非特異的反応の総称である」と定義した。つまりストレスは、外部からの刺激の質や種類によらず、共通のメカニズムで同様の応答を示す全身性の適応反応の一種であると考えられる。さらにセリエは、ストレス反応の中心的役割を視床下部-下垂体-副腎皮質系が担っているとする「ストレス学説」を提唱した[4)]。
　時にストレス刺激とストレス反応をひっくるめてストレスとする場合もあり、実際に身近で使われているストレスという言葉は意外と曖昧な概念であることを銘記しておきたい。
　本稿ではストレス反応における一連のプロセスを、生理学的側面から述べる。長期にわたるストレス反応で生じる可塑性変化は、主として高次の中枢神経系におけるメカニズムに関連が深いと考えられることより、上流（視床下部への投射入力

以前の階層）と下流（視床下部以降の階層）のイメージに沿って説明することを試みた。最後に、ヒトを対象とする脳科学分野で使われる非侵襲的脳機能計測技術を概観し、各脳機能画像の原理と特長について簡単にまとめてみた。脳科学的アプローチによるストレス研究を検討する際の一助となれば幸いである。

2. 体内（下流）でのストレス応答

　前述のように、生体内におけるストレス応答の引き金となる外部刺激のことをストレッサーと呼ぶ[5]。ストレッサーの種類はさまざまであり、細胞レベルから個体レベルまで、物理的、化学的、生物学的および精神的なあらゆる刺激がストレッサーとなり得る（表1）。

　ストレス応答に関連する生理学的な主要経路を図1に示した。視床下部-下垂体-副腎皮質を介する経路は、**HPA系**（hypothalamus-pituitary-adrenal axis）と呼ばれ、ホルモン分泌による伝播を主体とする液性伝達経路である。さまざまなストレッサーによって刺激された視床下部では、室傍核（paraventricular nucleus：PVN）と呼ばれる場所で、副腎皮質刺激ホルモン放出因子（corticotropin releasing factor：CRF）が分泌される。CRFは下垂体門脈系を通って下垂体前葉を賦活し、そこで副腎皮質刺激ホルモン（adrenocorticotropic hormone：ACTH）の分泌を促進する。また、視床下部室傍核からの神経軸索は、下垂体後葉においてバゾプレッシンの分泌を促進する。バゾプレッシンは抗利尿作用を有するほかに、CRFと相乗的に働いてACTHの分泌亢進に寄与している。さらに、バゾプレッシンにおいては、慢性ストレス時のHPA系亢進に関わりが深いと考えられている。一方、下垂体前葉では、ACTHの分泌と同時にβ-エンドルフィンという内因性オピオイド（鎮痛物質）も約1：1の割合で分泌されることがわかっている。「ストレス負荷時に痛みを感じにくい（ストレス鎮痛）」というのはこのためと考えられている。

　こうして下垂体前葉から分泌亢進によって血中濃度が上昇したACTHは、副腎皮質に到達してコルチゾール（cortisol）の分泌を促進する（図1のHPA系参照）。

　コルチゾールは糖質コルチコイドの一種であり、ヒドロコルチゾン（hydrocortisone）とも呼ばれる。コルチゾールの主な生理作用は、糖新生（血糖維持）、心収縮力の増大、およびグリコーゲンの貯蔵をはじめとする糖、タンパク質、脂質などの代

謝調節である。また、電解質コルチコイドとしての性質も有しており、腎臓を効果器とする水分保持作用によって昇圧効果を発揮する。しかし、至適生理量を越えるコルチゾールは、タンパク質の異化（分解）や脂肪分解を促進し、水分保持機能のアンバランスを招いて脱水や水中毒を生じる原因となる。さらにコルチ

表1　ストレッサーとなり得るもの

細胞レベル
異常温度（高温、低温）、高圧、電磁波（光、紫外線、放射線など）、
異常水素イオン濃度（pH）、活性酸素、低酸素、飢餓（低栄養）、
有害物質全般（薬物、重金属イオンなど）、感染（細菌、ウイルス）

個体レベル
異常温度（高温、低温）、圧力、電磁波（光、紫外線、放射線など）、
騒音、電気ショック、痛み（痛覚刺激）、低酸素、飢餓（低血糖、低栄養）、
有害物質全般（薬物、重金属イオンなど）、感染（細菌、ウイルス）、
循環不全（大量出血、虚血状態）、拘束、暴力、虐待、外傷、手術、
精神的緊張、精神的苦痛、戦争、貧困、社会不安など

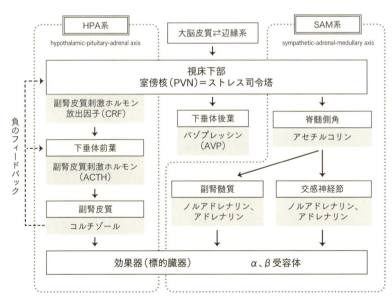

図1　ストレス応答における主要経路

ゾールは、糖質コルチコイドに共通の性質として、リンパ球や線維芽細胞などの間葉系細胞に対しては異化的な働きを有するため、免疫機能を低下させ、抗炎症作用を示す。

コルチゾールの分泌量は、1日当たり平均約20ミリグラム程度とされており、早朝にピークを示す概日リズム（circadian rhythms）に沿った日内変動が特徴的である[6)7)]（図2）。ただし、食事やストレスによる顕著な一過性上昇も見られる。コルチゾールの分泌調節は、図1の破線が示すところの、負のフィードバック制御によって行われている。

このようにHPA系はコルチゾールの効果器に対する作用を介して、ヒエラルキーを形成しながら、さまざまな生体防御反応を亢進させる[8)9)10)]。

一方、視床下部-交感神経-副腎髄質を介する経路は、**SAM系**（sympathetic-adrenal-medullary axis）と呼ばれ、情動刺激または興奮に対して、交感神経系が亢進する攻撃もしくは闘争－逃走反応を担う重要な経路である（図1のSAM系参照）。HPA系に比べると、効果器への指令を交感神経の遠心性線維を介する神経伝達と、副腎髄質からのホルモン分泌による液性伝達の2つのメカニズムが担っており、即時性のストレス応答の基盤となる経路である。HPA系と同様に、大脳皮質もしくは大脳辺縁系で処理された情動興奮は、ストレス応答の司令塔とも言える視床下部の室傍核（PVN）から投射される遠心性の神経線維を伝わり、交感神経の場合は脊髄側角（胸髄および腰髄）、副交感神経の場合は脳幹および仙髄を起始部とする節前線維を介し、いったん各々の神経節（交感神経節および副交感神経節）に入る。交感および副交感神経節は、各支配臓器の近傍に存在しており、そこで節後線維に乗り換えて効果器へ向かう。節後線維の神経終末からは、交感神経の場合はノルアドレナリン、副交感神経の場合はアセチ

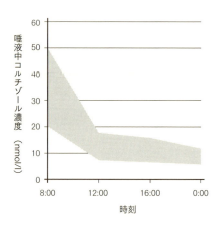

図2　コルチゾール分泌における日内変動の幅

ルコリンが分泌される。ただし、節前線維の神経終末部では交感・副交感神経ともにアセチルコリンによる神経伝達物質が分泌される。さらに、交感神経系節前線維による支配を受けている副腎髄質では、カテコールアミン類を合成・貯蔵できるクロム親和性細胞が存在しており、これが興奮することによってアドレナリン、ノルアドレナリンの分泌が促進される。副腎髄質から分泌されたアドレナリン、ノルアドレナリンは液性伝達により標的臓器へ運ばれる。

アドレナリンやノルアドレナリンなどのカテコールアミン類の効果器にはα受容体とβ受容体の2種類があるが、それぞれにサブタイプがあって、分布の密度は効果器(標的臓器)の種類や部位によっても大きく異なる。詳細については正書に委ねるとして、基本的にSAM系の興奮は、心拍数(脈拍)の増加、血圧上昇、血糖上昇、発汗、代謝亢進、攻撃または闘争-逃走反応の亢進をきたすと考えられる。アドレナリンおよびノルアドレナリンは、脳、肝臓および腎臓などで即時的に代謝分解され、半減期は約1〜3分程度であることが知られている。表2に、アドレナリンおよびノルアドレナリンの主な生理作用について、受容体の種類別にまとめた。

SAM系では、効果器における受容体の種類や分布に個人差が大きく、ほとんどの標的臓器が交感および副交感神経系による二重支配を受けているため、半減期の短いアドレナリンやノルアドレナリンの血中濃度でもって特定の効果器の活

表2 副腎髄質ホルモン(アドレナリン、ノルアドレナリン)の作用と特徴

主な生理的作用	カテコールアミンの種類	
心拍数増加	アドレナリン>ノルアドレナリン	
血管収縮作用、血圧上昇	ノルアドレナリン>アドレナリン	
気管支平滑筋弛緩作用、気管支拡張	アドレナリン(β2作用)	
グリコーゲン分解作用	アドレナリン>ノルアドレナリン	

受容体	サブタイプ	効果器および作用
α受容体	α1	血管収縮、瞳孔散大
(血管に多い)	α2	自己分泌抑制(血管収縮・血圧上昇は弱い)
β受容体	β1	心拍数(脈拍)上昇、心収縮力増大
(心臓に多い)	β2	骨格筋血管拡張、気管支拡張(平滑筋弛緩)、肝臓グリコーゲン代謝亢進、脂肪分解(β3のみ)

動度を評価することは不可能と考えられる。そこで、直接的あるいは間接的に特定の効果器から得られる生体信号を測定することにより、その活動度を定量化しようという試みが用いられる。例えば、心臓や骨格筋における電気的興奮活動を、体表面に電極を装着して経時的に記録し、得られた時系列信号の変動（ゆらぎ）を周波数ごとに解析することができる。このような信号処理法を用いて推定される**周波数スペクトラム**から、交感・副交感神経系のパワーバランスを定量的に評価することが可能である[11]。また、電気生理学的測定のほかには、血圧および心拍数の時系列変動を用いて**動脈圧反射感受性**（baroreflex sensitivity：BRS）**尺度**を算出する手法[12)13)]や、精神的発汗を電気的に捉えようとする**皮膚電気コンダクタンス測定**などもある。最近では、**近赤外線分光法を応用したBRS評価法**も有用であるという報告がある[14]。

このように生体内における生理学的ストレス応答には個人差があり、これは大脳皮質や辺縁系における情動反応の感受性の違いのみならず、ストレス応答の司令塔である視床下部室傍核（PVN）における興奮性や、さらに末梢レベルのα、β受容体の分布の違いに起因していると考えられる。そして、このようなストレス応答の個人差は比較的長期間保持されることもわかっており、高血圧や心筋梗塞などの循環器系疾患の発症リスクや、コレステロールをはじめとする内分泌代謝系疾患との関連性についても多数の報告がなされている。

3. 脳内（上流）でのストレス応答

基本的に、内蔵由来の生理的ストレスの場合、ホメオスタシス（生体恒常性）の維持という観点で有害な反応を打ち消すためには、単純で反射的（即時応答的）な負のフィードバック機構の仕組みがあれば対応可能である。一方、精神的ストレスの場合、ストレッサーが有害か否かを判断するのは脳であり、それには進化の過程で獲得された遺伝的な性質や、過去の経験（学習や記憶）に基づいた高次の情報処理を必要とする[15]。ストレッサーの種類や強弱、さらに時間順序的な要素（優先順位など）について、脳の複雑な階層構造における情報処理のプロセスを経て、ストレス応答の出力を変調させることが重要となる。例えば、自然界においては天敵から逃れるための行動は食行動よりも優先されると考えられるが、長期にわ

たって天敵の存在しない状況下に置かれた場合、優先順位に関する応答には変調が生じると考えられる。そこで、上述のような情報処理過程のメカニズムについて、最近の知見[16)][17)][18)]に基づいて概説する。

図3は、一般的な外因性および内因性の感覚入力の処理経路を概略的に示したものである。大きく分けて2つの経路に分類されており、Aの経路は複雑な統合処理を介さない、どちらかというと反射のような運動発現パターンを出力する経路である。このタイプの経路は、主に脊髄、後脳、および視床下部が担うと考えられる。後脳は、かつて網様賦活系と呼ばれた広範囲の結合を有するモノアミン系神経グループで構成され、青斑核、縫線核、孤束核の一部、橋脚被蓋核を含む。おびただしい数の内因性感覚（内蔵感覚）の入力を受けており、さらに中咽頭からの体性感覚と味覚、視覚系（動眼神経）、前庭系などの脳神経から一次感覚入力を受ける。後脳における情報伝達の様式は、脊髄後角における外因性の感覚情報処理の様式と同様であり、双方向性の反射ループを賦活することにより内蔵反射を刺激している。ただし、孤束核からの投射は視床下部領域や終脳へも延びており、このことが内因性感覚による刺激がHPA系を賦活してACTHやコルチゾールの分泌を亢進させるメカニズムを説明すると考えられる。

一方、Bの経路は終脳（大脳皮質、扁桃体、海馬、および中隔野）が重要な役割を果

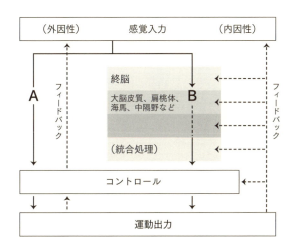

図3　脳内における感覚情報の処理経路の概念図

たしている。Bの経路を介するストレス応答では、出力としての動作性反応がフィードバックおよびホルモン調節信号として、感覚情報の入力レベルに変調を与えることができる。これによって、生体はストレス応答の適応的可塑性を獲得する。したがってBの経路はストレス応答における適応反応のメカニズムをある程度説明する神経基盤であると言える。

次に、上述の感覚情報処理過程を含め、ストレス応答に関連する反射および統合処理情報を、ストレス応答に重要な運動前領域である視床下部へ伝え、HPA系の賦活に重要な役割を果たしている経路について概説する。視床下部室傍核（PVN、いわゆるストレス応答の司令塔）への投射入力を有するニューロン群は、図4に示すようにいくつかのカテゴリーに分けられる[19]。

- グループA（終脳調節群）：分界条床核（bed nuclei of the stria terminalis：BNST）の主要な機能は、大脳皮質、扁桃体、海馬、および嗅覚からの入力情報を統合し、PVNをはじめ視床下部の多くの部位へ振り分けて出力することである。

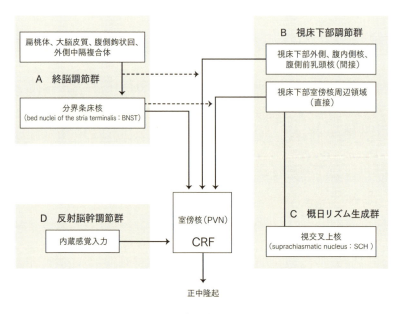

図4　視床下部室傍核（PVN）への投射ニューロン群

- グループB（視床下部調節群）：PVN周囲ニューロン群と視束前野ニューロン群から成り、側脳室の正中にあってあらゆる感覚モダリティからの情報を統合しているとされる中隔複合体、および終脳やBNSTからの入力を受ける。機能的および解剖学的にグループAとの違いは、PVNへの直接投射が極めて少ないことである。
- グループC（概日リズム生成群）：視交叉上核のニューロン群の主な機能は、概日シグナルの生成である。PVNへの直接投射は極めて少ないものの、ストレス応答における概日リズムへの影響に深く関わっていると考えられる。
- グループD（反射および脳幹調節群）：後脳とりわけ孤束核からPVNへの投射ニューロン群で構成されており、主には内蔵感覚入力をHPA系に伝える役割を担う。

さらに、嗅覚情報を除いたあらゆる外部からの感覚入力は、扁桃体や大脳皮質で統合処理される前に、いったん視床（thalamus）に入ってから各終脳領域へ投射される。視床は、ストレス関連の脳科学研究の分野で注目が寄せられる**恐怖条件づけ**（fear-conditioning）において重要な役割を担う場所としても知られている[15]。

4. ヒト脳の非侵襲脳機能計測技術

近年の非侵襲脳機能計測技術の開発は目覚ましく、これまでは動物を対象に行われてきた電気生理学的実験手法に加えて、ヒトを対象にした脳機能計測技術が注目されるようになった。中でも神経活動に伴う局所的な脳血流量や磁場の変化を、高時間分解能で捉えることができるようになり、fMRI、NIRS、MEG、およびPETなどによるイメージング（可視化）技術は飛躍的な進展を遂げたと言える。主にヒトを対象とするストレス研究の分野では、今後、非侵襲脳機能計測法による脳内基盤の解明などに期待が寄せられる。ここでは、喜多村[20]から非侵襲脳機能計測法について概説し、イメージング研究によって得られたストレス関連の知見をいくつか紹介する。

脳内の様子を非侵襲的に可視化することを非侵襲イメージングと呼び、それには大きく分けて、解剖学的な構造を精細にイメージングする形態画像と、特定の

機能に関連して賦活される場所を同定する機能画像がある（表3）。一般に、ヒトの臓器の中でも比較的動きの少ない脳では、高分解能の画像が得やすく、3次元再構成による磁気共鳴画像法（magnetic resonance imaging：MRI）が盛んに用いられる。余談かもしれないが、わが国のMRI保有台数は、人口100万人当たり40台を越えており（2011年、経済協力開発機構（OECD）データより）、群を抜いてトップの位置にある。一方、機能画像の計測手法としては、放射線核種をトレーサーに用いる陽電子放出断層法（positron emission tomography：PET）、良好な画像コントラストは得られないもののBOLD（blood oxygen level dependent）効果による血中酸素化ヘモグロビン由来の信号を捉える機能的磁気共鳴画像法（functional MRI：fMRI）、超伝導量子干渉装置（superconducting quantum interference device：SQUID）を用いる脳磁図（magnetoencephalography：MEG）、さらに、良好な組織透過性と血中酸素化ヘモグロビンによる吸光係数を利用した近赤外線分光法（near-infrared spectroscopy：NIRS）などがよく用いられる。測定原理で分類したものを表4にまとめた。現時点では、各々のどれをとっても

表3　ヒトを対象とする非侵襲脳画像計測法

脳の形態画像（構造画像）
1. X線コンピュータ断層法（computer assisted tomography：CT）
2. 磁気共鳴画像法（magnetic resonance imaging：MRI）

脳の機能イメージング（機能画像および計測法）
1. トレーサー検索法（核医学検査）
    (1) 陽電子放出断層法（positron emission tomography：PET）
    (2) 単光子放出断層法（single photon emission computed tomography：SPECT）
    (3) キセノンX線コンピュータ断層法（Xe-CT）
2. 磁気共鳴画像法
    (1) 機能的磁気共鳴画像法（functional magnetic resonance imaging：fMRI）
    (2) 磁気共鳴スペクトロスコピー（magnetic resonance spectroscopy：MRS）
    (3) 拡散強調画像法（diffusion weighted imaging：DWI）
    (4) コンピュータ形態計測法（morphometry, computational anatomy）
3. 電気生理学的方法
    (1) 脳電図（electroencephalography：EEG）
    (2) 脳磁図（magnetoencephalography：MEG）
    (3) 経頭蓋的磁気刺激法（trans-cranial magnetic stimulation：TMS）
4. 光学的（または超音波）計測法
    (1) 近赤外光分光法（near-infrared spectroscopy and imaging：NIRS/I）
    (2) ドップラー計測法（trans-cranial Doppler：TCD, trans-cranial color-flow imaging：TCCFI, trans-cranial color-coded duplex/sonography：TCCD/TCCS）

一長一短があり、臨床上ではうつやアルツハイマー病など精神科疾患の病態評価、てんかんや脳血管疾患における予後予測と術後評価に補助的に利用されるケースが増えており、脳科学研究ではもっぱら心理学実験タスクに関連した賦活部位の同定に利用されることが多い。「ストレス社会」の将来を見据えた今後は、ストレス関連疾患における予後予測や、病態メカニズム解明に向けた医療への応用に期待が寄せられる。

ブレムナー（Bremner, J.D.）らの報告[21]によると、戦争体験者や小児虐待の既往のある心的外傷後ストレス障害（posttraumatic stress disorder：PTSD）の患者では、記憶障害の程度や解離症状の強さに相関して海馬容積の変化が示されている（図5a）。ラニウス（Lanius, R.A.）らのfMRI研究[22]によると、外傷体験想起時に健常者で賦活される視床、前帯状回、および中前頭回の活動が、同じ条件下のPTSD患者では有意に低下するとしている（図5b）。一方、ヴァン・デア・コルク（van der Kolk, B.A.）の総説では、PTSD患者に特徴的な所見として、①外傷体験想起時の扁桃体における局所血流量の増加[23]（図5c）、および②海馬容積の減少を挙げている[24]。この海馬萎縮に関しては、コルチゾールの分泌過剰による神経細胞傷

表4　主な非侵襲脳機能イメージング手法の特徴

	fMRI	PET	MEG	NIRS/I
検出信号	rCBF（血行動態）+α？	rCBF（血行動態）O₂代謝、Glu代謝 シナプス伝達関連物	ECD（等価電流双極子）	rCBF（血行動態）
検出範囲	頭部全体（深部も可）	頭部全体（深部も可）	チャネル数による（局所〜全頭型あり）皮質〜皮質下（浅部）	チャネル数による頭蓋表面に面した皮質のみ（浅部）
侵襲性	なし（騒音大）	あり（被爆、静脈注射、動脈採血）	なし	なし
空間分解能	高（μm〜mm）	低（4mm〜cm）	断層画像不可	トポグラフィ（cm）
時間分解能	高（msec〜sec）	低（min）	高（μsec〜msec）	高（msec）
装置	普及、大規模	特殊、大規模	特殊、大規模	小型、移動可
拘束性	厳密（頭部固定）	厳密	厳密（頭部固定）	低い
問題点	騒音、磁化率の異なる部位測定困難	反復測定不可、操作の特異性（医療行為）	解剖学的定位情報なし、MRIに重畳の必要性 法線方向のdipoleおよび深部の測定不能	検出範囲、空間分解能、検出ノイズ

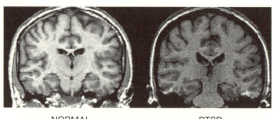

図5a　PTSD患者における海馬容積の減少を示すMRI画像（文献19、28）
　　　海馬容積の比較。右がPTSD患者、左が健常者の脳の冠状断のMRI画像。
　　　口絵参照。

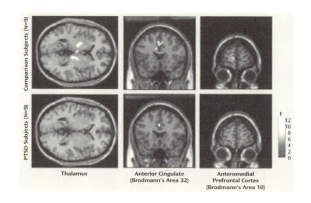

図5b　ストレス負荷時の機能的磁気共鳴画像（fMRI）の比較（文献20）
　　　ベースライン時に比べて有意に賦活される領域を示す。上段が健常
　　　者、下段がPTSD患者。各群の加算平均値を標準脳（T1強調画像）に
　　　重畳したもの。口絵参照。

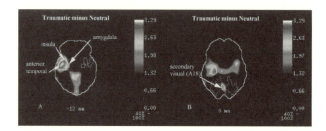

図5c　PTSD患者における外傷体験想起時の血流変化（PET画像）（文献21）
　　　ストレス負荷時の集積画像からベースライン時のものを引いた画像。
　　　AおよびBは異なる断面像を示す。口絵参照。

害説が有力とされるが、病前から存在したPTSD発症のリスク要因であるとする解釈も否定できない。このほかPTSD関連では比較的多くの画像研究による報告が見られるものの[25)26)27)28)]、測定手法の限界やさまざまなバイアス要因が存在しており、臨床上の症状および重篤度を評価し得る解析や新たなエビデンスについての成果が待たれる[29)]。

〈文献〉

1) Cannon WB. The interrelations of emotions as suggested by recent physiological researches. American Journal of Psychology 1914; 25: 256-282.
2) Cannon WB, Querido A. The role of adrenal secretion in the chemical control of body temperature. Proceedings of the National Academy of Sciences of the United States of America 1924; 10: 245-246.
3) Cannon WB. Chemical mediators of autonomic nerve impulses. Science 1933; 78: 43-48.
4) Selye H. The general adaptation syndrome and the diseases of adaptation. Journal of Clinical Endocrinology 1946; 6: 117-230.
5) 二木鋭雄編著. ストレスの科学と健康. 東京：共立出版；2008. p.74-49, 244-247.
6) Avery DH, Dahl K, Savage MV, Brengelmann GL, Larsen LH, Kenny MA, et al. Circadian temperature and cortisol rhythms during a constant routine are phase-delayed in hypersomnic winter depression. Biological Psychiatry 1997; 41: 1109-1123.
7) 井澤修平, 小川奈美子, 原谷隆史. 唾液中コルチゾールによるストレス評価と唾液採取手順. 労働安全衛生研究 2010；3：119-124.
8) Peters JR, Walker RF, Riad-Fahmy D, Hall R. Salivary cortisol assays for assessing pituitary-adrenal reserve. Clinical Endocrinology 1982; 17: 583-592.
9) Campbell IT, Walker RF, Riad-Fahmy D, Wilson DW, Griffiths K. Circadian rhythms of testosterone and cortisol in saliva: effects of activity-phase shifts and continuous daylight. Chronobiologia 1982; 9: 389-396.
10) Walker R, Joyce B, Dyas J, Riad-Fahmy D. Salivary cortisol: 1. monitoring changes in normal adrenal activity. In: Read GF, Riad-Fahmy D. Walker RF, Griffiths K, editors. Immunoassays of steroids in saliva: proceedings of the Ninth Tenovus Workshop Cardiff, November 1982. Cardiff: Alpha Omega Publishing; 1984. p.308-316.
11) 佐藤俊輔, 吉川昭, 木竜徹. 生体信号処理の基礎. 東京：コロナ社；2004.
12) Robbe HW, Mulder LJ, Ruddel H, Langewitz WA, Veldman JB, Mulder G. Assessment of baroreceptor reflex sensitivity by means of spectral analysis. Hypertension 1987; 10: 538-543.

13) Linden D, Diehl RR. Estimation of baroreflex sensitivity using transfer function analysis: normal values and theoretical considerations. Clinical Autonomic Research 1996; 6: 157-161.
14) 五十嵐崇浩，藤原徳生，村田佳宏，須磨健，渋谷肇，平山晃康他．頸動脈狭窄症の自動調節能障害に対する頸動脈ステント留置術の効果：近赤外分光法による検討．脳循環代謝 2013；24：29-32.
15) LeDoux J. The emotional brain. New York: Simon & Schuster; 1996.
16) Swanson LW. The hypothalamus. In: Bjorklund A, Hokfelt T, Swanson LW, editors. Handbook of chemical neuroanatomy, vol.5. Amsterdam: Elsevier; 1987. p.1-124.
17) Swanson LW, Petrovich GD. What is the amygdala? Trends in Neurosciences 1998; 21: 323-331.
18) Swanson LW. Cerebral hemisphere regulation of motivated behavior. Brain Research 2000; 886: 113-164.
19) 喜多村祐里．中枢ストレス・神経回路，脳代謝イメージング，脳と脳領域．Fink G 編著，ストレス百科事典翻訳刊行委員会編．ストレス百科事典．東京：丸善；2009．p.1925-1932, 2179-2184, 2185-2190.
20) 喜多村祐里．9.7 脳機能イメージング．石渡信一，桂勲，桐野豊，美宅成樹編著．生物物理学ハンドブック．東京：朝倉書店；2007．p.522-529.
21) Bremner JD, Randall P, Scott TM, Bronen RA, Seibyl JP, Southwick SM, et al. MRI-based measurement of hippocampal volume in patients with combat-related posttraumatic stress disorder. American Journal of Psychiatry 1995; 152: 973-981.
22) Lanius RA, Williamson PC, Densmore M, Boksman K, Gupta MA, Neufeld RW, et al. Neural correlates of traumatic memories in posttraumatic stress disorder: a functional MRI investigation. American Journal of Psychiatry 2001; 158: 1920-1922.
23) Rauch SL, van der Kolk BA, Fisler RE, Alpert NM, Orr SP, Savage CR, et al. A symptom provocation study of posttraumatic stress disorder using positron emission tomography and script-driven imagery. Archives of General Psychiatry 1996; 53: 380-387.
24) van der Kolk BA. The psychobiology of posttraumatic stress disorder. Journal of Clinical Psychiatry 1999; 20: 1-48.
25) Bremner JD, Randall P, Vermetten E, Staib L, Bronen RA, Mazure C, et al. Magnetic resonance imaging-based measurement of hippocampal volume in posttraumatic stress disorder related to childhood physical and sexual abuse: a preliminary report. Biological Psychiatry 1997; 41: 23-32.
26) Semple WE, Goyer PF, McCormick R, Compton-Toth B, Morris M, Donovan B, et al. Attention and regional cerebral blood flow in posttraumatic stress disorder patients with substance abuse histories. Psychiatry Research 1996; 67: 17-28.

27) Shin LM, Kosslyn SM, McNally RJ, Alpert NM, Thompson WL, Rauch SL, et al. Visual imagery and perception in posttraumatic stress disorder: a positron emission tomographic investigation. Archives of General Psychiatry 1997; 54: 233-241.
28) Woods SW, Koster K, Krystal JK, Smith EO, Zubal IG, Hoffer PB, et al. Yohimbine alters regional cerebral blood flow in panic disorder. Lancet 1998; Sep17: 678.
29) Bremner JD. Neuroimaging studies in post-traumatic stress disorder. Current Psychiatry Reports 2002; 4: 254-263.

2 ストレスのメカニズムとプロセス
2-3 心理学的側面

福田早苗

1. はじめに

　ストレス研究は、ハンス・セリエ（Selye, H.）に代表されるように主に生理学分野で発展してきたと思われがちであるが、この概念が心理社会的ストレスに拡大されるにつれて、これが適応できないケースも出てきたと考えられている[1]。ラザルス（Lazarus, R.）らの理論は、複雑である心理学的側面を整理したものであり、ストレスと疾患の間に個人の環境・性格等のさまざまな要因が媒介することはラザルス以降の一連の研究によると考えられている[2]。

　ポジティブな行動・感情表出、ソーシャルサポート、前向き対処は、いずれも健康増進、病気を抱える者においては、積極的な治療に結びつく[3]。その中で、**ストレス対処**、特に積極的ストレス対処は、問題や危機に際して用いる基本的な適応アプローチであり、外在的な対処資源にソーシャルサポート、個人に内在する肯定的な自己資源にポジティブな感情能力、首尾一貫性などがあり、積極的な対処の資源と考えられている[3]。本稿では、ストレスの心理学的モデルに焦点を当て、ラザルスモデルに「ある特定のストレス出来事（ストレッサー）に原因があり、病気や障害という結果がある」という病因論に基づかない2つの視点「ポジティブ心理学-レジリエンスの視点」「健康生成モデル-首尾一貫感覚（SOC）の視点」を含め、各モデルの内容、関係性および現在の研究動向について概説することとする。

2. ストレスの心理学的モデル

　ストレス対処の分野で最も有名なラザルスは、米国の心理学者であり、ストレスを「個人の資源を超え、心身の健康を脅かすものとして評価された人間と環境とのある特定な関係」と定義した[4]。ラザルスらが発展させた一連のいわばストレス対処理論と考えられるものは今日の研究に多大なる影響を与え、この理論を中心にストレス対処の分野は発展してきたと言っても過言ではない。ラザルス自身は心理学者であったが、その影響は心理学だけにとどまらず、医学、社会福祉学、看護学等の領域で研究が展開され、実践に活用されている。

　このストレス対処のうち、前向きもしくは積極対処と称される対処は、セリグマン（Seligman, M.E.P.）らの流れを組む**ポジティブ心理学**、または、アントノフスキー（Antonovsky, A.）が提唱した**首尾一貫感覚**（sense of coherence：SOC）に通じるものがある。ポジティブ心理学の考え方からすると、ストレスは対処しなければならない悲壮なものではなく、また、その根底には、自らの弱点を克服するだけでは幸せにはなれないという考え方がある[5]。したがって、たとえストレスが存在する条件下であったとしても、いかに幸福であるかが重要である[5]。ストレス対処に介在するものは、個人の**レジリエンス**（日本語では、回復力、しなやかさ等と訳されている）と呼ばれる資質があり、この考え方もストレス研究に多く取り入れられている。SOCは本邦のストレス対処研究にしばしば登場する用語である。SOCは、米国の医療社会学・健康社会学者アントノフスキーの提唱した健康生成論の中核概念である。健康生成論は、従来の医学に代表される疾病生成論、つまり疾病がいかにしてつくられるかというリスクファクターとそのメカニズムを明らかにする理論と対をなす理論であり、健康はいかにして維持、回復、あるいは増幅されるのかという観点から、それに関わる健康要因とそのメカニズムを明らかにする理論である[6]。

3. 各モデルの内容

(1) ラザルスによるストレスの認知的評価と対処研究
① 認知的評価のプロセス

ラザルスとフォルクマン（Folkman, S.）は、心理的ストレスの媒介過程として、**認知的評価**（cognitive appraisal）と**コーピング**（coping：対処）の概念を導入した[7]。ある出来事に対する個人の認知がストレス反応に影響し、それに対する認知的評価が、個人の対処行動やストレス反応の表出程度を決定するというものである。ラザルスらは、それまでのホームズ（Holmes, T.H.）とレイ（Rahe, R.H.）のライフイベント尺度[7]に代表される「入力型測定」、主観的ストレス尺度および感覚的ストレス尺度に代表される「出力型測定」（ストレスをどれぐらい感じるか、どれぐらい知覚しているか）だけでは、ストレス過程を本質的に理解することはできないと考え、その過程には相互に依存し合う多数の変数があることを重要視している[3][6]。

② 対処のプロセスと適応

ラザルスらのストレス対処研究の特徴は、まず対処をプロセスと捉える点にある[6]。プロセスは常に変化するものであり、何か特定のストレッサーに対して起こり得ることであり、その結果、人々が実際に考えたり行ったりしていること（認知的評価）を測定し、明らかにしなければならないということである[6]。そして、評価と対処のプロセスについて考える時に最も重要な点は、それらが適応の結果に影響するということである。その適応の結果は、主に社会的機能（仕事や社会生活）、モラール（意欲・自信）、身体的健康の3つに影響するとしている。精神的健康や身体的健康は、人が生活のストレスを評価したり対処したりする方法と深く結びついているのである[6]。ただし、この3つの関係は複雑であり、1つの領域で機能していれば全体がうまく機能しているということがすべての人に当てはまるものではないとしている[6]。

③ 方法論上の問題点と課題

ラザルスは自身の論文[8]の中で、方法論上の問題点と課題について指摘している。人は、それぞれがある特定の目標や状況、そして信条、人生設計や社会的つ

ながりを持っており、形式化された測定が必ずしもすべての人に当てはまるわけではないとしている。対処の過程そのものを測定することは意義深いが、その人自身に特異的な対処に対する考えや行動についてさらに研究を進める必要があると述べている。多数の変数があるということは、モデルはより複雑になることを意味しており、実験的に理論検証を実施することを妨げる可能性も考えられる。また、健康への影響等は長期的な適応の結果であることも多く、むろん短期の影響を測定し明らかにすることが重要であるが、ある1点の測定で解決できる問題なのだろうかという疑問も呈している[6]。

ラザルスは、論文の中でポジティブ心理学の批判を行っている[9]。「ポジティブ心理学運動には足が付いているのか？」という表題であり、心理学への流行現象に警鐘を鳴らしたものである[10]と考えられている。ある尺度が構成されるとその意味があまり理解されずに研究に使われることへの批判とも受け止められるが、かつて自身の「ラザルス・ストレス対処」に関する論文が量産されていたことへの批判でもあったのかもしれない。

(2) ポジティブ心理学はストレスをどう捉えるのか
① ポジティブ心理学の歴史的経緯

ポジティブ心理学は、1930年代に精神分析関連で使うことが試みられたが、今日的な意義でのポジティブ心理学は2000年以降に確立されたと考えられている[10]。**米国心理学会（APA）**の提供する文献データベース（PsycINFO）でのポジティブ心理学の定義は「精神病理や障害に焦点を絞るのではなく、楽観主義やポジティブな人間の機能を強調する心理学の取り組み」となっている[10]。ポジティブ心理学を語る上で欠かせない人物としてはまず**セリグマン**が挙げられる。第二次世界大戦以降、心理学、特に臨床心理学は、主に人の弱さや障害を中心に発展してきた経緯がある。これは、『夜と霧』[11]に描かれているような戦争下における人の心理・病理が、精神機能の臨床的側面の研究に大きな影響を及ぼしたことも一因である。セリグマンは、心理学が本来目指すべきは、人のネガティブな側面の研究だけではなく、人間のポジティブな側面の研究でもあるという考え方から心理学を見直そうと試みたのである。

② レジリエンス(回復)概念の意義

ポジティブ心理学が、心理学領域における転換(もしくは原点回帰)であるとすれば、レジリエンスモデルは、生物学的精神医学や社会精神医学の領域における精神疾患理解のための理論の転換と言える[12]。それまでの精神疾患理解のための理論モデルは、①脆弱性モデル、②ストレスモデル、③生物・心理・社会モデルである[12]。ポジティブ心理学への転換の1つの変化背景に「医療・保健の領域における疾病モデルの見直し」があると考えられている[10]が、この背景はレジリエンスモデルとも密接な関係を持つと考えられる。先進国においては、疾病構造がかつての伝染性の疾患からいわゆる生活習慣病やうつ病をはじめとする精神疾患へシフトしてきたことや、社会的な背景の変化があり、多くの国民の健康・幸福に寄与するためには、いかに疾患や障害に対処もしくは治療すべきかだけでなく、いかに障害や疾病を持ちながらも幸せでいられるかを考えることが重要となってきたからである。伝染性の疾患、例えばコレラ菌がコレラを引き起こすといった関係性のように、精神疾患の代表の1つであるうつ病は単純にストレスが引き起こすという対応になっていない。ストレスモデルでは、ある非常につらい出来事に曝露されるといったストレッサーが、病気の原因と決定されるという構造にある。一方、レジリエンスモデルは、発病の誘因となる出来事、環境、ひいては病気そのものにあらがい、克服する回復力を重視しており、1つの病気に1つの原因といった立場はとらず、「明確な予防・治療的視点を打ち出す」ことが可能な理論である[12]。

③ 疾病モデルと回復(レジリエンス)モデル

疾病モデルとは、「どのように病気になるのか」というプロセスの解明を重視する病気・治療モデルである。これは現代医学のほとんどの疾病に対する治療戦略に採用されているモデルであり、原因を特定し、発見し、その原因がなくなるように努めるという流れとなっている[12,13]。疾病モデルでは、健康破綻の原因は1つであり、何か健康を破綻させる原因があり、それを排除すれば病体が健康体になるという考え方である[14]。ただし、病気の原因が1つではないことは、現在、多くの人が苦しむがん、糖尿病、循環器疾患等を考えれば明らかである。一方、回復モデルとは、「病気がどのように回復するか」を重視する病気・治療理

論である。回復モデルの中で特に重要とされているのは、生体には自然治癒力と適応能力が存在するという考え方である。したがって、同じような悲しい出来事に出遭ってもすべての人が同じような疾病や症状を呈しないのは、この「内なる力」の能力が個々人で異なるからであり、その能力を最大限に引き出すことで生体を適切に導くことができると考えるのである。

(3) ストレス対処と健康保持のメカニズム
① 首尾一貫感覚（SOC）とは

SOCは、1970年代に**アントノフスキー**が、大きなトラウマ体験を持ちながらもなお健康に生きている人たちの存在に驚き、その人々の健康がなぜ保たれているかに注目し研究する中で見出したものであり[6]、次の3要素、①有意味感、②把握可能感、③処理可能感から構成されている[14]。この3要素は、幼児期の養育者との安定的かつ相互作用の経験から獲得され、賃金労働に従事し、重要な意思決定、結果の形成に関わる社会的役割を身に着ける成人初期まで発達し、以後、安定すると仮定されている[14]。したがって、児童虐待等の問題が生涯にわたっての精神疾患の発生率の増加や発達における問題の増加につながるのは、SOCの獲得の不十分さが原因の1つと考えられる。また、SOCは、社会・文化・歴史状況によっても左右されるが、比較的早い時期に獲得され、その後、人生経験によって発達し、さまざまな人生経験の繰り返しにより強いSOCが形成されると仮定されている。

② 健康生成志向と疾病生成志向

アントノフスキーは、健康を「健康-病気の連続体」という視点で捉えることを提唱している。健康と病気はコインの表裏ではなく、一方に健康極、他方に健康破綻極があるという考え方である[5][14]。ストレッサーに遭遇した時、個人は緊張状態に陥るが、SOCは緊張状態を緩和するのに最も適当だと思われる資源を選び出し総動員すると考えられている。その結果、うまく緊張状態が緩和されると人は健康極の側に位置し、その対処成功体験はさらにSOCを強くする。一方、疾病生成志向で重要なのは、「何がその疾病の原因か」「何がリスクとなり得るか」である。したがって、ストレッサーは、疾病生成的にはリスクであり、ストレッ

サーの低減、その影響の緩和・予防を行うことが必要となる[5]。かつてセリエが「eustress（良いストレス）」[15]という概念を提唱したように、ストレッサーを本質的に悪いものと決めてかかるのは短絡的であるとアントノフスキーは述べている[5]。

③ 明らかにすべき課題

最近の研究動向でも述べるが、SOCとストレスに関連する研究は日本でも報告例が多い。これは、SOCの質問票が開発され[16]、その日本語版が発表されていることが1つの理由と考えられる[5]。ただし、内在するものにはほかに自己効力感や知覚された統制感、共感性といったものもあり、むろん健康を生成する内在的な自己資源は回復力と首尾一貫性だけではない。他の内在する資源を組み合わせた多次元尺度での検討も重要である[17][18]。SOCが発達と深い関係性があることから、いかにSOCが発達するように子どもを育てるか、SOCがうまく発達できていない状況をいかに解決していくかといった**介入研究**も重要である。

4. 最近の研究動向

最近の研究動向を明らかにする目的で、「ラザルスのストレス対処研究」「レジリエンス研究」「SOC」の3つの研究において文献検索を実施した。21世紀に入ってからの展開を知ることを目的に、この3つのキーワードで検索した。ここでは、検索結果に基づく文献内容キーワードによる分類およびその特徴ついて言及する。

(1) 方法

「ラザルスのストレス対処研究」「レジリエンス研究」「SOC」（この3つを検索キーワードと表記）のそれぞれの21世紀（2001年1月1日）に入ってからの研究を、**PubMed**（米国国立医学図書館の国立生物工学情報センターが運営する医学・生物学分野の学術文献検索サービス）、**医学中央雑誌**Web（特定非営利活動法人医学中央雑誌刊行会が作成する国内医学論文情報データベース）を用いて、2013年10月時点で検索し、その結果をさらにキーワードに基づき分類した。症例報告、動物対象研究、英語・日本語、アブストラクトのない論文を除いてタイトルとアブストラクトをもとにキーワード

に基づく分類（分類キーワードと表記）を行った。ただし、PubMedおよび医学中央雑誌は主に医学系の論文を中心に所蔵しているというバイアスがある。また、PubMedおよび医学中央雑誌では、所蔵雑誌が選択されている上に書籍の内容が含まれないというバイアスがある。

(2) キーワード分類

分類キーワードは「疾病」「介護」「仕事」「被験者属性」「ライフイベント」「その他」を大カテゴリーとし、「疾病」は疾病の分類ごとに再分類し、「介護」は介護対象ごとに再分類した。「仕事」は職種によって再分類し、「被験者属性」は「子ども」「学生」「高齢者」「スポーツ」に分類した。「ライフイベント」は、イベントの種類ごとに分類を行った。上記以外の「理論」研究、「質問票の開発」、「メカニズム」等の文献は「その他」に分類した。分類キーワードは、基本的には、先に出てきた分類キーワードが優先されている。例えば、「高齢者」で「がん」の場合、「がん」に分類した。ただし、「トラウマ」に関しては、災害や事故等の「ライフイベント」が明確であるものに関しては「ライフイベント」の分類キーワードを優先して分類している。「介護」「疾病」「仕事」は、「ライフイベント」の1項目と見なすことも可能であるが、件数の多さ、中身の多様さから、この3つに関しては「ライフイベント」とは独立した分類とした。また、「子ども」は高校生までとし、大学生や専門学校生は「学生」に含んだ。「子ども」は特に「ライフイベント」ごとにも分類した。

(3) 文献のテーマの傾向

今世紀に入っての3つの検索キーワード別件数は、「レジリエンス研究」がPubMedにおける検索結果では圧倒的に多く、医学中央雑誌による検索結果では「SOC」の割合が圧倒的に多い。分類キーワードごとに見ると、「疾病」「ライフイベント」「被験者属性」「仕事」「介護」「その他」の順となった。

図1に検索キーワード別、各分類キーワードの割合を示す。検索キーワード別に見ると、「ストレス対処研究」における分類キーワードの割合は、「疾病」「仕事」「介護」「被験者属性」「ライフイベント」「その他」の順になった。「レジリエンス研究」における分類キーワードの割合は、「ライフイベント」「疾病」「被験者

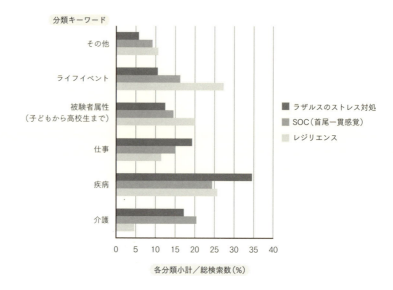

図1　検索キーワードごとの各分類キーワードの割合

属性」「仕事」「その他」「介護」の順となった。「SOC」における分類キーワードの割合は、「疾病」「介護」「ライフイベント」「仕事」「被験者属性」「その他」となった。逆に、分類キーワードごとに検索キーワード別の割合を見ると、「介護」は「レジリエンス研究」で少なく、「疾病」は「ストレス対処研究」で多く、「仕事」は同じく「ストレス対処研究」が多かった。「被験者属性」および「ライフイベント」は、「レジリエンス研究」で多かった。

　主に英文誌を収蔵しているPubMedで「レジリエンス研究」が多く、和文誌中心の医学中央雑誌webで少ないことには、3つ理由があると考えられる。1つ目は、日本という土地・文化ではレジリエンスの理論が受け入れにくかった可能性、2つ目めは、両検索システムは主に医学系の雑誌に偏っており、日本の心理学研究を十分に反映していない可能性であり、3つ目は、レジリエンスが、主に非常に生きることが困難な状況下での研究に多く用いられている概念であることから、日本で扱うことが難しいテーマであったという可能性である。ラザルスのストレス対処研究が検索数だけで見ると少ないと考えられるかもしれないが、「ストレ

ス対処」というキーワードの中にラザルスの理論を使ったものが含まれている可能性は否定できないので、数だけを見て議論することは難しいかもしれない。フレンズボルグ-マドセン（Flensborg-Madsen, T.）らは、SOC尺度は、ストレスや行動的な面を含む心理的な側面とは非常に高く関連するが、身体的健康とはあまり強い関連が見られないという見解をシステマティックレビューで述べている。これは、SOC尺度への批判というよりは、現在のSOC尺度が本来のアントノフスキーの考えを反映できていないのではないかという議論である[19)20)]。医学系の雑誌にSOC研究が少ない理由の1つなのかもしれない。

（4）認知症患者の介護者研究を例にした3つの研究の関係性

ラザルスモデルは、インプットに対する感情や反応を重要視している[3)]。インプットの大小を問うものではなく、あるインプットに対し、どれぐらいの苛立ち（もしくは良い感覚）を抱き、どのような反応・行動につながるかを重要視している。「レジリエンス研究」は、トラウマもしくは自分では逃れることができない絶望的な環境に置かれた場合にいかに立ち向かうかといった研究が大半といって過言ではない。レジリエンスは「困難で脅威的な状況にも関わらず、うまく適応する過程・能力・結果」[21)]などが定義であり、人はどんな状況に置かれても環境にうまく適応していく能力が本来備わっているものであり、それをいかに引き出していくかもポジティブ心理学の1つの目的なのかもしれない。最後に「SOC研究」であるが、これは、病気や仕事上の困難、介護といった状況下で、「ストレスに対処する前向きな能力」といった概念が比較的わが国に取り入れやすかったせいか本邦での報告例も多い。

「ラザルスのストレス対処研究」において、一番多い分類は「認知症」および「がん」、そして、それぞれの疾患における家族の介護である。両者はともに治療困難でかつ年齢とともに増加する病気と考えられてきた。現在では、むろん、早期発見による治療や、効果のある薬が増えていることも事実ではあるが、介護する家族やスタッフに多大なストレスがかかる疾患である。ここでは、認知症患者の介護者の研究を例にとり、3つ研究の関係性を示すこととする（図2）。

ニーボーン（Kneebone, I.I.）らの認知症患者の介護者のストレス対処に関する総説によると、認知症患者の介護者においては、**問題中心解決型**の対処が一般的で

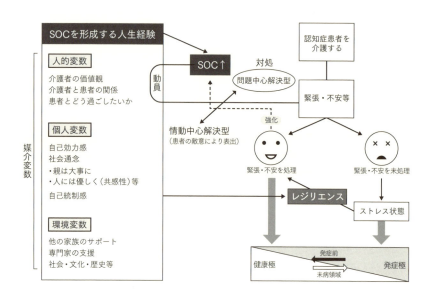

図2　認知症患者の介護者を例にした3つのモデル
（ストレス対処、レジリエンス、SOC）の関係

文献14の図14-1に上記の認知症研究を適用し、一部修正した。

あると結論づけているものの、16の研究のうち7つは介護者個人の問題について測定していなかったと述べている[22]。介護者個人の問題や課題については調べていない論文が多すぎるといった批判も行っているが、ラザルス自身がストレス対処研究の課題として挙げたことと一致するかもしれない。同様な状況に置かれても、例えば「介護対象者」との過去の関係、そしてこれからの未来をどう過ごしたいか、また、介護者を取り巻く環境、サポートがあるかないか等の違いにより、同様のストレス反応が出るとは限らないと考えられるからである（図2の人的変数、SOCを形成する人生経験）。実際に、認知症患者の介護の場合、患者の敵意や怒りが介護者に向けられることへの対処に「腹が立った」「自分を責め悩んだ」という考え（**情動中心解決型**）が見られた[9)10]。レジリエンスを高めることはポジティブ対処戦略をとることにつながり、結果として介護者の健康に良い影響を与えるとハーメル（Harmel, A.L.）らは総説で述べているが[17]、負担感が少ない認知症介護者では、負担感が高い認知症介護者よりSOC得点が高く、主観的な健康観が

良いことが報告されており[23]、SOC得点の低さは介護者におけるうつや不安の度合いが高くなることとの関連が指摘されている[24]。ラザルスらが想定した媒介変数（図2では、人的・個人・環境変数に分類）はSOCを形成する人生経験ともなり、そのSOCを動員し問題中心型対処に成功すると緊張や不安は解消され、介護者の健康は保持されるが、緊張や不安が解消されないとストレス状態を引き起こし、うつや不安状態に陥ることが予測される。ただし、ストレス状態に陥ってもレジリエンスの力が備わっていれば回復することが可能となる。この能力はSOCや媒介変数に影響される。

5. おわりに

本稿では、「ラザルスのストレス対処研究」「レジリエンス研究」「SOC」の3つの研究の展開について、その教科書的な概略、文献検索の手法を用いての研究動向の概説、個々の研究の特徴を述べた。解決すべき問題は多々あるが、最後に興味深い研究事例を3つ挙げ、そこから見えてくる今後の研究の可能性について言及したい。

ペトルッツィ（Petruzzi, A.）らは、「脳腫瘍と生きる」という表題の論文で、患者とその介護者の双方のストレス反応についての検討を行っている。患者の臨床症状や心理的側面に介護者の心理的表出は関連が認められなかったが、介護者の状況は患者の状況より特に精神的健康の低下という意味合いで過酷であることが示唆されている[25]。このような**患者・介護者双方向**の研究が、より進むことでサポートや介入方法の開発等が加速すると考えられる。ただし、本邦における研究の場合、がん患者の介護のストレス対処では、介護のストレスは高いものの「患者のために尽くす」という観点を持つことが知られている[26][27]。これは、ラザルスらが述べている「個人の人生の目標や設計そして信条」[8]に関わるものであり、長期的な影響、文化的背景の差異を含めての研究が必要である。

看護学生の看護に対するレジリエンスについて検討したメタ解析結果からは、臨床上ネガティブな経験が消耗と将来にわたっての否定的な感情につながるという報告がなされている[28]。看護学生が既に教育を受けている段階で臨床上ネガティブな体験をすることは当然予想されることではあるが、その結果、もし将来

看護職からの脱落が起こるのであれば、看護教育に携わる者はその点に留意した教育を実施すべきであろう。これは、看護職だけに当てはまる問題ではなく、すべてネガティブな経験を職業上する可能性がある職種に関連する示唆である。

2013年にはレジリエンスと精神的健康の心理面と生物学的側面の関連性についての総説が出ており、遺伝と環境の相互作用、脳機能のメカニズムに至るまで解明が進められていることがうかがえる[29]。SOCに関しては、生物学的な機構解明も行われつつあるが、その結果は必ずしも一致しないとの報告もあり、明らかにすべき課題の1つである[20]。

〈文献〉

1) R・S・ラザルス講演，林峻一郎訳．ストレスとコーピング：ラザルス理論への招待．東京：星和書店；1990．
2) Mason JW. A historical view of the stress field. Journal of Human Stress 1975; 1: 6-12.
3) 小玉正博．第13章 ポジティブ心理学の健康領域への貢献．島井哲志編．ポジティブ心理学：21世紀の心理学の可能性．京都：ナカニシヤ出版；2006．p.209-222．
4) Lazarus RS. Psychological stress and the coping process. New York: McGraw-Hill; 1966.
5) アーロン・アントノフスキー著，山崎喜比古，吉井清子監訳．健康の謎を解く：ストレス対処と健康保持のメカニズム．東京：有信堂高文社；2001．
6) リチャード・S・ラザルス，スーザン・フォルクマン著，本明寛，春木豊，織田正美監訳．ストレスの心理学：認知的評価と対処の研究．東京：実務教育出版；1991．
7) Holmes TH, Rahe RH. The social readjustment rating scale. Journal of Psychosomatic Research 1967; 11: 213-218.
8) Lazarus RS. Coping theory and research: past, present, and future. Psychosomatic Medicine 1993; 55: 234-247.
9) Lazarus RS. Does the positive psychology movement have legs? Psychological Inquiry 2003; 14: 93-109.
10) 島井哲志．第1章 ポジティブ心理学の背景と歴史的経緯．島井哲志編．ポジティブ心理学：21世紀の心理学の可能性．京都：ナカニシヤ出版；2006．p.3-21．
11) ヴィクトール・E・フランクル著，池田香代子訳．夜と霧 新版．東京：みすず書房；2002．
12) 加藤敏．第1章 総論 現代精神医学におけるレジリアンスの概念の意義．加藤敏，八木剛平編．レジリアンス：現代精神医学の新しいパラダイム．東京：金原出版；

2009. p.7-23.
13) 村岡潔. 特定病因論再考. 医学哲学 医学倫理 2005；23：107-114.
14) 穴井千鶴, 園田直子, 津田彰. 第14章 健康生成論とポジティブ心理学：育児支援によるコミュニティ介入. 島井哲志編. ポジティブ心理学：21世紀の心理学の可能性. 京都：ナカニシヤ出版；2006. p.223-227.
15) Selye H. The general adaptation syndrome and the diseases of adaptation. Journal of Clinical Endocrinology and Metabolism 1946; 6: 117-230.
16) Antonovsky A. Unravelling the mystery of health: how people manage stress and stay well. San Francisco: Jossey-Bass; 1987.
17) Harmell AL, Chattillion EA, Roepke SK, Mausbach BT. A review on the psychobiology of dementia caregiving: a focus on resilience factors. Current Psychiatry Reports 2011; 13: 219-224.
18) MacBeth A, Gumley A. Exploring compassion: a meta-analysis of the association between self-compassion and psychopathology. Clinical Psychology Review 2012; 32: 545-552.
19) Flensborg-Madsen T, Ventegodt S, Merrick J. Why is Antonovsky's sense of coherence not correlated to physical health? Analysing Antonovsky's 29-item sense of coherence scale (SOC-29). The Scientific World Journal 2005; 5: 767-776.
20) Flensborg-Madsen T, Ventegodt S, Merrick J. Sense of coherence and physical health. A review of previous findings. The Scientific World Journal 2005; 5: 665-673.
21) 小塩真司, 中谷素之, 金子一史, 長峰伸治. ネガティブな出来事からの立ち直りを導く心理的特性：精神的回復力尺度の作成. カウンセリング研究 2002；35：57-65.
22) Kneebone II, Martin PR. Coping and caregivers of people with dementia. British Journal of Health Psychology 2003; 8 (Pt1): 1-17.
23) Andrén S, Elmståhl S. The relationship between caregiver burden, caregivers' perceived health and their sense of coherence in caring for elders with dementia. Journal of Clinical Nursing 2008; 17: 790-799.
24) Välimäki TH, Vehviläinen-Julkunen KM, Pietilä AM, Pirttilä TA. Caregiver depression is associated with a low sense of coherence and health-related quality of life. Aging Mental Health 2009; 13: 799-807.
25) Petruzzi A, Finocchiaro CY, Lamperti E, Salmaggi A. Living with a brain tumor. Reaction profiles in patients and their caregivers. Support Care Cancer 2013; 21: 1105-1111.
26) 加藤亜妃子, 水野道代. 終末期がん患者を看病する配偶者のストレス：対処過程. 日本がん看護学会誌 2009；23：4-13.
27) 谷下系子, 神野千鶴子. 在宅末期がん患者を看取った家族主介護者の「思い」その過程からの考察. 日本看護学会論文集 地域看護 2007；38：115-117.

28) Thomas J, Jack BA, Jinks AM. Resilience to care: a systematic review and meta-synthesis of the qualitative literature concerning the experiences of student nurses in adult hospital settings in the UK. Nurse Education Today 2012; 32: 657-664.
29) Rutten BPF, Hammels C, Geshwind N, Menne-Lothmann C, Pishva E, Schruers K, et al. Resilience in mental health: linking psychological and neurobiological perspectives. Acta Psychiatrica Scandinavica 2013; 128: 3-20.

第II部
ストレス理論と測定

1　ストレス測定法
1-1　生物学的ストレス指標と測定

戸田雅裕

1. 内分泌学的ストレス反応

　ストレス反応について、ある個人／集団内における経時的変化の検討や異なる個人／集団間での比較を行う場合、その定量化が必要となるが、従来行われてきた質問紙法ではその性質上主観的な側面を否定することができず、したがってより客観的な評価手法が求められてきた。近年の精神神経免疫学の発展はこの課題に対する解決の糸口となっており、すなわち各種ストレッサー負荷に対する内分泌系の反応を見ることで、正確かつ客観的にストレス反応を定量化する手法が確立されつつある。内分泌学的ストレス反応には**視床下部-脳下垂体-副腎皮質系**（HPA系）ならびに**交感神経-副腎髄質系**（SAM系）の2つの主要経路が存在し、ストレッサー負荷を視床下部が感知すると、HPA系ではコルチコトロピン放出ホルモンを通じて脳下垂体に刺激が伝達され、これに続く副腎皮質刺激ホルモンの上昇を受け副腎皮質ホルモンが血中に分泌されるが、一方、SAM系では交感神経系に刺激が伝達され、その結果副腎髄質からカテコールアミンが血中に分泌される（図1）。したがってこれら内分泌学的ストレスマーカーの血中濃度を測定することで、個人／集団のストレス反応を客観的に定量化することが可能となる。

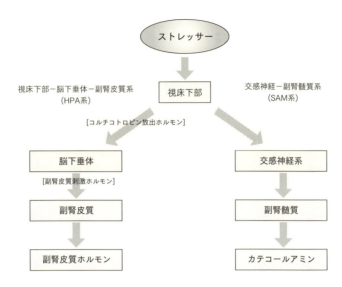

図1　内分泌学的ストレス反応経路

2. 生体成分としての唾液サンプルの利用

　内分泌学的ストレスマーカーの測定には静脈血を採取する手法が一般的であったが、穿刺による侵襲に加え、それに対する被験者の不安／緊張が一過性ストレスとして結果に反映される恐れがあり、これに代わるものとして**唾液**、尿、あるいは毛髪といった他の生体成分の応用が検討されてきた（表1）[1]。中でも唾液サンプルは採取に特別な技術や設備を必要とせず、自己採取が可能であることから、特に健康な個人／集団を対象とする場合において非常に有効であり、家庭、職域、あるいは屋外といったさまざまなフィールドにおけるより自然な状態での調査が可能となる。また、専用の採取容器も開発されており、これは一定時間口腔内に含んだ綿花を遠心分離することで唾液サンプルを抽出するものである。この手法では綿花が口腔内を刺激することにより均一な唾液分泌が得られ、また抽出された唾液サンプルは不純物を含まないため操作性に優れるが、一方で綿花に吸着した測定物質が完全に分離されないといった問題も懸念されている。

表1 主な内分泌学的ストレスマーカー（文献1より一部改変）

物質名	構造式	生体成分	存在量	分析法
アドレナリン	(MW: 183.20)	血漿	< 0.5 ng/mL	DPE ポスト蛍光ラベル HPLC 法
			0.29–1.42 ng/mL	?
ノルアドレナリン	(MW: 169.18)	血漿	< 2.2 ng/mL	DPE ポスト蛍光ラベル HPLC 法
			0.15–0.69 ng/mL	?
コルチゾール	(MW: 362.46)	血漿	86–304 ng/mL	?
			0.1 ng/mL（PTSD）; 0.1 ng/mL（非 PTSD）	RIA
		唾液	14 pmol/mL（朝）; 2 pmol/mL（晩）	EIA
			20.4 pmol/mL	ECLIA
			529–764 ng/mL（朝）;152–218 ng/mL（晩）	RIA
			1–8 ng/mL（朝）; 0.1–1 ng/mL（昼）	LC/MS/MS、RIA
			10 pmol/mL	RIA
			30 pmol/mL（午前）; 10 pmol/mL（午後）	EIA
		尿	405–541 ng/mL	RIA
			20–90 μg/day（成人）;5–55 μg/day（小児）	SPE-CE
アミラーゼ	Family A MW: 62000（糖鎖あり） Family B MW: 56000（糖鎖なし）	唾液	400 ng/mL（120.2–171.8 U/mL）	アミラーゼ活性吸光度法（405 nm）
			142–233 U/mL（飲酒時）	Phadebas Amylase Test Kit
クロモグラニン A	副腎髄質クロム親和性細胞及び交感神経ニューロンから分泌されるタンパク質（MW: ca.68000）	血漿	0.54 pmol/mL	EIA
		唾液	0.04–0.12 pmol/mg protein	RIA
			0.47 pmol/mL	EIA
イムノグロブリン A	タンパク質 (MW: 200000 以上)	唾液	0.1–0.3 mg/mL	バイオセンサ
			0.25–0.50 mg/mL 0.07–0.13 mg/min（唾液流量で補正）	全自動免疫化学分析システム
			0.11–0.22 mg/mL 0.05–0.12 mg/min（唾液流量で補正）	ELISA
Neuropeptide-Y	36 個のアミノ酸から構成されるペプチド（MW: 4271）	血漿	54–193 pg/mL	?
			112 pg/mL（PTSD）; 120 pg/mL（非 PTSD）	RIA

1 ストレス測定法

3. 唾液中内分泌学的ストレスマーカー

コルチゾールは副腎皮質ホルモンである糖質コルチコイドの一種であり、HPA系の活性を反映する古典的な内分泌学的ストレスマーカーとして知られている。抗炎症作用ならびに血糖上昇作用を有し、血中コルチゾールレベルの上昇は各種ストレッサーへの適応反応であると考えられるが、高濃度が持続すると免疫機能の低下を引き起こす。血中では約90%がコルチコイド結合グロブリンやアルブミンと結合した状態で存在するが、残り約10%の遊離コルチゾールが活性を有し、一部が唾液中に移行する。唾液中コルチゾールレベルは血中の遊離コルチゾールレベルを正確に反映することが認められている[2]。精神心理的ストレッサーに加え、中強度以上の運動によりコルチゾールレベルは上昇する[3]。

一方、カテコールアミンの一種である**ノルアドレナリン**はSAM系の活性を反映する内分泌学的ストレスマーカーとして知られており、昇圧作用や血糖上昇作用を有することから血中濃度の上昇はやはり各種ストレッサーへの適応反応であると考えられている。HPA系に比べ反応が速く、したがってノルアドレナリンは鋭敏な指標となり得るが、血中から唾液中への移行に時間を要し、唾液指標としての応用が困難であるため、クロモグラニンAやα-アミラーゼなどの代替マーカーが検討されている。

クロモグラニンAは酸性の糖タンパク質であり、副腎髄質や交感神経終末からカテコールアミンとともに血中に分泌される。唾液中には主に顎下腺導管部より独自に分泌されることが明らかになっており、したがって血中濃度との相関は認められないが、血中ノルアドレナリンレベルにはむしろこの唾液中クロモグラニンAが関係している[4]。血中クロモグラニンAが褐色細胞腫や下垂体腫瘍など神経内分泌腫瘍のマーカーとして利用されるのに対し、唾液中クロモグラニンAは新しいストレスマーカーとして注目されており、精神心理的ストレッサーのみを反映する指標とされているが[5]、最近の研究では水泳負荷やトレッドミル負荷を用いた高強度運動による唾液中クロモグラニンAレベルの上昇が示唆されている[6]。また唾液中クロモグラニンAは、ハンス・セリエ（Selye, H.）のストレス学説によるところの良いストレス、すなわち高揚感や充実感を伴う刺激にも関係することが明らかになっており、短期ツアー旅行、温泉入湯、あるいは「笑い」ビ

デオ観賞などによる濃度の上昇が認められているが[7]、この傾向は主観的ストレス量の少ない場合に顕著であり、あらかじめ計算課題などのストレッサー負荷により濃度が上昇した状態でストレス対処行動を起こした場合、それ以上の上昇は起こらず、逆に濃度は低下することが明らかになっている。このように、ストレス対処行動による唾液中クロモグラニンAレベルの変動は二相性であり、交感神経活性が適度な状態に調節されているものと考えられる。

α-アミラーゼは糖質を分解する消化酵素であり、唾液中には主に耳下腺より分泌される。血中ノルアドレナリンレベルとの相関性については必ずしも一致した見解が得られていないものの、α-およびβ-アドレナリン受容体拮抗薬を用いた薬理学的研究では唾液中α-アミラーゼがSAM系活性の良好な指標となり得ることが示唆されており[8]、精神心理的ストレッサーに加え、中強度以上の運動による濃度の上昇が認められている[9]。一方、耳下腺をはじめとする唾液腺からの分泌は自律神経による拮抗的二重支配の例外であり交感神経刺激および副交感神経刺激双方により促進されること、さらにα-アミラーゼを多く含む漿液性唾液は主に副交感神経刺激により分泌されることから唾液中α-アミラーゼのSAM系指標としての有用性を疑問視する意見もある[10]。

その他、免疫系の指標としては血中ナチュラルキラー（NK）細胞活性やインターロイキン6（IL-6）などが知られているが、唾液中免疫指標ではイムノグロブリンA（s-IgA）がよく用いられている。

4. 唾液中内分泌学的ストレスマーカーの日内周期変動

唾液中コルチゾールレベルは起床時に高く、その後1時間以内に起床時コルチゾール反応と呼ばれるさらなる上昇を示すが、最高値に達した後は時間の経過とともに徐々に低下し、夜間には低い値をとることが知られている[2][11]（図2）。慢性的なストレッサー負荷や加齢などにより海馬機能が低下すると、この日内周期変動は平坦化し、すなわち起床時レベルの低下ならびに夜間における最低値の上昇が認められるが、特に起床時コルチゾールレベルの測定は外部要因の影響が比較的少ないため、慢性ストレス反応の評価に適していると考えられる。

唾液中クロモグラニンAレベルは起床時に最も高く、その後1時間程度で最低

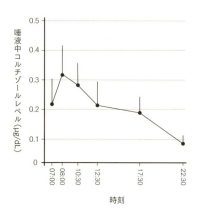
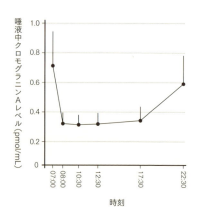

図2　唾液中内分泌学的ストレスマーカーの日内周期変動（文献12）

値まで急速に低下した後は日中ほとんど変化することなく推移し、夕方以降再び上昇に転じる日内周期変動を示す[12]。うつ状態を有する場合には起床時における最高値の低下が認められ、慢性的なストレッサー負荷によるSAM系活性の減弱化が示唆されている。

唾液中α-アミラーゼレベルはコルチゾールを上下反転させたような日内周期変動を示し、すなわち起床時は比較的低く、その後1時間以内にさらなる低下を示すが、最低値に達した後は時間の経過とともに徐々に上昇し、午後の間に最高値となることが知られている[13]。各ストレスマーカーに共通して午後の変動は比較的安定しており、一過性ストレッサーの負荷といった実験に適していると考えられる。

5. 唾液中内分泌学的ストレスマーカーへの影響要因

あるストレッサーが負荷された場合の内分泌学的ストレス反応は同一個人であっても一定とは限らず、さまざまな条件により変化する。したがって個人／集団のストレス反応をより正確に把握するためには内分泌学的ストレスマーカーへの影響要因を考慮することが重要であると考えられる。

一過性には前述の運動（中強度／高強度）のほか、食事摂取の影響があり、唾液

中コルチゾールおよびα-アミラーゼレベルは食後30分以内に1.5倍程度まで上昇することが認められている[14]。コルチゾールレベルの上昇はカロリー負荷によるHPA系の活性化に起因することが示唆されており、すなわちグルコースおよびインスリンレベルが上昇した結果、視床下部腹内側核の活性化が起こるが、これはコルチコトロピン放出ホルモンを分泌する視床下部室傍核に投射されると考えられている。一方、消化酵素であるα-アミラーゼレベルの上昇は、咀嚼に加え、食物による口腔粘膜への接触刺激によることが示唆されているが、同じくSAM系指標とされる唾液中クロモグラニンAについては食事摂取による変動は認められていない。加えて唾液中内分泌学的ストレスマーカーに対するカフェインやニコチン、あるいはアルコールなどの影響が示唆されており、唾液サンプル採取の際には嗜好品の摂取についても注意が必要である。

　持続的な影響要因としては**ライフスタイル**などの個人特性が考えられ、例えば早寝早起きの生活リズムを有する朝型の者では、夜型の者に比べ、起床時および日中の唾液中コルチゾールレベルがより高く[15]、また唾液中α-アミラーゼについては、起床時レベルはより高くなるが、日中レベルはより低くなることが認められている[16,17]。夜型の者においては欠食習慣や栄養バランス不良に加え抑うつ症状が報告されており、したがって生活リズムと内分泌学的ストレスマーカーとの関係については、単なる日内周期の位相差によるものではなく、食習慣や精神的健康状態の寄与が示唆されている。また、主観的ストレス量が同程度の場合、週1回以上の運動習慣を有する者で唾液中コルチゾールおよびクロモグラニンAレベルはより低くなり、長期的な運動による内分泌学的ストレスマーカーへの影響も示唆されている。これら生活リズムや食習慣、運動習慣に加え、喫煙習慣、飲酒習慣、労働時間などを総合的に評価した包括的ライフスタイルについて見ると、現在良好な者では唾液中コルチゾールレベルはより低く、また前年に比べ改善が認められた者では唾液中クロモグラニンAレベルがより低くなることが戸田らによって報告されているが[18]、前者は若年者で、後者は高齢者でその傾向が強くなっており、年齢の考慮もまた必要であると考えられる。加齢の影響については、先に述べた海馬機能の低下に加え交感神経活性の亢進が認められており、このため唾液中クロモグラニンAは高いレベルに維持されるが、同じくSAM系指標とされるα-アミラーゼについては加齢による変化は認められていない。

6. おわりに

　内分泌学的ストレスマーカーの測定は、個人／集団のストレス反応の客観的な定量化を可能にし、さらに生体成分としての唾液サンプルの利用は、その簡便性や非侵襲性のため非常に有効であると考えられる。現在、唾液中内分泌学的ストレスマーカーとして複数の物質が提案されているが、いずれの反応もさまざまな条件により変化し、実際の測定に際しては日内周期変動に加え、一過性あるいは持続的な影響要因を考慮する必要がある。また現段階では単一の内分泌学的ストレスマーカーのみによるストレス反応評価には限界があり、したがって複数のマーカーの併用、あるいは質問紙などの主観的指標を補助的に用いた多角的な評価が試行されている。今後の課題は内分泌学的ストレス反応評価モデルの確立であり、これによりハイリスクな個人／集団を正確に同定するとともに、その原因を特定することでそれぞれに応じたストレス対処行動を提案することが可能になると考えられる。加えて同評価モデルはさまざまな領域での活用が期待され、ストレス学のさらなる発展に寄与するものと考えられる。

〈文　献〉

1) 脇田慎一，田中喜秀，永井秀典．ストレスマーカーの迅速アッセイ．ぶんせき 2004；6：309-316．
2) Kirschbaum C, Hellhammer DH. Salivary cortisol in psychobiological research: an overview. Neuropsychobiology 1989; 22: 150-169.
3) Hill EE, Zack E, Battaglini C, Viru M, Viru A, Hackney AC. Exercise and circulating cortisol levels: the intensity threshold effect. Journal of Endocrinological Investigation 2008; 31: 587-591.
4) Toda M, Den R, Morimoto K. Basal levels of salivary chromogranin A, but not α-amylase, are related to plasma norepinephrine in the morning. Stress and Health 2008; 24: 323-326.
5) Nakane H, Asami O, Yamada Y, Harada T, Matsui N, Kanno T, et al. Salivary chromogranin A as an index of psychosomatic stress response. Biomedical Research 1998; 19: 401-406.
6) Gallina S, Di Mauro M, D'Amico MA, D'Angelo E, Sablone A, Di Fonso A, et al. Salivary chromogranin A, but not α-amylase, correlates with cardiovascular parameters during high-intensity exercise. Clinical Endocrinology 2011; 75: 747-752.

7) Toda M, Kusakabe S, Nagasawa S, Kitamura K, Morimoto K. Effect of laughter on salivary endocrinological stress marker chromogranin A. Biomedical Research 2007; 28: 115-118.
8) Ehlert U, Erni K, Hebisch G, Nater U. Salivary α-amylase levels after yohimbine challenge in healthy men. The Journal of Clinical Endocrinology and Metabolism 2006; 91: 5130-5133.
9) Li TL, Gleeson M. The effect of single and repeated bouts of prolonged cycling and circadian variation on saliva flow rate, immunoglobulin A and alpha-amylase responses. Journal of Sports Sciences 2004; 22: 1015-1024.
10) Bosch JA, Veerman EC, de Geus EJ, Proctor GB. α-Amylase as a reliable and convenient measure of sympathetic activity: don't start salivating just yet! Psychoneuroendocrinology 2011; 36: 449-453.
11) Pruessner JC, Wolf OT, Hellhammer DH, Buske-Kirschbaum A, von Auer K, Jobst S, et al. Free cortisol levels after awakening: a reliable biological marker for the assessment of adrenocortical activity. Life Sciences 1997; 61: 2539-2549.
12) Den R, Toda M, Nagasawa S, Kitamura K, Morimoto K. Circadian rhythm of human salivary chromogranin A. Biomedical Research 2007; 28: 57-60.
13) Nater UM, Rohleder N, Schlotz W, Ehlert U, Kirschbaum C. Determinants of the diurnal course of salivary alpha-amylase. Psychoneuroendocrinology 2007; 32: 392-401.
14) Toda M, Morimoto K. Effect of snack eating on salivary α-amylase, a novel stress marker. Stress and Health 2007; 23: 243-247.
15) Kudielka BM, Bellingrath S, Hellhammer DH. Further support for higher salivary cortisol levels in "morning" compared to "evening" persons. Journal of Psychosomatic Research 2007; 62: 595-596.
16) Nater UM. The role of salivary alpha-amylase in stress research. Göttingen: Cuvillier Verlag; 2004.
17) Toda M, Kawai T, Takeo K, Rokutan K, Morimoto K. Associations between chronotype and salivary endocrinological stress markers. Endocrine Research 2013; 38: 1-7.
18) Toda M, Den R, Nagasawa S, Kitamura K, Morimoto K. Relationship between lifestyle scores and salivary stress markers cortisol and chromogranin A. Archives of Environmental & Occupational Health 2005; 60: 266-269.

1 ストレス測定法
1-2 心理学的ストレスの理論モデルと測定

大塚泰正

1. 心理学的ストレス研究の歴史

「病は気から」という言葉がある。病気にかかると気分が悪くなることは当然であるが、病気になるのではないかと不安になりすぎていると、実際に病気になってしまうこともある。このように、古くからこころとからだには一定の関連があることが指摘されている。

心身医学の先駆者の一人であるキャノン（Cannon, W.B.）[1]は、こころとからだの関係について、怒りという感情と攻撃行動、恐怖という感情と逃走行動との間に関連があることを見出した。キャノンは、これらの感情と行動との間に認められる一定の関連を、生体が生命を維持するために本能的に備わっている機制であるとして、闘争-逃走反応と概念化した。例えば、山道を歩いている時に目の前に突然クマが現れたとしたら、人間はそのクマと戦うか、あるいは逃げるかという選択を迫られる。この時、クマと戦うためには怒りの感情を、クマから逃れるためには恐怖の感情を高めることによって、覚醒水準を高め、それぞれの行動が実行しやすくなるのである。

クマを見た時の反応が人それぞれであるように、同じような刺激や状況にさらされても、人によって自覚する感情の種類・強度や、感情に随伴する行動パターンは異なる。そしてその結果、健康を害する人もいれば、健康を害さずに維持できる人もいる。心理学的ストレス研究の領域では、このような違いを生じさせる

要因を主に個人の内的過程に求めている。その主要な構成要素は、人間が刺激をどのように受け止めているか(認知的評価あるいは単に評価と呼ばれる。本節では以後、評価と記述する)ということと、その刺激に対してどのような対処(コーピング)を行っているかということである。

刺激に対する認知の仕方が身体反応に及ぼす影響を初めて実験的に検証したのは、おそらくウォルフ(Wolff, H.G.)[2)]であろう。ウォルフは、被験者の腕を木ベラで打たなくても、家庭での避けられないつらい出来事を想起してもらうだけで、じんましんなどの身体症状が出現することを見出した。すなわち、身体症状が出現するか否かは、刺激を受けた人の刺激に対する受け取り方(認知)が大きく関わっていると言える。

木ベラで腕をたたくという具体的な脅威だけでなく、つらい出来事を想起するという象徴的な脅威に対しても同じような身体反応が生じる現象を、ウォルフは**防御-適応反応**と概念化した。ウォルフはまた、刺激に対する認知は、遺伝、欲求、生育歴、生活体験、文化など、さまざまな要因の影響を受けるとしているが、これらの中で特に重要なものを選び出すことはできないことも指摘している。また、具体的な脅威であれ象徴的な脅威であれ、その状況への対処がうまくいかず、状況が改善されずに長続きしている場合には、身体症状も長く継続することを指摘している。

このような心身医学の分野で発展してきた心身相関の考え方もベースに、ラザルス(Lazarus, R.)とフォルクマン(Folkman, S.)[3)]は、個人の内的過程を重視した**心理学的ストレスモデル**を提唱した(図1)。このモデルでは、刺激から心身の反応(ストレス反応)が生じるまでのメカニズムについて、個人がその刺激をどう評価し、その評価の結果どのようなコーピング(対処)を発動させているかという観点から説明している。

2. 心理学的ストレスモデルの概要と測定尺度

(1) ストレッサー、評価

心理学的ストレスモデルでは、個人が体験した刺激のうち、ストレスフルと**評価**されたもののみが**ストレッサー**と定義される。すなわち、心理学的な立場から

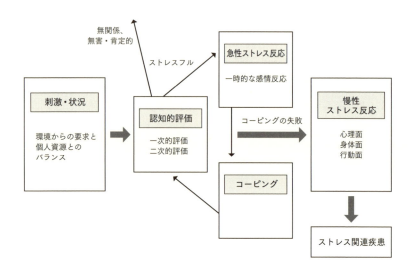

図1　心理学的ストレスモデル（文献3、4）

ストレス研究を行う場合には、厳密に言えば、ストレッサーを測定する時に、さらされている刺激や状況を個人がどの程度ストレスフルなものと主観的に評価しているかを把握することが必要になる。

代表的な評価の種類には、具体的に現在さらされている刺激や状況をストレスフルなものと認知する**害・損失**と、今後自分がさらされるであろう刺激や状況をストレスフルなものと認知する**脅威**とがある。行動理論の立場から言えば、前者は個人に恐怖という感情を惹起させやすく、その刺激や状況から逃避するという行動を引き起こしやすいと言える。一方、後者は個人に不安という感情を惹起させやすく、そのような刺激や状況にさらされることを事前に回避するという行動を引き起こしやすい。恐怖と不安はいずれも個人にとっては不快な感情であり、その感情を低減させるための行動がコーピングとして実行されやすいと言えるが、特に不安については回避行動を引き起こした時点で明確な刺激や状況が存在していないため、回避行動が継続されやすく、それによって本人がさまざまな不利益を被ってしまう危険性が高い。

コーピングの選択に関する評価を**対処可能性**と呼ぶ。対処可能性の評価には、個人がその刺激や状況に対処することができるかや、対処できるとしたらどのよ

うな方法を行えばよいかといったことなどが含まれる。この評価には、バンデューラ（Bandura, A.）[5]による**社会的学習理論**の考え方が多分に援用されていると思われる。

一般に、個人が新しい行動を獲得する際には、成功と失敗を繰り返しながら目標に到達するという試行錯誤学習の過程が必要となるが、バンデューラは、この過程を経なくても、他者の行動を観察したり模倣したりするだけで新しい行動が獲得されていく場合があることを明らかにした。他者の行動を観察している時、観察者には「そのような行動を行うとどういう結果になるか」「そもそもそのような行動を自分に実行することができるか」という2つの評価が生じる。もし、そのような行動を行うことで他者が良い結果を得ているのを見たり（**代理強化**）、模倣してみることなどによって自分にもそのような行動をとることができるということを実感したりすれば、観察者は被観察者の行った行動を実行しやすくなる。このような個人内で生じるプロセスのことをバンデューラは**セルフエフィカシー（自己効力感）**と呼び、特に「そのような行動を行うとどういう結果になるか」という評価を**結果予期**、「そもそもそのような行動を自分に実行することができるか」という評価を**効力予期**と呼んだ。

心理学的ストレス研究の立場からストレッサーを測定すると、ストレッサーの強度には必然的に上記のようなさまざまな個人の主観的な評価が含まれることになる。例えば、自分が抱えている仕事量をどの程度負担に感じているかを質問紙によって測定した場合、その測定値は、客観的な仕事量が一般に人間に与える負荷の大きさと、個人が主観的にその仕事量に対して抱いている負荷の大きさの評価とが合算されたものとなる。ストレッサーの測定値に占める両者の割合を明らかにしたい場合には、ホームズ（Holmes, T.H.）とレイ（Rahe, R.H.）[6]が作成したライフイベントを測定する社会的再適応評価尺度のように、刺激となる出来事がどの程度の負荷を一般的な人々に与えるのかを調査研究などであらかじめ明らかにしておくことが必要であろう。

ストレッサーの一般的な負荷と個人の評価とを区別して測定することのできるライフイベント法による質問紙にはJEC（job events checklist）[7][8]などがある。また、両者を区別して測定することのできる構造化面接法としては、LEDS（life events and difficulties schedule）[9]、SEPARATE（structured event probe and narrative rating method）[10]

などがある。これらの面接法では、評価として単に負荷の程度を測定するだけでなく、その出来事の発生をどの程度予測できたかや、対処可能性がどの程度あったかなど、さまざまな種類の評価を測定することもできる。

(2) コーピング

コーピングのうち、状況や時間が変化してもあまり変化しないものを**コーピングスタイル**、状況や時間の変化に伴って変化しやすいものを**コーピング方略**、実行するための能力を**コーピングスキル**などと呼ぶ。カウンセリングなどによる臨床心理学的な介入を意図した研究や実践を行う場合には、時間や状況の変化に伴って変化する可能性の高いコーピング方略が測定されることが多い。

コーピングとは、ストレスフルな状況に対して実行される認知的・行動的な努力を指す[3]。実行したコーピングが問題そのものの解決や、あるいは問題に随伴して生じた不快な感情の改善に有効であれば、その人のストレス反応は高くならない。ストレス反応が慢性的に継続すると健康状態の悪化を招く恐れがあるため、コーピングは個人の健康状態を左右する重要な要因であると言える。

一般に、何らかの刺激や状況に対して不適応状態に陥っている人は、ストレッサーに対するコーピングの実行を諦めてしまっている場合が多い。バンデューラの社会的学習理論に基づけば、心理学的ストレスモデル上の評価のプロセスにおいて、「自分には対処することができない」(効力予期)、「対処するとよくない結果が起きる」(結果予期)といった受け止め方が行われている場合に、コーピング方略が実行されないといった説明を行うことが可能である。特に、このような状況は、不安という感情を伴いやすい脅威という評価を行った場合に顕著になることが示唆される。

実行したコーピングの具体的な内容については、人間の認知と行動に関わる活動のすべてと言っても過言ではないため、多種多様なものが存在する。そのため、現在までのコーピングに関する研究や実践においては、把握を容易にするため、多種多様なコーピングをいくつかの軸によって分類する試みが行われている。

最も有名な分類は、コーピングを問題の解決に焦点を当てたもの(**問題焦点型コーピング**、例えば、問題解決に向けて積極的に取り組む)と、ストレッサーによって生じた不快な感情を解消することに焦点を当てたもの(**情動焦点型コーピング**、例えば、気晴

らしをする）というものである。このような軸でコーピングを分類して測定しようとする代表的な尺度は、WCQ（ways of coping questionnaire：コーピング特性評価尺度）[3]である。WCQは問題焦点型コーピングと情動焦点型コーピングを測定する項目から構成されるが、具体的には直接対決（confrontive coping）、否認（distancing）、自己調整（self-controlling）、援助希求（seeking social support）、責任の承認（accepting responsibility）、逃避・回避（escape-avoidance）、計画的問題解決（planful problem solving）、肯定的再評価（positive reappraisal）の8種類のコーピングを測定することができる。

なお、加藤[11]による文献レビューでは、現在世界で最もよく使用されているコーピングの測定尺度はCOPE[12][13]およびその短縮版であるBrief COPE[14]であることが明らかにされている。COPEは60項目で構成され15種類のコーピング（肯定的再解釈と成長（positive reinterpretation and growth）、心理的諦め（mental disengagement）、感情への焦点化と感情表出（focus on and venting of emotions）、道具的ソーシャルサポートの使用（use of instrumental social support）、積極的コーピング（active coping）、否認（denial）、宗教的コーピング（religious coping）、ユーモア（humor）、行動的諦め（behavioral disengagement）、抑制（restraint）、情緒的ソーシャルサポートの使用（use of emotional social support）、アルコール・薬物使用（substance use）、受容（acceptance）、競合する他の活動の抑制（suppression of competing activities）、計画（planning））を、Brief COPEは28項目で構成され14種類のコーピング（気晴らし（self-distraction）、積極的コーピング（active coping）、否認（denial）、アルコール・薬物使用（substance use）、情緒的サポートの使用（use of emotional support）、道具的サポートの使用（use of instrumental support）、行動的諦め（behavioral disengagement）、感情表出（venting）、肯定的再解釈（positive reframing）、計画（planning）、ユーモア（humor）、受容（acceptance）、宗教・信仰（religion）、自己非難（self-blame））をそれぞれ測定することができる。なお、日本語版の尺度は大塚[15]によって作成されている。

コーピングを測定する際には、コーピングスタイルを測定するのか、コーピング方略を測定するのかによって、教示を変更することが必要である。例えば、コーピングスタイルを測定したいのであれば、「普段どのように考えたり行動したりしていますか」という教示になるし、コーピング方略を測定したいのであれば、「その出来事に対してどのように考えたり行動したりしましたか」といった

教示になるだろう。なお、コーピングスキルを測定したい場合には、コーピングスタイルと類似した教示を行えばよいと思われる。

(3) ストレス反応

　心理学的ストレスモデルでは、ストレスフルと評価された刺激や状況に対するコーピング方略が問題の解決や感情の調整に対してうまく機能しない場合、心理・身体・行動面に慢性的なストレス反応が生じるという経路を想定している。

　心理的ストレス反応は、不快な感情の慢性的な体験であり、怒り、不安、抑うつなどが含まれる。心理学的ストレスモデルに特化した心理的ストレス反応というものは存在しないため、不快な感情の体験である心理的ストレス反応を測定する場合には、一般に開発されている不快な感情を測定する尺度を用いることができる。感情を多面的に測定する国際的にも比較的よく用いられる尺度には、緊張-不安（tension-anxiety）、抑うつ-落込み（depression-dejection）、怒り-敵意（anger-hostility）、疲労（fatigue）、混乱（confusion）、活気（vigor）の6種類の感情を測定することのできる気分プロフィール検査（profile of mood states：POMS）[16]などがある。

　身体的ストレス反応には不眠、動悸、めまいなどの身体面の慢性的な不調が含まれる。このような不調に長期間さらされることによって、さらに気分が悪くなるとともに、場合によっては免疫系、自律神経系、内分泌系に悪影響を及ぼし、胃潰瘍など医学的な治療が必要になるほどの身体疾患につながる可能性もある。身体面の不調は自覚できることが多いが、本人が大したことはないと考えてしまうなどして病院を受診するなどの早期対処を怠ってしまうこともしばしばある。身体的ストレス反応を測定する尺度は心理的ストレス反応と比べるとあまり多くはないが、例えば主観的な眠気を測定する尺度として、カロリンスカ眠気尺度（Karolinska sleepiness scale：KSS）[17]などがある。

　行動的ストレス反応には、不登校、ミスの増加、暴力、アルコールの乱用などが含まれる。心理学的ストレスモデルでは行動的ストレス反応も他のストレス反応と同様に、不適切なコーピングの結果生じているものと仮定されているが、実際にはこのような行動自体が不適切なコーピングとなっている場合もあり、両者を明確に区別することは困難な場合も多い。例えば、アルコールを摂取すると、気分が高揚し、一時的に不快な気分を解消することができる。行動理論の立場か

ら言えば、アルコールを摂取するという行動は不快な感情を低減させる効果があることになるため、不快な感情を低減させるためのアルコール摂取という行動の頻度は、次第に増えてしまう（このメカニズムを負の強化という）。しかし一方で、過剰なアルコールの摂取は肝機能障害などにつながる可能性を有しているため、このような行動を続けていると、病気などにより結局本人が苦しむ事態となる危険性が高い。

　ストレス反応を低減させるには、まずは本人にストレスフルと評価した刺激や状況に対するコーピング方略がうまく機能していないことに気づいてもらうことが必要である。その上で、実行中のコーピング方略の見直しを行ったり、刺激や状況に対する自分の評価が果たして妥当であるかを再検討したり、リラクセーションなど不快な気分を改善する他の方法を獲得してもらったりするなどして、ストレス反応の改善を図っていくとよいだろう。

3. おわりに：心理学的ストレスモデルの新たな展開

　近年、心理学の分野では、人間の強みを伸ばしウェルビーイングを高めるなど、人間のポジティブな面に注目するポジティブ心理学が流行している。そもそも、行動理論をはじめとする心理学の諸理論は、新たな行動や思考形態などを獲得したり活性化したりすることを得意とするものである。心理学的ストレスモデルは、本来、評価やコーピングといった個人の内的過程によってストレス反応を説明するものであるが、このモデルでは、活気などのポジティブな感情や、前向きな思考や行動などをアウトカムの指標として位置づけることも不可能ではない。

　現行の心理学的ストレスモデルにも、ポジティブ心理学に関係する要素はいくつか含まれている。例えば、評価には害・損失、脅威のほかに、その状況を克服することに意義を見出す**挑戦**や、困難な状況を乗り越えることで自分に利益があるという**利得**が存在する。挑戦や利得は刺激や状況に対するコーピングを引き起こすという点では害・損失や脅威と類似しているが、行動の動因となるものは不快な刺激や状況の解消ではなく、何かを達成したいという欲求や何らかの報酬を得たいという前向きなものである。

　また、いったん評価のプロセスにおいて害・損失または脅威と評価された刺激

や状況であっても、コーピングのプロセスにおいてその状況を前向きに評価し直したり、解決のための計画を立てたりすることなどによって、ポジティブな感情が生じ、新たな行動や思考を獲得できることも考えられる。今後、心理学的ストレスモデルをベースに、人間の思考や行動、感情などをポジティブな方向に向けるための取り組みを行うことも可能であると思われる。

〈文献〉

1) W・B・キャノン著, 舘鄰, 舘澄江訳. からだの知恵：この不思議なはたらき. 東京：講談社；1981.
2) ハロルド・G・ウォルフ著, 田多井吉之介訳. ストレスと病気. 東京：協同医書出版社；1957.
3) Lazarus RS, Folkman S. Stress, appraisal, and coping. New York: Springer; 1984.
4) 島津明人. 心理学的ストレスモデルの概要とその構成要因. 小杉正太郎編著. ストレス心理学：個人差のプロセスとコーピング. 東京：川島書店；2002. p.31-58.
5) Bandura A. Self-efficacy: toward a unifying theory of behavioral change. Psychological Review 1977; 84: 191-215.
6) Holmes TH, Rahe RH. The social readjustment rating scale. Journal of Psychosomatic Research 1967; 11: 213-218.
7) 大塚泰正, 小杉正太郎. 属性別にみたイベント型職場ストレッサーと心理的ストレス反応との関連に関する検討. 産業ストレス研究 2001；8：87-93.
8) 大塚泰正, 小杉正太郎. 職場におけるライフイベント／イベント型ストレッサーの評価とその臨床心理学的活用. 産業ストレス研究 2003；10：163-174.
9) Brown GW, Harris T. Social origins of depression: a study of psychiatric disorder in women. New York: Free Press; 1978.
10) Dohrenwend BS, Raphael KG, Schwartz S, Stueve A, Skodol A. The structured event probe narrative rating method for measuring stressful life events. In: Goldberger L, Breznitz S, editors. Handbook of stress (2nd ed.). New York: Free Press; 1993. p.174-199.
11) 加藤司. 英語文献におけるコーピング尺度の使用状況：2006年から2007年. 東洋大学社会学部紀要 2010；47：59-81.
12) Carver CS, Scheier MF, Weintraub JK. Assessing coping strategies: a theoretically based approach. Journal of Personality and Social Psychology 1989; 56: 267-283.
13) Carver CS. COPE (complete version). http://www.psy.miami.edu/faculty/ccarver/sclCOPEF.html（2013年12月8日アクセス）
14) Carver CS. You want to measure coping but your protocol's too long: consider the brief

COPE. International Journal of Behavioral Medicine 1997; 4: 92-100.
15) 大塚泰正. 理論的作成方法によるコーピング尺度：COPE. 広島大学心理学研究 2008；8：121-128.
16) 横山和仁, 荒記俊一. 日本語版POMS手引. 東京：金子書房；1994.
17) Kaida K, Takahashi M, Akerstedt T, Nakata A, Otsuka Y, Haratani T, et al. Validation of the Karolinska sleepiness scale against performance and EEG variables. Clinical Neurophysiology 2006; 117: 1574-1581.

2　さまざまなストレス評価尺度

種市康太郎

1. はじめに

　ストレスに関する調査研究や臨床では、被検者や患者のストレス評価が必要となる。このような評価には**心理検査**、精神疾患のスクリーニングなどを目的とした**精神症状測定尺度**が用いられる。また、対象によっては**認知機能検査、神経心理学的検査**の尺度が用いられることもある。

　表1に心理検査、精神症状測定尺度の種類を示した。この中には知能検査などストレス評価と直接関連のないものも含まれるが、臨床場面や、後述の各論における各問題に関わる中では、表の検査や尺度がよく用いられるので、ここにまとめておく。また、精神症状測定尺度は方法としては質問紙法に、認知機能検査や神経心理学的検査は作業検査法に分類することもできるが、心理検査とはその目的や内容が異なるので別とした。

　本稿では、質問紙法を中心とするストレス評価尺度を概説する。なおここでは、信頼性と妥当性が高く、基本的には国内外で科学的根拠となり得る尺度として主に成人を対象に現在用いられている尺度を示す。

　なお、本稿の全体的な構成、質問紙の選定、および一部の内容は、職場におけるメンタルヘルスの評価と尺度についてレビューした丸山[1]を参考にしている。

表1　心理検査、精神症状測定尺度の種類

1. 心理検査
    (1) 性格検査
        ①作業検査法
            ・内田クレペリン検査など
        ②質問紙法
            ・ミネソタ多面人格目録（MMPI）
            ・新版・東大式エゴグラムⅡ（TEGⅡ）
            ・NEO-PI-R（Big Fiveモデル）など
        ③投影法
            ・ロールシャッハテスト
            ・PF－スタディ
            ・文章完成法
            ・描画法（家族描画法、バウムテストなど）など
    (2) 知能検査
        ①ウエクスラー式知能検査：WAIS-Ⅲ（成人）、WISC-Ⅳ（児童）、WPPSI（幼児）
        ②ビネー式知能検査：田中ビネー式知能検査、鈴木ビネー式知能検査など
2. 精神症状測定尺度
        ①うつ病性障害：CES-D、SDS、BDI-Ⅱ、HAM-Dなど
        ②不安障害：CMI、GHQ、K6、K10など
        ③PTSD：IES-Rなど
        ④その他：SCIDなど
3. 認知機能検査、神経心理学的検査
        ①精神状態短時間検査（MMSE-J）
        ②臨床認知症評定法（CDR-J）
        ③ウエクスラー式記憶検査（WMS）
        ④ウィスコンシンカード分類検査
        ⑤ベンダー・ゲシュタルト検査など

2. 尺度使用の際の留意点

(1) 信頼性と妥当性

　質問紙法などの尺度は信頼性と妥当性を備えていることが必要となる。

　信頼性とは測定内容が安定性と一貫性を保っている程度のことである。安定性は同じ結果が安定して測定されることを示し、再テスト法などで確認される。一貫性は内的整合性とも言われ、測定する尺度が同じ内容を一貫して測定できることを示し、**信頼性係数**（例えばα信頼性係数）などの指標で示される。

　一方、妥当性とは尺度が測りたい内容を適切に測っている程度のことである。これには**内容的妥当性、基準関連妥当性、構成概念妥当性**の3つがある。内容的妥

当性は理論的・概念的な尺度内容の適切さを指すが、項目数の適切さ、内容の平易さなど、回答上の適切さも含む。基準関連妥当性は他の外的基準との関連をみるもので、これには**同時的妥当性**（別の類似内容との関連）、**判別的妥当性**（診断などの判別結果との関連）、**予測的妥当性**（成績など将来の結果との関連）がある。構成概念妥当性は全体的に測定内容が概念を妥当に測定できている程度のことであり、これは**収束的妥当性**（理論的に関連があると思われる別の概念と関連があること）と**弁別的妥当性**（理論的に関連がないと思われる別の概念と関連がないこと）により示される。構成概念妥当性は1つの指標・結果で示されるのではなく、理論上考えられる概念間の関連について全体的に検証しなければ証明できない。

　尺度開発者は尺度の目的・使用方法により、確認すべき種類の信頼性と妥当性を検証しなければならない。特に、精神症状測定尺度は、評価したい疾患の判別的妥当性の検証が必要である。この時、**感度**（sensitivity）と**特異度**（specificity）の2指標が目安となる。疾患集団に検査を行った時に陽性を示す割合が感度で、疾患のない集団に検査を行った時に陰性を示す割合が特異度である。感度を上げると特異度は下がり、特異度を上げると感度は下がるというトレードオフの関係にあるので、目的やコストに応じて境界値（cut-off point）を定める必要がある。

(2) 尺度の標準化と尺度使用上の留意点

　教示や測定方法を定めたり、尺度を大規模標本に施行し、測定結果を評価できるよう得点基準を定めたりすることを**標準化**と呼び、これも尺度開発に必要な手続きである。

　尺度使用者は、これらの開発手続きが適正に行われていることを確認する必要がある。また、一度できあがった尺度の項目の追加・削除、内容変更は避けるべきで、変更した場合、原尺度の信頼性・妥当性は反故になるので注意が必要である。

(3) 心理検査と精神症状測定尺度などとの違い

　心理検査は、主として、知能、性格、感情などの個人の特徴を集団の中で相対的に位置づけるために使用される。一方、精神症状測定尺度、神経心理学的検査、認知機能検査は特定の疾患に関する**スクリーニング**、**重症度評価**、**診断**、**症状プ**

ロフィールの作成などを目的に使用される[2]。もちろん、心理検査は臨床場面で多用されるし、精神症状測定尺度も一般集団の調査で用いられるが、尺度使用時は、検査のもともとの目的や開発背景を理解する必要がある。

3. ストレス要因の測定

心理社会的ストレス要因（ストレッサー）が注目され、多くの研究が行われるきっかけはホームズ（Holmes, T.H.）とレイ（Rahe, R.H.）[3]による社会生活再適応評価尺度（social readjustment rating scale：SRRS）であり、その後、インタビューによるストレス評価、日常的なイベントの測定などさまざまな尺度が開発されてきた[4]。しかし、日本でこれらの尺度を翻訳・開発したものはない。

日本で開発され、比較的使用されている少し特殊な尺度として、対人ストレスイベントに関する質問紙がある。橋本[5]は大学生における対人ストレスイベントを「対人葛藤」「対人劣等」「対人磨耗」の3因子30項目から測定できる尺度を作成している。

4. ストレス反応の測定

(1) うつ病性障害

うつ病性障害のスクリーニングテスト、重症度評価の質問紙には多くのものがある。

CES-D（center for epidemiologic studies depression scale：うつ病自己評価尺度）は、米国国立精神保健研究所（NIMH）の研究者らにより開発されたうつ病性障害のスクリーニングを目的とした自記式質問紙である。日本語版は島[6]により翻訳・開発され、市販されている。20項目と簡便で、採点・評価も容易なため、広く使用されている。

SDS（self-rating depression scale：うつ性自己評価尺度）は、ツアン（Zung, W.W.K.）により開発されたうつ病性障害のうつ症状の重症度評価を目的とした自記式質問紙である。日本語版は福田ら[7]により翻訳・開発され、市販されている。日本語版は判別的妥当性、再検査信頼性も高く、20項目と簡便で、採点・評価も容易である。

BDI-Ⅱ（Beck depression inventory-Ⅱ：ベック抑うつ質問票）は、ベック（Beck, A.T.）により開発されたもので、SDSと同様、うつ病性障害のうつ症状の重症度評価を目的とした自記式質問紙である。日本語版は小嶋ら[8]により翻訳・開発され、市販されている。BDI-ⅡはBDIを基に、米国精神医学会（APA）の診断基準DSM-Ⅳに沿って改訂がなされたものである。

HAM-D（Hamilton depression scale：ハミルトンうつ病評価尺度）はハミルトン（Hamilton, M.）により開発されたうつ病性障害のうつ症状の重症度評価を目的とした半構造化面接による評価尺度である。「抑うつ気分」「罪責感」「希死念慮および行動」「不眠」など、うつ病の重症度を表す主要な項目で構成される17項目版と、追加の4項目を加えた21項目版がある。その後、HAM-Dは重症度や頻度を統一的に評価できるよう改良が加えられ、GRID-HAMD17または21として改訂版が出されている。日本語版は日本臨床精神薬理学会によって翻訳・開発されたマニュアル[9]が公開されている。

(2) 不安障害

不安障害関連など、精神病性障害ではないレベルの疾患をスクリーニングする尺度も多く開発されてきた。

CMI（Cornell medical index：CMI健康調査票）は、コーネル大学においてブロードマン（Brodman, K.）らが外来診療において自覚症状を包括的に調べるために考案した自記式質問紙である。日本語版は金久ら[10]により翻訳され、市販されている。CMIは男性211項目、女性213項目から構成されるが、このうち身体的項目（心臓疾患系、疲労度など3系統）29項目と精神的項目（不適応、抑うつ、不安など6状態の合計）51項目の合計80項目により、正常者群と神経症群を判別できることが示されている。

GHQ（general health questionnaire：精神健康調査票）はゴールドバーグ（Goldberg, D.P.）により開発された非器質性、非精神病性疾患のスクリーニングを目的とした自記式質問紙である。日本語版は中川ら[11]により翻訳され、市販されている。GHQは本来60項目（GHQ-60）であるが、30項目（GHQ-30）、28項目（GHQ-28）、12項目（GHQ-12）の短縮版がある。GHQ-30とGHQ-28は、因子分析により抽出されたものであり、GHQ-12は判別力の高い項目が抽出されたものである。

最後に、近年開発されたK6およびK10は、ケスラー（Kessler, R.C.）らが作成したうつ病性障害と不安障害のスクリーニングを目的とした自記式質問紙である。日本語版は古川ら[12]が翻訳・開発している。K10は10問、K6は6問と簡便で、GHQよりも鋭敏なテストであることが示されている。

(3) PTSD

トラウマティックなイベントに対するPTSDのスクリーニングを目的とした尺度が開発されている。代表的なものは飛鳥井ら[13]によるIES-R（impact of event scale-revised：改訂出来事インパクト尺度）であり、「侵入」「回避」「過覚醒」の3症状を22項目で測定する。また、児童向けにはTSCC（trauma syndrome checklist for children：子どものトラウマ症状チェックリスト）があり、西澤ら[14]により日本語版が出されている。

(4) その他の精神症状測定尺度

その他の精神症状測定尺度の中で、最も包括的なものがSCID（structured clinical interview for DSV-IV：DSM用構造化臨床面接）である。これは（3）までに主に述べたスクリーニング尺度とは違い、成人の精神疾患をDSM-IVに準拠して診断する半構造化面接である。この面接は1回60分から90分程度かかるが、この面接の実施によりDSMのI軸の主な診断カテゴリーの診断を下すことができる。SCIDの日本語版は高橋ら[15]により翻訳され、北村[16]により施行法の解説がなされている。

(5) 一般的な不安の測定、その他の感情の測定

一般的な不安を測定する尺度もいくつか開発されている。MAS（manifest anxiety scale：顕在性不安検査）は、不安の程度を測定する自記式質問紙である。この尺度は阿部ら[17]により日本語版が作成され、市販されている。作成者のテイラー（Taylor, J.）は、学習心理学の条件づけの個人差に不安が関与していると考え、後述のMMPIから50項目を選び出してMASを作成した。尺度得点は5段階で評価され、不安の程度を測定できる。

一方、STAI（state-trait anxiety inventory：状態・特性不安検査）は、スピルバーガー

(Spielberger, C.D.) の不安の特性・状態モデルに基づき、状況や時間により変化する状態不安（A-state）と不安になりやすい性格傾向である特性不安（A-trait）とを分けて測定できる。各20項目で40項目から構成され、測定目的に応じて使い分けられる。日本語版は水口ら[18]により開発され、市販されている。

POMS（profile of mood scale：気分プロフィール検査）は気分を多面的に評価できる自記式質問紙[19]である。この尺度は65項目（うち7項目はダミー項目）により「緊張-不安」「抑うつ-落込み」「怒り-敵意」「活力」「疲労」「混乱」の6つの気分状態を測定できる。POMSは一時的な気分・感情の状態やその変化を測定できるので、治療場面やスポーツやリラクセーションなどの場面で有用である。

その他、職場ストレス研究でよく取り上げられる感情状態としてバーンアウト（burnout：燃え尽き状態）がある。最も有名なのは**MBI**（Maslach burnout inventory：マスラックのバーンアウト尺度）であり、日本ではMBIを参考として、久保ら[20]によりオリジナルの日本語版が開発・翻訳されている。尺度は「情緒的消耗感」「脱人格化」「個人的達成感の低下」の3因子17項目から構成される。

(6) QOL、モラール、生活満足度

医療場面における臨床や研究において、QOL（生活の質）、モラール、生活満足度が調査されている。

WHO-QOL26（WHO quality of life 26）は、世界保健機関（WHO）が開発した生活の質（QOL）を測定する自記式調査票である。日本語版は田崎ら[21]により翻訳・開発され、市販されている。質問は「身体的領域」「心理的領域」「社会的関係」「環境領域」のQOLを問う4尺度24項目と、QOL全体を評価する2項目の合計26項目から構成される。この尺度は、治療方針の補助資料、治療過程における変化の評価を目的として利用できる。

SF-36（short form 36）は健康関連のQOLを包括的に測定する調査票であり、自記式と面接式がある。日本語版は福原ら[22]により翻訳・開発されている。日本では現在、オリジナルのSF-36を改良したSF-36v2が使われている。SF-36v2は「身体機能」「日常役割機能（身体）」「体の痛み」「全体的健康感」など8下位尺度、および健康全般に関する単独項目から構成される。SF-36の短縮版にSF-12v2、SF-8があり、これらも8下位尺度得点、サマリースコアを算出できる。この尺度

はさまざまな疾患にかかっている者から健康な者まで幅広く利用できる。

　モラールと生活満足度は、高齢者の「幸福な老い」を研究する中で開発されている。**PGCモラール・スケール**（Philadelphia Geriatric Center morale scale）はロートン（Lawton, M.P.）により作成されたモラールを測定する自記式質問紙である。モラールはもともと兵士や従業員の士気を表すものであったが、高齢者の幸福感を示すものとして応用されている。日本語版は改訂版として古谷野[23]が翻訳・開発している。尺度は「心理的動揺」「孤独感・不満足感」「老いに対する態度」の3尺度17項目から構成される。

　LSI（life satisfaction index：生活満足度指数）はニューガルテン（Neugarten, B.L.）により作成された高齢者向けの生活満足度を測定する尺度であり、モラールと同様に高齢者の調査に用いられている。LSIは「熱中-アパシー」「決断と不屈さ」「目標と現実の一致」「肯定的自我概念」「気分」の5因子20項目から構成される選択式のLSI-Aと自由記述式のLSI-Bがあり、LSI-Aの日本語版は古谷野[23]が翻訳・開発している。

(7) 神経心理学的検査、認知機能検査

　各種の神経心理学的検査、認知機能検査が開発され、認知症や高次脳機能障害のスクリーニングや評価のために用いられている。

　例えば、**MMSE**（mini-mental state examination：精神状態短時間検査）はフォルスタイン（Folstein, M.F.）らにより開発された質問紙で、認知症のスクリーニングテストとして国際的に最も広く用いられている。日本語版（MMSE-J）は杉下ら[24]により翻訳・開発され、市販されている。この検査は見当識、記銘、注意と計算、図形描画などの11項目から構成され、面接により実施する。実施時間は10〜15分と比較的短く、試行も簡便である。

　その他の代表的な尺度は、杉下[25]、大塚ら[26]がまとめている。

5. 修飾要因の測定

(1) 心理学的ストレスモデルの構成要素

　心理学的ストレスモデルの構成要素として認知的評価とコーピングがある。そ

れぞれ、日本での独自の尺度が作成され、認知的評価については「影響性」「脅威性」「コミットメント」「コントロール可能性」の4因子8項目から構成される **CARS**（cognitive appraisal rating scale：認知的評価測定尺度）[27]、コーピングについては「問題-情動」「関与-回避」「認知-行動」の3軸で分類される8因子24項目の **TAC-24**（tri-axial coping scale-24：3次元コーピングスケール）[28] が知られている。

このほかに、対人関係を円滑に運ぶために役立つスキルとしてソーシャルスキルも頻繁に取り上げられる。これには菊地[29]が作成した **Kiss-18**（Kikuchi's scale of social skills-18items：菊地による社会的スキル尺度）があり、「問題解決」「トラブル処理」「コミュニケーション」の3因子18項目から構成されている。

(2) パーソナリティ、行動特性

MMPI（Minnesota multiphasic personality inventory：ミネソタ多面人格目録）はミネソタ大学のハサウェイ（Hathaway, S.R.）らにより開発された自記式質問紙によるパーソナリティ検査で、日本語版はMMPI新日本版研究会[30]により翻訳・開発され、市販されている。原版は563項目、日本語版は550項目であり、冊子式とカード式がある。MMPIの質問項目は、精神医学的病理の診断を受けた臨床群と健常群とを弁別できる項目を選んだものであり、当時の診断別に8の臨床尺度（心気、抑うつ、ヒステリー、精神病質偏奇、パラノイア、神経衰弱、統合失調症、軽躁）が作成され、それに男性性・女性性、内向性・外向性の2尺度が加えられ、10の臨床尺度から構成される。MMPIでは臨床尺度の解釈のほか、全体傾向をプロフィールに描き、パーソナリティを評価する。また、回答態度の妥当性を評価する尺度が用意されている。

新版TEG Ⅱ（Tokyo university egogram new ver. Ⅱ：新版・東大式エゴグラムⅡ）は、バーン（Berne, E.）により考案された交流分析理論に基づくパーソナリティ検査であり、東京大学医学部心療内科TEG研究会[31]により開発されている。交流分析では自我状態を「批判的な親（critical parent：CP）」「養育的な親（nurturing parent：NP）」「大人（adult：A）」「適応的な子ども（adapted child：AC）」「自由な子ども（free child：FC）」の5つに分類する。TEGはこれら5つの自我状態の強弱を55項目の質問項目により定量的に測定し、そのパターンをプロフィールとして示すものであり、パーソナリティの評価や、本人の自己理解のために活用できる。

NEO-PI-R（revised NEO personality inventory：NEO-PI-R 人格検査）および**NEO-FFI**（NEO five-factor inventory：NEO-FFI人格検査）は**人格の5因子モデル**（Big Five personality model）に基づきコスタ（Costa, P.T.）らにより開発されたパーソナリティ評価尺度である。日本語版は下仲ら[32]により翻訳・開発され、市販されている。NEO-PI-Rでは240項目の質問により、人格の5因子モデルを構成する「神経症傾向（neuroticism：N）」「外向性（extraversion：E）」「開放性（openness：O）」「調和性（agreeableness：A）」「誠実性（conscientiousness：C）」の5次元を測定できる。また、各次元はさらに6の下位次元から構成される。一方、NEO-FFIは60項目から構成される短縮版である。

アレキシサイミア（alexithymia：失感情症）は、心身症患者に対するシフノス（Sifneos, P.）の臨床的観察から生まれた概念であり、感情への気づきや表現が困難である、想像力が貧困である、自己の内面よりも外的な事実に関心が向かうなどの特徴を示す。アレキシサイミアの測定尺度には**TAS-20**（Toronto alexithymia scale-20：トロント・アレキシサイミア・スケール20項目版）、および**MMPI**から作成された**MMPI-A**（MMPI alexithymia scale：MMPIアレキシサイミア尺度）がある。TAS-20はテイラー（Taylor, G.J.）らが開発した自記式質問紙であり、日本語版は小牧ら[33]により翻訳・開発され、「感情の同定困難」「感情伝達困難」「外的志向」の3因子20項目から構成される。一方、MMPI-Aはクレーガー（Kleiger, J.H.）とキンスマン（Kinsman, R.A.）によりアレキシサイミア者の判定のためにMMPIから22項目を抽出したものであり、日本ではMMPI日本語版から該当する項目を抽出して作成されている[34]。

タイプA行動パターン（Type A behavior pattern）は、フリードマン（Friedman, M.）らによって心臓病外来患者の観察から見出された概念であり、精力的、せっかち、競争的、攻撃的で敵意を抱きやすいなどの特徴を示す。タイプA行動パターンの自記式質問紙は多数あるが、ボートナー（Bortner, R.W.）自己評定尺度の短縮版の簡便法であるコスケンヴオ（Koskenvuo, M.）の質問紙が最も簡便で、日本語版も作成されている[35]。

(3) 自己

修飾要因として、自己に関するさまざまな側面を考えることができる。これには、自己の価値と能力に関する感情を示す**自尊感情尺度**（self-esteem scale）[36]、自

己についてありのままに認識し、受け入れる状態を示す**自己受容尺度**[37]、「私的自意識」「公的自己意識」から構成される**自意識尺度**[38]、「注目欲求」「誇大感」「主導性」「身体賞賛」「自己確信」の5つの側面から構成される**自己愛人格傾向尺度**[39]、「自己の性の受容」「父母との同一化」「異性との親密性」から構成される**ジェンダー・アイデンティティ尺度**[40]、社会的不安と行動的抑制の内容からなる**シャイネス尺度**[41]などである。

特に、近年注目されているポジティブ心理学の領域から、自己に関するポジティブな側面が関心を集めている。筆頭に、逆境や心理的ストレスを克服し、精神的安定性を維持する力である**レジリエンス**が挙げられる。海外ではコナー・デビッドソン・レジリエンス尺度（CD-RISC）が有名であり、中嶋ら[42]により日本語版が翻訳・開発されている。

レジリエンスと同様に、極限のストレスにさらされても健康を維持した者の観察から、アントノフスキー（Antonovsky, A.）により**首尾一貫感覚**（sense of coherence：SOC）という概念が提唱され、山崎ら[43]により日本語版SOC尺度が作成されている。

さらに、目標指向的な計画と意思を持った認知的傾向として**ホープ**（hope）という概念が注目され、心理的適応や精神的健康との関連が検討されている。加藤[44]は国際的にも使用されているスナイダー（Snyder, C.R.）のホープ尺度の日本語版を作成している。

（4）保健行動

問題飲酒のスクリーニングテストには、**新KAST**（Kurihama alcoholism screening test, revised version：新久里浜式アルコール依存症スクリーニングテスト）[45]、**CAGE**（cut down, annoyed by criticism, guilty feeling, eye-opener）[46]、**AUDIT**（alcohol use disorders identification test：問題飲酒指標）[47]がある。新KASTは男性版と女性版があり、旧版の点数の重みづけが不要になった。CAGEは、①減酒（cut down）が必要と感じる、②他者からの批判をわずらわしく思う（annoyed by criticism）、③飲酒に罪悪感がある（guilty feeling）、④朝に迎え酒をする（eye-opener）について尋ねており、頭文字を取ってCAGEという。4項目と簡便である。AUDITは国際的に使用されている。

タバコ依存のスクリーニングテストには、**FTQ**（Fagerstrom tolerance questionnaire：

タバコ依存評価票）、**FTND**（Fagerstrom test for nicotine dependence：ファガーストローム・ニコチン依存度評価票）、**TDS**（tobacco dependence screener：タバコ依存度スクリーニングテスト）がある[48]。FTQの改訂版がFTNDであり使用頻度が高いが、TDSも有用と言われている。

睡眠障害については、日中の主観的な眠気を評価する**ESS**（Epworth sleepiness scale：エップワース眠気尺度）[49]、睡眠の質を評価する**PSQI**（Pittsburgh sleep quality index：ピッツバーグ睡眠質問票）[50]、不眠の重症度を評価する**AIS**（Athens insomnia scale：アテネ不眠目録）[51]がある。3種類の質問紙の特徴や使い分けについては駒田ら[52]が詳しい。

生活習慣はブレスロー（Breslow, L.）の7つの健康習慣[53]が有名である。これは「適正な睡眠時間（7～8時間）」「朝食を毎日食べる」「間食をしない」「適正体重の維持」「定期的な運動」「過度の飲酒をしない」「喫煙をしない」の7項目にまとめられる。大規模コホート研究で有名なアラメダ研究において用いられ、生活習慣がよい群ほど健康度がよいことが明らかにされている。

6. その他の心理検査

表1に取り上げ、医療をはじめとする臨床現場では頻繁に用いられるが、ストレス評価尺度という枠組みでは取り上げにくい心理検査、知能検査について簡単に述べておく。これらの検査の概説は他書[54]を参照されたい。

心理検査については、パーソナリティや病態水準を調べるために各種の心理検査が用いられる。心理検査には、作業検査法、質問紙法、投影法があり、ここでは作業検査法と投影法について述べる。

まず、作業検査法の代表的なものは**内田クレペリン検査**であり、一桁の足し算の連続作業により、能力、性格、行動面の特徴を測るものである。その他、記銘力検査などの神経心理学的検査、認知機能検査も作業検査のカテゴリーに含める場合がある。

投影法は、あいまいな刺激への反応により人格特徴を捉えようとするもので、これには多くの種類がある。左右対称のインクのシミに対する反応数や内容などから評価する**ロールシャッハテスト**、対人場面のイラストにセリフを書き入れ、

欲求不満場面に対する攻撃性の特徴をみる**PF-スタディ**、書き出しだけを記した未完成の文章を完成させ、その内容から人物特徴を明らかにしようとする**文章完成法**などである。

また、描画法も特徴のある心理検査である。これは、被験者に絵などを描かせ、性格・知能・感情状態・発達の程度などを調べるものであり、比較的簡便で実施しやすく、言語を用いないため、低年齢でも実施が可能である。また、描画自体に治癒的効果を期待することもある。描画法には、家族の絵を描かせる家族描画法、実のなる1本の樹木を描かせる**バウムテスト**、家・木・人を含んだ絵を描かせる**HTPテスト**などがある。

知能検査には、相対的な知能の程度を知能指数や精神年齢によって測定するものと、さらに、言語性知能や動作性知能などに分けてプロフィールを描いて特徴をみようとするものがある。前者の代表例が**田中ビネー知能検査V**であり、後者の代表例は**ウエクスラー式知能検査**（成人向けはWAIS-Ⅲ、児童向けはWISC-Ⅳ、幼児向けはWPPSI）である。例えば、療育手帳の発行等、発達の全般的な遅れの評価には前者が用いられるが、発達障害における発達の偏り、例えば、言語性知能や動作性知能の差異（ディスクレパンシー）を評価するには後者が有用である。

7. 職業性ストレスの調査票

産業領域では、いくつかの職業性ストレスモデルが提起され、それに応じた尺度が作成されてきた。

NIOSH職業性ストレス調査票は、米国国立職業安全保健研究所（NIOSH）により開発された自記式質問紙であり、仕事のストレッサー、ストレス反応、修飾要因（個人要因、仕事外の要因、緩衝要因）を包括的に調査できる。日本語版は原谷ら[55]により翻訳・開発されている。調査票は22尺度、253項目から構成されるが、各々の尺度が独立し、調査目的に応じて選択できる。仕事のストレッサーには「量的労働負荷」「仕事のコントロール」「技能の低活用」「役割葛藤」「役割の曖昧さ」など13尺度が含まれる。

職業性ストレス簡易調査票[56]は、労働者や職場のストレス要因やストレス反応を包括的に測定できる日本で開発された自記式調査票である。調査票は仕事のス

トレス要因9尺度17項目、ストレス反応6尺度29項目、修飾要因5尺度11項目の合計20尺度57項目から構成される。

その後、この調査票をもとに、部署や事業場レベルでの仕事の資源および労働者の仕事へのポジティブな関わりを測定できるように尺度を追加したものが**新職業性ストレス簡易調査票**[57]である。この調査票は49尺度141項目から構成されるが、そのうち42尺度が推奨尺度とされている。さらに、1尺度あたりの項目数が2～5項目の標準版と、1尺度1～2項目の短縮版がある。標準版は42尺度120項目、短縮版は42尺度80項目である。

JCQ（job content questionnaire）は、カラセック（Karasek, R.）が提唱した仕事の**要求度-コントロール-サポートモデル**（demand-control-support model：DCSモデル）に基づき作成された調査票であり、日本語版JCQは川上ら[58]により翻訳・開発されている。DCSモデルでは、**仕事の要求度**が高く、**コントロール**が低く、**社会的サポート**が少ない場合に高ストレインとなり、ストレス反応や精神疾患・身体疾患の発症のリスクが高まることが多くの研究で示されている。日本語版の推奨版は45項目、最少版は22項目である。

努力-報酬不均衡モデル職業性ストレス調査票は、ドイツのシーグリスト（Siegrist, J.）らにより考案された**努力-報酬不均衡モデル**（effort-reward imbalance model：ERIモデル）に基づき作成された調査票である。日本語版は堤ら[59]が翻訳・開発している。この調査票は、**努力**（仕事の要求度、責任、負担）と**報酬**（経済的報酬、心理的報酬、キャリアに関する報酬）という状況特異的な要因と、「**オーバーコミットメント**」という個人要因を測定する尺度から構成される。努力に比して、報酬が少ない高努力／低報酬状態に加え、オーバーコミットメントが強い場合が最もストレスフルと想定されている。日本語版では努力尺度6項目、報酬尺度11項目、オーバーコミットメント6項目の合計23項目による短縮版がよく使用される。

その他の要因として、**組織公平性**（organizational justice：組織公正性とも訳される）は、企業組織の公平なあり方を示すものであり、従業員の健康との関連が研究されている。日本ではコルキット（Colquitt, J.A.）が開発し、柴岡ら[60]が翻訳・開発した尺度（Japanese version of the organizational justice scale：OJS-J）が最も包括的な尺度である。OJS-Jは「手続き公平性」「分配公平性」「対人関係公平性」「情報公平性」の4尺度20項目から構成される。

職場の**いじめ**（workplace bullying）を測定する尺度も開発されている。津野ら[61]はアイナルセン（Einarsen, S.）による**NAQ-R**（negative acts questionnaire-revised：職場のいじめ・ハラスメント調査票）の日本語版を翻訳・開発している。この尺度は22項目により職場でのネガティブな言動を測定する。さらに、職場での「いじめ」の有無と頻度を問う単独項目が追加されている。

〈文献〉

1) 丸山総一郎．メンタルヘルスの評価と尺度．臨床精神医学 2004；33：883-893．
2) 北村俊則．精神症状測定の理論と実際：評価尺度，質問票，面接基準の方法論的考察（第2版）．東京：海鳴社；1995．
3) Holmes TH, Rahe RH The social readjustment rating scale. Journal of Psychosomatic Research 1967; 11: 213-218.
4) Cohen S, Kessler RC, Gordon LU, editors. Measuring stress. New York: Oxford University Press; 1995.（小杉正太郎監訳．ストレス測定法：心身の健康と心理社会的ストレス．東京：川島書店；1999.）
5) 橋本剛．大学生における対人ストレスイベント分類の試み．社会心理学研究 1997；13：64-75．
6) 島悟．CES-D使用の手引き．東京：千葉テストセンター；1998．
7) 福田一彦，小林重雄訳．SDS（うつ性自己評価尺度）使用手引（増補版）．京都：三京房；1986．
8) Beck AT, Steer RA, Brown GK 原著．小嶋雅代，古川壽亮訳．BDI-II（ベック抑うつ質問票）手引．東京：日本文化科学社；2003．
9) International Society for CNS Drug Development 原著．日本臨床精神薬理学会訳．GRID-HAMD-17 GRID-HAMD-21 構造化面接ガイド．東京：日本臨床精神薬理学会；2003．
10) 金久卓也，深町建．コーネル・メディカル・インデックス．京都：三京房；1983．
11) 中川泰彬，大坊郁夫．日本版GHQ精神健康調査票（手引）．東京：日本文化科学社；1985．
12) Furukawa TA, Kessler RC, Slade T, Andrews G. The performance of the K6 and K10 screening scales for psychological distress in the Australian National Survey of Mental Health and Well-Being. Psychological Medicine 2003; 33: 357-362.
13) Asukai N, Kato H, Kawamura N, Kim Y, Yamamoto K, Kishimoto J, et al. Reliability and validity of the Japanese-language version of the impact of event scale-revised (IES-R-J): four studies of different traumatic events. The Journal of Nervous and Mental Disease

2002; 190: 175-182.
14) 西澤哲, 山本知加. 日本版TSCC（子ども用トラウマ症状チェックリスト）の手引き：その基礎と臨床. 東京：金剛出版；2009.
15) 髙橋三郎監修. 精神科診断面接マニュアルSCID（第2版）. 東京：日本評論社；2010.
16) 北村俊則. だれでもできる精神科診断用構造化面接：SCID入門. 東京：北村メンタルヘルス研究所；2013.
17) 阿部満洲, 髙石昇. 日本版MMPI顕在性不安検査使用手引. 京都：三京房；1985.
18) 水口公信, 下仲順子, 中里克治. 日本版STAI状態・特性不安検査使用手引. 京都：三京房；1991.
19) 横山和仁, 荒記俊一. 日本語版POMS手引. 東京：金子書房；1994.
20) 久保真人, 田尾雅夫. 看護婦におけるバーンアウト：ストレスとバーンアウトとの関係. 実験社会心理学研究 1994；34：33-43.
21) 世界保健機関 精神保健と薬物乱用予防部編, 田崎美弥子, 中根允文監修. WHO QOL26手引改訂版. 東京：金子書房；1997.
22) 福原俊一, 鈴鴨よしみ. SF-36v2日本語版マニュアル. 京都：NPO健康医療評価研究機構；2004.
23) 古谷野亘. QOLなどを測定するための測度（2）. 老年精神医学雑誌. 1996；7：431-441.
24) 杉下守弘, 逸見功, JADNI研究. MMSE-J（精神状態短時間検査-日本版）の妥当性と信頼性について. 認知神経科学 2010；12：186-190.
25) 杉下守弘. 認知機能評価バッテリー. 日本老年医学会雑誌 2011；48：431-438.
26) 大塚俊男, 本間昭監修. 高齢者のための知的機能検査の手引き. 東京：ワールドプランニング；1991.
27) 鈴木伸一, 坂野雄二. 認知的評価測定尺度（CARS）作成の試み. ヒューマンサイエンスリサーチ 1998；7：113-124.
28) 神村栄一, 海老原由香, 佐藤健二. 対処方略の三次元モデルの検討と新しい尺度（TAC-24）の作成. 教育相談研究 1995；33：41-47.
29) 菊池章夫編著. 社会的スキルを測る：KiSS-18ハンドブック. 東京：川島書店；2007.
30) MMPI新日本版研究会編. MMPI新日本版の標準化研究. 京都：三京房；1997.
31) 東京大学医学部心療内科TEG研究会編. 新版TEG II. 東京：金子書房；2006.
32) 下仲順子, 中里克治, 権藤恭之, 髙山緑. 日本版NEO-PI-Rの作成とその因子的妥当性の検討. 性格心理学研究 1998；6：138-147.
33) 小牧元, 前田基成, 有村達之, 中田光紀, 篠田晴男, 緒方一子他. 日本語版The 20-item Toronto Alexithymia Scale（TAS-20）の信頼性, 因子的妥当性の検討. 心身

医学 2003；43：839-846.

34) 福西勇夫, 久郷敏明, 大林公一, 細川清. 人工透析患者の心理学的側面（第2報）. 心身医学 1990；30：131-135.

35) 柳元和. タイプA行動パターンと循環器疾患の関連についての実験的研究：日本人男子学生におけるタイプAと過剰反応群. 日本衛生学雑誌 1994；49：773-781.

36) Mimura C, Griffiths P. A Japanese version of the Rosenberg Self-Esteem Scale: translation and equivalence assessment. Journal of Psychosomatic Research 2007; 62: 589-594.

37) 伊藤美奈子. 自己受容尺度作成と青年期自己受容の発達的変化. 発達心理学研究 1991；2：70-77.

38) 菅原健介. 自意識尺度（self-consciousness scale）日本語版作成の試み. 心理学研究 1984；55：184-188.

39) 小西瑞穂, 大川匡子, 橋本宰. 自己愛人格傾向尺度（NPI-35）の作成の試み. パーソナリティ研究 2006；14：214-226.

40) 佐々木掌子, 尾崎幸謙. ジェンダー・アイデンティティ尺度の作成. パーソナリティ研究 2007；15：251-265.

41) 相川充. 特性シャイネス尺度の作成および信頼性と妥当性の検討に関する研究. 心理学研究 1991；62：149-155.

42) 中嶋聡美, 小西聖子, 伊藤正哉, 白井明美, 金吉晴. 日本語版コナー・デビッドソン回復力尺度の信頼性と妥当性の検討. 金吉晴代表. 大規模災害や犯罪被害等による精神科疾患の実態把握と介入手法の開発に関する研究：平成22年度総括・分担研究報告書, 厚生労働科学研究費補助金障害者対策総合研究事業（精神障害分野）平成21年度総括・分担研究報告書. 東京：厚生労働省；2010. p.93-98.

43) 山崎喜比古, 戸ヶ里泰典, 坂野純子編. ストレス対処能力SOC. 東京：有信堂；2008.

44) 加藤司. ホープと精神的健康の関連性：日本版ホープ尺度の信頼性と妥当性の検証. 心理学研究 2005；76：227-234.

45) 樋口進, 尾崎米厚, 松下幸生, 廣尚典, 白坂知信, 鈴木庸史他. 新しい男性版（KAST-M）および女性版（KAST-F）アルコール依存症スクリーニングテスト開発の試み. 日本アルコール・薬物医学会雑誌 2007；42：328-329.

46) 川上憲人. CAGEアルコール症スクリーニング尺度日本語版の信頼性と妥当性. 日本衛生学雑誌 1993；48：401.

47) 廣尚典. WHO/AUDIT（問題飲酒指標／日本語版）. 東京：千葉テストセンター；2000.

48) 三徳和子. ニコチン依存尺度とその妥当性および信頼性. 川崎医療福祉学会誌 2006；16：193-200.

49) Johns MW. A new method for measuring daytime sleepiness: the Epworth sleepiness scale.

Sleep 1991; 14: 540-545.
50) 土井由利子, 簑輪眞澄, 内山真, 大川匡子. ピッツバーグ睡眠質問票日本語版の作成. 精神科治療学 1998；13：755-763.
51) Okajima I, Nakajima S, Kobayashi M, Inoue Y. Development and validation of the Japanese version of the Athens Insomnia Scale (AIS-J). Psychiatry and Clinical Neurosciences 2013; 67: 420-425.
52) 駒田陽子, 岡島義, 井上雄一. 質問紙の使い分け：エップワース眠気尺度（ESS）, ピッツバーグ睡眠質問票（PSQI）, アテネ不眠尺度. ねむりと医療 2011；4：34-36.
53) Belloc NB, Breslow L. Relationship of physical health status and health practices. Preventive Medicine 1972; 1: 409-421.
54) 松原達哉編著. 心理テスト法入門（第4版）. 東京：日本文化科学社；2002.
55) 原谷隆史, 川上憲人, 荒記俊一. 日本語版NIOSH職業性ストレス調査票の信頼性および妥当性. 産業医学 1993；35：S214.
56) 下光輝一, 原谷隆史, 中村賢, 川上憲人, 林剛司, 廣尚典他. 主に個人評価を目的とした職業性ストレス簡易調査表の完成, 加藤正明班長. 労働省平成11年度「作業報告疾患の予防に関する研究」報告書. 東京：労働省；2000. p.126-164.
57) 川上憲人, 下光輝一, 原谷隆史, 堤明純, 島津明人, 吉川徹他. 2. 新職業性ストレス調査票の開発　1) 新職業性ストレス調査票の完成. 川上憲人主任研究者. 労働者のメンタルヘルス不調の第一次予防の浸透手法に関する調査研究：平成23年度総括・分担研究報告書. 東京：厚生労働省；2012. p.266-316.
58) Kawakami N, Kobayashi F, Araki S, Haratani T, Furui H. Assessment of job stress dimensions based on the job Demands-Control model of employees of telecommunication and electric power companies in Japan: reliability and validity of the Japanese version of the Job Content Questionnaire. International Journal of Behavioral Medicine 1995; 2: 358-375.
59) Tsutsumi A, Ishitake T, Peter R, Siegrist J, Matoba T. The Japanese version of the Effort-Reward Imbalance Questionnaire: a study in dental technicians. Work and Stress 2001; 15: 86-96.
60) Shibaoka M, Takada M, Watanabe M, Kojima R, Kakinuma M, Tanaka K, et al. Development and validity of the Japanese version of the organizational justice scale. Industrial Health 2010; 48: 66-73.
61) Tsuno K, Kawakami N, Inoue A, Abe K. Measuring workplace bullying: reliability and validity of the Japanese version of the negative acts questionnaire. Journal of Occupational Health 2010; 52: 216-226.

第III部

ストレス臨床の実際

1 医学的対応
1-1 ストレスの診断と治療

永田頌史

1. ストレッサーとストレス反応、ストレス関連疾患

　ストレスに関して、学問的に確立された定義はまだないが、ストレス研究の領域では職場や家庭での人間関係、長時間労働や重大な責任の発生など個人にとって負担となる刺激や要請を**ストレッサー**（あるいはストレス要因）と呼び、ストレッサーによって引き起こされた不安やイライラ、不満や怒り、抑うつ気分などの精神症状、疲労感、食欲不振、胃痛、下痢、不眠などの身体症状、また喫煙や飲酒量の増加などの行動面の変化を含めて**ストレス反応**と呼んでいる（図1）。しかし、一般には両者を明確に区別することなく、ストレッサーとストレス反応の両者を含めて**ストレス**と総称している[1)2)]。本稿でも、両者を区別したほうが理解しやすい場合に限って、区別して記載する。

　ストレッサーには、騒音などの**物理的ストレッサー**、化学物質による**化学的ストレッサー**、細菌感染などの**生物学的ストレッサー**、家庭や職場、社会環境における**心理社会的ストレッサー**などがある。心理社会的ストレッサーの内容は、役割や仕事の内容、人間関係に伴うストレッサーなどが挙げられる（表1）。

　ストレス反応は、ストレッサーの強さ、持続などのほか、性格や行動様式、生活体験、自己評価などの**個人的要因**や困った時に相談できる上司や同僚、家族、友人の存在や支援（**社会的支援**）などストレス反応を軽減、緩和する**緩衝要因**の影響を受ける。初期の段階でストレッサーを軽減するための適切な**ストレス対処行**

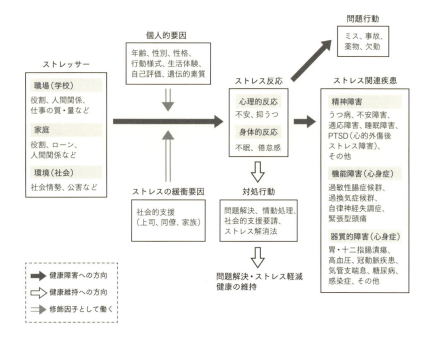

図1 ストレッサー、ストレス反応、ストレス関連疾患の発症

表1 心理社会的ストレッサー

1. 職場の問題
   仕事の質・量の変化（長時間労働・システムの変更など）
   役割・地位の変化、適性の問題、交代制勤務、評価に伴う問題
   仕事上の失敗・過重な責任の発生、事故や災害の発生
   人間関係の問題（上司－部下間、同僚間、セクハラ、パワハラなど）
2. 家庭における問題
   経済的問題、役割（父、母、夫、妻、子ども等）に伴う葛藤
   人間関係の問題（親子間、夫婦間、同胞間、親族との関係など）
   病気や介護に伴う問題
3. 学校における問題
   人間関係の問題（友達関係、いじめ、教師－生徒関係など）
   学業関係（成績不良、進学・就職の問題など）
4. その他
   環境からの問題（不況、災害、テロ、公害問題など）
   老後の問題など

動（ストレスコーピング）がとられると、病気にはならずに済む。しかし、ストレス関連疾患（ストレスに関連した疾患の総称として用いる。心身症やストレスが比較的強く関与する精神疾患を含む）が発症してしまうと、休養や治療が必要になり、回復に時間がかかるようになる。ストレッサーが解決されないまま持続して症状が固定すれば、高血圧、胃・十二指腸潰瘍、過敏性腸症候群などのいわゆる**心身症**（ストレス関連疾患の内の身体疾患）になる[2)3)4)5)]。同じ原因でも**精神疾患**として発症すれば、適応障害や心的外傷後ストレス障害、うつ病などになる。どの病気になるかは、遺伝子によって規定された個人の素質によると考えられている。

多くの場合、われわれはストレッサーに直面しても、そのストレッサーがあまり大きくなく自分で対処可能であれば、ストレッサーとして自覚されない場合もあり、ストレッサーとして自覚した場合でも、適切なストレス対処行動をとることによって、ストレッサーを解決したり、あるいはストレッサーに対する**認知の修正**（認知の仕方を変えること）によって、ストレス反応は軽減し健康は保たれる。

ストレッサーが自律神経、内分泌、免疫系に及ぼす影響やこれらがストレス関連疾患の発症や経過に及ぼす影響、また、脳内メカニズム、発症へのプロセスなどに関しては膨大な研究成果がある[1)2)3)4)]。

2. ストレスが関与する病気：ストレス関連疾患

(1) ストレスと身体疾患（心身症）

心身症とは「身体疾患のなかで、その発症や経過に心理社会的因子が密接に関与し、器質的ないし機能的障害が認められる病態をいう。ただし神経症やうつ病など、他の精神障害に伴う身体症状は除外する」（日本心身医学会）と定義されている。したがって、心身症は独立した疾患名ではなく病態名であると言える。病名を記載するに当たっては、胃潰瘍（心身症）や気管支喘息（心身症）と表記することになっている。同じ胃潰瘍や気管支喘息であっても、心理社会的要因（ストレスなど）が病気の発症や症状の増悪、軽快などの経過へ関与することが少なければ、心身症とは診断されない。心身症として診断される頻度が比較的高い疾患を表2に示す[2)5)6)]。

産業保健の領域でよく見る長時間労働による過労や人間関係のストレス、睡眠

不足などは、血中のカテコラミンやコルチゾールの上昇を伴い、これが血圧上昇や凝固能亢進を引き起こし、これらが脳卒中や心筋梗塞、致死性不整脈などによる**過労死**の原因になる。過労死も広い意味での心身症であり、ストレス関連疾患の最悪の転帰と言える[5]。

表2　心身症として診断されることがある疾患

呼吸器系	気管支喘息、過換気症候群など
循環器系	高血圧症、虚血性心疾患、不整脈など
消化器系	胃・十二指腸潰瘍、機能性ディスペプシア、過敏性腸症候群など
内分泌・代謝系	神経性食欲不振症、過食症、甲状腺機能亢進症など
神経・筋肉系	緊張型頭痛、片頭痛、慢性疼痛、自律神経失調症など
その他	関節リウマチ、線維筋痛症、更年期障害、慢性じんましん、アトピー性皮膚炎、円形脱毛症など

(2) ストレスと精神疾患

ストレス脆弱性理論によれば、精神障害は個人が持っている精神的な脆弱性と外界からの心理的負荷（ストレッサー、ストレス要因）の強さとの関係で発症するか否かが決まるとされており、脆弱性が強いほど、弱いストレスでも発症すると説明されているので、統合失調症も含めて、ほとんどすべての精神障害にストレスが関与することになる[7]。しかし、実際の臨床場面や産業保健の分野（労災認定など）でストレスとの関連が問題になるのは、世界保健機関（WHO）の**ICD-10分類**[8]の「神経症性障害、ストレス関連障害及び身体表現性障害（ICDコード：F4）」および「感情障害（F3）」に含まれる精神障害であり、中でも関連がはっきりしているのは「重度ストレス反応及び適応障害（F43）」に分類されている急性ストレス反応（F43.0）、心的外傷後ストレス障害（F43.1）、適応障害（F43.2）などである。恐怖症性不安障害（F40）、パニック障害（F41）、全般性不安障害などは、不安の強い性格傾向と不安を引き起こす外的要因（ストレッサー）が関与しているが、本人にとってストレッサーが大きければ、症状は頻発する傾向がある。

「感情障害（F3）」に分類されるうつ病（F32）は、職場や家庭のストレス状況が続いた後にうつ病（F32）を発症する事例や適応障害（F43.2）を発症した後にうつ病に移行する（うつ病の診断基準を満たすようになる）事例、ストレッサーがはっきりしない内因性うつ病と考えられる事例などがある。双極性感情障害（F31）でも、ストレッサーが誘因となることはしばしば観察される。

災害や親しい親族や友人の死後に、強い悲しみからうつ状態になる悲嘆反応も

広い意味での適応障害（F43.2）に含まれる。阪神・淡路大震災や東日本大震災、原発事故等の大災害の後には、多くの被災者や支援者がストレス危機に直面し、さまざまなメンタルヘルス不調を発症している[9]。被災者の多くは、災害直後の急性ストレス反応（F43.0）や悲嘆反応を経て、心的外傷後ストレス障害（F43.1）やうつ病（F32）に移行し、その後遺症に苦しんでいる。

　ここでは、労災審査などわが国で公的に用いられる診断名ICD-10分類を示したが、米国精神医学会（APA）の診断基準**DSM-5**[10]では、「心的外傷およびストレス関連障害」「抑うつ障害」「不安障害」「解離性障害」などに含まれる疾患がストレス関連障害に含まれる。DSM-5分類では、疾患コードを少数点以上3桁と、小数点以下1～2桁の数字で表しており、対応するICD-10分類が併記されている。例えば、「急性ストレス障害」は308.3（ICD-10では急性ストレス反応でF43.0）、「心的外傷後ストレス障害」は309.81（F43.10）と表記される。

(3) ライフサイクルとストレス関連疾患

　人間の一生の中では、**ライフサイクル**に特有のストレッサーとそれに伴うストレス関連疾患や問題行動がある[11]（表3）。

① 小児期

　乳児では、母子未分化の状態にあり、母親の精神状態の影響を受けやすい。母親が多忙や悩み事でイライラしたり、スキンシップが不足していると、育児にも影響が出て、乳児が発熱したり、母乳を飲まなくなったり、嘔吐したりすることがある。

　幼児期には、保育所や幼稚園に通うようになった後や弟妹の誕生を契機に精神的退行、指しゃぶり、夜尿、チックなどが見られたり、アトピー体質の子どもでは、アトピー性皮膚炎や喘息が発症したり、症状が悪化したりすることがある。親に対する分離不安が関係しているものと考えられる。最近増えている幼児虐待は、身体的障害だけでなく精神発達にも影響を与え、トラウマとして成人期にまで影響を残す。幼児虐待に関しては、小児科医と保健所、警察等の連携による早期の対応が必要である。

　学童期は、精神発達の過程では比較的安定した時期とされているが、昨今では、

表3 ライフサイクルとストレス病（主に心身症）

1. 小児期
　乳児期：摂食異常、睡眠障害、憤怒痙攣
　幼児期：習癖（指しゃぶり、爪かみ）、夜驚症、夜尿症、周期性嘔吐、アトピー性皮膚炎、気管支喘息、反復性腹痛、（幼児虐待）
　学童期：起立性調節障害、チック、心因性視力障害、過敏性腸症候群、不登校
2. 思春期・青年期
　過敏性腸症候群、過換気症候群、消化性潰瘍、食行動異常（思春期やせ症など）、過敏性膀胱、十二指腸潰瘍、筋緊張性頭痛、気管支喘息、慢性じんましん、起立性失調症、神経症（不安障害）、不登校、反社会的行動、自殺、ひきこもりなど
3. 成人期
　消化器系：消化性潰瘍、過敏性腸症候群など
　呼吸器系：気管支喘息、過換気症候群など
　循環器系：本態性高血圧症、狭心症、心筋梗塞、一部の不整脈、（過労死）
　内分泌系：糖尿病、バセドウ病、単純性肥満症など
　神経・筋肉系：片頭痛、書痙、自律神経失調症など
　免疫・アレルギー：慢性じんましん、慢性関節リウマチ、膠原病など
　精神疾患：神経症（不安障害）、うつ病、アルコール依存症、（過労自殺）
　その他
4. 老年期
　うつ病（うつ状態）、自律神経失調症、神経症、本態性高血圧症

ほとんどの家庭が核家族で、両親共働き、子どもは塾や習い事通いが一般化しており、家族そろっての団らんや交流の時間が少なくなっている。これらのことから、家庭の基本的機能（しつけ、会話・相談等の情緒的交流、社会的規範の学習など）が低下しており、子どもの情緒不安定、協調性の欠如、学校のルールが守れない学童の増加、不登校、いじめの増加などにつながっているように見える。この時期に見られるストレス関連疾患として、チックや下痢（**過敏性腸症候群**）、心因性視力障害（転換反応）等があり、ストレス回避行動としての不登校も増えている。

② 思春期・青年期

　思春期・青年期は、身体的成熟の過程で自意識が強くなり、異性への関心の高まりと性衝動の抑制、自我同一性形成過程における葛藤などから、情緒的に不安定になりやすい時期とされている。この時期には進学競争も始まり人生の岐路に立つことから、ストレスは増えていると考えられる。いじめや不登校、保健室登校、校内暴力、家庭内暴力などの行動上の問題のほか、ストレス関連疾患として

は、この時期に過換気症候群、過敏性腸症候群、摂食障害などのほか、パニック障害、強迫性障害などの不安障害、統合失調症、自傷行為等も増えてくる。さらに、社交（社会）不安障害や「ひきこもり」も増えており、後者は2010年度の内閣府調査では69万6千人いると推定され、社会問題化している[12]。

③ 成人期

成人期には、就職、結婚という人生の大きな転機を迎え、社会や家庭における新しい人間関係や役割ができる。家庭では、夫や妻としての役割、親としての役割、家族の経済的担い手、対外的な窓口としての役割ができ、夫婦や親子、また親族との人間関係の問題も生じてくるが、これらはストレッサーとしても働く場合もあれば、ストレス緩衝要因として働く場合もある。最近は家庭内暴力やストーカー事件も増えており、医療機関だけでは対応できないケースも多く、警察との連携が必要である。

職場でも、役割や人間関係に伴うストレスが増えてくる。過重労働やストレス解消のための飲酒や喫煙、ストレス過食、肥満などは、生活習慣病の発生を促進するが、人によっては、過敏性腸症候群、消化性潰瘍、気管支喘息、高血圧、脳卒中、狭心症、心筋梗塞などの身体病を発症する。職場や家庭のストレスによって、精神面の不調が引き起こされる場合も多い。職場では不安障害や適応障害、うつ病などの**メンタルヘルス不調**が増えており、永田によれば、産業保健領域では、その予防や対策が最大の課題となっている[13]。

退行期（更年期）を迎えると、心身の機能が低下する一方、昇進すれば管理職としての役割や心理的負担感が増え、昇進しなければ失意や意欲の低下をきたす場合もあり、いずれの場合もストレッサーになり得る。女性では更年期特有の症状が出現するようになり、更年期障害やうつ病を発症する人も増えてくる。

わが国の自殺者は1998年から14年連続3万人を超えていたが、2012年に2万7千人台に減少した。しかし、働き盛りの40歳代から50歳代男性の自殺率は依然として高い状態が続いている[14]。

④ 老年期

老年期は喪失体験に伴うストレスが多い時期である。高齢者のストレスとし

て、社会経済的状態の変化（定年退職と収入の減少）、婚姻状況の変化（配偶者の死等）、地域との関係の減少、役割の減少、体力や認知機能の低下、社会的ネットワークの減少などが挙げられる。この時期の病気として、生活習慣病を持ち越したもの、不眠、腰痛、不安障害、認知症、うつ病、心気症などが多くなる。

3. ストレス関連疾患の診断

（1）問診

ストレス関連疾患としての身体疾患（心身症）の診断を行う場合は、患者や相談者から直接、病気の発症と経過に関して詳細な病歴を聴き、また、同時に発症時や増悪時、軽快時の生活状況を詳しく聴く必要がある。次に病気の発症や経過と心理社会的要因との関係（**心身相関**）を総合的に検討してストレスとの関連を評価する。

胃潰瘍や気管支喘息などの発症や経過に心理社会的要因が深く関与している場合に胃潰瘍（心身症）、気管支喘息（心身症）と診断するが、心身症と診断した場合でも、その症例は心理的原因のみで症状が起こることを示しているわけではない。症状増悪因子の1つとして心理社会的要因が関与していることを示している。心身症の診断のための調査票は、胃潰瘍、気管支喘息、高血圧、食行動異常、糖尿病などでは開発され、日本心身医学会のガイドラインに紹介されているので参照されたい[15]。

精神疾患の場合、急性ストレス反応（DSMでは急性ストレス障害）、心的外傷後ストレス障害、適応障害では、他のカテゴリーと異なり診断の際にストレス要因となる出来事（発症の主因）が前提条件として必要となる。その上で、発症までの時間的関係、性格・行動様式などの個人的要因、周囲からの支援などの緩衝要因から心理的負荷強度や発症との因果関係を評価して診断をつける。それ以外の不安障害やうつ病、双極性障害（躁うつ病）など他の精神障害では、その診断基準にストレス因が要件としては挙げられていないが、副因や誘因などストレスフルな出来事が発症のきっかけとなることは多い。

ストレス関連疾患としての評価、診断をするためには、次に述べる内容をそれぞれの症例について検討する必要がある[2) 5) 6) 16)]。

① 発症や経過と心理社会的要因（ストレスなど）との関連

発症前や症状増悪時にストレッサーとなり得る**ライフイベント**（仕事の内容や負荷量、責任の変化、人間関係の問題などの職場のストレス、家庭や学校における役割や人間関係の変化など）が認められる場合や、これらのストレスが軽減した時に症状が軽快するなど、心理社会的要因と症状の間に相関が認められる場合は**ストレス関連疾患**の可能性が高いと言える。これらのストレスが生活指導、環境調整、心理（精神）療法などによって、あるいは治療者側からの働きかけはしなくても、状況の変化や配置転換などで軽減、解決した場合に症状が軽快・治癒すれば確定診断を下すことになる。しかし、客観的に見て明らかにストレス状況や過労、生活習慣の乱れなどが認められる場合でも、本人がそれを自覚していない場合や不適切な対処行動をとっている場合もあるので、面談した治療者や産業保健スタッフが先にストレス関連疾患としての仮説を立てることが必要な場合もある。

② 感情（情動）と症状の相関

感情などの情動的ストレスが症状発現に直接的に関係している場合もある。例えば、過敏性腸症候群では、重要な会議での発表や資格試験などの前になると腹痛や下痢が頻発したり、吸入薬を持っていないことに気づいた時に、予期不安のために喘息発作が起こったりすることもある。激しい口論やいじめによる恐怖心で、急性のびらん性胃炎を発症した学童や狭心症、心筋梗塞などが誘発された管理職もいる。摂食障害では家族、特に親との葛藤が強くなると増悪することがよく見られる。パニック障害や強迫性障害、恐怖性障害、うつ病のほか、ほとんどの精神疾患で情動ストレスによる症状の悪化が見られる。

③ 性格・行動上の問題

ストレスをつくり出しやすい性格・行動上の問題として、過度の几帳面さや完全癖、強い競争心、不安の強い性格、自分を抑えて過剰に周囲にあわせて無理をするような**過剰適応**、認知行動療法で**自動思考**や**認知の歪み**、**スキーマ**（考え方の癖）と呼ばれる認知の偏りやそれに伴う非適応的な行動パターンなどがある。これによって、気管支喘息や高血圧、うつ病などが難治化する場合もある。**パーソナリティ障害**や**発達障害**など、対人ストレスに過敏に反応する場合も多い。

④ 生活リズムの乱れ、日常生活の QOL の問題

ストレス関連疾患の発症前に、多忙による**過労**と**生活リズムの乱れ**によって、感染抵抗性が弱くなり、感染症をこじらせて気管支喘息を発症したり、睡眠不足が続いて、高血圧やうつ病のコントロールが悪くなったりする場合もある。また、病気のために **QOL**（quality of life：生活の質）が障害されて、制約の多い生活を強いられた結果、生活上の楽しみや息抜き、生活の目標などがなくなって治療意欲を失い、予後に対する悲観的な構えを身につけて、結果として受療行動などの**コンプライアンス**（compliance）が悪くなって、症状が持続、悪化する場合もある。重症化した心身症事例では、この傾向が多く見られる。

精神疾患の治療では、統合失調症といえどもコンプライアンスのほか**アドヒアランス**（adherence）が重要で患者の積極的な治療同盟、治療参加が改善効果を高めるとされる。精神疾患では、**併存症**（comorbidity）の経過をたどる場合も多く、例えば、パニック障害が進行するとうつ病と併存することがよく見られる。

⑤ 家族関係・生育歴

幼少時期の愛着関係など**親子関係**に問題があった場合、乳幼児期に形成される**基本的信頼感**や学童期に獲得すべき協調性や自律性、生産性、思春期に形成される**自我同一性**などの心理的課題を達成していない可能性がある。そのため、ストレッサーに直面するとストレス対処行動が未熟のままであるため、不安が必要以上に高まったり、人間関係がうまく保てずに症状が悪化したりする場合がある。それらは、発達障害（自閉症スペクトラム障害（ASD）、注意欠陥多動性障害（ADHD））やパーソナリティ障害（境界性、自己愛性、反社会性、回避性など）が背景になっている場合もある。

（2）診察と検査

診察時は触診、打診、聴診などの理学的検査、血圧測定、心電図、X線検査、血液生化学検査、尿検査、CT、MRI、fMRI検査等のほか、循環器疾患、呼吸器疾患、食行動異常、精神疾患（脳脊髄液検査）など、特有の疾患に応じた検査を行う。このほか、精神生理学的検査としては、脳波（EEG）、脳機能画像（SPECT）、起立試験、心電図R-R間隔、交感神経皮膚反応（SSR）、近赤外線分光法（光トポグラ

フィ装置、NIRS脳計測装置）などが使われる[6) 15)]。

ストレス評価のための尺度は本書の別の箇所で詳述されているので、ここでは詳しくは述べないが、臨床診療場面では、不安の評価にはSTAI（状態・特性不安検査）、自記式うつ状態の評価にはSDS（うつ性自己評価尺度）やBDI（ベック抑うつ質問票）、医師の行う他覚的評価にはハミルトンうつ病評価尺度（HAM-D）などが用いられる。気分を多角的に評価することができるPOMS（気分プロフィール検査）の使用頻度も高い[6) 15)]。その他、主な心身症に関しては、ストレス状態や心身相関を評価するための調査票も公開されている[15)]。

4. ストレス関連疾患の治療

（1）ストレス関連疾患に対する治療の考え方、進め方

治療のゴールは患者や相談者が自分の病気とストレッサー、あるいは個人的要因との関係を理解した上で、症状形成の原因となっているストレッサーを克服・軽減して、あるいはストレスをつくり出しやすい自分の認知の仕方や行動様式を修正し、最終的には自らが症状のセルフコントロールができること、あるいは必要最小限の薬物を用いて良好な状態を保つことができるようになることである[2) 5) 14)]。未然防止の一次予防、早期発見・早期治療の二次予防、再発防止の三次予防のいずれもが重要であるが、発症した場合、早期発見・早期治療が改善効果を高める。うつ病のように再発率や自殺リスクの高いものは再発防止と発症防止の両面から積極的に予防を進めていく必要がある。

ストレス関連疾患の治療の進め方を図2に示す[3) 15)]。患者が受診したら、まずは問診による診断を行うが、ストレス関連疾患が疑われる場合は、生活歴を聴いて、発症や増悪、軽快時期とストレス状況との時間的な一致を検討する。この時、身体疾患の場合は心身症としての側面を評価するために作成された調査票[15)]を用いてもよい。身体疾患（心身症）の場合、最初はそれぞれの学会が中心となって作成した身体疾患に対する治療ガイドラインによる薬物療法を中心とした治療を行う。精神疾患の場合も、まずはガイドラインによる治療を進める[16)]。身体疾患の場合も必要に応じて、睡眠薬や抗不安薬、抗うつ薬などを併用することもある。統合失調症以外にも必要に応じて抗精神病薬を用いる。よく用いられる向

精神薬を表4に記載している。

次のステップとして、ストレス関連疾患治療の基本となる**良好な治療者-患者関係の確立**を目指す。治療者-患者間の信頼関係を築く上で、身体症状や精神症状の軽減、検査結果の改善は大変重要である。

その次のステップとして、自分の**ストレスと病気の関係の理解**を深める。まず、ストレスと病気の関係を説明し、薬物療法だけでなく、ストレス状況を改善することで症状がもっと軽快すること、予防

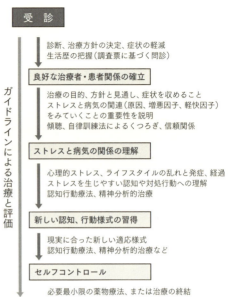

図2　ストレス関連疾患の診断から治療のプロセス

的対応が可能になることを説明し、心身症に関しては心身両面からのアプローチを進める**心身医学療法**[6)15)]への導入を図る。この場合、**自律訓練法**[6)]の指導によるくつろぎの体験やストレス状況下でのつらかった体験を傾聴し、受容と共感によって、患者の鬱積した気持ちの開放（**カタルシス**）を図り、精神的にくつろいだ状態で症状が軽快することを体験してもらう。場合によっては、増悪因子となっているストレス状況から離れるために、休職や入院が必要な事例もある。これらの働きかけを通して、患者はストレス状況下では症状が悪化し、くつろぐことで症状が軽快することを体験的に理解する。病気の発症や経過とストレスとの関係に気づいた後は、ストレスを生じやすい自分の性格や行動様式などの個人的要因との関係への理解（洞察）を深める。

次に、職場や家庭のストレス状況の改善やストレスを生じやすい自分の認知の仕方や考え方、行動を1つずつ現実に合ったものに修正し、ストレスコーピングや**新しい適応様式の習得**を目指す。これらの過程で、必要に応じて解決志向アプローチや認知行動療法、精神的支持療法などが行われる。身体疾患に関しても認

知行動療法や抗うつ薬の有効性が報告されている[6) 15)]。

患者や相談者が自分の病気の成り立ちや対処の仕方について理解が進めば、**セルフコントロール**あるいは、必要最小限の薬物によるコントロールが可能になる。治療者がストレス関連疾患の診療に慣れていない場合は、日本心身医学会認定専門医がいる医療機関（http://www.shinshin-igaku.com/）へ紹介するのも一つの方法である。

適応障害や不安障害、心的外傷後ストレス障害、うつ病や双極性障害（躁うつ病）などの精神疾患の場合、精神症状の軽減、社会適応の改善が治療目標となるが、日本精神神経学会認定専門医や指導医がいる医療機関（https://www.jspn.or.jp/）に紹介するのがよい。

総合病院では、**コンサルテーション・リエゾン精神医学**と呼ばれる身体疾患患者の精神面への対応や合併している精神疾患の診断や治療、さらにそれと関係する研究が行われている。病院の外来や入院患者は、本来の病態に応じて多彩なストレスから精神症状や精神疾患を発症することも多く、本来の病状を理解した上で精神科としての専門的かつ多様な対応と支援・連携が行われている。

発症や経過と生活歴に見られるストレス状況との関係は比較的わかりやすいために、薬物療法を行いながら、ストレッサーあるいは増悪要因として働いている可能性が高い職場や家庭、学校の出来事、内容に対して、適切なストレス対処行動の指導、生活指導や職場調整、家族調整、家族への働きかけ、認知行動療法など必要な支援を行う。心身症やうつ病に対する認知行動療法の効果については多くの報告がある[6) 15) 17)]。これらのアプローチによって、精神疾患の場合もストレスによる症状悪化を予防、あるいは軽減することができるようになり、必要最小限の薬物によるコントロールが可能になる。

(2) 薬物療法

治療を行う場合、身体疾患（心身症）の場合は、まず身体疾患としての治療ガイドラインに応じた薬物療法を行う。また、**向精神薬**としては、必要に応じて、睡眠薬、抗不安薬、抗うつ薬などを併用する。

うつ病、不安障害などの精神障害の場合は、症状に応じて抗不安薬、抗うつ薬、睡眠薬、気分安定薬、抗精神病薬（表4）を用いる[16)]。

表4 主な向精神薬

分類	一般名	商品名
1. 抗精神病薬		
(1) 定型抗精神病薬 （第1世代抗精神病薬）	クロルプロマジン	コントミン、ウィンタミン
	レボメプロマジン	ヒルナミン、レボトミン
	チオリダジン	メレリル
	プロペリシアジン	ニューレプチル
	ハロペリドール	セレネース
	ブロムペリドール	インプロメン
	スルピリド	ドグマチール、アビリット、ミラドール
	ネモナプリド	エミレース
	チアプリド	グラマリール
(2) 非定型抗精神病薬 （第2世代抗精神病薬）		
SDA	リスペリドン	リスパダール
	ペロスピロン	ルーラン
	ブロナンセリン	ロナセン
MARTA	オランザピン	ジプレキサ
	クエチアピン	セロクエル
その他	アリピプラゾール	エビリファイ
	ゾテピン	ロドピン
(3) 持効性抗精神病薬	ハロペリドールデカン酸エステル	ハロマンス
	フルフェナジンエナント酸エステル	フルデカシン
2. 抗うつ薬		
(1) 三環系抗うつ薬	イミプラミン	トフラニール、イミドール
	アミトリプチリン	トリプタノール
	クロミプラミン	アナフラニール
	アモキサピン	アモキサン
(2) 四環系抗うつ薬	マプロチリン	ルジオミール
	ミアンセリン	テトラミド
	セチプチリン	テシプール
(3) 二環系抗うつ薬	トラゾドン	レスリン、デジレル
(4) 選択的セロトニン 　再取り込み阻害薬(SSRI)	フルボキサミン	ルボックス、デプロメール
	パロキセチン	パキシル
	セルトラリン	ジェイゾロフト
(5) セロトニン・ノルアドレナリン 　再取り込み阻害薬(SNRI)	ミルナシプラン	トレドミン
	デュロキセチン	サインバルタ
(6) ノルアドレナリン作動性・ 　特異的セロトニン作動性薬(NaSSA)	ミルタザピン	レメロン、リフレックス
3. 気分安定薬(抗躁薬)		
	炭酸リチウム	リーマス
	カルバマゼピン	テグレトール、テレスミン
	バルプロ酸ナトリウム	デパケン、バレリン

分類	一般名	商品名
4. 抗不安薬		
(1) ベンゾジアゼピン系抗不安薬		
短期作用型	エチゾラム	デパス
	クロチアゼパム	リーゼ
中期作用型	ロラゼパム	ワイパックス
	アルプラゾラム	コンスタン、ソラナックス
	フルジアゼパム	エリスパン
	ブロマゼパム	レキソタン
長期作用型	メキサゾラム	メレックス
	ジアゼパム	セルシン、ホリゾン、セレナミン
	クロキサゾラム	セパゾン
	クロルジアゼポキシド	コントール
超長期作用型	フルトプラゼパム	レスタス
	ロフラゼプ酸エチル	メイラックス
(2) その他	タンドスピロン	セディール
	ヒドロキシジン	アタラックス
5. 睡眠薬		
(1) ベンゾジアゼピン系睡眠薬		
超短時間型	トリアゾラム	ハルシオン
短時間型	リルマザホン	リスミー
	ブロチゾラム	レンドルミン
	ロルメタゼパム	エバミール
中間型	ニトラゼパム	ベンザリン
	エスタゾラム	ユーロジン
	フルニトラゼパム	サイレース、ロヒプノール
	フルラゼパム	ダルメート
長時間型	クアゼパム	ドラール
	ハロキサゾラム	ソメリン
(2) 非ベンゾジアゼピン系睡眠薬		
超短時間型	ゾピクロン	アモバン
	ゾルピデム	マイスリー
6. 抗認知症薬		
(1) AChE阻害薬	ドネペジル塩酸塩	アリセプト
	ガランタミン臭化水素酸塩	レミニール
	リバスチグミン	イフセロン、リバスタッチ
(2) NMDA受容体拮抗薬	メマンチン	メマリー
7. 抗酒薬		
	シアナマイド	シアナマイド
	ジスルフィラム	ノックビン

(3) 心理（精神）療法

ストレス関連疾患の治療に用いられる心理療法としては、基本になるカウンセリング、緊張をとりリラックスするための技法としての自律訓練法、自己理解を深め自分の交流パターンを知り、状況に合った適切な交流パターンを身につけるための交流分析、不適切な認知の仕方、考え方の癖、受け止め方の偏りに気づき、段階的に修正していく認知行動療法、生育過程で親子関係の中で身につけた偏った人間関係や交流様式に気づき、治療者との人間関係を通して修正していく精神分析的療法、問題解決を志向し、行動の修正を中心に治療を構成していく解決志向アプローチなどが用いられている[6)][15)][17)]。精神科では、薬物療法とともに支持的精神療法を通常行うが、うつ病の心理療法としては、**認知行動療法**と**対人関係療法**がエビデンスのある有用な心理療法とされている。その他、**来談者（クライエント）中心療法**、**精神分析的療法**などが用いられている。これらの治療法の主要な実践に関しては、後述されているので参照されたい。

(4) 個別の問題へのアプローチ

① ストレス、ライフスタイルの乱れ

ライフスタイルの乱れや過労の場合は生活指導のほか、原因となっているストレスを軽減あるいは解決する方法を検討することになる。この場合、患者自身が行い得る対処法である必要があるが、もし本人が解決できない状況があれば家族や職場の協力を得て、一時的に負担を軽減してもらう（家族調整や職場環境調整）。入院してストレス状況からいったん切り離すことが有効な場合もある。

② 予期不安などに伴う身体反応

心理的緊張を伴う場面（人前での発表など）や以前に症状（パニック発作、腹痛、下痢、喘息発作など）が起こった時と似たような状況に再び直面することによって症状が出現する場合、まずは不安軽減のための方策を考えるが、発作や症状を軽減させる頓服薬を服用させ、症状が軽減する体験をすると、薬を持っているだけで予期不安が減り、症状が予防できる場合もある。また、自律訓練法などの**リラクセーション**も不安の軽減や心身のくつろぎを目的として用いることがある[15)]。

③ 性格・行動上の問題（受療行動の問題を含む）

　性格や行動上の問題からストレス状況をつくり出しやすい、あるいはストレス対処がうまくいかないなどの問題のために症状が軽減しない場合、本人がどのように考えているのか、何が問題なのかを明らかにし、本人が納得いくような方法で問題の解決を図るようにする。この場合、性格そのものを変える必要はなく、問題になった出来事の対処の方法をこれまでと違った方法に変えればよいことを話し、具体的な対処方法を患者と話し合い実行する。できることから実行し、実行できたことは評価し、行動変容へのモチベーションを高めることが重要である。必要なら、認知行動療法などの心理療法を行う。精神疾患の場合、症状が悪化してきても、知識の欠如、**偏見**や**スティグマ**から受療行動をとらない人が今も多い。そのため、一般の人たちが最新かつ正しいメンタルヘルス教育を定期的に受け、セルフケアと同時に**援助要請行動**（help-seeking behavior）を適切にとれるような環境づくりの推進が必要である。

④ 日常生活のQOLの問題

　一般的に、重症度の高い患者ほどQOLが低下している。QOLを改善するためには、適切な薬物療法に加えて心理社会的側面を考慮した治療によって症状を改善させることが重要である。家庭や職場における役割や経済上の問題などの二次的な問題がさらに増悪因子として働き、悪循環を形成する場合が少なくないからである。

⑤ 家族関係や生育歴の問題

　親との生別、死別などの分離体験や親子・同胞間葛藤が強くてそれが本人のストレスを生じやすい性格や行動様式、あるいはストレス対処法の不適切さに関与して、それが症状の増悪に関連しているようであれば、性格・行動上の問題と同様に取り扱う。

5. 事例提示

(1) 事例

Aは51歳の男性で、製造業の技能職である。

Aは、肩こり、頭痛、不眠、倦怠感を訴えて、某年4月に心療内科外来を受診した。表情が暗いので、発症前の生活歴を聴くと、以下の内容が述べられた。某製造業の技能職として、入社以来32年間勤めてきたが、リストラクチャリングの一環である工場の機械化と定員削減により、某年1月に子会社へ出向することになった。ここでの仕事内容は、これまでの仕事とはまったく関係のない大型機械のメンテナンスの仕事で、数人でチームを組み、油にまみれながら仕事をすることが多くなった。仕事の内容もほとんど理解できないために、グループ内では存在意義を感じることができず、疎外感を感じていた。Aは、孤立感を深め、3月に産業医に面談を求め、現在の仕事は自分に合わないこと、別の会社へ出向させてもらいたいことなどを要望した。しかし、産業医からは、人事労務担当者と相談した結果、まだ出向して3か月も経っていないために、その要望は受け入れられないとの返事があった。

受診時の症状と上記の経緯から、緊張型頭痛（心身症）と適応障害と診断し、鎮痛薬、睡眠薬、抗不安薬、抗うつ薬（スルピリド）を処方した。Aは、薬を服用後眠れるようにはなったが、5月初旬に上腹部の鈍痛と不快感を訴えたために、ピロリ菌検査と胃の内視鏡検査を受けてもらったところ、ピロリ菌は陰性であったが、胃小湾部に消化性潰瘍が見つかった。職場ストレスによる胃潰瘍（心身症）と診断し、抗潰瘍薬を処方した。これらの心身症と適応障害の原因は出向に伴う職場のストレスが考えられたので、可能なら職場調整が望ましいことを書いた意見書を内視鏡写真と一緒に産業医へ提出した。

産業医は、意見書を読んで、Aの所属長、人事労務担当者と話し合って、6月からメンテナンスの仕事を週2日に減らし、残りの日は1人でできる作業をしてもらうことになった。Aに対しては、出向に伴うストレスが原因の1つではあるが、性格やストレスの受け止め方も関係することがあるので、自分の場合も検討してみることを勧めた。その後、Aは「いろいろ考えてみたが、もとの職場に帰ることが難しいことや仕事を辞めても就職先がないことはわかっていた。産業医

の働きかけで、仕事内容を調整してもらったことで、精神的にだいぶ楽になった。自分は、不安が強く緊張しやすい性格で、思い込んだら余裕がなくなる傾向がある。今度も同じような状況になったが、周囲の人とも慣れてきたし、これからもこの職場で働く決心をしてから、精神的な葛藤が減り楽になった」と述べた。7月下旬になると薬の効果と職場調整に加えて、自分の置かれた状況を再検討し、この職場で働くことを決心したことにより、Aの精神的葛藤は減り、表情に少し明るさが見られるようになった。9月には、抑うつ気分や倦怠感もとれ、睡眠薬がなくても眠れるようになり、頭痛や胃痛もなくなった。その頃行った内視鏡検査では、胃潰瘍や胃炎は治癒していた。Aの薬は漸減して11月中にはすべて中止になり、その後も元気に働いている。

(2) 解説

会社の人員削減策によって、子会社へ出向した労働者が、新しい職場環境になじめず、適応障害と緊張型頭痛（心身症）、胃潰瘍（心身症）を発症したが、主治医による心身症としての診断と治療、アドバイスに基づく産業医による職場環境調整によってストレッサーが軽減し、本人が状況を受け入れた結果、精神的葛藤が減り、軽快、治癒した症例である。認知行動療法などの心理（精神）療法は行わなかったが、職場環境調整により精神的に余裕ができ、自分の性格や行動様式も症状形成に関与していたことに気づき、置かれた状況の再検討と受容により、再適応できた事例である。このように職場のストレスによって適応障害やうつ病などの精神疾患を発症する事例や身体疾患（心身症）、あるいは両方を同時に発症する事例は少なくない。職場環境調整によるストレッサーの軽減は、患者（相談者）と同じ事業場にいる産業保健スタッフのほうが進めやすい面があるので、患者が勤労者の場合は臨床医と産業医を含めた産業保健スタッフとの連携が有効である。

〈文献〉

1) Selye H. History of the stress concept. In: Goldberger L, Brenznitz A, editors. Handbook of stress. New York: Free Press; 1993. p.7-21.

2) 永田頌史. ストレスの生理. 河野友信, 吾郷晋浩, 石川俊男, 永田頌史編. ストレス診療ハンドブック (第2版). 東京：メディカル・サイエンス・インターナショナル；2003. p.6-20.

3) Gokdstein DS, McEwen B. Allostasis, homeostats, and the nature of stess. Stress 2002; 5: 55-58.

4) Nagata S. Role of hypothalamus on asthma. In: Kubo C, Kuboki T, editors. Psychosomatic Medicine (International Congress Series 1287). Amsterdam：Elsevier; 2006. p.256-259.

5) 小木和孝編集代表. 産業安全保健ハンドブック. 東京：労働科学研究所；2013. p.782-785.

6) 久保千春編. 心身医学標準テキスト (第3版). 東京：医学書院；2009.

7) 労働調査会出版局編. 精神障害等の労災認定 (ストレス脆弱性モデル). 東京：労働調査会出版局；2009. p.53-55.

8) 融道男, 中根允文, 小宮山実監訳. ICD-10精神および行動の障害：臨床記述と診断ガイドライン (The ICD-10 classification of mental and behavioural disorders, WHO). 東京：医学書院；1993.

9) 丸山総一郎. 地震・津波による原発事故と産業ストレス：東日本大震災をめぐって. 日本産業ストレス学会編. 産業ストレスとメンタルヘルス：最先端の研究から対策の実践まで. 東京：中央労働災害防止協会；2012. p.289-298.

10) American Psychiatric Association. Desk reference to the diagnostic criteria from DSM-5. Washington, D.C.: American Psychiatric Publishing; 2013.

11) 永田頌史. ライフサイクルとストレス. 河野友信, 吾郷晋浩, 石川俊男, 永田頌史編. ストレス診療ハンドブック (第2版) 東京：メディカル・サイエンス・インターナショナル；2003. p.35-40.

12) 内閣府編. 平成25年度版 子ども・若者白書. 東京：印刷通販株式会社；2013.

13) 永田頌史. 産業ストレス研究の歴史と現状. 日本産業ストレス学会編. 産業ストレスとメンタルヘルス：最先端の研究から対策の実践まで. 東京：中央労働災害防止協会；2012. p.2-7.

14) 警察庁発表自殺者の統計. 警察庁ホームページ www.npa.go.jp/toukei/index.htm (2013年12月8日アクセス)

15) 小牧元, 久保千春, 福土審編. 心身症診断・治療ガイドライン2006：エビデンスに基づくストレス関連疾患へのアプローチ. 東京：協和企画；2006. p.64-89.

16) 最新の精神科薬物治療ガイドライン. 臨床精神薬理 2011；14：963-1048.

17) Ono Y, Furukawa TA, Shimizu E, Okamoto Y, Nakagawa A, Fujisawa D, et al. Current status of research on cognitive therapy/cognitive behavior therapy in Japan. Psychiatry and Clinical Neurosciences 2011; 65: 121-129.

1 医学的対応
1-2 ストレスの脳科学的評価

小山文彦

1. はじめに

本稿では、ストレスと脳機能・形態に関する最近の知見から、蓄積疲労や不眠など疾病予防上重要な症候や関連精神疾患および社会適応や行動特性に対する脳科学的評価について概説する。

2. ストレスと脳

脳内ストレス適応機構として、**視床下部-下垂体-副腎系**（hypothalamic-pituitary-adrenal axis：HPA系）の内分泌活動が重要な役割を担っている。まず、ストレス曝露が遷延した場合、HPA系ではCRF（corticotropin releasing factor：副腎皮質刺激ホルモン放出因子）の過剰分泌が起こり体内のコルチゾール（cortisol）が増加する。その結果、脳内の神経可塑性が影響を受け、ストレス適応は脆弱となり、うつ病等の精神疾患の発症閾値が低下するとされている。血清コルチゾール濃度が高く持続した場合、HPA系の抑制をも担う海馬のCA1、CA3、顆粒細胞層の神経細胞新生が阻害されるため、HPA系活動亢進が遷延し、臨床的には情動等の不調をきたしやすいと考えられる。実際にMRIを用いた形態学的検討では、うつ病やPTSD患者における有意な海馬容積の低下を認める報告が多く、これには神経細胞新生や神経発達に重要な**脳由来神経栄養因子**（brain-derived neurotrophic factor：

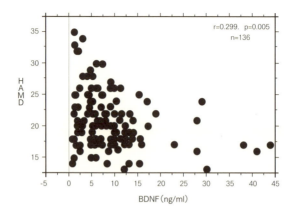

図1　血中BDNF濃度とうつ病重症度（HAMD得点）(文献1)

BDNF）がストレスの影響を受けることが強く関連している。これまでに、うつ病患者では血中BDNFが減少していることが知られており、患者群では重症度との有意な負の相関（図1)[1]が認められ、また、健常者においてもストレス度の高い者ほど血清BDNF濃度が低いとする報告[2]もある。

脳内モノアミンとの関連では、CRFの過剰分泌が抑制性神経伝達物質であるGABA（gamma-aminobutyric acid：γ-アミノ酪酸）系に影響し、背側縫線核から前頭前野に伸びているセロトニン神経系の働きを抑制することが知られ、うつ病等で見られる前頭葉機能低下と関連する。また、CRF自体に覚醒作用があり、睡眠不足の遷延した状態は、やはりHPA系亢進という事態を介してうつ病と近縁性を持つと考えられる[3]。

これらの生物学的知見をストレス研究の心理社会的領域に展開すれば、不眠・ストレス曝露-疲労蓄積-うつ病化といった、経時的に疾病性が生じる論理が強化される。

3. 疲労、うつと脳

これまでの生物学的検討により、うつ病患者の前頭葉におけるセロトニン（5-HT）代謝の減少が示され、特に前頭前野の血流低下、糖代謝の低下と相関した**前**

頭葉機能低下（hypofrontality）は、PET、SPECT所見と一致し、うつ病像を反映するものとして示されてきた。ドレヴェッツ（Drevets, W.C.）[4]は、総括的にうつという状態依存性に膝下部前頭前野、背側前頭前野の血流・糖代謝の低下と腹側前頭前野の血流・糖代謝の増加・亢進および構造的異常を唱えた。過去に小山らは^{99m}Tc-ECD SPECTを用い、うつ病患者における前帯状回（前部帯状皮質）・左前頭前野優位の血流低下と寛解に伴う血流回復を確認し、自覚的疲労感や睡眠障害とも相関した前頭葉背側の血流低下を示した[5]。産業保健・予防医学領域のストレス対策上重要な不眠・疲労は、うつ病相の前頭葉機能低下と近縁する精神作業疲労をきたすことが示唆され[6]、神経心理学的課題遂行時のfMRIによる脳機能測定においても、前頭葉機能低下は精神運動抑制や注意集中力低下と相関するとされている[7]。また、**慢性疲労症候群**（chronic fatigue syndrome：CFS）患者のPET解析では、強い疲労・倦怠感は前帯状回の活動性低下と相関するとの報告[8]がある。さらに最近、ムスカリン性アセチルコリン受容体に対する自己抗体（mAChR自己抗体）を保有するCFS患者では神経伝達機能が低下していることが示唆されている（図2）[9]。これらの知見から、不眠の持続や長時間労働、ストレス曝露が遷延

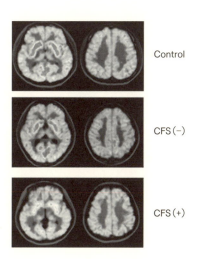

図2 PETで見る慢性疲労症候群（CFS）患者のmAChR自己抗体保有の有無によるmAChR発現量の違い（文献9）

mAChR自己抗体を持たないCFS患者（中段）は、健常者（上段）と同様のmAChR発現量を示すが、mAChR自己抗体を持つCFS患者（下段）では、mAChR発現量が低下している。口絵参照。

した場合などの蓄積した精神作業疲労とは、前頭前野や前帯状回などの代謝・血流低下と一致した運動・認知機能の低下を呈する現象[10]として説明されつつある。

4. 精神疾患と脳

(1) うつ病

これまで、**うつ病**では、感情と密接に関連するモノアミン類（ノルアドレナリン（NA）、セロトニン（5-HT）、ドーパミン（DA））の欠乏が病因とする**モノアミン仮説**が有力であったが、うつ病相における体液中モノアミン代謝産物の欠乏を示す一致した知見がなく、また、抗うつ薬により脳内モノアミン量は数時間で増加するにもかかわらず、抗うつ作用が遅発的であることについても十分説明できない。最近は、神経伝達に関わる他の物質、Gタンパク、転写因子CREB（cAMP-responsive element binding protein）や脳由来神経栄養因子（BDNF）が注目されている。臨床的には、PET、SPECTによる安静時の検討やfMRIによる課題遂行時の賦活特性において、前頭葉（前帯状回、背外側前頭前野、膝下野など）の機能低下が示されてきた（図3）。さらに、非侵襲性で機器の利便性がある**近赤外線分光法**（near-infrared spectroscopy：NIRS）は、2009年4月に「光トポグラフィー検査を用いたうつ症状の鑑別診断補助」として厚生労働省から先進医療の承認を受けている（図4）[11]。また、前述の通り、うつ病相ではHPA系過活動に伴い海馬容積が減少するが、その病相回数や罹病期間と（海馬容積が）逆相関することが知られている。これに関連し、神経細胞新生と密接なBDNFについての検討も増し、BDNF遺伝子のメチル化の評価がうつ病の客観的診断を促す可能性が示されている[12]。

(2) 統合失調症

病因については従来から**ドーパミン機能異常**が有力であり、ドーパミンD_2受容体の遮断特性と治療薬の用量との相関についての検討やPETを用いた脳内ドーパミン神経伝達に関する解析が行われている。PET、SPECTによる安静時所見からは、相対的な前頭葉機能低下と併せて側頭葉と大脳基底核の血流・代謝の亢進が示され、幻聴などの症状および治療と関連する所見と考えられている[13]。形

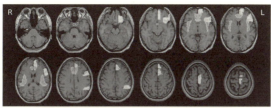
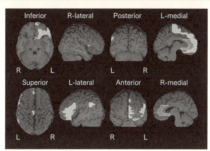

図3 うつ病に見られる脳血流低下部位
前帯状回において他部位より有意な血流低下があることを示す。
(voxel based stereotactic extraction estimation：vbSEE解析。上段：水平断、下段：脳表画像。)
口絵参照。

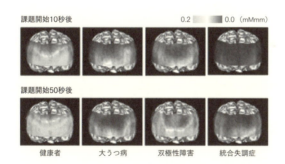

図4 精神疾患におけるNIRSデータのトポグラフィー表示(文献11)
　　口絵参照。

態的には、左上側頭回と左内側側頭葉の体積減少が知られ、**アットリスク精神状態**(at risk mental state：ARMS)に関する検討[14]等から、左上側頭回では部分的に進行性の体積減少が起こることが推測されている。また、いわゆる陰性症状や認知機能障害については前頭前野機能異常の関与が指摘され、**ワーキングメモリ障害**

からの説明が試みられている。

(3) パニック障害

これまでの不安、恐怖の脳内神経伝達に関する検討から、パニック障害（panic disorder）の重要な責任部位の1つは**扁桃体**（amygdala）とされている。この部位の過活動が視床下部や青斑核、中脳中心灰白質などを異常に興奮させることで、パニック発作や回避・防御反応といった臨床症状が起こると考えられている。扁桃体の外側核・基底核にはセロトニン神経終末が豊富に存在し、臨床薬理的には**選択的セロトニン再取り込み阻害薬**（selective serotonin reuptake inhibitors：SSRI）が同部位に作用しパニック障害に奏功することと合致する。機能的には、扁桃体、海馬、脳幹の過活動がパニック発作と関連し、背景には、眼窩野、前部帯状皮質、背内側前頭前野における機能低下が推測される。形態的には、浅見ら[15]がMRI・VBM（voxel-based morphometry）法により、パニック障害患者における右扁桃体、前頭前野、島皮質等の有意な体積減少を報告している。

(4) 心的外傷後ストレス障害

心的外傷後ストレス障害（posttraumatic stress disorder：PTSD）は、病因として心的外傷体験の存在という環境要因が含まれる点が他の機能性精神疾患にない特徴であるため、ストレス曝露による生体変化を研究する上でも重要な疾患とされる。形態的には、1995年頃から海馬体積の減少が報告されるようになり、ギルバートソン（Gilbertson, M.W.）ら[16]は戦闘体験によるPTSD罹患群とその双生児対（戦闘体験はない）では健康対照群と比較して有意に海馬体積が小さいことを報告した。わが国では、地下鉄サリン事件後のPTSD罹患者では左前部帯状皮質の体積が小さい者ほど、事件後のPTSD症状が重症であるとの相関性が認められている。これらの知見から、罹患後に外傷体験を想起させる**フラッシュバック**や現実には回避できている恐怖刺激が解除されないままの状態について、前部帯状皮質の何らかの機能不全が関与している可能性があると考えられる。これまで病因をめぐり、前述のギルバートソンらの報告等から遺伝要因が浮上したが、笠井ら[17]の検討では、PTSDへの遺伝的な脆弱性を持つ者でのみ外傷体験曝露による前部帯状皮質の体積減少が出現したことから、環境要因（外傷体験の有無）と遺伝要因の

相互的な関与が示唆される。

5. 社会適応と脳

前述の通り、ストレス曝露が遷延するとCRF神経が活性化され、背側縫線核から伸びるセロトニン神経系を抑制し、腹外側前頭前野の機能が障害される。有田ら[18]は、腹外側前頭前野が障害されると衝動性・暴力性をコントロールできなくなることを前提に、「キレる」などの社会的逸脱や自殺衝動と前頭前野との関連を述べている。うつ病では基本的にセロトニン分泌が減少しているとされるが、特に腹外側前頭前野におけるセロトニン分泌が減少した場合は、抑うつ的かつ衝動的な行動が十分に制御されないため自殺が発生しやすくなると推察される。また、嘘に関する脳機能研究（ウソ・ホント課題、Go/No-go課題とfMRI）の知見によると、嘘では腹外側前頭前野、内側前頭前野などが賦活され、衝動性を抑制しているとされる腹外側前頭前野は、嘘（いわば正直（Go反応）ではないが他の行動を選ぶ反応（No-go反応））と罪責感で賦活されたとしている。高橋ら[19]は、健康者を対象に罪責感と羞恥心を感じた場合の脳機能変化をfMRIにより検討し、罪責感・羞恥心のどちらにも共通して内側前頭前野（medial prefrontal cortex：MPFC）と後部上側頭溝（posterior superior temporal sulcus：pSTS）が賦活されたとしている。この両部位は、他者の意図を読み取り、自省する能力との関連が指摘されている[20]。これらの知見は、罪責感や羞恥心がモラルと関わり、配慮や自省につながり社会適応を助けるといった一般的見解を脳科学が支持するものと考えられる。

このように脳科学の進歩により、衝動性や自殺と強く関連する脳機能特性が示されることは、疾病への罹患や生命の損失に警鐘を鳴らす重要な知見となる。しかしながら、将来的に脳の部位ごとに担う情動等が系統的に示されるようになれば、個人の社会適応性や行動特性のタイピングとそれに基づく何らかの操作が行われかねない。脳機能特性から疾病予防やストレスへのレジリエンス強化につながる知見が得られれば大変有用であるが、仮に偏向的な応用により人の意思や信条の侵害が起こらないために、**脳神経倫理**（neuro-ethics）が一層重視される。

〈文献〉

1) 吉村玲児, 杉田篤子, 堀輝, 中野和歌子, 林健司, 香月あすか他. 神経栄養因子 BDNF 仮説の検証. 精神神経学雑誌 2010；112：982-985.
2) Mitoma M, Yoshimura R, Sugita A, Umene W, Hori H, Nakano H, et al. Stress at work alters serum brain-derived neurotrophic factor (BDNF) levels and plasma 3-methoxy-4-hydroxyphenylglycol (MHPG) levels in healthy volunteers: BDNF and MHPG as possible biological markers of mental stress? Progress in Neuro-Psychopharmacology and Biological Psychiatry 2008; 32: 679-685.
3) Buckley TM, Schatzberg AF. On the interactions of the hypothalamic-pituitary-adrenal (HPA) axis and sleep: normal HPA axis activity and circadian rhythm, exemplary sleep disorders. The Journal of Clinical Endocrinology and Metabolism 2005; 90: 3106-3114.
4) Drevets WC. Neuroimaging studies of mood disorders. Biological Psychiatry 2000; 48: 813-828.
5) 小山文彦, 北條敬, 大月健郎, 山本晴義. 脳血流^{99m}Tc-ECD SPECT を用いたうつ病像の客観的評価. 日本職業・災害医学会会誌 2008；56：122-127.
6) 小山文彦. 睡眠と心身の健康管理. ココロブルーと脳ブルー：知っておきたい科学としてのメンタルヘルス. 東京：産業医学振興財団；2011. p.45-48.
7) 岡本泰昌, 山脇成人. うつ病と前頭前野. CLINICAL NEUROSCIENCE 2005；23：679-681.
8) 倉恒弘彦, 渡辺恭良. 慢性疲労症候群と帯状回. CLINICAL NEUROSCIENCE 2005；23：1286-1291.
9) Yamamoto S, Ouchi Y, Nakatsuka D, Tahara T, Mizuno K, Tajima S, et al. Reduction of [11C] (+) 3-MPB binding in brain of chronic fatigue syndrome with serum autoantibody against muscarinic cholinergic receptor. PLoS One 2012; 7: e51515.
10) Cook DB, O'Connor PJ, Lange G, Steffener J. Functional neuroimaging correlates of mental fatigue induced by cognition among chronic fatigue syndrome patients and controls. Neuroimage 2007; 36: 108-122.
11) 滝沢龍, 福田正人. 精神疾患の臨床検査としての光トポグラフィー検査（NIRS）：先進医療「うつ症状の鑑別診断補助」. Medix 2010；53：30-35.
12) Fuchikami M, Morinobu S, Segawa M, Okamoto Y, Yamawaki S, Ozaki N, et al. DNA methylation profiles of the brain-derived neurotrophic factor (BDNF) gene as a potent diagnostic biomarker in major depression. PLoS One. 2011; 6: e23881.
13) McGuire P, Howes OD, Stone J, Fusar-Poli P. Functional neuroimaging in schizophrenia: diagnosis and drug discovery. Trends in Pharmacological Sciences 2008; 29: 91-98.
14) Takahashi T, Wood SJ, Yung AR, Soulsby B, McGorry PD, Suzuki M, et al. Progressive

gray matter reduction of the superior temporal gyrus during transition to psychosis. Archives of General Psychiatry 2009; 66: 366-376.

15) Asami T, Yamasue H, Hayano F, Nakamura M, Uehara K, Otsuka T, et al. Sexually dimorphic gray matter volume reduction in patients with panic disorder. Psychiatry Research 2009; 173: 128-134.

16) Gilbertson MW, Shenton ME, Ciszewski A, Kasai K, Lasko NB, Orr SP, et al. Smaller hippocampal volume predicts pathologic vulnerability to psychological trauma. Nature Neuroscience 2002; 5: 1242-1247.

17) Kasai K, Yamasue H, Gilbertson MW, Shenton ME, Rauch SL, Pitman RK. Evidence for acquired pregenual anterior cingulate gray matter loss from a twin study of combat-related posttraumatic stress disorder Biological Psychiatry 2008; 63: 550-556.

18) 有田秀穂．前頭葉の機能の概観．福田正人，鹿島晴雄編．専門医のための精神科臨床リュミエール21 前頭葉でわかる精神疾患の臨床．東京：中山書店；2010. p.4-11.

19) Takahashi H, Yahata N, Koeda M, Matsuda T, Asai K, Okubo Y. Brain activation associated with evaluative processes of guilt and embarrassment: an fMRI study. Neuroimage 2004; 23: 967-974.

20) Amodio DM, Frith CD. Meeting of minds: the medial frontal cortex and social cognition. Nature Reviews Neuroscience 2006; 7: 268-277.

2　心理学的対応
2-1　精神分析の理論と臨床応用

総田純次

1. ストレス概念と精神分析

　ストレス概念は物性の領域で用いられてきた概念であり、セリエ（Selye, H.）が医学に導入した際もストレッサーは生体に非特異的な「一般適応症候群」を惹起する環境条件を意味していた。後にストレス概念が主に心理的ストレスを指すようになっても、①ストレッサーとストレス反応の関係の非特異性、②ストレッサーと個体側のストレス反応のアクチュアリティという意味を保存している。

　前者の「非特異性」という意味はかつて、例えばライフイベントの重みづけという課題で困難を生み出した。ストレッサーとして働くのはライフイベントの数ではなく、むしろ質であり、重みである。しかしどのようなライフイベントがストレッサーになるかは個人で異なり、それはパーソナリティの概念で表される。英米系のストレス研究はこうして、ライフイベントとパーソナリティ、病気といった変数を立て、その間の関係を調べるという構図をとっている。

　ストレスの「アクチュアリティ」に関しては、第二次世界大戦後の帰還兵士の「荷おろし状況論」[1]や、ベトナム戦争帰還兵の心的障碍という社会的問題を受けてDSM-Ⅲに組み込まれたPTSD（post traumatic stress disorder）の概念[2]が、負荷と障碍の時間的関係について問題提起をすることになった[3]。「ストレス」という用語がアクチュアルな負荷という意味を包含しているとすれば、「トラウマ後のストレス反応」という語は本来、形容矛盾であろう。ここに人間が単に物理的

世界に生きているのではなく、意味や過去を通して世界に住み着いているという人間の本質が表れている。

　こうした観点から人間が病むことにアプローチしたのが、1950〜60年代にドイツ語圏を中心に隆盛をみた人間学的精神病理学である。ストレス概念に対応すると思われるのは、「発病状況」という概念であるが、状況と個人とは初めから切り離せないものと見なされており、例えばうつ病発病状況論の白眉であるテレンバッハ（Tellenbach, M.）の『メランコリー』（1960年）[4]では、メランコリーへの志向性を有する個人が自らの周囲に紡ぎ出す自縄自縛の環境が前メランコリー状況である。

　意味世界に生きる人間へのもう1つのアプローチが精神分析である。精神分析においてはストレスという言葉は日常的な用法にとどまっており、術語の位置を獲得していない。それに相当する意味を与えられているのは、PTSDという用語のもう1つの構成要素であるトラウマという言葉であろう。精神分析におけるトラウマ概念に立ち入る前に、この1世紀あまりにわたって展開してきた精神分析の流れを概観しておきたい。

2. 精神分析とその変遷

　精神分析は、19世紀の末にウィーンの開業医ジークムント・フロイト（Freud, S.）が催眠から発展させる形で編み出した精神療法である[5]。フロイトがパリのシャルコー（Charcot, J-M.）のもとでの留学から帰国したころ、友人のブロイアー（Breuer, J.）がアンナ・Oと呼ばれる女性患者で画期的な経験をしていた。彼女は、催眠でなく自由に話すことを求め、過去のトラウマ体験をカレンダーを繰るように語ると、そのたびに諸症状が消失していったのである。こうして、患者が語ることを通じて治るという今日の精神療法の原点となる談話療法が生まれた。彼らは、談話療法の効果とシャルコーの外傷性ヒステリーのメカニズム論を結びつけ、トラウマの情動的効果が処理されずに残っていることで神経症が生じ、治療の中で想起に伴う発散により解消するという理論を立てた（『ヒステリー研究』1895年）。フロイトが神経症の病因論の中心に性を据えるのにつれ、トラウマという言葉はもっぱら失恋や性的葛藤といった性的体験を指すようになり、幼児期のトラウマ

体験の時期や様態がヒステリーや強迫神経症といった神経症の型を決定するという病因論的仮説に結実した（「防衛-神経精神症」1894年）。フロイト自身が幼児期の性的誘惑の現実性に疑いを抱き、欲動に根差した空想の自発的な役割を重視するようになるにつれ、精神分析は現実の出来事よりも内的世界に軸足を置くようになった。

　この間に治療の目標や技法にも変化が生じている。当初は、現実の体験であれ、隠れた願望であれ、患者の無意識を露わにすることに重点を置いていた。まもなくフロイトは無意識の暴露だけでは治療的効果がないことに気づき、1910年代には幼少期の体験が治療関係に再現される「**転移**（transference）」という現象が精神分析療法の主戦場であると考えるようになった（「想起、反復、反芻処理」1914年）。同じ時期にフロイトは再び神経症の病因論に取り組み、心・性的体制の**段階的発達**（libidinal stage）と**退行**（regression）というモデルを打ち立てている（「強迫神経症の素因」1913年）。幼児には発達上の複数の段階があって、それを通過しつつ成熟するというのである。この途上で何らかの停滞や逸脱が生じれば、それが将来の障碍の**固着**（fixation）を形成する。幼児期のこうした歪みを補修する形で子どもは成長し、それなりに社会に適応して生きるようになるが、そこで防衛能力を上回るような出来事に遭遇すれば破綻をきたし、幼少期の固着点へ退却することになる。幼少期の固着部分と成人の部分の妥協産物が臨床的に観察される症状だという。

　フロイトの理論的体系は1910年代半ばに一定の完成を見たあと、1920年代に大規模な改変がなされたが、その変革の主眼は、欲望がどのように対象に向かうかという従来の理論化に対し、自己がどのような内的組織を持ち、形成されるのかという、これまで取り上げてこなかった問いの解明であった。この問いにフロイトは再びトラウマ論から迫っている。トラウマ体験が苦痛にもかかわらず反復されるという「**反復強迫**（repetition compulsion）」の現象を自己組織への侵害を補修する試みと捉え（『快原理の彼岸』1920年）、「自我・超自我・エスという心の構造論」と「エディプス関係の解消による超自我形成過程という対象関係論的自己形成論」という2つの新しい視点を導入し（『自我とエス』1923年）、これらを総合しつつ、自我がいかにして対象関係を利用しながら欲動の興奮を制御し、自己を組織化するかを論じている（『症状、制止、不安』1926年）。

フロイトの自我・エス・超自我という自己の構造論は、特に「自我心理学」と呼ばれる流れに受け継がれた。フロイトの娘アンナ・フロイト（Freud, A.）の『自我と防衛メカニズム』(1938年)は、自我に防衛という役割を割り当て、超自我の要求に対する防衛、現実に対する防衛、自我自身の統一性保持のための防衛という3つの防衛を区別しつつ各種防衛を整理している。自我心理学のもう1つの礎となったハルトマン（Hartmann, H.）の『自我心理学と適応の問題』(1939年)は、外界への適応の役割を担うものとして自律的な自我の発達を想定し、精神内界の分化と統合という内的過程と外界との関係における適応過程とを関連づけて論じている。

一方、対象関係論的観点から自己組織の形成の理論を発展させたのがクライン（Klein, M.）だった。彼女は個人の生来的な欲動や内的世界を重視し、外的現実はそうした空想を打ち消したり、逆に強化したりするという仕方で心的発達に寄与するという立場をとった。例えば母親の不在は、子どもが母親に抱く攻撃的空想が現実化されたものとして、迫害的な母親の現前として体験されるがゆえに、不安を喚起し、また有害な効果を持ち得るのだという。

内的世界の偏重にも映るクライン派から影響を受けつつも距離をとって、現実的な環境の役割をも重視したのが英国中間派に属する分析家たちだった。小児科医でもあったウィニコット（Winnicott, D.W.）は、それまで十分区別されてこなかった対象の2つの機能を、「欲望を充足する対象」と「抱える環境」という形で概念化した。母親は、単に子どもの欲望の対象であるばかりではなく、子どもが自分に向けてくる情動を自分との関係性において抱える存在でもある。ウィニコットはこうした機能を「**抱っこ**（holding）」と術語化した。クラインを継承したビオン（Bion, W.R.）も、精神病圏の患者の分析治療で繰り広げられる投影同一化の過程を理論化する中で、子どもが統合できない自己の部分を母親に投げ込み、母親が自分の中でそれを咀嚼し、子どもに返すことで統合可能になるという建設的な交流を「**包み込み**（contain）」という概念にまとめている。またクライン派に学んだ米国の分析家オグデン（Ogden, T.H.）は、投影同一化の概念をより明瞭に仕上げ、さらに精神分析の過程を分析家と患者の「あいだ」の現象として捉える構想を練り上げた。

環境としての母親という概念を推し進めて精神分析の枠組み自体の組み替えを

図ったのが、同じくクラインに近かったボウルビー（Bowlby, J.）である。彼は、動物行動学や文化人類学を取り入れて、個人の精神内界の探求という精神分析のパラダイムを母子関係における行動の仕組みの研究へと変貌させた。幼少の個体が環境に求めるのは、生理的欲求の充足よりも接触がもたらす安心感であり、これを「**愛着**（attachment）」という用語で表現している。ボウルビーの構想を受けて最近ではフォナギー（Fonagy, P.）らが、母子の愛着関係において、母親からのミラーリングを通じて、幼児に自身や他者の気持ちを振り返る心的能力が発達するという考えを展開しており、その過程を「**メンタライゼーション**」と名づけている。

　以上の主流派とは独立した形で類似の方向の発展を見せた流れが米国にいくつかある。20世紀前半という早い時期にサリヴァン（Sullivan, H.S.）は、精神分析の枠組みを個人内界から対人関係の場に移し、人間の行動を左右しているものは欲求充足ではなく、対人関係の場における安心感であるとした。対人関係学派と呼ばれてきたこの流れは最近、ミッチェル（Mitchell, S.）らの提唱する「関係性精神分析」として脚光を浴びている。シカゴ学派のコフート（Kohut, H.）も「自己心理学」という独自の枠組みを発展させた。彼の貢献は、自己の機能を担うものとしての他者の役割の発見にあり、「**自己対象**（self object）」の概念は、欲動の向かう対象ではなく、照らし返しによって自己のまとまりや自己評価を保証する他者を表している。彼の構想はストロロウ（Stolorow, R.D.）らにより、「間主観的アプローチ」という名で継承されている。

3. 精神分析の本質とセントラルドグマ

　このように精神分析において近年、各流派で焦点となりつつある間主観性の問題は、フロイトの後期の思想に含まれる対象関係論の萌芽に始まり、ウィニコットの「環境としての母親」やビオンの「包み込み」の概念、またサリヴァンの「場の理論」やコフートの「自己対象」の概念において、特に「照らし返し」という標題のもとに発展してきたものを、より主題的に展開したものである。これはしかし、精神分析治療の主戦場が転移であり、フロイト以降、分析家-患者間の相互作用にますます光が当てられるようになっていることを考えると、当然の帰結

であろう。理論や技法の多様化にもかかわらず、精神分析諸派は、患者-治療者間に織りなされる複雑な関係性こそが精神分析のマトリックスであり、それを適切に扱うための分析家養成のプログラムの中心に訓練分析が位置するという考えを共有している（ギル（Gill, M.））[6]。その際、転移や逆転移の概念は、フロイトが考えたように幼児期の両親との現実の関係を単純に治療の場に再現したものではなく、空想の意義が注目されることと相まって、被分析者や分析家の空想が分析状況の現実を反映しつつ形成する産物だと考えられるようになっている。なお、精神分析では、寝椅子と自由連想を使い、週に4回以上の面接を組むものを本来の精神分析、対面法で週に1〜2回の頻度で行うものを精神分析的精神療法と呼んで区別する習慣があるが、ギルの言うように、面接の頻度や形態の違いよりも、転移を通じての治療かどうかが本質的と考えられる。

転移・逆転移という概念が分析家と被分析者の間に演じられる独特の現象を記述する実践的な概念であるのに対し、精神分析は症状の形成や治療機転を説明するメカニズム論という理論装置を持っている。その中心にあるのが、上述のようにフロイトが1910年代に確立した発達-退行というモデルである。これは、幼児の直接観察の知見からも影響を受けているとはいえ、基本的には諸精神分析家が自分の臨床経験から抽象した理論であり、観察可能なものではない。フロイト以降の諸派は理論や技法論の相違にかかわらず、何らかの形でこのモデルを想定しており、その意味で精神分析のセントラルドグマと言えるだろう。

「今・ここで」の分析家と被分析者の関係性を記述する転移・逆転移という現象学的概念と、幼児の発達と退行という発生論的モデルの二肢構造は、精神分析が立場の違いを越えて拠って立つ基盤である。精神分析は、元来は週に数回の面接を設定する極めて密度の高い精神療法であるので、幼児期の固着部分（現実の体験であれ、空想であれ）は比較的速やかに治療関係に再現され、転移関係を形成する。分析家は治療の場で演じられるこうした幼児的部分に対して解釈をはじめとする介入をすることで、それを明るみに出し、理解させ、成熟的なものへと解消していくと考えられている。

4. 精神分析におけるトラウマ概念

　上述のように、トラウマの概念は、フロイトが1890年代に初めて神経症の理論化を試みた際、さらに1920年代に自己の形成論を精神分析理論に組み入れる際に、取り上げられた。1920年代のフロイトのトラウマ理論をまとめれば、①内的刺激によるものであれ外的刺激によるものであれ、心の中に引き起こされた情動の制御が問題となっている、②情動が過大であるとか準備態勢の不備とかで制御できずに氾濫すればトラウマとして作用し続け、その個人は悪夢や行動の形で外傷的体験を反復する傾向を示す（「反復強迫」）、③情動の氾濫が本来の不安であり、それは例えば母親といった対象との関係において制御されるものである、したがって対象喪失やその切迫は不安を生む。フロイトのトラウマ論のユニークな点は、母親の不在のような対象喪失がトラウマとして作用するのは、幼児の欲動興奮の制御の役割を担う母親が不在となることで不安の制御が不能になるためであり、いわば派生的な仕方によってだという論点である。

　ウィニコットの弟子であるカーン（Khan, M.）はフロイトのこの見方を発展させている[7]。子どもの補助自我としてその欲動の制御を担う母親との関係に歪みが生じると、それが子どもの人格に取り込まれ、その蓄積が人格の病理的核を形づくると考えた。彼は、幼少期の母子間のこうした病理的相互作用を「蓄積トラウマ（cumulative trauma）」と名づけている。上述のフォナギーも愛着関係によるミラーリングの失敗を「愛着トラウマ」と呼び、人格形成の障碍の病因になるとしている。精神分析におけるトラウマ概念が本来の衝撃的出来事からこうした微細な日常的出来事へと移動することで意味の拡散が生じているというアンナ・フロイトの批判にもかかわらず[8]、対象関係論的なトラウマ概念の重要な点は、自己の組織化の侵害という意味を含んでいるところにある。つまり子どもの発達過程において自己形成に侵害が生じ、トラウマ状況に同一化する形で修復がなされる時、こうした体験はトラウマというスティグマを帯びる。虐待がトラウマであるのもこうした効果ゆえである。後年の成人してからのトラウマ的出来事は、ホロコーストのような極度の侵襲的体験を除けば、幼年期のトラウマによる自己組織への侵害と同一化による修復を再活性化する場合に、トラウマ状況をつくり出すことになる。トラウマ概念は、精神分析において防衛とか転移、抑圧ほどの第一級の

用語ではないものの、フロイトの理論形成において重要な役割を演じたという歴史的経緯から、欠かせない影の主役の一つとなっている。

5. 症例エピソード

次に日常臨床で遭遇する抑うつ状態の症例を2例挙げ、精神分析的な見方の例証としたい。ともに企業のメンタルヘルス業務におけるものである。

(1) 配置転換を契機に抑うつ状態に陥った中年女性

両親と同居する40歳代の独身女性で、長年勤務していた本社から隣県の支店への配置換えとなり、子宮筋腫の手術のあと抑うつ状態となって出社できなくなった。人柄は堅実だが臨機応変といった柔軟性は欠くという印象で、長年勤めた環境からの変化に対応できなかったためと思われた。企業内の診療所で休業指示とともに少量の抗うつ剤を処方し、旅行などができる程度に回復した時点で総務部や支店の上司と受け入れの態勢を整えた。この交渉の過程で産業医の側に、個人の事情を斟酌しない会社の人事異動に対する憤りが生まれていた。復帰直前になり彼女は、配置替えの際、自分に白羽の矢が立った時に一度断ったが受け入れられずに異動指示に従ったものの、どうして自分なのかという不満が消えなかったと語った。つまり単純に環境変化に順応できなかったのではなく、内心、異動の理不尽さへの怒りがあり、それが抑うつ状態への引き金を引いていたのである。復帰交渉の過程で産業医が抱いた会社への憤りは本来患者自身が抱いていたはずのものだったと考えられる。復帰後しばらくすると患者は自分で服薬をやめ、通院も終えたいという態度を見せた。まもなく異動先の支店の業務整理のため、その部署全体がもとの本社へ移転となった。本社への移転後も崩れることがなかったので、希望通り、終了を決めたところ、彼女は自分の母親が支配的で、自立をめぐる葛藤のあることを語り、職場での上司との関係と重なっていることを感じさせた。その次の最後の診察で彼女は、本社異動後、自分の同僚女性たちが新しい環境に苦労している様子で手を差し伸べる必要があると語り、今日で診療を終了することに意外そうな素振りを見せた。ここで、「同僚女性の戸惑いという報告は、前回診察での母親からの自立をめぐる葛藤と職場の上司との関係の

重なりに気づき、自分になお問題が残っていることを感じ、それを周囲に投影したものであること、そのために診療継続のほうに振れたこと」が明らかとなったが、親との関係にまで立ち入るのは産業医の診療の枠組みを超えることでもあり、予定通り終了とした。

　この症例は当初、柔軟性を欠く中年女性が、子宮摘出という女性としての可能性の1つの断念と相まって、環境変化への不適応を契機として抑うつ状態に陥ったという比較的単純な適応障碍と思われたものが、医師が先行的に担うという形で、理不尽な異動命令への怒りという情動が関与していたこと、そこには母親からの自立葛藤が重なっていて、自分の後半生の生き方の決定という課題に直面させられたことが順次明らかになったものである。

(2) 復帰のたびに抑うつ状態を再発する遷延性うつ病の男性

　業績追求志向の強い部門で抑うつ状態に陥り、休業に入ると速やかに回復して復帰してくるが、しばらくすると再発して休業するのを繰り返す中年既婚男性の症例である。父親がトップクラスの大学の医学部出身の医師で、彼自身は地方の国立大学を卒業して就職しており、男性に父親に対する畏怖と服従と反発のないまぜになった気持ちのあることが感じ取られた。外部の診療所に通院して投薬を受けており、産業医としては復帰や休業に関する判断や助言に際して関わっていたが、繰り返しを何とか打破したいという思いから継続的な面談を設定した。産業医は、父親との葛藤関係に立ち入ろうとすると、彼がうつ病は治っているとして否認するので、イライラさせられることが続いた。そのうちに彼は主治医を替え、父親の出身大学の付属病院精神科で認知行動療法を受けるようになった。例によって休業のあと、主治医の復帰可能診断書を携えてくるが、そこに「抑うつ状態は完治しており、身体面で云々」とあるのが、休業の反復を本人の抑うつ状態の否認に起因していると見ている産業医には理解できなかった。こうして患者が、自分のネガティブな面に対する否認を打破したいと思う産業医に対して、父親の出身大学に属する権威ある主治医を対抗させるという構図が続いた。復帰のラストチャンスと考えられた相談の場で、産業医が、抑うつ状態の存続の否認に共謀する主治医について「うつ病と認めていないのは主治医だけではないか」と言ったのを受けて、彼は総務部立ち会いの主治医の診察の場で「産業医がこう

言っているが主治医としてはどうか」と直接問い質した。ここで初めて、これまで単に平行関係にあった主治医と産業医の相違する意見が表立って交錯することになった。この後、復帰は順調に進み、人員整理に伴う本社への単身赴任の打診に対しても産業医の反対意見を押し切って転勤を選択、勤務継続できているようである。

　この症例は、自分の弱さ（その象徴が「うつ病であること」）の否認という防衛に、それを認めさせようとする産業医に父親の出身大学付属病院の認知行動療法志向の主治医との関係を対抗させるという形で、治療関係そのものを組み入れているのが特徴である。彼が復帰のラストチャンスという自覚のもと、対立する2つの治療関係を直接対決させた時に初めて、抑うつ状態の反復からの脱出が可能となった。このように、採用する治療方法が認知行動療法か力動的精神療法かという内容以前に、治療関係そのものが防衛に用いられることがあり、こうした場合に精神分析的視点の持つ優位な点は、自身の治療行為そのものを転移・逆転移の概念のもとに解釈の対象として組み入れているところにある。

6. ストレスマネジメントと精神分析の交流

　3節で、精神分析とは転移・逆転移関係を通じて治療するものだと定義した。転移という現象が明瞭に面接の場に現れ、取り扱うことができるためには、構造化が重要である。構造化とは、面接の時間や場所、料金を一定に設定し、治療関係以外に二重の関係を持つことを避けるといったことが含まれる。例えば学校の教員が担当の生徒に同時に精神療法を行うことは、教育的関係と治療という関係が二重になるため避けるのが好ましい。また面接では治療者が特定の方向に価値評価することを控え（中立性）、また被分析者の側には心に浮かぶことを検閲せずに自由に話すよう要請することで、内面の発露が促される。このように意図的に転移現象を生じさせ、それを通じて治療を進めるという精神分析は、一定の条件が満たされてのみ可能であり、一般の精神科外来のような枠で行い得るものではない。条件の整っていない場で精神分析を行おうとすると、患者の内的世界と現実との混同が生じ、著しい混乱を招く。

　さて、5節で例として挙げた2つの事例はいずれも企業のメンタルヘルス業務

の枠組みであり、一般精神科診療ですらない。にもかかわらず産業医の思惑を越えて転移現象は生じており、最初の中年女性の場合には彼女の会社に対する怒りを先取りする形で産業医が憤りを感じたところがそうであろう。復帰に向けた調整作業を通じて怒りが彼女に戻される過程を通じて、復帰可能な状態がもたらされ、同時に母親との自立をめぐる葛藤が今後取り組むべき課題としてそこから浮かび上がってきたのである。復帰のたびに抑うつ状態を反復した男性社員の場合は、父親との葛藤を反映した自分の弱さに対する否認が、父親の出身大学の付属病院の主治医と産業医という2つの治療的関係を拮抗させる形で維持されており、復帰のラストチャンスのタイミングでこの2つを本人が対決させたことが決め手となったと考えられた。このように、治療者が転移を通じての治療という精神分析療法を意図していなくとも、一般精神科や一般診療科での診療であれ、学校や企業のメンタルヘルス業務の場であれ、転移・逆転移現象が発展することがあり、その場合、それに対する適切な対処が肝要となる。

　開業医の一般診療における精神療法的関わりの実践的研究をしたのが英国の精神分析家のバリント（Balint, M.）であり、平易な日常的言葉で開業医がなし得る精神療法的アプローチを論じている[9]。バリントは、精神療法に興味を持つ一般開業医を公募し、セミナーにおける討議を通じてメンバーの開業医の精神療法を支援する形をとった。メンバーにはさらに、バリントが属する精神分析インスティテュートのサービスが必要に応じて受けられるように準備されており、事例の評価やコンサルテーション、さらに力量を超える場合には分析家による治療への引き継ぎが可能であった。バリントのこの試みでの創造的な点は、精神分析理論を一般診療へ応用したことではなく、こうしたシステムづくりにある。ここから精神分析がストレス関連領域のメンタルヘルスに寄与できるとすればどのような仕方であるかが導き出せるであろう。それは、一般精神科医やメンタルヘルス専門職、あるいは教員などが精神分析の理論や概念を学ぶことではなく、実際に事例に関わっている当事者と精神分析家の連携の枠組みを提供することである。個人スーパービジョン、集団スーパービジョン、セミナーでのケースカンファレンス、評価やコンサルテーションの提供、さらには難しい事例での分析家への引き継ぎといった実践こそが有意義な共同作業となろう。

〈文献〉

1) Schulte W. Die Entlastungssituation als Wetterwinkel für Pathogenese und Manifestierung neurologischer und psychiatrischer Krankheiten. Nervenarzt 1951; 22: 140-149.（佐藤哲哉，大橋正和訳．神経学的および精神医学的疾患の病因と発病に対する好発期としての荷おろし状況．精神の科学別巻．東京：岩波書店；1984.）
2) Horowitz MJ, editor. Essential papers on posttraumatic stress disorder. New York: New York University Press; 1999.
3) Young A. The Harmony of illusions: inventing post-traumatic stress disorder. New Jersey: Princeton University Press; 1995.（中井久夫，大月康義，下地明友，辰野剛，内藤あかね訳．PTSDの医療人類学．東京：みすず書房；2001.）
4) Tellenbach M. Melancholie.4.Auflage. Berlin: Springer; 1984.（木村敏訳．メランコリー．東京：みすず書房；1985.）
5) 新宮一成，鷲田清一，道籏泰三，高田珠樹，須藤訓任編集．フロイト全集1-22．東京：岩波書店；2006-2012.
6) Gill MM. Analysis of transference. Vol.1: theory and technique. New York: International University Press; 1982.（神田橋條治，溝口純二訳．転移分析：理論と技法．東京：金剛出版；2006.）
7) Khan M. The concept of cumulative trauma. Psychoanalytic Study of the Child 1963; 18: 286-306.
8) Freud A. Comments on trauma. In: Furst S, editor. Psychic trauma. NewYork: Basic Books; 1967. p.235-245.
9) Balint M. The doctor, his patient and the illness.2.Edition (1963). Edinburgh: Churchill Livingstone; 2000.（池見酉次郎，杉田峰康，松山茂，小野亨雄．プライマリ・ケアにおける心身医学：バリント・グループの実際．東京：診断と治療社；1967.）

2 心理学的対応
2-2 認知行動療法の理論と臨床応用

大野　裕

1. 認知行動療法とは

　認知行動療法（認知療法とも言う）とは、認知のあり方に働きかけて、思考のバランスをとり問題解決を図ることによって、情緒状態を変化させることを目的とした短期の構造化された精神療法であり、1960年代初頭に精神科医の**ベック**（Beck, A.T.）[1)2)] が提唱したものである。ベックはまずうつ病性障害に対する効果研究を行い、うつ状態の時には否定的認知の3徴候（negative cognitive triad）と呼ぶ自己、世界、将来の3領域における悲観的な考えが強まっていることを明らかにして、認知行動療法の治療理論を構築した。つまり、うつ病性障害の患者は、「自分はダメな人間だ」（自分に対する否定的な考え）、「周りの人たちは自分を負担に感じている」（周囲に対する否定的な考え）、「これからもずっとこのつらい気持ちは続く」（将来に対する否定的な考え）といった考えに支配されている。

　ベックは、こうした認知過程、つまり情報処理過程に焦点を当てて、その極端な偏りを修正することで抑うつ患者を治療することを考えた。そして、それまでの精神療法の長所を取り入れながら、認知を基礎とした統合的精神療法である認知行動療法を提唱し、その効果を実証していったのである。その後、ベックをはじめとする多くの研究者や臨床家が不安障害や精神病性障害、双極性障害やストレス関連障害などの精神疾患の治療に効果的であるという科学的根拠を示して世界的に注目されることになり、米国精神医学会（APA）のレジデント研修でも重

要な位置を占めることになった[3)][4)]。わが国でも、2004年度に始まった厚生労働科学研究「精神療法の実施方法と有効性に関する研究」とそれに続く「精神療法の有効性の確立と普及に関する研究」の成果を受けて、2010年の診療報酬の改定で健康保険の対象となった[5)][6)][7)]。

　認知行動療法は、周囲の状況や自分の状態を主観的に判断し続けている私たちの認知過程に着目する。認知過程が最もよく現れるのが、その時々に私たちの頭に浮かんでいる考え、**自動思考**である。その時自動思考として現れている認知過程は、私たちがその時体験している情緒状態や行動と深く関連している。つまり、認知（思考）-感情-行動はセットで動いており、喪失の認知はうつと退却行動に、危険の認知は不安と回避行動に、不当という認知は怒りと攻撃行動と相互に関連し合っている。多くの場合、そうした関連は適応的に働いているが、ストレス状況下などで認知過程が極端になると、精神的苦悩や問題と言われる行動が生じてくる。認知行動療法ではこのような現実と判断のずれ、つまり認知の偏りに注目しながら、現実に沿った判断ができるように認知を修正していく。

　この時に重要になるのが、ベックが大切に考えていた「肌で体験すること」の重要性である。認知行動療法というと考えを切り替えることにばかり目が向けられがちであるが、それは体験を通した気づきの積み重ねから得られる考えの広がりなのである。そのためには、行動することで考えを検証する行動実験が不可欠である。この「肌で体験すること」の大切さを患者に伝えるところに認知行動療法の真骨頂があると、筆者は考えている。

　こうした行動実験が行えるようになるためには、治療者の共感的寄り添いが不可欠である。認知行動療法というと認知にばかり目が向けられがちであるが、情緒的に寄り添えて初めて治療関係が安定し、患者が認知や現実に目を向けることが可能になるのである。

2. 認知行動療法のアプローチ

　上述したような認知（思考）-感情-行動の悪循環を断ち切るためには経験を通した認知の修正が必要になる。その認知過程の修正を、できるだけ短期で、しかも構造化された形で行うのが認知行動療法である。その際の構造化は、セッショ

ンごとの構造化と治療全体の構造化がある。

　まず各セッションの構造化であるが、導入部、認知行動療法を活用した対話、まとめの3つに分けられる。これは5分から10分の外来の面接でも、45分から50分の面接でも同じである。

　導入部では、まずあいさつをした後に前回の面接以降に起きたことを話し合い、その中でホームワークについても振り返る。そうした過程を通して、その回のセッションで話し合う話題（**アジェンダ**）を患者と一緒に決める。45分のセッションの場合、このアジェンダ設定までの時間が5〜10分である。1回に話し合えるアジェンダは1つか2つであり、基本的に患者が役に立つと考える話題を中心に一緒に話し合って決めるようにする。ただ、自殺の危険性がある場合や治療に好ましくない行動を患者がしている場合、患者の生活に危険が迫っている場合には、治療者主導でそれをアジェンダとする。

　次にそのアジェンダについて話し合うが、治療者はその内容に応じて、役に立つ認知行動療法のスキルを柔軟に選択し適用していくことが求められる。そうした治療技法には、根拠を検証する（examining evidence）、実験を計画する（set up experiment）、帰納的質問（inductive questioning）、再帰属（reattribution）、代わりの方法や考えをつくり出す（generate alternatives）、教育（education）、ロールプレイング（role playing）、モデルの説明（explaining the model）、行動活性化（behavioral activation）、エクスポージャー（exposure）、問題解決（problem solving）、スキルズトレーニング（skills training）などさまざまなものがあるが、その選択と適用のスキルはマニュアルを読むだけで身につくものではなく、**スーパービジョン**を通した臨床経験を積み重ねることが不可欠である。

　45分のセッションでは、アジェンダについて話し合った後、セッションの終盤では、5〜10分を使って面接を振り返り、ホームワークを決める。ホームワークの出し方も大切であり、画一的に週間活動記録表や非機能的思考記録表を書かせるのではなく、面接の内容を踏まえて治療者と患者が話し合って決めていく必要がある。ホームワークはあくまでも面接で話し合ったことを実生活で確認するものなのである。

　面接の最後には、患者から面接に対する印象などのフィードバックを求めて終わりにする。患者からのフィードバックは、面接の終わりだけでなく、面接の中

で適宜求めて、患者と治療者の理解を共有するようにすることが大切である。

次に、治療初期、中期、後期、終結期に分けて認知行動療法の進め方について説明する。

(1) 治療初期：患者理解を基礎とする良好な治療関係の確立

治療初期の基本的な課題は、①問題点の洗い出しと症例の概念化、②治療方針の決定、③問題点と治療法についての教育的説明と必要に応じて参考になる読み物やサイトの紹介、④治療の枠組みの提供と良好な治療関係の確立、である（こうした情報提供と心理教育の一助になるように、筆者が監修している「うつ／不安ネット」（http://cbtjp.net/）からは、認知行動療法について解説した小冊子『こころのスキルアップトレーニング』のPDFが無料でダウンロードできる）。

治療初期には、患者を一人の人間として理解した上で、安定した治療関係を築きながらまず行動に目を向け、徐々に認知の非適応的な部分を話題にしていくようにする。その際に、治療者は、一方的に教えるのではなく、患者が現実に目を向けながら徐々に自分の認知の非適応的な部分に気づけるように手助けしていくようにする。

こうしたアプローチが効果を上げるためには、症例の概念化を通して患者の問題と強みを把握しておく必要がある。つまり、認知行動療法では、患者のこれまでの生活史や発症の誘因、症状の持続因子などをもとに患者の**スキーマ**を想定し、面接の中で患者がどこに気づき、どのような長所を活かせば治療効果が上がり、予防に役に立つかという仮説を立て、治療方針を決めていくのである。

また、認知行動療法では良好な治療関係を重視する。良好な治療関係をつくり上げるには、治療者の言葉、態度に対する患者の反応に気を配りながら、温かい雰囲気の中で相互交流を促進する必要がある。そのためには、患者からこまめにフィードバックを得ることが大切で、患者の気持ちや考えを積極的に聞くようにしなくてはならない。その時に、治療者と患者が一緒につくり上げた仮説を「科学者」のように検証していく**協働的経験主義**（collaborative empiricism）と呼ばれる関係が重要である。治療者は、**発見への導き**（guided discovery）ないしは**ソクラテス的問答**と呼ばれる質問の仕方をする。質問に答えていくうちに患者自身が自分の確信に疑問を抱くように話を進めていくのである。

(2) 治療中期：実体験を通した認知の歪みの修正

認知行動療法で用いられる技法は大きく行動的技法と認知的技法に分けられるが、治療の焦点が、行動から認知に移っていくのが基本的な流れである。つまり、まず行動に目を向けながら徐々に考えに目を向けていくようにする。ただ、行動と認知は影響し合っており、行動的技法は認知に、認知的技法は行動に影響を与える。例えば、「できない」と考えていた行動が行動的技法によって可能になると、「できる」という認知に修正され、それによって次の行動が可能になってくる。

① 行動への働きかけ

日常活動記録表を用いて、より達成感のある活動や楽しめる活動を増やしていく行動活性化、問題解決技法、**主張訓練**などの技法を用いるものであるが、認知行動療法では、行動それ自体よりも、行動を通して**気づき**を促し、認知を修正するところにポイントがある。

患者特有の認知を現実の生活の中で検討していくためには、患者が自ら行動し体験することが大切である。前述したように、認知行動療法は実生活の中での体験を通した肌で感じる気づきを重視し、行動的技法を併用して認知の修正を図る。その意味でも、次回までの面接の間に患者にしてきてもらうホームワークの設定が重要な意味を持つことになる。

行動的技法の1つである行動活性化は、楽しい行動ややりがいのある行動を増やすことで抑うつ症状の軽減を図る治療技法である。そのために、週間活動計画表を用いて行動の計画を立て、その行動を実際に行って感じた達成感や快感を記入していく。これによって患者は、事前の予測と実際の体験とのずれを数字的に認識し、認知の偏りに気づくことができる。また、その結果を参照することによって、患者が楽しみや満足感を得ることができる活動を計画の中に増やし、苦痛な活動を減らしていくことができる。

こうした行動を始めることに患者が躊躇する場合には、認知的技法を用いて、行動を妨げる原因になっている認知を修正する必要が出てくる。治療場面で浮かんでいる考えから患者の否定的な予測を明らかにしたり、実際にそれを行っている状況を患者にイメージしてもらい、そこでどのような心理的な体験をするかを

報告してもらったり（イメージ法）、ロールプレイングを用いて対応を考えたりするのである。このほか、**系統的脱感作**を用いたり、**漸進的筋弛緩法**や**自律訓練法**を用いてリラックスする方法を教えたり、行動や空想を用いて注意を他にそらして不快な気持ちから離れられるような対処法（distraction technique）を学習してもらったりするのも1つの方法である。

② 認知への働きかけ

行動を通して認知を修正しながら、徐々に認知そのものに焦点を当てるようにする。その際に治療者は、「その時どのような考えが浮かんでいましたか」と問いかけ、そのように考えるようになった具体的な根拠や、その考えに合わない事実（**反証**）について話し合っていく。ここで大事なことは、患者の考えに反論することではなく、根拠と反証を並べた上で患者にどのような気づきがあるかを見ていくことである。あくまでも、現実を見ながら気づいていくのは患者であり、治療者はそれを手助けするだけの役割である。

その際に、まず患者の気持ちに**共感**し寄り添うことを忘れないようにしないといけない。認知への入り口は感情であり、感情が伴わない認知を話題にしても治療効果は期待できない。しかも、考えを変えることを話題にしすぎると、患者の考え方が悪いという否定的なメッセージを伝えることになるので注意しなくてはならない。

認知の修正技法で最も一般的なアプローチが**認知再構成法**である。つまり、思考記録表を用いて、自動思考とそれを裏づける事実、反対の事実をもとに、より適応的でバランスのとれた考え方を身につけていく方法である。

こうした作業を進める際に、非適応的思考記録（dysfunctional thought record）と呼ばれる方法が役に立つことがある。これは、不快な感情が起きたり、望ましい行動がとれなかったり、何かをしようという気持ちが起きてこなかったりした時に利用するものであり、状況、情緒、自動思考、適応的思考、結果の5つのコラムを基本としている。その他に行動、（自動思考の）根拠と反証、今後のプランなどのコラムを追加することもある。

これは、最初は治療者主導で行われることが多いが、次第に患者が自分1人でできるように手助けしていくようにする。こうした思考記録表は、私たちが日常

生活の中で人の相談に乗ったり、自分の気持ちを整理したりする時の考えの流れの型を示すものであり、役に立つ場面は多いが、治療として必ずしも必須ではなく、患者の希望に合わせてツールや方法を工夫していくことも少なくない。

(3) 治療後半：スキーマへの気づき

治療の後半では、患者に特有のテーマやスキーマを整理して、それを活かす方法を考えるようにする。その場合、次に挙げる2つの側面からのアプローチを行う。1つは、スキーマ通りに行動しないとどのようになると患者が考えているかを明らかにして、それに従わなかったらどのようになるかを現実の行動を通して明らかにしていく方法である。もう1つは、現在の行動の中から、スキーマに反する行動や態度を取り出し、それが必ずしも患者が予測するほど悪い結果にはならないということを明らかにする方法である。もっとも、パーソナリティの問題が大きくない限りこうしたスキーマにまで踏み込むことはなく、スキーマの気づきで十分な場合も少なくない。

(4) 治療の終結

治療集結の段階では、それまでの治療の経過を振り返り、治療を通して獲得したことを再確認し、治療中にやり残したことや治療後に出会う可能性のある問題について話し合うことで、再発予防に役立てる。なお、この段階では、治療から離れて独り立ちしていくことに対する不安が強まるものである。こうした場合には患者の極度に否定的な認知が再活性化されていることが多いので、それについて話し合うようにする。

3. 簡易型（低強度）の認知行動療法と職域への活用の可能性

ここまで定型型（高強度）認知行動療法について説明してきたが、面接時間が限られた外来診療や地域の精神保健では、定型型（高強度）認知行動療法だけでは対応しきれない。そうした時には、欧米の研究でその効果が実証されている簡易型（低強度）認知行動療法を活用することが望ましい。

簡易型認知行動療法は、より多くの人が容易に効果的な精神保健・医療サービ

スを受けられるようにすることを目的にしたもので、1人のユーザーに使用する人や時間を効率的に少なくしながらも効果を求めたアプローチである。こうしたアプローチは、一般外来はもちろんのこと、産業領域の予防・教育活動や復職支援、地域における住民の心の健康環境支援や外来診療支援等で活用できる[8)9)]。それには、①当事者同士が認知行動療法のスキルを用いてお互いに支え合うサポートグループ・プログラム、②認知行動療法のスキルを用いて住民のストレス対処や病気治療についての相談に乗る相談機関、③認知行動療法の原則に沿って作成された資料（書籍等）に基づいた個人のセルフヘルプ、④行動活性化や問題解決技法、認知再構成等の認知行動療法のスキルを中心に伝える心理教育、⑤有酸素運動を中心とした運動療法、⑥インターネット等を用いた心理教育やセルフヘルプなどがある。

　特に職域では、認知行動療法がストレス対処能力を高めることから、疾患予防や復職支援で広く使われるようになっている。復職支援プログラムの一環として**集団認知行動療法**を活用する施設が増えているし、認知行動療法を社員教育に導入して疾患予防や生産性向上につなげようとしている企業もある。最近では、ウェブサイトやメールを活用することでより効率的に社員教育を行える可能性が大野ら[7)]によって報告されており、筆者も、認知行動療法の基本的なスキルを集団で講義した後に、認知行動療法活用サイト「うつ・不安ネット：こころのスキルアップトレーニング」（http://cbtjp.net/）を活用することで社員の心の健康を高めるアプローチを開発している。

　このサイトは、携帯電話を利用したセルフヘルプ用の認知行動療法活用モバイルサイト「うつ・不安に効く.com」から始まった。その後、400件強の記入内容を解析した結果、約8割の利用者が有用性を実感していることがわかり、ウェブ版「うつ・不安ネット：こころのスキルアップトレーニング」を開設した。

　ウェブ版の内容を簡単に紹介すると、①「簡易抑うつ症状尺度QIDS-J」を使ってサイト上でうつ度のチェックができる、②認知再構成のためのコラムに困った状況、その時の感情、自動思考、自動思考の根拠と反証を書き込むと、適応的思考の案が自動返信されてきてバランスの良い考え方をする手助けをする、③「こころ日記」を使って自分の心に目を向けながら毎日の生活を整理したり、「こころ温度」や「こころの天気図」を使ったりして、生活を立て直す、④問題解決の

技法を用いて効果的で実行可能な解決策を考えることができる、⑤うつ病や不安障害、認知行動療法のスキルやリラックス法が動画などで解説、紹介されている、⑥毎週メールマガジンが配信される、といったものである。こうしたアプローチを職場の保健活動の補助として活用することで、産業保健スタッフが効率的に人間的な支援を行えるようになることが示されている[10)11)]。

4. おわりに

最後に、精神療法では良好な治療関係を維持することが重要であるが、認知行動療法では特に、患者を温かく受け入れると同時に、患者の考えや思い込みを治療者と患者が一緒になって「科学者」のように検証していく協同的経験主義と呼ばれる関係を重視する。その時に治療者は、患者が自分の意見を表現しやすい雰囲気をつくり出しながら、患者が自分で答えを見つけ出していけるようなソクラテス的問答と呼ばれる質問技法を用いる。こうした技法に基づく安定した治療関係の重要性を強調して本稿を終えることにしたい。

〈文 献〉

1) Beck AT. Cognitive therapy and the emotional disorders. New York: International Universities Press; 1976.（大野裕訳．認知療法：精神療法の新しい発展．東京：岩崎学術出版社；1990.）

2) Beck AT, Rush AJ, Shaw BF, Emery G. Cognitive therapy of depression. New York: Guilford Press; 1979.（坂野雄二監訳．うつ病の認知療法．東京：岩崎学術出版社；1992.）

3) Wright JH, Basco MR, Thase ME. Learning cognitive-behavior therapy: an illustrated guide. Washington, D.C.: American Psychiatric Publishing; 2006.（大野裕訳．認知行動療法トレーニングブック．東京：医学書院；2007.）

4) Wright JH, Sudak DM, Turkington D, Thase ME. High-yield cognitive-behavior therapy for brief sessions: an illustrated guide. Washington, D.C.: American Psychiatric Publishing; 2010.（大野裕訳．認知行動療法トレーニングブック 短時間の外来診療編．東京：医学書院；2011.）

5) Fujisawa D, Nakagawa A, Tajima M, Sado M, Kikuchi T, Hanaoka M, et al. Cognitive behavioral therapy for depression among adults in Japanese clinical settings: a single-group study. BMC Research Notes 2010; 3: 160.

6) 大野裕. 認知療法・認知行動療法 治療者用マニュアルガイド. 東京：星和書店；2010.
7) Ono Y, Furukawa TA, Shimizu E, Okamoto Y, Nakagawa A, Fujisawa D, et al. Current status of research on cognitive therapy/cognitive behavior therapy in Japan. Psychiatry and Clinical Neurosciences 2011; 65: 121-129.
8) 衛藤理砂, 田中克俊. 認知行動療法と産業ストレスの対策. 日本産業ストレス学会編. 産業ストレスとメンタルヘルス：最先端の研究から対策の実践まで. 東京：中央労働災害防止協会；2012. p.246-253.
9) 田島美幸, 大野裕. Internet-based CBTを使った職場のメンタルヘルス. 医学のあゆみ 2012；242：531-536.
10) Mori M, Tajima M, Kimura R, Sasaki N, Somemura H, Ito Y, et al. A web-based training program using cognitive behavioral therapy to alleviate psychological distress among employees: randomized controlled pilot trial. JMIR Research Protocols 2014; 3(4): e70.
11) Kimura R, Mori M, Tajima M, Somemura H, Sasaki S, Yamamoto M, et al. Effect of internet-based cognitive behavioral therapy on work performance. Journal of Occupational Health (in press).

2　心理学的対応
2-3　コーピングの理論と応用

影山隆之

1. ストレス理論におけるコーピング

　セリエ（Selye, H.）によって提唱された生物学的なストレス理論では、人間がストレス状況にどう対処するかという能動性はさほど重視されていなかった。しかしその後、ラザルスら（Lazarus, R.）[1]が心理社会的ストレス過程を説明するために考えたトランス・アクションモデルでは、人間から環境への働きかけ、つまりストレスに対する**コーピング**（対処）が鍵概念となった。

　コーピングの定義として最も有名なラザルスら[1]の定義を要約すれば、コーピングとは「自分に負荷をもたらすと判断された外的・内的な圧力に打ち勝ったり、これを減少させたり、受け入れたりするための認知的あるいは行動的な努力」である。コーピングを対処行動と訳すこともあるが、何もせずじっとがまんするコーピングを行動と呼ぶのは日本語感覚として無理があるので、**対処**（日本精神神経学会『精神神経学用語集』）と訳すのが適切だろう。また、自動的反応とコーピングを区別する意味で、コーピングにおける意図的な努力を強調する説明は多いが、コーピングの一類型である防衛機制のように無意識に（または瞬時に）選択されるコーピングも存在することは否定できない。

　さらに詳しく言えば、ある特定の状況で選択されるコーピングがコーピング方略（coping strategy）で、それが有効でなかった場合には方略を切り替えることもあるし、最初から複数のコーピング方略を選ぶこともあるだろう。他方、場面を特

定せず、ある人が「各種の場面でどのようなコーピングを用いることが多いか」という傾向を、コーピングスタイルまたは**コーピング特性**（coping profile）と呼ぶ。

それでは、ラザルスらのモデル[1]において、コーピングはどのように位置づけられるだろうか。まず、潜在的なストレス要因に遭遇した人が「これは脅威だ」と判断した時に、ストレス過程が始まる。この判断が**一次認知評価**（primary cognitive appraisal）である。その結果、緊張・不安などの不快な情動と、それに伴う身体的な反応（総称してストレス反応またはストレイン）が生じる。これを解消するためにどう対処するか、という判断が**二次認知評価**（secondary cognitive appraisal）である。コーピングの方法によっては、実行するために時間・健康・周囲のサポートなどのコーピング資源が必要になる。同じ人でも状況によって選ぶ対処方法は異なる、という意味でコーピングは状況依存的である。コーピングが成功せずストレス反応がより強く長く続けば、ストレス反応が健康問題や行動問題のようなアウトカムに発展するリスクがある。場合によってはコーピング自体が、アルコール・薬物問題のような不適切な問題になることもある。

ここで単純に考えると、仮に、状況に応じて最善のコーピング方略を採用できる柔軟性があれば、**ストレスマネジメント**や精神的健康の増進に資するように思われる。しかしこれは非現実的な仮定であって、すぐに気づくのは「この場面で何が最善のコーピング方略か」を決めることの難しさや、上記の柔軟性を個人特性として評価することの難しさである[2]。ただし、個人特性としてコーピング特性を評価することは、ある程度可能でもある。これを活用したストレス過程のアウトカム予測や、ストレスマネジメント教育についての研究が、後述のように進みつつある。また、臨床事例を考える際にも、ある人がどのようなコーピング特性を持つか、ある局面でそれをどう発揮または修正するのがよいか、そのためにどのようなコーピング資源を提供することが援助的か、などと考えてみることは有益な場合が多い。なお、コーピングに成功（失敗）する体験を重ねることはその人の自己効力感や自尊感情の形成に影響する可能性があり、これらがさらに一次認知評価にも影響する可能性もあるので、上記モデルで便宜上分けて考えた二次認知評価と一次認知評価は、個人のレベルでは相互に関連し合って発達すると言える。

2. コーピングの類型・特性と評価方法

コーピングと健康などのアウトカムとの関連を考える際には、さまざまなコーピング方略やコーピング特性を類型化できると便利である。しかし従来、コーピングの類型化についてはさまざまな説が錯綜し、このためさまざまなコーピング測定方法が用いられてきた。このことは、コーピングに関する研究結果が一貫しないことの一因にもなってきた[2]。ここで、特定のストレスフルな状況を想定して議論するのであれば、その状況に応じた具体的なコーピング方略を想定することもできよう。だが、より一般的なコーピング特性を考える場合には、簡略なモデルでコーピング類型またはコーピング特性を記述し、それに応じた測定ツール（コーピング尺度）を開発することが望ましい。そこで以下では、コーピングの類型化と尺度に関する研究を簡単にレビューする。

まずラザルスら[1]は、コーピング方略を問題中心型の対処と情動中心型の対処の2つに大別した。さらに、具体的な対処の方法（モード）として、前者には直接行為、情報収集、認知的対処の3つを、後者には直接行為、認知的対処、行為の抑制の3つを想定し、結局6つのコーピング類型を考えた。しかし、彼らの文献を比較すると、これらの見解の細部は何度か修正されているように見える。彼らが作成したコーピング特性評価尺度（way of coping questionnaire：WCQなど）には日本語版（SCI）[3]も作られているが、質問数が64項目と多いこと、いくつもの修正版が用いられていること、コーピング尺度が上記6つのコーピング類型と対応しないこと、因子構造の不安定さが報告されていることなどから、使いやすいツールとは言いがたい。

これと似た構想でエンドラー（Endler, N.S.）らは、課題優先対処、情緒優先対処、回避優先対処という3つのコーピング類型を考えた[4]。ラザルスらが問題中心型対処の一種に位置づけた「視点の転換」や「価値の切り替え」を彼らは情緒優先対処に分類し、回避優先対処は独立した第三の類型として位置づけた。この理論に基づくコーピング尺度（coping inventory for stressful situation：CISS）は3尺度48項目から成り、日本語版も開発されている[5]。

またカーバー（Carver, C.S.）ら[6]は、13のコーピング方略を想定したコーピング尺度COPEを開発した。欧米ではWCQと並んで使用頻度が高いツールだが、残

念ながらこれも因子構造の不安定さが繰り返し報告されている。

　一方、医学中央雑誌で日本のコーピング研究を検索すると、**BSCP**（brief scales for coping profile：コーピング特性簡易評価尺度）[7)8)] と **TAC24**（tri-axial coping scale 24-item version：3次元コーピングスケール）[9)] という、ともに日本で開発されたコーピング尺度の使用頻度が最も高い。いずれも、複数の研究によって一定程度の信頼性と妥当性が支持されており、コーピング特性の評価ツールとして実用性が高いと思われるので、これらを紹介する。

　まず、影山らによるBSCP[7)8)] は18項目で構成され、前記ラザルスらの想定に近い6つのコーピング特性を各3問で評価する下位尺度から成っている。6つのコーピング特性とは、問題焦点型対処としての「積極的問題解決」「問題解決のための相談」と、情動焦点型対処としての「視点の転換」「気分転換」「他者を巻き込んだ情動発散」「回避と抑制」である。下位尺度得点はいずれも、得点が高いほどその種のコーピング方略を日頃多用していることを意味する。ごく具体的なコーピング方略（例えば「たばこを吸う」「散歩をする」「テニスをする」など）をいちいち挙げる代わりに、「気分転換をする」といった包括的な表現を用いている。開発の過程でいくつかのバージョンがあったが、ごく最近Ver.3にわずかに修正を加えた最終版Ver3.1が提案された。使用実績が最も多いのはVer.3[7)] だが、その知見はVer.3.1にもそのまま適用できると思われる。上記6つの下位尺度のうち、「積極的問題解決」と「問題解決のための相談」、「他者を巻き込んだ情動発散」と「回避と抑制」、「気分転換」と「視点の転換」の間には、それぞれ弱い正相関があって、ラザルスら、およびエンドラーらの理論を裏づけている。

　一方、TAC-24を開発した神村ら[9)] は、諸研究に基づきコーピング方略を「問題焦点-情動焦点」「接近-回避」「認知-行動」という3次元で分類することを提唱した。これに基づいて、24項目の質問は「情報収集」「放棄・諦め」「肯定的解釈」「計画立案」「回避的思考」「気晴らし」「カタルシス」「責任転嫁」という8因子に割り当てられている。

　なお、これら2つ以上によく用いられるツールで、ストレス対処力を表すと言われる**首尾一貫感覚**（sense of coherence：SOC）尺度がある。SOCはコーピング特性そのものではないが、アントノフスキー（Antonovsky, A.）[10)] の提唱が日本に紹介されて以来注目されている概念なので、やや詳しく紹介する。これはいわば、

世界に対するある種の向き合い方であって、次の3つの要素を含む。つまり、ストレスフルな状況にあってもなお、①自分は状況をよく把握していると感じ（把握可能感）、②状況に何とか対処することができそうだと感じ（処理可能感）、③この困難な状況にも何かしらの意味があると感じること（有意味感）、である。SOCは、健康を維持増進する力や、生きる力・しなやかさ・したたかさの源泉となる感覚だと言われる。一般勤労者における調査では、SOCの高い人は八つ当たりや回避的な対処を使うことが少なく、発想・価値観を切り替えるコーピング方略や、問題焦点型のコーピング方略を多く使う傾向にある[11]。つまりSOCは、これらのコーピング方略を行うために、自分の中にあるスキルや外界の助け手などコーピングのための資源を動員する力を表している。上記のように説明されても、「では自分のSOCを高めよう」と簡単に自分を変えることは難しいだろう。むしろ、目に見えるコーピング特性を修正することから始めて、状況に適切な対処をし、困難を乗り切る経験を積むことによって、自信を獲得したり、SOCが高まったりするのではないかと考えられる。

3. 一般集団のコーピング特性

　それでは、BSCPやTAC-24などを用いた結果、日本人一般集団のコーピング特性についてどのようなことがわかっているだろうか。

　これらのツールを用いた場合、一部のコーピング特性の下位尺度得点は男性より女性で高いが、基本的に男女差は小さいと言える[11][12]。ただし、「愚痴をこぼす」というコーピング方略を、男性は「解決にならないと知りつつすること」と捉える見方が多数派だが、女性では「解決のために相談する」というコーピング方略と相関が強く、援助希求行動の用い方の性差を示唆している[7]。さらに、ごく具体的なコーピング方略の使い方となると一部では男女差が見られ、例えば気分転換、何か食べる、誰かと買い物に行く、などは女性が多く用いるのに対し、飲酒を用いるのは男性に多い[12]。

　コーピング特性と加齢の関係について追跡したデータは乏しいが、勤労者についての横断的データでは、年齢が高いほどBSCPのすべての下位尺度得点が低い傾向が報告されている[11]。定年前後の数年間を追跡した研究でもこの解釈は支

持されており[13]、コーピング方略のバリエーションは加齢に伴い縮小している可能性がある。

　職業との関連では、研究職者は技術・事務職者より問題焦点型コーピング方略を多用する傾向にあることが報告されている[11] [14]。これは選択バイアスの結果とも解釈できるが、仕事柄そうしたコーピング方略が要求されるのも事実だろう。

　労働者についての調査によれば、問題焦点型コーピングや「視点の転換」を多用している労働者は職場内のストレス媒介要因（コントロール度、達成感、同僚上司の支援）を多めに感じており、回避型コーピングを多用している労働者は人間関係のストレスや仕事の質的負荷を多めに感じている[11]。これらの相関は強いものではないが、労働者から見た職場内のストレス関連要因は、労働者のコーピング特性の影響をいくらか受ける可能性を示唆している。言い換えれば「同じ業務についたとしても、労働者のコーピング特性によって、職場風景はいささか異なったものに映る」という可能性である。さらに、問題焦点型コーピングや「視点の転換」を多用している労働者は精神的健康度が高い傾向にあり、回避型コーピング特性や他者への八つ当たり的なコーピング特性は精神的不調と正相関があるという点で多くの研究結果は一致している[7] [10] [12] [14] [15] [16]。コーピング特性は希死念慮とも関連している[14]。また高齢者でも、積極的なコーピング方略やポジティブな宗教的コーピングは抑うつ度の低さと関連する[17]。

　このほか、企業の管理職のコーピング特性は、部下が抑うつ状態や自殺念慮を抱えている場合の対応に関連する可能性が示唆されている[18]。また、患者の自殺や自殺企図に直面した経験がある精神科看護師では、回避型コーピングを多用する人ほど心的外傷が残っている人が多いという[19]。

　以上のように、いくらコーピング方略が状況依存的である（どれが良いとか悪いとか一般化して決めつけることはできない）とは言っても、コーピング特性としての問題焦点型対処や視点の転換は、概して精神的健康の好ましい徴候と関連している。これに対し、コーピング特性としての回避型コーピングや八つ当たりは、精神的健康の好ましくない徴候と関連している。

　このようなコーピング特性は、個人の生活歴を通じ、パーソナリティの発達と密接に関係しつつ形成されるものであろうし[20]、その可塑性は成人よりも青少

年のほうが大きいと推測されるが、その経過を健康な一般集団で追跡した研究は少ない。小集団での研究だが、薬学部学生では長期病院実習の間に「問題解決のための相談」を多く実行するようになったことが報告されている[21]。定年退職前後の会社員を5年間追跡した研究によると、抑うつ度低下群では八つ当たり的なコーピングが減少し「問題解決のための相談」を多く実行するようになっていたが、抑うつ度上昇群では「視点の転換」「気分転換」の実行頻度が低下していた[13]。健康集団にどのような教育的介入をすれば、どの程度までコーピングを変えられるかについて確立した知見はないが、中国軍で2時間×14セッションの系統的介入を行った結果、コーピングに好ましい変化が得られたという報告[22]や、1回の教育的介入でも勤労者のコーピングスキルの変革に有効だったという報告[23]があり、ストレスマネジメント学習の重要な要素としてコーピングスキルの学習が位置づけられるようになっている[24] [25]。小中高等学校の学習指導要領では、保健体育（小学校にあっては保健）の学習内容として、そもそも「心の健康を保つためストレスに適切に対処することの大切さ」が挙げられているので、コーピングスキルの学習や自殺予防教育を含む形でのストレスマネジメント教育[26]の発展が期待される。

4．疾患などの問題とコーピングの関係

精神障害などの健康問題とコーピングとの関連についても、多くの研究と実践が行われてきている。ただし、2節で述べたように、コーピングの類型化や測定の方法としてさまざまな意見が錯綜してきたために、研究や実践の結果は必ずしも一貫しないように見える。その中には、限定的なコーピング方略またはコーピング特性だけに注目したものや、ストレス反応とコーピングを混同したものもある。そこで以下では、代表的なトピックのみを紹介することにする。なお、これらの仕事は決して3節で述べた一般集団におけるコーピング研究と異質のものではなく、連続的な作業として理解する必要がある。

まず一般勤労者や高齢者の抑うつ症状は、既に述べたようにコーピング特性と関連を持っている。同様に、治療の対象となるようなうつ病の患者についても、コーピング特性の偏りやレパートリーの狭さがうつ病の一因になっているのでは

ないかという考え方がある[1]。こうした行動特性は、自分・他人・将来に対する否定的な考え（自動思考）と関連しているとも考えられる。また、攻撃性を表現できることが良好な予後と関連するという考えもある。そこで、彼らの状況認知の仕方やコーピングの仕方を変える**認知行動療法**（CBT）が試みられており、例えば、「coping with depression（うつに対処する）」というCBTプログラムによって、コーピングスキルの変容が見られている[27]。日本でも、心の健康問題による長期休業から職場復帰を目指す人のための**リワーク**プログラムによって、問題焦点型コーピングや「気分転換」「視点の転換」といったコーピングが増加し、回避型コーピングが減少し、対人関係トラブルが減少する方向への変化が認められている[28]。

統合失調症では、コーピングレパートリーの拡大と積極的・外向的なコーピング方略の増加が良好な予後と関連し、攻撃的なコーピング方略は症状の一部をなすと同時に回復遅延の方向に働くという[29]。そこで、患者の生きづらさや回復を説明するために考えられた**ストレス-脆弱性モデル**に基づいて、生活スキルの向上や、周りからタイムリーなサポートを受けるための配慮などの援助が考えられている。例えば、**生活技能訓練**（social skills training：SST）では、コーピング特性全般の変化を目指すのでなく、当事者が生活の中でしばしば遭遇する場面に即して状況依存的なコーピング方略を学習することを目指す。

反復される自傷行為やアルコール等の嗜癖行動では、問題とされる行動自体が状況に対する不適切なコーピングだと考えることができるので、置換スキル（代わりとなるコーピング）を学習させることが援助の中心的課題となる[30]。

身体疾患では、がん患者の予後[31]や筋骨格障害の予後[32]とコーピング特性に関連があるとのレビューがある一方、妊産婦の健康とコーピング特性の関連[33]については一貫した研究結果が得られていないとするレビューもある。

5. 展望

以上のように、疾患やアディクションなど行動上の問題の治療や予防のために、認知行動療法または認知行動学習を考える際には、コーピングに焦点を当てることが今後ますます重要な課題になると考えられる。その際には、具体的な現

実場面を取り上げて状況依存的なコーピング方略の変化を目指すのか、一般的なコーピング特性の変化を目指すのかを、明確に区別することが重要だろう。また結果の評価に際しても、コーピング方略やコーピング特性の変化と、その結果としてのストレス反応の変化を区別し、それぞれを適切な方法で評価しながら治療・教育の標準化を図る必要があるだろう。特にコーピング特性の評価については、研究ごとに独自のツールを使う（開発する）よりも、BSCPやTAC-24のように簡便でバランスがとれた汎用性の高いツールを用い、先行研究との比較を図ることが生産的だろう。また、SOCや自己効力感などは、コーピング方略の適切な選択やコーピング資源の適切な活用を可能にする力を表すと思われる概念なので、これらとコーピングとの相互作用的発達について、その実態と関連要因を経時的研究により解明することが有益と思われる。

〈文献〉

1) Lazarus RS, Folkman S. Stress, appraisal, and coping. New York: Springer; 1984.（本明寛，春木豊，織田正美監訳．ストレスの心理学：認知的評価と対処の研究．東京：実務教育出版；1991.）
2) 鈴木伸一，神村栄一．コーピングとその測定に関する最近の研究動向．ストレス科学 2001；16：51-64.
3) 日本健康心理学研究所．ラザルス式ストレスコーピングインベントリー［SCI］．東京：実務教育出版；1996.
4) Endler NS, Parker JDA. Multidimensional assessment of coping: a critical evaluation. Journal of Personality and Social Psychology 1990; 58: 844-854.
5) 古川壽亮，CISS対処行動評価表，上里一郎監修，心理アセスメントハンドブック第2版．新潟：西村書店；2001．p.578-583.
6) Carver CS. You want to measure coping but your protocol's too long: consider the Brief COPE. International Journal of Behavioral Medicine 1997; 4: 92-100.
7) 影山隆之，河島美枝子，小林敏生．ストレス対処特性の簡易評価表の開発と産業精神看護学的応用に関する研究 平成14年度～平成16年度科学研究費補助金（基盤研究（C）(2)）研究成果報告書；2005.
8) 影山隆之．労働者のストレスとコーピング特性：BSCPによる評価．産業精神保健 2011；19：290-295.
9) 神村栄一，海老原由香，佐藤健二，戸ヶ崎泰子，坂野雄二．対処方略の三次元モデルの検討と新しい尺度（TAC-24）の作成．教育相談研究 1995；33：41-47.

10) Antonovsky A. Unraveling the mystery of health: how people manage stress and stay well. San Francisco: Jossey-Bass; 1987.

11) Tomotsune Y, Sasahara S, Umeda T, Hayashi M, Usami K, Yoshino S, et al. The association of sense of coherence and coping profile with stress among research park city workers in Japan. Industrial Health 2009; 47: 664-672.

12) Nagase Y, Uchiyama M, Kaneita Y, Li L, Kaji T, Takahashi S, et al. Coping strategies and their correlates with depression in the Japanese general population. Psychiatry Research 2009; 168: 57-66.

13) 久保陽子，小林敏生，影山隆之．男性労働者における定年退職5年前と定年退職年の抑うつ度の変化．産業精神保健 2011；19：316-324.

14) 富永知美，三木明子．科学技術研究機関職員における職業性ストレスとコーピング特性が抑うつに及ぼす影響．労働科学 2012；88：39-48.

15) 佐藤百合，三木明子．病院看護師が受ける職場のいじめとコーピング特性が抑うつに及ぼす影響．産業ストレス研究 2013；20：371-380.

16) 影山隆之，小林敏生，河島美枝子，金丸由希子．勤労者のためのコーピング特性簡易尺度（BSCP）の開発：信頼性・妥当性についての基礎的検討．産業衛生学雑誌 2004；46：103-114.

17) Bjørkløf GH, Engedal K, Selbæk G, Kouwenhoven SE, Helvik AS. Coping and depression in old age: a literature review. Dementia and Geriatric Cognitive Disorder 2013; 35: 121-154.

18) Kageyama T, Fujii S. The association of coping profile among managers of a company in Japan with their coping with a worker with depressive symptoms and suicidal thought. The 12th Pacific Rim College of Psychiatrists Scientific Meeting Program and Abstracts 2006: 125.

19) 折山早苗，渡邉久美．患者の自殺・自殺企図に直面した精神科看護師のトラウマティック・ストレスとその関連要因．日本看護研究学会雑誌 2008；31：49-56.

20) Parkes KR. Personality and coping as moderators of work stress process: models, methods and measures. Work and Stress 1994; 8: 110-129.

21) 神村英利，影山隆之．薬学部学生のストレス対処特性と実務実習におけるストレス．産業ストレス研究 2012；19：383-387.

22) Bian Y, Xiong H, Zhang L, Tang T, Liu Z, Xu R, et al. Change in coping strategies following intensive intervention for special-service military personnel as civil emergency responders. Journal of Occupational Health 2011; 53: 36-44.

23) Shimazu A, Umanodan R, Schaufeli WB. Effects of a brief worksite stress management program on coping skills, psychological distress and physical complaints: a controlled trail. International Archives of Occupational and Environmental Health 2006; 80: 60-69.

24) 中野敬子.ストレス・マネジメント入門:自己診断と対処法を学ぶ.東京:金剛出版;2005.

25) 山本晴義,津久井要,伊藤桜子,冨田惠里香,桃谷裕子,衛藤真子他.「職場におけるメンタルヘルス不調予防に係る研究・開発、普及」研究報告書.川崎:独立行政法人労働者健康福祉機構;2013.

26) ストレスマネジメント教育実践研究会(PGS)編.ストレスマネジメント・テキスト.京都:東山書房;2002.

27) Cuijpers P, Muñoz RF, Clarke GN, Lewinsohn PM. Psychoeducational treatment and prevention of depression: The "coping with depression" course thirty years later. Clinical Psychology Review 2009; 29: 449-458.

28) 羽岡健史,鈴木瞬,小林直紀,宇佐見和哉,友常祐介,吉野聡他.リワークプログラム利用中のストレス関連要因の変化.臨床精神医学 2012;41:1749-1755.

29) 木下文彦.急性期精神分裂病者の対処様式:治療転帰との関係について.慶應医学 2000;77:209-218.

30) Walsh BW. Treating self-injury: a practical guide. New York: The Guilford Press; 2006.(松本俊彦,山口亜希子,小林桜児訳.自傷行為治療ガイド.東京:金剛出版;2007. p.149-173.)

31) Chida Y, Hamer M, Wardle J, Steptoe A. Do stress-related psychosocial factors contribute to cancer incidence and survival? Nature Clinical Practice Oncology 2008; 5: 456-475.

32) Laisne F, Lecomte C, Corbiere M. Biopsychosocial predictors of prognosis in musculoskeletal disorders: a systematic review of the literature. Disability & Rehabilitation 2012; 34: 1912-1941.

33) Razurel C, Kaiser B, Sellenet C, Epiney M. Relation between perceived stress, social support, and coping strategies and maternal well-being: a review of the literature. Women & Health 2013; 53: 74-79.

3 環境調整

長見まき子

1. 生物・心理・社会モデルと環境調整

　臨床現場、家庭、学校、職場などさまざまな領域において、ストレスによる身体症状、精神症状、不適応行動などへの介入が求められる。ストレス反応や疾病への介入技法は、個人および環境への介入に大別され、個人へは治療、相談、教育などを通じて、症状、認知、パーソナリティ、コーピングなどに介入する。

　一方、環境への介入は、一般的には**環境調整**と呼ばれている。人間は生物的存在であるとともに社会的存在でもあり、家族や学校、職場、地域社会などの多様で多重な環境の中で生活しているため、社会環境からのストレスが個人の行動やあり方に重大な影響を及ぼす。個人の不適切な行動や問題は個人と環境との相互作用の結果であると理解することが適切であり、個人だけでなく環境への介入が求められる。環境調整ではストレスの原因となり得る物理的環境から人間関係までを幅広く調整し、ストレスを軽減・除去するとともに、環境改善やサポート体制の改善・整備によりストレス発生後の新たな問題の発生を予防する[1]。

　このような介入のためには、**生物・心理・社会モデル**（bio-psychosocial model）による多面的**アセスメント**が行われる必要があり、環境調整は社会領域のアセスメントがベースとなる。例えば、職場における環境調整でよく行われるのが配置転換、業務負担の軽減である。学校では、席替え、保健室登校などが行われる。また、対象者が所属する集団の管理者への教育やコンサルテーションを通じて、マ

ネジメントスタイルを変えることにより集団の中に存在するストレッサーを軽減することもある。

　生物・心理・社会モデルは1970年代にロチェスター大学の精神科医ジョージ・エンゲル（Engel, G.L.）によって提唱された患者への体系的なアプローチ方法である[2]。人間は環境や状況と不可分であり、家庭、学校、職場などの社会的な環境がストレス要因として作用し、さらに個人の認知、パーソナリティ、行動が生理的な影響を及ぼすため、疾患と患者個人あるいは個人的生活は深く結びついている。疾患を器官・組織・細胞などの生物的レベルで取り上げただけでは、問題の解決につながらない。心身相関の生理と病理の解明を課題とする心身医学では、生理（身体）、心理、社会それぞれの次元に関わる問題を、患者個人というシステムレベルで統合的に理解する**全人的医療**が試みられている[3]。このモデルでは、心身医学やコンサルテーション・リエゾン精神医学のような各領域の専門家が有機的に連携する協力体制が求められ[4]、医師と患者という二人系から、臨床心理士やソーシャルワーカーなどを含めたより複合的なシステムが医師の診断および治療方針の決定を出発点として構築される。生物的領域では神経、細胞、遺伝などが要素となり、医師が診断・投薬・経過観察などの医学的アプローチを、心理的領域ではパーソナリティ、行動、ストレス、感情、認知などが要素となり、臨床心理士が心理療法や心理教育などの心理学的アプローチを、社会的領域では生活環境、職場環境、人間関係、経済的状況、雇用、教育水準などが要素となり、ソーシャルワーカーが社会復帰支援や家族サポートなどのコミュニティ的アプローチを行う。このモデルによる臨床の対象領域は疾患の診断と治療だけでなく、予防やリハビリテーションにまで及び、患者の**生活の質**（quality of life：QOL）の向上を結果として目指しており、医学や医療は心理社会的視点抜きに成立し得ないと考えるべきである。

2. 環境調整の技法

　環境調整は、精神保健領域ではソーシャルワーカーがケースワークの**間接療法**（indirect treatment）、**環境操作**（environmental manipulation）などとして[5]、心理領域では臨床心理士がコミュニティ心理学の**危機介入**、**コンサルテーション**などとして[6]

実践しているが、体系的な方法論の確立と実践への活用が十分とは言いがたい。特に、ソーシャルワークの分野では、「日本のソーシャルワーク理論や方法の形成過程では〔中略〕欧米の理論や方法が詳細に紹介され研究が進展しても、それらは実践に結びつきにくく、地道に重ねられる現場の実践は、経験として集積・体系化されてこなかった」と杉山[7]は指摘している。ソーシャルワーカーは環境調整という技法を持つがゆえに、他の援助的専門職とは異なる独自性があるものと位置づけられているにもかかわらず、重要視されてこなかったことの原因について、黒川[5]はグリンネル（Grinnell, R.M.）の言葉を引用して次のように述べている。「『環境調整は、その重要性の認識にもかかわらず、ソーシャルケースワークの実践においてほとんど無視されてきた。その重要性は、行動よりも言葉で尊重されただけである（グリンネル）』。しかし、その責任の一半は〔中略〕環境調整の概念があまりはっきりしなかったことや、環境調整には具体的にどのような技法が使われ、どのような治療効果があるかを明らかにしてこなかったことにもよる」。

　さらに、環境調整はソーシャルワーカーや臨床心理士のような援助専門職でなくとも、例えば教師や職場管理者などでもできることのように思われている。しかし、例えば登校拒否の児童が「転校すれば登校する」と言うので教師や親が安易に転校（環境調整）させても、本人の心理的葛藤やストレス耐性などの問題が未解決のままでは、登校できるようになるかどうかは疑問であるし、新しい学校でも問題が発生するであろう。やはり高度な専門性が必要とされるのである。そして、環境調整が問題解決に寄与するには、医学的・病理的要因についての治療的支援と、精神療法、カウンセリングのように内面的問題への支援の関連の中で、さらにはクライエントを取り巻く関係者と支援専門家との連携と協働によって行われることが必要なのである。

　具体的に環境調整を行う場合、何をするのかについて黒川[5]は、以下の10項目を挙げている。①家族内の人間関係の改善、②家庭環境内の資源の補充、③支援システムの開発促進、④クライエントを違った環境に移すこと、⑤人々のニーズに組織を適切に対応させること、⑥組織と制度の相互作用の促進、⑦施設環境の改善、⑧機関環境の改善、⑨新しい社会資源の開発、⑩**アドボカシー**とソーシャルアクションの採用。さらに、環境調整はそれだけを単独で用いることは稀

であり、ほとんどの場合、クライエントに対する直接的な働きかけと平行して用いられることを付言している。

また、環境調整は、配置転換や席替えのような単純な介入ばかりでなく、問題が個人の病理というより集団や組織の病理に由来する場合には、集団や組織そのものを対象として介入することになる。そのような場合は、クライエントを取り巻く家庭、学校、職場、あるいは地域社会などの環境に目を向け、環境内システムの調整・改革、環境間の相互作用の調整も行う必要がある。さらに、当該クライエントの問題解決もさることながら、同じ環境内で同種の問題が発生することが予想される場合、予防のための環境の改善、つまり制度や組織風土の改革、関係者の教育などが必要になる。環境改善はクライエントの個別的な問題解決の援助と平行して環境内の構成員の意識や価値観の向上、あるいは集団や組織の改革に寄与できるように用いられなければならないと黒川は指摘している[5]。つまり、個別の問題解決、一次予防、さらには健康増進までを視野に入れた環境調整が望まれるのである。

3. 環境調整の実際：職場の適応障害事例

うつ病などのメンタルヘルスの不調に対しては、休養、薬物療法、精神療法が治療の三本柱となるが、それに加えてストレスの原因となる家庭、学校、職場などの人間関係や環境を調整し、適切な環境に変えたり、周囲の人の協力を得ながら重圧を取り除いたりすることなどによりストレスを軽減することが有効である。特に職場でのストレスを原因とする適応障害は、人間関係、業務、場所など変化の多い職域でよく見られ、主治医の意見に従い、産業医、産業保健スタッフ、人事担当者、上司、患者本人の間での環境調整が大変重要となる[8]。

適応障害の診断基準の概略は以下の通りであり（DSM-5）、個人的な素質や体質的脆弱性を背景に、ストレスによって種々の不適応的な症状の出現するものを言う[9]。①はっきりとしたストレス因に対する反応で、3か月以内に情動面または行動面の症状が出現、②そのストレス因に不釣り合いな程度や強度を持つ著しい苦痛もしくは、社会的、職業的、または他の重要な領域における機能に重大な障害が起きること、③そのストレス関連障害は他の精神疾患の基準を満たしていな

いし、既に存在している精神疾患の単なる悪化でもない、④その症状は正常の死別反応を示すものではない、⑤そのストレス因またはその結果がひとたび終結すると、症状がその後さらに6か月以上持続することはない。

　実際の事例においては、適応障害の背景に職場以外の環境要因が関与していることも多く、職場の環境要因と絡み合っているため、職場と個人生活の両方の環境の調整が求められる。以下に職場の適応障害事例を紹介する。

(1) 事例

　Aは30歳代の男性（未婚）で、技術職である。

　Aは元来真面目でおとなしい性格であった。大学院修了後に鉄鋼メーカーに就職し、本社の設計部門で技術者として8年間勤務した。この間は特に問題もなく勤務し、上司の評価も高かった。しかし、Aの所属するチームが開発した会社の主力製品に不良が発生し、不良対応のために設計の技術者を工場の品質保証部門に配置することになった。Aが技術的なことはよく知っているだろうということで、その担当に指名され異動した。

　新職場は工場ということもあり、これまでの本社とはまったく雰囲気も違い、何となくなじめない感じがした。また、知り合いの社員が一人もおらず、話し相手もいない状況となった。上司は技術者と一緒に仕事をしたことがなく、技術者に聞けば何でもわかるものと誤解していた。さらに、細かいことにこだわる人でもあったので、些細な不良でもAを呼んで原因の追求と対策を指示した。Aは設計部でしか働いたことがないため、品質保証の仕事自体がよくわからなかったし、詳しい説明も受けていなかった。資料や報告書の作成の仕方について、上司や同僚に聞きたいこともあったが、勤続8年の社員だから当然知っているものという扱いで、聞くに聞けず問題を抱え込んでしまっていた。また、上司は不良が発生した製品を購入した客先にAを同行し、説明をAにさせた。顧客と対応した経験がなかったため、やりとりに冷や汗をかくことがしばしばだった。さらに、本社へは片道40分で通勤できていたが、新職場へは片道2時間以上かかり、通勤も苦痛であった。

　徐々に労働意欲の低下や業務効率の低下を自覚し、軽度の不眠や食欲不振、下痢などの症状も見られるようになった。異動して1か月経つ頃には、出勤しよう

と思うと気分がふさぎ、出勤できない状態となったため、家族の勧めで心療内科を受診した。

① ストレス要因の検討

本事例は本人の専門性や興味に合った仕事から、環境の異なる新職場で経験のない仕事の担当となり、サポートも得られない状況で発症したケースである。ストレス要因としては、①業務内容の変更（設計から品質保証へ、顧客との直接対応）、②環境変化（本社から工場へ）、③上司の指導（細かい指示、理解不足）、④サポート不足（話す人がいない、教えてくれる人がいない）、⑤通勤時間の延長、などを指摘することができる。

② 治療

心療内科では、ストレス要因、症状、経過から適応障害と診断された。心身の休養と職場ストレスから離すために、1か月の休養が指示され、併せて薬物療法が行われた。さらに、症状が軽快した時点で精神療法が行われ、パーソナリティや価値観、ストレスについての内省が促された。

③ 環境調整

従業員支援プログラム（employee assistance program：EAP）[10] を提供するカウンセラーとして相談を受け持っている臨床心理士が、復職の準備・受け入れのためにAと面接をした。Aの話を聞きつつ、職場上司や同僚からも話を聞いた。その中で、品質保証部に技術者を配置して不良対応に当たるのは初めてのことであり、Aはどのように仕事を進めればよいのかがわからず、さらに上司は技術者に対する勝手な思い込みで期待した役割や業務の遂行を求めたということで、かみ合っていなかったことがわかった。これもコミュニケーション不足によるものと判断し、上位の管理者も含めた三者の話し合いの機会を設定した。その中で、Aは品質保証で求められる専門性を理解し、自分の経験や技術を活かすことができることは納得したが、工場の雰囲気や顧客との直接対応については、どうしてもなじむことはできないと強く主張し、異動を希望した。また、主治医の情報提供書にも配置転換が望ましいとの意見が述べられていたこともあり、産業医、看護職、

上司、人事労務担当者で話し合った結果、本社で本人の専門性が活かせる仕事として、営業の技術支援を行う部署に再異動させることにした。異動先の上司は元設計部にいた人で、Aをよく知っており、業務も以前の設計部の経験や専門性が活かせるものであった。Aは本社に戻れば知り合いも多いし、通勤も楽になる、異動先上司は技術者でもあり知り合いでもあるので安心である、今度はうまくやれそうだと明るい表情で話した。再異動の話が本決まりとなり、Aの症状は軽快した。

Aに対しては配置転換という環境調整を行ったが、それだけではAの後任が同様の不適応状態に陥る可能性がある。それを予防するためには、職場環境の側の問題に介入する必要があった。この事例では、上司の対人関係能力や管理能力（仕事の指示、業務分担、指導、サポートなど）の向上が必要であり、臨床心理士が事例を通じたマネジメントの振り返りを行うとともに、会社の教育研修を受講してもらうことになった。さらに、異動に当たっては、異動先での業務内容や環境などについて十分な説明が必要なこと、受け入れる側の上司は、転勤者は高ストレス者であり業務上の配慮が必要なことについて今後の管理者教育の際に指導してもらうよう人事担当者に依頼した。

長見は、長くEAPに関わってきたが、EAPサービスの展開による**職場復帰支援**における環境調整の好事例を数多く経験し、その有用性と独自性を指摘している[11]。

(2) 環境調整の注意点とポイント

職場での適応障害の要因は、職場環境の要因と、適応力、柔軟性、協調性など個人側の要因の2種に大別される。実際は両者が絡み合っており、適応障害か否かの判断には一般的に環境適応に要すると思われる3か月は様子をみることが多いとされている。個人の側の要因についてはストレス耐性の強化や認知の変容など、適応するために必要と考えられることに取り組んでもらうが、併せてストレスとなっている環境の調整を行う。代表的な環境調整は**配置転換**である。本人と職場管理者が仕事の質、仕事の量、人間関係の問題などについて問題点をよく話し合う。その結果、仕事内容が不適性である、特定の人との関係がうまくいかないなどの問題点を明確にし、それが配置転換により解決できると判断されれば、

本人の適性に合うとか、特定の人と関係を持たずに済む職場への異動を検討し、人事担当者とも話し合って最終的な異動を決定することになる。適切な配置転換が行われればストレスが解消され、不適応反応は解消する。

しかしながら、配置転換を安易に考えてしまう場合には弊害も多い。まず第一に、困難が立ちはだかると、適応力の向上のために努力する前に環境の変化により問題解決を図ろうとする習性が身についてしまう。また、職場としてもなぜ適応できなかったのかや、管理者のマネジメントの問題点などを考える機会を失うことになり、職場・当人ともに成長する機会を逃すことになる。さらに、異動後の新しい環境への適応にもエネルギーが必要なため、異動もストレスになることを忘れてはならない。

配置転換以外に仕事内容を変えることも、よく行われる環境調整である[12]。どうしてもやらないといけない仕事は減らすことができないが、当人が避けたい仕事を減らし、やりたい仕事の割合を増やすことで不適応感を減少させることができる。

職場のメンタルヘルス不調による休職者の復職・職場再適応と環境調整の効果に関する研究として、渡辺[13]はある会社において16名のメンタルヘルス不調休職者を対象として、適性を重視した職場異動の有効性を検討した。なお、休職者16名の性別は男性11名、女性5名、平均年齢41.1歳、診断は気分障害7名、適応障害7名、不安障害1名、身体表現性障害1名、平均休職期間5.3か月であった。復職前に厚生労働省編一般職業適性検査の施行により適性を検討し、人事担当者の協力を得て、必要な場合は職場異動を行った（13名）。16名のうち休職期間満了で退職した1名を除く15名が復職し、13名は再発なく経過良好、1名は一度再休職するもその後経過良好（フォロー期間20～32か月）であった。復職に際して本人の適性に合わせた職種・業務への異動を行う環境調整を図ったことが、比較的良好な経過につながったと結論づけている。

また、廣[14]はうつ病圏の労働者における職場復帰に当たっての職場で行われた諸配慮と復職後の経過の関係を検討し、職場再適応に寄与した因子の1つとして「職場異動がなされた」が認められたとしている。

4. おわりに

環境調整の重要性は言うまでもないが、今後は体系的な方法論の確立とその効果を実証的に明らかにすることが求められる。

〈文献〉

1) 坂野雄二監修，嶋田洋徳，鈴木伸一編著．学校，職場，地域におけるストレスマネジメント実践マニュアル．京都：北大路書房；2004．p.8-11．
2) Engel GL. The clinical application of the biopsychosocial model. American Journal of Psychiatry 1980; 137（5）:535-544.
3) 中川哲也．心身医学の役割と今後の展望．心身医学 1998；38：28-33．
4) 末松弘行，河野友信，吾郷晋浩．心身医学を学ぶ人のために．東京：医学書院；1996．
5) 黒川昭登．臨床ケースワークの診断と治療．東京：誠信書房；1996．
6) 高畠克子．臨床心理学を学ぶ5 コミュニティ・アプローチ．東京：東京大学出版会；2011：p.65-78．
7) 杉山章子．医療における実践モデル考：「医学モデル」から「生活モデル」へ．日本福祉大学社会福祉論集 2002；107：p.61-71．
8) 夏目誠．疾患に応じた復職後支援の実際（ポイント）：適応障害の観点から．産業精神保健 2011；19：168-174．
9) 河野友信，石川俊男．ストレスの事典．東京：朝倉書店；2005．p.253．
10) 亀田高志．わが国におけるEAPの現状と課題：海外のEAPの動向に基づく対応策の検討．産業医学レビュー 2011；24：169-213．
11) 長見まき子．産業ストレスとEAP．日本産業ストレス学会編．産業ストレスとメンタルヘルス：最先端の研究から対策の実践まで．東京：中央労働災害防止協会；2012．p.205-210．
12) 廣尚典．要説 産業精神保健：職場におけるメンタルヘルス対策の手引き．東京：診断と治療社；2013．p.64-72．
13) 渡辺洋一郎．メンタルヘルス不調による休職者における職場再適応方法の検討～労働者の適性を重視した職場異動の有効性～．労働安全衛生総合研究事業「職場における新たな精神疾患罹患労働者に対するメンタルヘルスのあり方に関する研究」平成22年度～24年度綜合研究報告書；2013．
14) 廣尚典：うつ病の職場復帰および職場再適応に影響を及ぼす因子に関する検討．労働安全衛生総合研究事業「うつ病を中心としたこころの健康障害をもつ労働者

の職場復帰および職場適応支援方策に関する研究」平成14年度〜16年度総合研究報告書 ; 2005.

第IV部
現代社会におけるストレス問題の解明と対策

1　自殺とストレス

中村　純

1．はじめに

　ストレスが強まると、そのストレスに対する反応の悪い結果として、円形脱毛症、喘息発作、胃潰瘍、心筋梗塞などの身体疾患を発症したり、高血圧や糖尿病などの生活習慣病の悪化を起こしたりする。また、うつ状態・うつ病、アルコール依存症、解離症状などの精神疾患を発症することもある。

　ストレスによる身体疾患、すなわち心身症にかかりやすい人は、自分のストレスへの気づきが悪いという**失感情症**（alexithymia）[1]という概念がある。このような人は自分の感情や身体の感覚に気づくことに鈍感で感情を表現することが難しく、自己の内面へ目を向けることが苦手であるなどの特徴がある。その意味では、ストレスが長期間持続し、ストレス負荷が強いイベントや人間関係の悪化など明らかなストレス因を本人が自覚し、それを回避することができれば精神疾患は予防できる可能性もある[1]。一方、精神疾患の場合には過度のストレス反応による究極的、最悪の結果として自殺行動が起こることがある。自殺企図者や既遂者は亡くなる1か月前には、90％以上の人に何らかの精神科診断名がつくとも言われている（図1）[2]。自殺行為そのものが是非善悪の判断がつかない**心神耗弱状態**の結果とされ、死の直前は精神疾患に罹患しているという解釈もなされている。

　さらに、何らかの過剰なストレスの発散行動として慢性的な飲酒行動が持続し、アルコール依存症になる人もいるが、この病態をメニンガー（Menninger, K.A.）

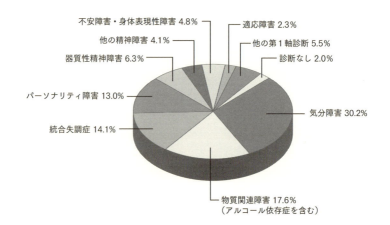

図1　精神疾患と自殺
世界保健機関（WHO）が2000年に自殺者15,629名について調査した結果、自殺する直前1か月間につけられた診断名は、ほとんどが精神疾患であった。

は慢性的な自己破壊行動、自殺をする人、**慢性自殺**[3]と言った。アルコール依存症の人は、繰り返す飲酒行動のため心身を壊し、結果的に死をもたらすため、断酒しない限り治らない。しかし、自己コントロールをして節酒可能な状態を持続していれば、アルコール依存症から回復したとは言えるかもしれない。

一方、適度なストレスは、向上心や仕事に対するモチベーションを上げ、生きがいを生み、人生を楽しむという正の作用をするとされる。

本稿では、わが国の自殺の現状とストレスとの関係について述べる。

2. わが国の自殺の現状

わが国の自殺者数は、社会経済状況とよく相関しているといわれる。1998年（平成10年）にわが国の自殺者数は1997年に比べておよそ8千人（34.7％）増加した。1988年から1997年までの10年間の年間平均自殺者数は22,410人であったことから、1998年の自殺者数32,863人は一挙に1万人以上増えたことになる[4]。それ以降14年間は連続して3万人の自殺者数が継続したため、国もこの事態を深刻に受け止め、内閣府を中心にして自殺者数を減少させるための総合的な取り組

みとして、ようやく8年後の2006年6月に**自殺対策基本法**を成立させた。しかも自殺行為は亡くなった人だけの問題ではなく、遺された家族など自殺者数の数倍の人にも影響を与えるとされている。

　わが国の自殺動向は社会経済事情に連動して変遷しているが、第二次世界大戦後、わが国の自殺者のピークは3回認められている。1回目は1958年（昭和33年）の自殺率（人口10万対）25.7をピークとする鋭い山で、1956年からの、「安保闘争」を挟んだ1960年までであった。

　この時の自殺者の構成は年齢から見るとほぼ50％が30歳未満で、50歳以上の自殺者は全体の約30％であった。経済成長が著しかった1970年代に入ると自殺は激減し、自殺率は14〜15となるが、再び自殺率が20を超えたのが1983年で、この2回目の年齢構成は50％が50歳以上であり、40歳以上では自殺者総数の70％以上となった。なお、30歳未満は12％と激減し、1回目とはまったく様相を異にしている。また、この1回目と2回目のピークを形成したものとは、ほぼ同じ世代であることも注目に値する。

　3回目のピークが今回問題になった時期で、1998年に突然現れた。2回目のピークを過ぎてからわが国の自殺は自殺率20前後を上下していたが、1998年は前述のように3万人を超える自殺者が出た。この数値はわが国では未曾有のもので、警察庁の統計ではこの年以降、14年間連続して、3万人の自殺者が出ていた。しかし、2012年になって27,766人と15年ぶりに3万人を切り、2013年は27,283人、2014年は25,374人と減少傾向が続いている（図2）。長引いた3回目のピークの自殺者の年齢構成で特異的なのは、1947〜49年に生まれた第一次ベビーブーム世代、いわゆる**団塊の世代**がこのピーク形成に大きく関わっていることである。この世代は、戦争直後に生まれた人たちで、戦後のわが国の発展に貢献し競争社会の中で生きてきた人たちである。

　1997年から1998年に何が起こったのかと考えると、アジアでも著しい経済力を持った日本は大口取引先であるアジア地域の経済危機の打撃を直接受けた。その影響により、1997年から1998年にかけていくつかの大手金融機関が倒産した。バブル崩壊後、ようやく回復途上にあった日本経済であったが緊縮財政にアジア通貨危機が追い打ちをかけ、わが国の経済が実質マイナス成長に転じた年であった。その結果、1997年の完全失業率は4.2％であったが、1998年に4.9％に上り、

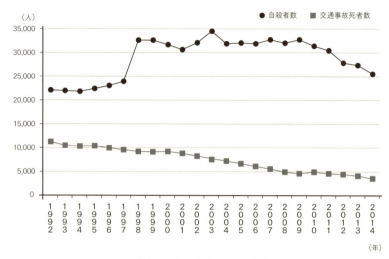

図2　自殺者数と交通事故による死亡者数の年次推移
警察庁統計資料より作成。

自営業者、被雇用者の自殺がそれぞれ前年比43.8％、39.7％と増えた。このようにわが国の自殺者数は、不況など経済状況とよく相関しているが、日本より失業率が高い米国やヨーロッパでは、不況によって自殺者が増加したということはないので、日本人の仕事に対する責任感や死に対する考え方が諸外国の人たちと異なるのではないかとも言われている。また、世代別の自殺者数はそれぞれの年代の人口動態とも関連しているため、人口が多い40〜50歳代の人が必ずしも自殺者が多いとは言えず、最近は、30歳代の若者の自殺者の増加が問題になっている。

　以上の深刻な状況を背景に1999年からは当初3億円の予算が自殺防止施策に投入され、有識者会議による検討などが行われ、急ピッチで自殺防止対策が進められ、自殺対策基本法の成立に至った。同法第2章にもある「調査研究の推進」を図るという目的を果たすために、2006年10月には国立精神・神経センター精神保健研究所に**自殺予防総合対策センター**が設置された。さらに、自殺防止のための総合的な対策を推進する目的で、内閣府は2007年に示した**自殺総合対策大綱**で「自殺は追い込まれた末の死」であるという基本認識の上に立って「自殺は防ぐことができる」としたほか「遺された人の苦痛を和らげる」必要性を明らかにし、その対応の実施を迫った。これらの動きを受けて都道府県でも自殺防止の

ためのさまざまな動きが活発になってきている。

　厚労省は、2005年からは、5年間で20％自殺者を減少させるという精神科関連では初めて数値目標を設定した地域介入と救急介入の戦略研究を行い、どのような介入をすれば自殺者数を減少させるかということを明らかにしてきた。その結果、自殺対策は、精神科医だけの問題ではなく、行政を含めた地域づくりがなされる必要があることや、救急病棟では再企図者への精神科医、行政書士や弁護士などの多職種の介入が必要であることなどが明らかになった。

　わが国の自殺の傾向として、男性の自殺者が女性よりも約2倍であることは特徴的である。自殺は前述のように社会経済状況の影響を受けるが、わが国の自殺者の半数は健康問題による自殺であり、その半数はうつ病とされている[5]。

　1996年にうつ病・双極性障害など気分障害と診断された人は43万人、2011年の調査では96万人となって15年間で2倍以上もの増加があった[6]。この気分障害の増加の原因は、さまざまな要因が挙げられている。第一に社会にストレス負荷が増大したこと、精神科医側の問題として**米国精神医学会（APA）**の操作的診断基準DSMが浸透して、症状項目と持続期間だけで診断されるようになったため、かなり幅広い診断がなされるようになったこと、新規抗うつ薬であるSSRIやSNRIなどが市場に投入される過程で自殺防止対策と関連して、うつ病の啓発が盛んになされたことなどが挙げられる。その結果、気分障害の患者は精神科や心療内科以外の一般診療科においても診られるようになったことや、精神科への受診の敷居が下がったとも考えられるが、うつ病と診断されるべき働き盛りの男性患者は、なお医療機関を受診し治療されることなく、亡くなっている人も多いのではないかとも推定されている。

　うつ病はもともと女性が男性より2倍ほど有病率が高い疾患であるので、男性が社会的に弱みを見せない、あるいは自殺をすると思い立ったら本当に既遂する方法を選択するなど衝動性のコントロールができないとも言われている。

　2012年になって15年ぶりに自殺者数が3万人を切って、約10％減少したが、その理由についてはまだ十分解析がなされていない。さまざまな分野での介入がその減少の要因として奏功したとする人もいるが、失業率が回復してきたことも1つの要因であろう。また、次に述べる東日本大震災の影響も大きいようである。

3. 東日本大震災による自殺への影響

　2012年の自殺減少の中で最も顕著な自殺減少地域は、**東日本大震災**の被災地であった。東日本大震災は、2011年3月11日に東北地方太平洋沖地震とそれに伴って発生した津波、およびその後の余震により引き起こされた大規模地震災害である。茨城県以北の東北各県には大津波が押し寄せて、死者および行方不明者を合わせると3万人余りの人が一瞬のうちに亡くなった。そして、震災直後より阪神・淡路大震災の教訓から心のケアが叫ばれ、岩手、宮城、福島の各県には心のケアセンターが立ち上げられた。岩手県、秋田県、および青森県はこれまでもわが国の中で最も自殺が多い県として知られ、自殺防止のための地域での介入が震災前から行われており、その数年前より自殺者が減少傾向を示していたが、図3と図4に仙台市精神保健福祉総合センターの大類[7]が示したように、2008年3月から2011年2月までの3年間の東日本大震災前と、2011年3月から2012年2月までの震災後の自殺者を比較すると、震災直後から1年間は、被災各県で特に自殺者が減少していた。震災という大規模災害の被災者には大きなストレス負荷がかかったと思われるが、すぐに自殺行動には結びつかず、全身倦怠感、不安や不眠の訴えはあったとしてもまずは生活をすることに被災者が追われているのではないかと推察され、自殺者減少の傾向が継続的に持続するとは思えない。さらに被災地での心のケアセンターなどの活動が自殺防止に保護的な役割を果たした可能性もある。戦時中に自殺者が増加したという報告がないという事実と同じことが震災被災地に起こっている可能性があるとも思われる。つまり今回の自殺者の減少は、一過性の可能性もある。

4. おわりに

　わが国の自殺の現状と東日本大震災被災地における自殺動向を概観した。その結果からストレスと自殺について考察すると、さまざまな要因によるストレス反応の結果として、うつ状態・うつ病となり、自殺をする人もいるが、ストレス負荷があまりに大きなものであるとかえって自殺者が減少することを東日本大震災被災地で見ることができる。

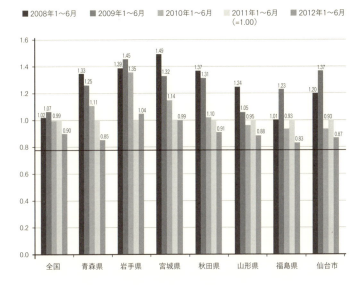

図3 東北各県・仙台市の震災前後の自殺数比(1〜6月)（文献7より一部改変）
2008年から2012年までの毎年1月から6月までの6か月間の自殺者数を、2011年1月から6月までの自殺者数を基準(1.00)とした数値で示している。

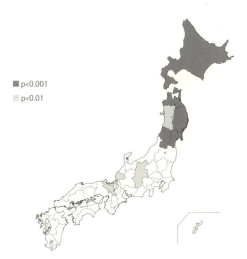

図4 全国の震災前後の自殺率(10万人対)の比較（文献7）
2008年3月から2011年2月までの自殺者数(震災前)と2011年3月から2012年2月まで(震災後)の自殺者数との比較。

したがって、現在は被災地においてアルコール依存症や不眠症などを訴える人が増加していると聞くが、被災地においてある程度の安定した生活ができてくると自分自身や家族の将来、生き残った者と亡くなった人、遺された人との関係、現実の生活などに直面化して抑うつ反応を起こす人も多くなる可能性もあると思われる。

　いずれにしても適度なストレスにより人間は充実した生活ができるが、ストレス負荷が強まり、精神疾患が発症し、それが破綻した究極の行動が自殺企図、自殺行動と考えられ、ストレス負荷があまりに強大なものでは、かえって自殺行動が減少することが震災被災地での経験で明らかになったと言えるだろう。

〈文献〉

1) 西村良二．心身症．野村総一郎，樋口輝彦，尾崎紀夫，朝田隆編．標準精神医学 第5版．東京：医学書院；2012．p.233-239．
2) 社団法人日本医師会編，西島英利監修．自殺予防マニュアル：一般医療機関におけるうつ状態・うつ病の早期発見とその対応．東京：明石書店；2004．p.10．
3) 高橋祥友．自殺の問題．精神医学講座担当者会議監修，山内俊雄，小島卓也，倉知正佳編．専門医をめざす人の精神医学 第2版．東京：医学書院；2004．p.523．
4) 社団法人日本医師会編，西島英利監修．自殺予防マニュアル：一般医療機関におけるうつ状態・うつ病の早期発見とその対応．東京：明石書店；2004．p.5-8．
5) 警視庁生活安全局地域課．平成24年中における自殺の概要資料；2013．
6) 厚生労働省．平成23年患者調査；2011．
7) 大類真嗣．東日本大震災前後の各都道府県の自殺率変化とその原因探索．第109回日本精神神経学会総会プログラム・抄録集；2013．S.374．

2　現代型うつ病とストレス

中尾和久

1. はじめに

筆者に与えられたテーマは現代型うつ病とストレスである。そこで、まずは現代型うつ病概念を整理した上で、うつ病発症とストレス（ストレスフルな出来事）に関する知見を選択的に概観し、最後に現代型うつ病とストレスについて考察してみたい。なお、ストレスという用語は主としてストレッサーの意味で用いている。

2. 現代型うつ病とは何か

(1) DSM-Ⅲまでのうつ病は内因性うつ病

「現代型うつ病」 と言う際には、一方で「従来型うつ病」が想定されている。従来型うつ病は、通常はいわゆる**内因性うつ病**を指し、1980年刊行のDSM-Ⅲ[1]までは、うつ病と言えば内因性うつ病を意味していた[2]（内因とは病因に関する仮説的概念で、内因性精神病には統合失調症と躁うつ病があり、うつ病は内因性精神病である躁うつ病に含まれていた[3]）。

この内因性うつ病には神経症性うつ病、心因性うつ病、反応性うつ病は含まれず[3]（これら3つは本来別概念であるが、本稿ではほぼ同じ意味で用いる）、ドイツ精神医学の影響を受けた、わが国の一定年代以上の医師にとっては、「特別な原因なしに、独りでに起こってくる気分や活動性の異常」として捉えられていたのではないか

と思う（もっとも、内因性うつ病と神経症性うつ病の境界をどこに定めるかや、そもそも境界があるのかは、昔から論争になっていた）。

こうした従来型のうつ病は、気分障害を発症年齢、病像、病前性格・病前機能、発症状況、治療反応性、経過、重症度などから多次元的に類型化した**笠原-木村分類**（表1）[4]ではⅠ型と呼ばれ、第二次世界大戦後、高度成長期を通してしばらくの間、わが国のうつ病の典型であった（ただし、笠原-木村分類は内因性-反応性二分法を止揚するために考案されたものである）。

Ⅰ型の病前性格は几帳面、真面目、良心的で対他配慮性が高く、若干弱力な**メランコリー親和型性格**と呼ばれるもので（強力性が強いと執着性格に近づき、躁が混入）、症状は早朝覚醒、日内変動（日曜日でも午前中のほうが調子が悪い）、罪責感といった内因性病像（DSMのメランコリー型病像、ICDの身体症候群）を特徴とする。極期には喜ばしいことにも気分がまったく反応しないが、休養と抗うつ薬に良好な反応を示し、数か月で完全寛解するのが原則である。「頑張れ」と励ましてはいけないのはこのタイプで、下手に励ますと、最悪の場合思い詰めて自殺してしまう。

こうした従来型のうつ病に対して、典型的ではない、しかし内因性のうつ病に

表1　笠原-木村分類（文献4より一部改変）

病型	病像	亜型（心的水準）	病前性格	発病状況	治療反応性	経過	年齢
Ⅰ型	うつ主体	1. 単相性うつ病 2. 軽躁 3. 葛藤露呈 4. 非定型精神病像	メランコリー親和型ないし執着性格	状況の変化	休養と抗うつ薬に反応	良好	成人～中高年
Ⅱ型	躁とうつ	1. 躁うつ反復 2. うつのみ反復 3. 躁のみ反復 4. 非定型精神病像、躁うつ混合	循環性格	生物学的要因（季節、出産等）	リチウムや抗てんかん薬に反応	反復傾向	若年～成人
Ⅲ型	症状誇張的神経症症状他責傾向	1. 神経症レベル 2. 一過性に精神病レベル	未熟 他者配慮に乏しい	対人葛藤 過大な負荷	抗うつ薬に反応乏しい	慢性化	若年と中高年の二峰性
Ⅳ型	アイデンティティ拡散	1. うつ病像のみ 2. 躁病像もあり	統合失調質	自立	抗精神病薬が必要	統合失調症症状	青年
Ⅴ型	悲哀反応	1. 正常悲哀反応 2. 異常悲哀反応 3. 精神病レベルの症状混入	特徴なし	悲哀体験	抗うつ薬に反応乏しい	一過性	特徴なし
Ⅵ型	その他（身体因など）	1. 身体的基盤 2. 老年性変化 3. 若年のうつ状態 4. その他					

ついて、早くも1977年に「逃避型抑うつ」が広瀬により記載されている[5]。若年男性に見られ、客観的にはそれほどの負担や努力なしに抑制主体のうつ状態に陥り、比較的早期に撤退して任務を放棄する。窮地ではヒステリー症状も呈する逃避型抑うつの記載は、その後の現代型うつ病論の嚆矢となる。

(2) DSM-Ⅲのうつ病（大うつ病）は内因性うつ病よりも広い概念

1980年に刊行されたDSM-Ⅲ[1]は、病因に関する仮説を排し、症候記述により分類するという立場のため（ただし、身体因の鑑別は重要）、内因性-神経症性の二分法を採用しなかった。そして、大うつ病（DSM-Ⅳ[6]では大うつ病性障害に、DSM-5ではうつ病に用語変更）という診断カテゴリーを設け、一定以上の症状と持続と重症度を示すうつ状態を一まとめにした。

一方、躁症状の有無により単極性うつ病（うつ病性障害）と双極性障害を区別した。そして、エピソード性（挿話性）か軽症持続性かにより、単極性うつ病を大うつ病と気分変調症に、双極性障害を双極性障害と気分循環症とに大別した（DSM-Ⅳでは軽躁状態にとどまる**双極Ⅱ型**と躁状態を呈する双極Ⅰ型を区別し、DSM-5[7]では抑うつ障害群と双極性障害群を明確に分離した）。

この結果、従来米国で最も頻用される診断の1つであった神経症性うつ病は、診断基準を満たす場合は大うつ病と診断されることになった。そして、大うつ病の診断基準を満たさない病態には、気分変調症や**適応障害**といった診断単位が用意された。

近年「うつ病」という時にはこのDSMの大うつ病を指すことが多いが、DSMの大うつ病は、米国の一般人口における生涯有病率が13％とされるように[8]、従来わが国で言われていたうつ病（内因性うつ病）よりも広い概念である。概念の拡大がSTAR*D（うつ病軽減のための代替的連続治療法）試験におけるうつ病の抗うつ薬反応性の悪さの一因である、とガミー（Ghaemi, S.N.）は言う[9]。

それでは、従来の内因性うつ病はDSMではどうなったかといえば、原因論ではなく症状論としては、おおむねメランコリー型に相当する。ただし、DSM-5でもメランコリー型（や次に述べる非定型）は特徴的な病像として付加的に記述されるにとどまり、基本単位はうつ病である。メランコリー型の特徴はうつ病だけでなく、双極性障害（Ⅰ型、Ⅱ型）のうつ病相にも適用される（図1）。

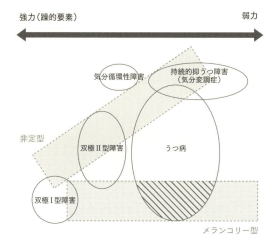

図1 DSM-5の抑うつ障害群と双極性障害群の主たる診断カテゴリー(文献2より一部改変)
斜線部分が従来のうつ病。

表2 DSM-5のうつ病の診断基準の抜粋(文献7より一部改変)

以下の症状のうち5つ(またはそれ以上)が同じ2週間の間に存在し、病前の機能からの変化を起こしている。これらの症状のうち少なくとも1つは、(1)抑うつ気分または(2)興味または喜びの喪失である。

(1) 本人の言明(例:悲しみまたは空虚感を感じる)か、他者の観察(例:涙を流しているように見える)によって示される、ほとんど一日中、ほとんど毎日の抑うつ気分
(2) ほとんど一日中、ほとんど毎日の、すべて、またはほとんどすべての活動における興味、喜びの著しい減退(本人の言明、または他者の観察によって示される)
(3) 食事療法をしていないのに、著しい体重の減少、あるいは体重増加(例:1ヵ月で体重の5%以上の変化)、またはほとんど毎日の、食欲の減退または増加
(4) ほとんど毎日の不眠または睡眠過多
(5) ほとんど毎日の精神運動性の焦燥または制止(他者によって観察可能で、ただ単に落ち着きがないとか、のろくなったという主観的感覚ではないもの)
(6) ほとんど毎日の易疲労性、または気力の減退
(7) ほとんど毎日の無価値観、または過剰であるか不適切な罪責感(妄想的であることもある。単に自分をとがめたり、病気になったことに対する罪の意識ではない)
(8) 思考力や集中力の減退、または、決断困難がほとんど毎日認められる(その人自身の言明による、または、他者によって観察される)
(9) 死についての反復思考(死の恐怖だけではない)、特別な計画はないが反復的な自殺念慮、自殺企図、または自殺するためのはっきりとした計画

表2にDSM-5のうつ病の診断基準、表3にメランコリー型の診断基準を挙げる。メランコリー型の特徴がなくてもうつ病と診断され得るが（例えば、喜ばしいことに気分が反応する）、ほぼ終日、2週間以上症状が持続し、日常生活が障害されている必要がある。回復してきて休日は憂うつでなくなったのならいざ知らず、当初から休日は好きなことをして楽しめて憂うつでないなら、そもそもうつ病には当てはまらない。

表3　メランコリー型の特徴（文献7より一部改変）

どちらか必須
- （ほとんど）すべての活動における喜びの消失
- 快刺激への気分反応の欠如

以下のうち3つ以上
- 抑うつ気分の質的な違い
- 朝に悪化
- 早朝覚醒
- 著しい制止または焦燥感
- 明らかな食欲不振または体重減少
- 過度または不適切な罪責感

　上記のようなうつ病概念の拡大とともに、**非定型うつ病**の再認識もDSMの産物として挙げられるであろう。従来ヒステロイド・ディスフォリアとも呼ばれ、気分の反応性、過食、過眠、極度の疲労感・倦怠感（手足が鉛のように重い）、長年にわたる対人拒絶過敏性、夕方に増悪、MAOI（モノアミン酸化酵素阻害薬）に良好な反応を示す、などの特徴を持つ非定型うつ病は、現代型うつ病の一種として捉えられることがある。特に、喜ばしいことに対して気分が反応する点や対人拒絶過敏性は、病気としてよりも気ままやパーソナリティの問題と見られることにつながる。非定型の特徴はうつ病だけでなく、気分変調症にも双極性障害（Ⅰ型、Ⅱ型）のうつ病相にも適用される（図1）。なお、ガミーは非定型病像を双極性の指標と考えている[10]。

　さらに、うつ病であれ双極性障害であれ、何らかのパーソナリティ障害がベースにある場合もある（ただし、うつ病のエピソード中のパーソナリティ障害診断は慎重にする必要があるし[11]、病前のパーソナリティ病理は、自己愛性や境界性の傾向は見られても診断基準を完全には満たさないことが多い）。パーソナリティ障害ではなく発達障害が見られることもある。

　以上をまとめると、DSMのうつ病概念はメランコリー型に限定されず、非定型の病像特徴を呈したり、パーソナリティ障害や発達障害を併せ持つこともあり、こうした場合に「現代型うつ病」と捉えられることがある。この中の一部は、笠原-木村分類Ⅲ型の現代版であろう。

(3) 現代型うつ病の一部は双極性障害

わが国ではDSM-III発刊以降もうつ病は「内因性うつ病」の枠組みの中で議論されることが多く、その中で1990年代に松浪による「現代型（恐怖症型）うつ病」[12]、阿部による「未熟型うつ病」[13] など、従来型のうつ病とは異なる臨床類型が記載されてきた。先に提唱された「逃避型抑うつ」[5] も含めて、これらのうつ病は経過中に軽躁ないし躁状態を呈することがあり、その場合DSMなら双極性障害と診断される。

一方、米国では双極性障害の理解が進んだ。双極性障害は躁病相よりもうつ病相が長いこと[14]、うつ病をフォローしていると双極性障害に転じるケースが相当あること[15]、潜在的な双極性障害が多様な病態を呈するという考え方（双極スペクトラム）[10][16][17]、などである。双極性障害がうつ病と誤診され、抗うつ薬投与により悪化することにガミーは警鐘を鳴らしている[18]（もっとも、当初は見逃されがちであった双極性障害であるが、近年は過少診断とともに過剰診断も問題になっている[19]）。

特にうつ病と間違われやすい双極II型は、軽躁にとどまるとはいえ、うつ病相は難症で、不安障害やアルコール・薬物問題が高率に見られ、自殺企図も多く、必ずしも軽症ではない。さらにガミーの指摘のように、薬物療法により病態が複雑化している場合もある。こうした双極II型や双極スペクトラムの病態も「現代型うつ病」と見なされることがある（おまけに、これらもうつ病同様、パーソナリティ障害や発達障害を併せ持つ場合がある）。

(4) 現代型うつ病が非うつ病に拡大

2000年代になって、DSM-IVを踏まえて提唱されたのが樽味による「ディスチミア親和型うつ病」[20] である。少し違った視点からは、「職場結合性うつ病」[21] という概念も加藤により提唱された。前者は「病気」と「生き方」の区別が明確でない病態特徴を、後者はかつての「神経衰弱」様の疲弊状態を記載している。

こうした精神医学の中での冷静な議論とは別に、平日は抑うつ症状を呈するものの休日は楽しく過ごせるとか、自分はうつ病だからと休業の診断書を要求する者が取り上げられ、マスメディアをにぎわすようになる。「現代型うつ病」と呼ばれる状態には、こうした適応障害（や適応障害とも呼べないもの）まで含まれているようである。いわゆる「現代型うつ病」と従来型の対比を、中尾[22] をもとに

表4 従来型うつ病といわゆる現代型うつ病の特徴(文献22より一部改変)

	従来型うつ病	いわゆる現代型うつ病
発症年齢	中高年	若年(青年期)
病前性格	メランコリー親和型性格(几帳面、律儀、完全主義、対他配慮性)ないし執着性格(凝り性、徹底的) 社会的役割への過剰な同一化	メランコリー親和型でない(傷つきやすいが高いプライド、依存的だが攻撃的、神経症傾向が高く弱力など)
発症状況	世界内秩序の揺らぎ	挫折、人間関係のあつれき、思い通りにならない状況
症状	メランコリー型の特徴(早朝覚醒、日内変動、自律神経症状、自責感、気分の反応性の欠如、失快感症) 重症では非定型精神病の病像(意識障害、精神病症状)を呈する	メランコリー型の特徴(左記)の欠如 非定型の特徴(快刺激に対する気分の反応性、過食・過眠)、状況依存性、倦怠感(寝込む)、不安発作、しばしば他責的、能弁
経過	3〜6か月のうつ病相	非周期性 慢性化傾向 軽躁状態を呈することがある(通常、抗うつ薬投与下) (状況に反応しての)反復傾向
治療	休むことに抵抗を示す 休養と抗うつ薬治療が有効	本人が休養を望む 抗うつ薬反応性は部分的 抗てんかん薬、少量の抗精神病薬、リチウムの追加が時に有効

表4にまとめる。

以上、(1)から(4)までを整理すると、メランコリー親和型性格ではない場合や、メランコリー病像を呈さない場合、「現代型うつ病」として認知される可能性があり、それらは①双極性障害(特に双極Ⅱ型)、②非定型病像、③パーソナリティ病理や発達障害、のうちの1つ以上が見られ、さらには④適応障害や日常生活での苦悩や不満までもが「現代型うつ病」の中に含まれる傾向にある。

3. ストレスとうつ病(大うつ病)

従来ドイツや日本では内因性うつ病は神経症性うつ病とは区別され、内因性うつ病におけるストレスの役割は原因ではなく誘因と考えられていた。すなわち、内因性うつ病は**ストレスフルな出来事**がなくても発症するとされ(ただし、あってもよい)、後にこれは全体布置を視野に収めた状況因という考え方につながる[3]。

しかし、英国では内因性うつ病と神経症性うつ病は連続的であると考えるロンドン学派（一元論）に見られるように、内因性うつ病と神経症性うつ病は重症度の差にすぎないと考える立場があり、ドイツ精神医学の影響を受けたニューカッスル学派（二元論）との間で大論争を繰り広げた[2]。

先にも述べたように、DSMの大うつ病は内因性-反応性の区別には関わらず、一定以上の症状と持続と重症度を示す非身体因性うつ状態をひとまとめにしたもので、結果的には一元論の立場をとっている（ただし、単極性－双極性に関しては二元論である）。このため、米国でも大うつ病に関してストレス研究（ライフイベント研究）が盛んに行われるようになる。中でも、一卵性と二卵性の双生児を用いて遺伝疫学的に調査したケンドラー（Kendler, K.S.）らの一連の縦断研究は、ストレスとうつ病の関係について多くの知見を提供した。これをまとめると以下のようになる。（なお、多くの研究は米国白人女性サンプルに基づくため、男性や他人種／他民族／他文化にも当てはまるとは限らない。また、ケンドラーらの大うつ病は、あえて単純化すれば「神経症傾向の高いうつ病」であり、わが国の従来型うつ病とはニュアンスを異にする。）

(1) ストレスフルな出来事はうつ病発症と関連する[23]

① 本人の行動に依存しないストレスフルな出来事（不運）はうつ病発症と関連する

確実に本人の行動に依存しないストレスフルな出来事の場合、うつ病発症の危険性の高まりをオッズ比で見ると、オッズ比は 2.33（95%信頼区間（CI） = 1.72-3.15）で、確実ないしたぶん本人の行動に依存しないストレスフルな出来事の場合、オッズ比は 2.85（95%CI = 2.18-3.73）であった。つまり、不運はうつ病発症と関連し、この時、こうした不運とうつ病発症の関連性はすべて因果関係と考え得る。

② 本人の行動に依存するストレスフルな出来事はうつ病発症とより強く関連する

ストレスの脅威の強さは、出来事が本人の行動に依存する程度と関連した（ただし、スピアマンの相関で $r_s = .23$）。そこで、脅威の強さを一定にしてストレスとうつ病発症の関連を検討すると、本人の行動に依存するストレスフルな出来事のほうが、依存しない出来事（不運）よりもうつ病発症との関連が強かった（この時、脅威

の強さは、ストレスに対する被験者の主観的な脅威ではなく、評価者が被験者の状況なら一般にどの程度の脅威を感じるかに基づく、文化と状況を考慮した客観的な脅威である。また、ストレスフルな出来事が本人の行動に依存する程度も、評価者による客観的な評価である）。

　ただし、この関連性のすべてが因果関係ではない。本人の行動に依存するストレスフルな出来事への曝露自体に遺伝要因が関係し、この遺伝要因はうつ病とも関係するからである。ここでは、関連性の約55％が因果関係と推計された。

（2）ストレスフルな出来事とうつ病発症の関連性は初発時に最も強く、再発するごとに低下する[24]

　関連性は初発から再発9回まで低下し、その後はほぼ一定になった。つまり、頭打ちはあるが、キンドリングのように再発するたびにストレスがなくても再発しやすくなる（図2）。

（3）遺伝負因の高い者は初発時からストレスフルな出来事なしに発症し、遺伝負因の低い者は再発とともにストレスフルな出来事なしに発症しやすくなる[25]

　遺伝負因の高い者でも初発時はストレスとともに発症し、再発とともに急速にキンドリングを起こすモデル（キンドリングの速さモデル）も考えられる。しかし実際のデータは、遺伝負因の低い者ではキンドリングが起こるが、遺伝負因の高い者では初発時からストレスなしに発症するモデル（プレキンドリングモデル）を支持した（図3）。

（4）神経症傾向が高いほどストレスに敏感になり、うつ病がより一層発症しやすくなる[26]

　ストレスの強度、神経症傾向、性別（女性）はいずれもうつ病発症と関連し、ストレスと神経症傾向には相乗効果（交互作用）が見られた。すなわち、神経症傾向の高い者ではストレスが強まるとうつ病がさらに発症しやすくなった（図4）。

　また、女性のほうが男性よりもうつ病発症の危険性が高いのは弱いストレスの場合に限り、強いストレスでは男性も女性と同等にまでうつ病発症の危険性が高まった。

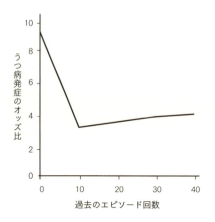

図2 過去のエピソード回数とストレスフルな出来事がある場合のうつ病発症のオッズ比の関係（文献24より一部改変）

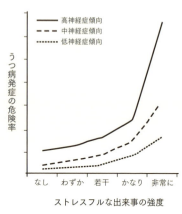

図4 ストレスフルな出来事の強度とうつ病発症の危険率の関係（神経症傾向別）（文献26より一部改変）

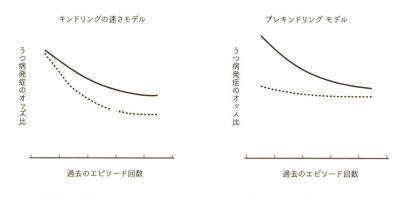

図3 過去のエピソード回数とストレスフルな出来事がある場合のうつ病発症のオッズ比の関係（遺伝負因別）（文献25より一部改変）

(5) 本人の行動に依存するストレスフルな出来事とうつ病発症の関連性の大部分は因果関係ではない[27]

本人の行動に依存するストレスフルな出来事はうつ病発症と関連したが（オッズ比は女性5.85（90% CI = 4.22-8.06）、男性4.55（90% CI = 3.49-5.90））、二卵性双生児のストレス曝露不一致時のオッズ比は女性3.22（1.30-8.85）、男性3.31（1.54-7.84）、一卵性双生児のストレス曝露不一致時のオッズ比は女性2.29（1.02-5.44）、男性2.19（1.25-3.93）となり、遺伝要因をコントロールするほどストレスの影響は低下した。また、うつ病発症に関連する危険因子をコントロールするとオッズ比は女性1.79（1.33-2.4）、男性1.53（1.24-1.88）にまで下がった。

つまり、本人の行動に依存するストレスフルな出来事とうつ病発症の高い関連性には他の要因（交絡因子）が関係する。ただし、因果関係がまったくないというわけではない。

(6) うつ病が発症した場合、うつ病の危険因子は、ストレスの有無や強度により差はないが、一般人口とは差がある[28]

低ストレスうつ病発症群、高ストレスうつ病発症群、一般人口において、うつ病の危険因子を比較した研究もある。低ストレスのうつ病発症群は遺伝負因、性格要因（神経症傾向）、不幸な幼少期体験などの危険因子が一般人口よりも高かった。また、うつ病を発症した場合、ストレスの有無や強度とうつ病発症の危険因子に関連はなく（低ストレスのうつ病発症群の危険因子がより高いわけではなく）、高ストレスでも低ストレスでも発症群は一般人口よりも危険因子が高かった。

(7) うつ病が発症した場合、うつ病の危険因子は、ストレスフルな出来事とうつ病発症の関係の了解可能性により差はないが、一般人口とは差がある[29]

ストレスとうつ病発症の了解可能性と、うつ病の危険因子の関係を調べたところ、「うつ病発症の主観的理由が了解できるほど、発症の客観的原因として認められている危険因子（遺伝負因、神経症傾向、不幸な幼少期体験など）は少ない」という仮説は支持されなかった（キンドリングのない初発例に限っても同様の結果であった）。この結果について著者らは哲学者のディルタイ（Dilthey, W.）やヤスパース（Jaspers, K.）

の了解と説明の違いを引用し、理由は原因の役割は果たさない、と考察した。

(8) 不幸な幼少期体験、性別（女性）、セロトニントランスポーターに関係する遺伝要因は、ストレスとうつ病発症の交絡因子となる[30]

以上をまとめると、ケンドラーらのデータは、少なくとも双生児疫学サンプルにおいて大うつ病の診断基準を満たす限りは、ストレスとうつ病の発症には関連があるが、ストレスが「原因」とは必ずしも言えないことを示している（特に「不運」でない場合は）。

4. 現代型うつ病の発症におけるストレス

現代型うつ病は、丁寧に診れば診断的にはさまざまな病態を包含しているが、治療が一筋縄ではいかない点では共通する。「何種類かの『抗うつ薬が効きにくいうつ状態』の総称」であり[31]（この時の春日の用語は「新型うつ病」）、ガミーならその中に双極性うつ病と神経症性うつ病を見いだすだろう[9]。職場では、従来型うつ病の者のような律義で几帳面、生真面目な性格でない点や、休養と抗うつ薬投与に部分的にしか反応しない点で、事例性が問題になることがある。

彼らの職場でのストレスは上司からの叱責や注意、周囲との摩擦やコミュニケーション不足、業務習熟不足によるミスなど、本人の行動にも依存するものが多いように思える。しかも、ストレスは周囲の人から見ればそう大きなものではない。だからこそ、本人の資質や性格に問題あり、と周囲は受け取るのであろう。ここでもし、「自分のうつは周囲のせい」とか「配慮があって当然」という主張があればさらに、職場や治療サイドに困惑や憤慨を引き起こす。こうした、本人が感じるストレスと周囲が認識するストレスのギャップや、ストレス状況に対する本人の態度や対処は、現代型うつ病を従来型うつ病から際立たせる特徴の1つであり、彼らの世界観・人生観の反映でもあろう。

ただし、うつ病のストレス原因説自体は、彼らだけでなく世間一般に広く行き渡っている。統計的にも、ストレスフルな出来事はうつ病発症と高い関連性があるように見える。

ところが、ケンドラーらの研究は、遺伝要因や危険因子をコントロールすると、

ストレスフルな出来事が「原因」でうつ病が発症するというのは部分的にしか正しくない、ということを示している。もちろん、出来事の長期的影響を見ていないこと（出来事と同じ月の発症のみをカウントしている）、慢性のストレスを評価していないこと、彼らのうつ病（つまりDSMの大うつ病）概念の妥当性などの方法論的異論や、了解と説明の関係[32]についての哲学的異論はあろうが。

現代型うつ病の発症ではストレスと反応の間の釣り合いの悪さが感じられる。しかし、それは現代型うつ病に限ったことではなく、内因性うつ病でも、適応障害でも同様である。内因性うつ病ではさしたるストレスがないことも多く、適応障害ではその反応の過大さが病理の一環をなす。それに、釣り合っているからといって、必ずしもストレスが原因ということにはならない。

中井は「最後のワラの一本」のたとえ（ラクダにワラを1本ずつ積んでゆくと、どの1本かでラクダがつぶれこむ）で、小さな出来事が発症を招く様子を描写している[33]。また、笠原は「神経症に心因なし」（近因的心因）という箴言で、心因特定の困難さを記述している[34]。確かにストレスでつらさや苦しさは生じるが、ストレスとうつ病発症の関係は、洗練された研究方法で、もう少し慎重に検討したほうがよいのではないかと思う。内因性うつ病であれ、神経症性うつ病であれ、過剰な了解や説明を控えれば、うつ病の原因は未だ不明なのだから。

〈文献〉

1) American Psychiatric Association. Diagnostic and statistical manual of mental disorders (3rd ed.). Washington, D.C.: American Psychiatric Association; 1980.
2) 中尾和久．うつ病概念の歴史的変遷．産業ストレス研究 2012；19：105-112．
3) 中尾和久．第7章 気分障害．武田雅俊監修，西川隆，中尾和久，三上章良編．精神医学テキスト．京都：金芳堂；2011．p.75-84．
4) 笠原嘉，木村敏．うつ状態の臨床的分類に関する研究．精神神経学雑誌 1975；77：715-735．
5) 広瀬徹也．「逃避型抑うつ」について．宮本忠雄編．躁うつ病の精神病理2．東京：弘文堂；1977．p.61-86．
6) American Psychiatric Association. Diagnostic and statistical manual of mental disorders (4th ed.). Washington, D.C.: American Psychiatric Association; 1994.
7) American Psychiatric Association. Diagnostic and statistical manual of mental disorders (5th

8) Hasin DS, Goodwin RD, Stinson FS, Grant BF. Epidemiology of major depressive disorder: results from the National Epidemiologic Survey on Alcoholism and Related Conditions. Archives of General Psychiatry 2005; 62: 1097-1106.
9) Ghaemi SN. Why antidepressants are not antidepressants: STEP-BD, STAR*D, and the return of neurotic depression. Bipolar Disorders 2008; 10: 957-968.
10) Ghaemi SN, Ko JY, Goodwin FK. The bipolar spectrum and the antidepressant view of the world. Journal of Psychiatric Practice 2001; 7: 287-297.
11) 中尾和久．パーソナリティ障害．山内俊雄総編集，岡崎祐士，神庭重信，小山司，武田雅俊編．精神科専門医のためのプラクティカル精神医学．東京：中山書店；2009．p.271-277.
12) 松浪克文，山下善弘．社会変動とうつ病．社会精神医学 1991；14：193-200.
13) 阿部隆明，大塚公一郎，永野満，加藤敏，宮本忠雄．「未熟型うつ病」の臨床精神病理学的検討：構造力動論（W. Janzarik）からみたうつ病の病前性格と臨床像．臨床精神病理 1995；16：239-248.
14) Judd LL, Akiskal HS, Schettler PJ, Endicott J, Leon AC, Solomon DA, et al. Psychosocial disability in the course of bipolar I and II disorders: a prospective, comparative, longitudinal study. Archives of General Psychiatry 2005; 62: 1322-1330.
15) Akiskal HS, Maser JD, Zeller PJ, Endicott J, Coryell W, Keller M, et al. Switching from 'unipolar' to bipolar II: an 11-year prospective study of clinical and temperamental predictors in 559 patients. Archives of General Psychiatry 1995; 52: 114-123.
16) Akiskal HS. Soft bipolarity: a footnote to Kraepelin 100 years later. 広瀬徹也訳．臨床精神病理 2000；21：3-11.
17) Akiskal HS, Pinto O. The evolving bipolar spectrum. Prototypes I, II, III and IV. The Psychiatric Clinics of North America 1999; 22: 517-534.
18) Ghaemi SN, Boiman EE, Goodwin FK. Diagnosing bipolar disorder and the effect of antidepressants: a naturalistic study. Journal of Clinical Psychiatry 2000; 61: 804-808.
19) Zimmerman M, Ruggero CJ, Chelminski I, Young D. Is bipolar disorder overdiagnosed? Journal of Clinical Psychiatry 2008; 69: 935-940.
20) 樽味伸，神庭重信．うつ病の社会文化論的試論：特に「ディスチミア親和型うつ病」について．日社精医誌 2005；13：129-136.
21) 加藤敏．うつ病態の精神療法：職場結合性うつ病の病態と治療．精神療法 2006；32：284-292.
22) 中尾和久．うつ病予防のための精神療法．日本未病システム学会雑誌 2010；16：46-50.
23) Kendler KS, Karkowski LM, Prescott CA. Causal relationship between stressful life events

and the onset of major depression. American Journal of Psychiatry 1999; 156: 837-841.
24) Kendler KS, Thornton, LM Gardner CO. Stressful life events and previous episodes in the etiology of major depression in women: an evaluation of the "kindling" hypothesis. American Journal of Psychiatry 2000; 157: 1243-1251.
25) Kendler KS, Thornton LM, Gardner CO. Genetic risk, number of previous depressive episodes, and stressful life events in predicting onset of major depression. American Journal of Psychiatry 2001; 158: 582-586.
26) Kendler KS, Kuhn J, Prescott CA. The interrelationship of neuroticism, sex, and stressful life events in the prediction of episodes of major depression. American Journal of Psychiatry 2004; 161: 631-636.
27) Kendler KS, Gardner CO. Dependent stressful life events and prior depressive episodes in the prediction of major depression: the problem of causal inference in psychiatric epidemiology. Archives of General Psychiatry 2010; 67: 1120-1127.
28) Kendler KS, Myers J, Halberstadt LJ. Should the diagnosis of major depression be made independent of or dependent upon the psychosocial context? Psychological Medicine 2010; 40: 771-780.
29) Kendler KS, Myers J, Halberstadt LJ. Do reasons for major depression act as causes? Molecular Psychiatry 2011; 16: 626-633.
30) Kendler KS, Kuhn JW, Vittum J, Prescott CA, Riley B. The interaction of stressful life events and a serotonin transporter polymorphism in the prediction of episodes of major depression: a replication. Archives of General Psychiatry 2005; 62: 529-535.
31) 春日武彦．II-2 うつ病．はじめての精神科：援助者必携 第2版．東京：医学書院；2011．p.69-86．
32) 中尾和久．第4章 精神疾患の分類．武田雅俊監修，西川隆，中尾和久，三上章良編．精神医学テキスト．京都：金芳堂；2011．p.44．
33) 中井久夫，山口直彦．2 精神医療とはなんだろうか．看護のための精神医学．東京：医学書院；2001．p.14-21．
34) 笠原嘉．精神科における予診・初診・初期治療．東京：星和書店；2007．

3　社交不安障害とストレス

吉永尚紀・清水栄司

1. はじめに

　人前で大事なプレゼンテーションをする、目上の人と話しをする、初対面の人と交流をするような状況では、多くの人が緊張や不安を感じた経験を持っているだろう。しかし、このような社交的な場面において、極度の緊張や恐怖を感じることで、適応的な行動が妨害・制限され、**社交不安障害**と呼ばれる疾患レベルに至る時、生活上のさまざまな問題が引き起こされる。社交不安障害の中核症状である「社交場面での極度の不安」というのは、「単なる内気やあがり症などの性格的な問題」「誰しもが感じる日常的な不安」として、これまで軽視される傾向にあった。しかし、近年の調査では、うつ病患者の約3割が社交不安障害を合併し、さらに、社交不安障害がきっかけでうつ病を発症する患者も多いことが報告され、国際的にも「治療すべき『疾患』である」との認識が高まっている。ここでは、最新の知見を踏まえて、社交不安障害の病態や疫学、現代社会におけるストレスとの関係、そして解決への糸口（治療など）について言及する。

2. 社交不安障害とは

(1) 苦手な状況は千差万別で、周囲の人が気づきにくい症状に苦しむ

　社交不安障害が治療すべき「疾患」として考えられるようになったのは比較的最近のことで、1980年に米国精神医学会（APA）が発表した『精神疾患・統計マニュアル第3版（DSM-Ⅲ）』において、「社会恐怖（現在の社交不安障害）」が診断カテゴリーとして独立して以降と言われている。2013年に発表された第5版（DSM-5）[1]が最新版で、日本語表記については、2008年の『精神神経学用語集』より「社会不安障害」から「社交不安障害」に変更されている。社交不安障害患者が苦手とする社交状況や行為は千差万別で、状況や行為の内容、相手との関係性などによって異なる。行為については、人前で話をする（スピーチ恐怖）、電話での応対（電話恐怖）、人前で字を書く（書痙恐怖）、人前で食事をする（会食恐怖）などの違いがある。関係性については、目上の人や、異性の人、初対面の人、顔見知り程度の人といった違いがあり、さらに、一対一の場面か、大勢の人前かなど、人数の違いが含まれる場合も多い。中には、苦手な社交場面での行為が限定されるタイプ（パフォーマンス限定型）の患者もいる。

　社交不安障害を抱える人は、不安や恐怖などの心理的な問題に加えて、**自律神経症状**（動悸、発汗、赤面、手足や声の震えなど）にも悩まされる。手足や声の震えなどの、他人が見ても明らかにわかるような身体症状に悩む患者もいるが、その多くは、内なる身体症状（特に動悸など）に苦しんでいる。そのため、周りの人が（われわれ医療者でさえ）、その人の外見や振る舞いだけで、社交不安障害であると判断することは、極めて困難な場合が多い。

　このような社交場面における極度の不安や恐怖がもたらす苦しみが、「性格」の問題なのか、「疾患」の影響なのか区別することは容易ではない[2]。この2つを質的に区別する診断基準は、社交場面での不安・恐怖による**「生きづらさ**（生活上の支障）**の有無」**である。大うつ病では、「抑うつ気分が2週間以上続いている」という診断基準があるが、たとえ生活上の支障があっても、抑うつ気分が1週間程度しか持続しない人には、大うつ病の診断がつかない。しかし、本人にとって「抑うつ気分による生きづらさ」が存在するのであれば、診断がつかなくとも「治療の対象」と捉える必要がある。これを踏まえると、精神的な問題について「疾

患か否か」を区別することに意味がないと感じる人も多いだろう。しかし、「社交不安障害」という操作的な疾患名が存在することは、「社交不安の問題が治療可能な疾患であり、解決できる問題なのかもしれない」と、本人自身が将来への希望を持つきっかけになることに、臨床上の意味があるかもしれない。

(2) 多くの人が悩んでいるが、自分でも病気であると気づきにくい

米国で行われた調査[3]では、社交不安障害の生涯有病率（一生のうちに社交不安障害を発症する割合）が12.1％と報告され、うつ病やアルコール依存症に次いで多く見られる精神疾患であることがわかってきた（図1）。社交不安障害の多くは10歳代半ばに発症するため（20歳以降の発症は稀とされる）[3]、単なる**あがり症**や内気など、性格の一部として捉えられやすい。そのため、社交不安の問題で苦しんでいる人が多いにもかかわらず、疾患であると認識されにくいことで、「有病率が高いにもかかわらず、受診率が低い」という現象が起きてしまう。うつ病など他の病気が二次的に発症したことをきっかけに医療機関を受診し、そこで初めて社交不安障害と診断される人も少なくない。社交不安障害は、発症から医療機関を受診す

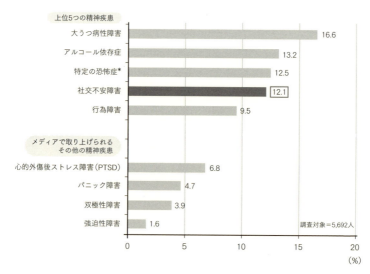

図1　米国で調査された各精神疾患の生涯有病率
＊高所恐怖、クモ恐怖、先端恐怖など、単一の恐怖症の総称。

るまでの期間が長くなる傾向があり、治療を受けることが遅くなることで、病気が重症化・慢性化してしまう。近年では、社会問題化しているひきこもり、ニート、不登校との関連も指摘されている[4]。

(3) うつ病の陰に隠れる社交不安障害

近年、メンタルヘルス領域では、特に「うつ病」の予防・対応策が重要視されるようになってきた。厚生労働省は2010年より「自殺・うつ病等対策プロジェクトチーム」を結成し、国家としても重点的な対策に取り組んでいる。しかし、医療機関で治療を受けても改善が乏しい「難治性うつ病」の多さが、国内外を問わない課題となっており、その要因の1つとして「併存する他の精神疾患の存在」が指摘されている。米国の調査では、「うつ病患者の併存疾患として、社交不安障害が31.3％で最も多かった」という驚異的な数値が報告された[5]。また、うつ病と社交不安障害が併存する場合、「社交不安障害がきっかけでうつ病を発症した患者が71％」という報告もある[6]。うつ病に社交不安障害が合併していると、うつ病の療養のために休職や治療を受けても、回復は一時的なものに過ぎず、職場復帰すると再び対人不安の問題によってうつ病が再発し、再休職に至ってしま

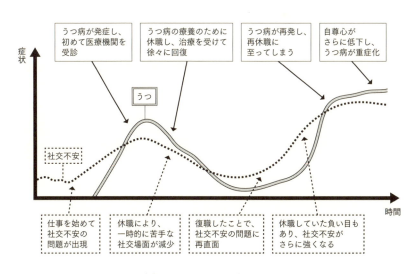

図2　社交不安障害をきっかけにうつ病を発症した人の臨床経過例

う。それだけでなく、もともと低くなっている自尊心が「再休職」によってさらに低下し、うつ病が重症化する恐れがある（図2）。以上のことから、「うつ病」が日本国内で認知され、その取り組みが重要視されるようになってきた今こそ、「社交不安障害」という病気が市民権を得ていく必要があるだろう。

（4）不安や恐怖という感情は、自己防衛のために備えられた必須の警報装置

　社交不安障害の中核症状である「顕著で、持続的な不安」について、生物学的側面から再考する。自分に危害が加わるかもしれない状況に直面すると、ヒトは強い不安や恐怖を感じ、さらに、動悸や震え、発汗、身体の硬直といった身体的な反応が現れる。危険や脅威を脳が知覚した時、ヒトはこれを対処・回避するための行動（闘うか逃げるか）に移行できるよう、身体の「準備状態」をつくり出す必要がある。この準備状態が、心拍数の上昇や発汗、筋肉の収縮などの身体反応であり、身体を活動に適した状態に変化させるための自律神経（交感神経）の働きである。つまり、不安や恐怖という感情は、身の危険を察知・準備するための「**センサー・スイッチ**」であり、身体反応は、その危険を対処・回避するための「準備を整える過程、あるいは、整えた状態」と言える。例えば、火事が起きた時には、警報音が鳴り響くことで、スプリンクラーが作動し、周囲の人も火事への対処・回避行動に移ることができる。不安障害においては、本来は危険ではないことを危険と脳が察知してしまうことで（火事ではないのに警報音が鳴り響く誤作動）、必要以上の対処・回避行動をとらざるを得ない状態が問題となっている。確かに、誤作動が頻繁に起こる警報機は問題であるが、警報機を設置しないという考えになるかというと、そうではない。社交不安障害も同じで、不安や恐怖という、ヒトが本来持っている脳内の警報装置を取り除くのではなく、警報装置の改良や上手な扱い方を模索するという姿勢が、問題の解決に向かうために大切である。不安や恐怖を持つことは、決して恥ずかしいことではない。

　それでは、社交不安障害にとっての「危険・脅威」とは何なのであろうか。ヒトの脳は「社会脳」とも言われるように、進化の過程で、集団の中で生き抜く社会性を身につけることを選択したことで、大脳皮質が飛躍的に発達してきた。そして、他者と「競争」すると同時に、他者と「協力・共同」することで、人間社会は発展してきた。社会不安は、「現実の、あるいは想像上の対人場面において

個人的に評価されたり、評価されることが予測されることから生じる不安」[7]と定義される現象であり、ヒトにとって「社会的な立ち位置」を脅かす出来事は、「生命を脅かす死」を意味する。もちろん、社会不安を感じることは、集団生活を営む上で重要なことであり、自分の振る舞いを正すことや、相手へ配慮する行動にもつながる。しかし、社交不安障害に悩む人は、否定的な反応をされたわけではないのに、「心の中では自分を否定的に評価しているに違いない」「能力がない自分は職場に必要とされない」などの**社会的な死**を過剰に恐れ、他人の反応を過敏に察知・推測することが問題となる。

(5) 現代社会におけるストレスと社交不安

社交不安障害が発症しやすいとされる児童期後期から青年期前期 (10歳代前半から後半) にかけては、自己意識の確立や認知能力の発達を背景に、他者からの否定的な評価に対する不安が、顕著な高まりを見せる[8]。こうした不安は、多くの場合は一時的で、発達過程の中で時間や経験を重ねるにつれて自然に収まっていく。しかし、一部の人にとっては、これらの社会不安が減弱することなく (あるいは増強し)、「生きづらさ」を実感し始め、青年期後半あるいは成人期になって「生活上の支障」を生じる場合が多い。

児童・青年期では、学校での生活場面が、不安を引き起こす典型的な社交状況になる。先行研究では、学校で友人と話すことや、知らない友人に話しかけるなど、友人との構造化されていない交流場面が、最も不安を喚起しやすいと言われている[9]。その他にも、人前でパフォーマンスをすること (例えばクラスの前で発表をする)、グループ活動に参加すること、先生に質問をすること、人前で食事をすることなどが挙げられる[10]。また、「印象的な傷つき体験 (トラウマ体験)」の存在も、近年注目されている。先行研究[11]では、トラウマティックなイベントが起きた時期が、社交不安障害の発症時期と重複する場合が多いとされ、トラウマ記憶の内容には、クラスメートからのいじめの体験や、自分の失敗を周囲に笑われた体験などが挙げられている。現代のインターネット社会に目を向けると、ソーシャル・ネットワーキング・サービス (SNS) やチャット、ウェブ掲示板やメールを通した誹謗中傷など、いわゆる**ネットいじめ**が国際的に急増している[12]。インターネットを介した間接的な接触により、量的・質的に過剰な誹謗中傷が蔓延

し、また、生徒同士が容易につながれることで、一度形成された集団の雰囲気を変えることも困難となってしまう。そのため、学校にいる時間だけでなく、自宅にいる時間までもが、他者との交流に費やされてしまう[12]など、現代社会の児童・思春期を取り巻く環境は、社交不安を助長するようなストレスフルな状況と言わざるを得ない。

　成人期では、働いている人や専業主婦の人、子どもを持つか否かなどの違いが出てくるため、社交不安を引き起こす場面も多様となる。専業主婦であれば「ご近所との付き合いの場面」や、子を持つ親であれば「PTA活動の場面」などが挙げられるだろう。働いている人であれば、「仕事上の『責任』が伴うプレゼンテーションや交渉」「仕事以外でのコミュニケーション（飲みニュケーションなど）」、上司であれば、「部下を指導する場面」などがある。働く人にとって、自分や家族の生活を支える「仕事」には、大きな責任とプレッシャーがつきものである。「職場での対人関係」は「プライベートでの対人関係」とは異なるストレスが存在するため、「働き始め（入職）」や「働き盛り（転属や昇進）」になって、社交不安の問題がいきなり出現したり、初めて自覚する人も多い。また、労働環境や価値観に関する時代の変化も、社交不安を助長する一要因と考えられる[13]。日本ではこれまで、控えめで、謙虚で、周囲への配慮ができる人が好まれる傾向があり、逆に自分の意見や考えを主張することが敬遠されがちな文化があった。しかし近年では、1980年代のバブル崩壊や外資系企業の参入を機に、従来の終身雇用・年功序列・家族主義的経営から、仕事の成果やパフォーマンスのあり方が重視される時代に、少しずつ変化してきた。営業職だけでなく、事務職や技術職の人たちにも、コミュニケーション能力の高さや、プレゼンテーションを的確にこなすことを要求される機会が多くなっている。そのため、日本のグローバル化が進む一方で、社交不安の症状に悩む人が、今後も増えていくと容易に想像できるだろう。

（6）発症の原因を特定することは困難であり、原因探しに終始しない

　社交不安障害発症には、大きく分けると遺伝的な要因と環境的な要因が影響を与えているのではないかと考えられている。遺伝的な要因については、血縁者に社交不安障害に罹患している者がいる場合、そうでない場合と比較して発症リス

クが3倍程度になるという報告がある[14]。環境要因については、幼少期の虐待や両親の別居などのトラウマ体験、顕著な行動抑制の存在などがある。しかし、大規模な研究でも結果が一致しないことがあり、現時点で明確な要因を特定することは困難である。おそらく、遺伝的・環境的要因が複雑に影響し合っていることで、一致した見解が得られないものと考えられる。そのため、患者・家族は「こうなったのは自分のせいだ」と思い詰める必要はなく、また、「あの時、自分を馬鹿にした〇〇さんのせいだ」と他罰することに終始しても、解決の糸口は見つからない。仮に、発症の要因が特定されたとしても、遺伝的な体質や、育ってきた環境は変えることはできないため、未来に向けて現在（今）、何ができるかを模索することが大切である。もちろん、社交不安の問題がなぜ始まり、持続し、悪化してきたのか振り返ることは、「現在」の問題を解決するために大切であり、決して「過去を振り返るな」という意味ではない。

3. 社交不安障害は治療可能な「病気」である

(1) 薬物療法

薬物療法として、選択的セロトニン再取り込み阻害薬（SSRI）という種類の「抗うつ薬」を用いた治療の有効性が、国内外の大規模な臨床試験によって示されている[15]、社交不安障害治療の第一選択肢として推奨されている。抗うつ薬は、社交場面での強い不安や気分の落ち込みを軽減し、前向きな行動がとれるようにする作用を持つ。限定された社交状況・行為にのみ症状が出るようなパフォーマンス限定型の患者には、ベンゾジアゼピン系の抗不安薬やベータ遮断薬も選択肢になり得るだろう。これらの薬は、抗うつ薬と比較して、内服してから効果が出るまでの時間（作用時間）が短いという特徴があるため、イベントに合わせて「頓服薬」として使用することが可能である[16]。どの薬であっても、内服の仕方や副作用、他の薬との飲み合わせなどの注意点があるため、インターネットで海外から直接購入したり、自分の判断で急な減薬・中断をしたりすることがないよう気をつけなければならない。また、薬物治療に合わせて、不安への対処法を身につけ、段階的に苦手な社交場面に挑戦していく必要もある。

(2) 心理療法（認知行動療法）

　数ある心理療法の中でも、本項では、欧米諸国で行われた多くの臨床試験において治療の有効性が示されてきた**「認知行動療法」**について紹介する。認知行動療法とは、治療者との面接を通して、症状の改善を目指す心理学的な治療である。大抵の人は場数を踏むことによって緊張する社交場面に慣れていくものだが、「なぜ場数を踏んでも慣れていかないか」というメカニズムを、主に「認知面（考え方や受け止め方）」と「行動面（振る舞い方）」に焦点を当てながら明らかにし、さらに、その双方を柔軟にしたり、修正を試みたりする治療と言える。2013年の時点で、日本では、うつ病に対する認知行動療法のみが保険適用となっているが、社交不安障害に対して自費診療で提供している医療機関もある。効果については、抗うつ薬を用いた薬物療法に匹敵する結果が海外で報告されており[15]、日本での有用性も明らかになりつつある[17]。もちろん、薬物療法のような副作用は出にくいことや、効果が長期間持続するなどの利点があり、世界的に注目されている治療法である。英国の研究グループは、抗うつ薬をしのぐ治療成果を報告しただけでなく、その後も、他の治療法よりも高い効果を複数の臨床試験で示してきた[18]。わが国においても、適切な訓練を受け、質が担保された治療者が提供する認知行動療法が、保険適用の治療になることが望まれる。

4．周りの人は何ができるか

　社交不安の問題を抱える人は、家族や親しい友人との間では、ごく普通の対人関係を築けることが多い。そのため、身近な人はかえってふがいなさを感じ、本人を叱咤激励したくなることもあるだろう。本人にとっては、「人前で恥をかくことはつらい」ということが周囲の人に理解されても、人前での不安から学校や仕事に行けないという、疾患が引き起こす「機能不全」のつらさについては、理解・共感が得られにくい。米国の調査[19]では、社交不安を抱える人の約2割が「自殺を考えたことがある」と答えるほど、その悩みは深刻である。まずは、周囲の人が思っている以上に、本人が悩み苦しんでいることを受け止める姿勢が基本となる。そして、気力や気合いだけでどうにかなる病気ではないため、本人から受診したいという相談を受けたら、周囲の人は、それを止めるようなことをするべ

きではない。

　既に述べたが、「働く世代」になって初めて、社交不安の問題が出現したり、自覚したりする人も多いため、「職場」での取り組みも重要となる。しかし、社交不安の問題で悩んでいる人に、周囲の人（同僚や上司）が気づくことは困難な場合が多いと言える。そのため、社交不安の問題で苦しみながら働く本人自身が「この症状は『社交不安障害』という疾患のせいで、治療の可能性がある」と気づけるようなきっかけづくりが大切となる。例えば、職場内のポスター掲示、メール配信、セミナーの開催などを通して、「社交不安障害」という病気を知ってもらう工夫や情報提供の場を設けることが、職場でできる「早期発見」に向けた取り組みになるだろう。

〈文献〉

1) American Psychiatric Association. Diagnostic and statistical manual of mental disorders, fifth edition (DSM-5). Washington, D.C.: American Psychiatric Publishing; 2013.
2) Leary MR, Kowalski RM. The self-presentation model of social phobia. In: Heimberg RG, Liebowitz MR, Hope DA, Schneier FR, editors. Social phobia: diagnosis, assessment, and treatment. New York: Guilford Press; 1995. p.94-112.
3) Kessler RC, Berglund P, Demler O, Jin R, Merikangas KR, Walters EE. Lifetime prevalence and age-of-onset distributions of DSM-IV disorders in the National Comorbidity Survey Replication. Archives of General Psychiatry 2005; 62: 593-602.
4) 山田和夫．講演 青少年のうつ病と社会不安障害．日本医師会雑誌 2007；136：44-46.
5) Trivedi MH, Rush AJ, Wisniewski SR, Nierenberg AA, Warden D, Ritz L, et al. STAR*D Study Team. Evaluation of outcomes with citalopram for depression using measurement-based care in STAR*D: implications for clinical practice. American Journal of Psychiatry 2006; 163: 28-40.
6) Chartier MJ, Walker JR, Stein MB. Considering comorbidity in social phobia. Social Psychiatry and Psychiatric Epidemiology 2003; 38: 728-734.
7) Schlenker BR, Leary MR. Social anxiety and self-presentation: a conceptualization and model. Psychological Bulletin 1982; 92: 641-669.
8) Westenberg PM, Drewes MJ, Goedhart AW, Siebelink BM, Treffers PDA. A developmental analysis of self-reported fears in late childhood through mid-adolescence: social-evaluative fears on the rise? Journal of Child Psychology and Psychiatry 2004; 45: 481-495.

9) Hofmann SG, Albano AM, Heimberg RG, Tracey S, Chorpita BF, Barlow DH. Subtypes of social phobia in adolescents. Depression and Anxiety 1999; 9: 15-18.
10) Beidel DC, Turner SM, Morris TL. Psychopathology of childhood social phobia. Journal of the American Academy of Child and Adolescent Psychiatry 1999; 38: 643-650.
11) Hackmann A, Clark DM, McManus F. Recurrent images and early memories in social phobia. Behaviour Research and Therapy 2000; 38: 601-610.
12) Jaishankar K, Shariff, S. Cyber-bullying: a transnational perspective. In: Schmallager F, Pittaro M, editors. Crimes of the Internet. Upper Saddle River, NJ: Prentice Hall; 2008. p.66-83.
13) Yoshinaga N, Kobori O, Iyo M, Shimizu E. Cognitive behaviour therapy using the Clark & Wells model: a case study of a Japanese social anxiety disorder patient. The Cognitive Behaviour Therapist 2013; 6: e3.
14) Bandelow B, Charimo Torrente A, Wedekind D, Broocks A, Hajak G, Rüther E. Early traumatic life events, parental rearing styles, family history of mental disorders, and birth risk factors in patients with social anxiety disorder. European Archives of Psychiatry and Clinical Neuroscience 2004; 254: 397-405.
15) Fedoroff IC, Taylor ST. Psychological and pharmacological treatments of social phobia: a meta-analysis. Journal of Clinical Psychopharmacology 2001; 21: 311-324.
16) Hartley LR, Ungapen S, Davie I, Spencer DJ. The effect of beta adrenergic blocking drugs on speakers' performance and memory. The British Journal of Psychiatry 1983; 142: 512-517.
17) Yoshinaga N, Ohshima F, Matsuki S, Tanaka M, Kobayashi T, Ibuki H, et al. A preliminary study of individual cognitive behavior therapy for social anxiety disorder in Japanese clinical settings: a single-arm, uncontrolled trial. BMC Research Notes 2013; 6: 74.
18) Clark DM, Ehlers A, McManus F, Hackmann A, Fennell M, Campbell H, et al. Cognitive therapy versus fluoxetine in generalized social phobia: a randomized placebo-controlled trial. Journal of Consulting and Clinical Psychology 2003, 71: 1058-1067.
19) Katzelnick DJ, Kobak KA, DeLeire T, Henk HJ, Greist JH, Davidson JR, et al. Impact of generalized social anxiety disorder in managed care. American Journal of Psychiatry 2001; 158: 1999-2007.

4 心的外傷後ストレス障害（PTSD）とトラウマ

廣常秀人・丸山総一郎

> 危機や不確かな状況というのは、人生にとって不可避に出現してくる事態である、〔中略〕実際のところ、危機や不確かな状況こそが人生を意義あるものにするのです。[1]

1. はじめに

　本書各論のタイトルは、基本的に「（精神障害）とストレス」という形になっているが、本稿は「心的外傷後ストレス障害（PTSD）とトラウマ」となっている。一方、**心的外傷後ストレス障害**（posttraumatic stress disorder：PTSD）と**急性ストレス障害**（acute stress disorder：ASD、ICDではacute stress reaction：ASR）にだけ精神障害名にストレスという用語が含まれている。PTSDという概念は、衝撃的な出来事を原因として生じる障害であり、精神障害の中でも因果論の明白な、一見わかりやすい障害のようで、細部にこだわり出すといろいろと難しい。30年近く前に、初めてPTSDを知った時、どこで言葉が切れるのかを疑問に感じたことがあった。posttraumatic/stress disorder なのか、posttraumatic stress/disorder なのか、どこで切れてどこにかかっているのかがよくわからなかったのである。ストレス障害という概念がもともとあって、その中にトラウマ後のストレス障害という範疇があるのか、それともトラウマティック（トラウマ性の）ストレスの障害なのか、迷ったものである。つまり、「ストレス障害」という概念が従来あって、その概念に「トラウマ後」のストレス障害が内包されるのか、それとも「トラウマ性」ストレス障害なのかがわからなかったのである。

　そもそもトラウマとストレスはどのような関係にあるのか。

　用語上の定義から考えれば、トラウマをこうむれば心的機制に何らかの不可逆

的変化が生じ、ストレスは可逆性の負荷のはずである。不可逆的なものと可逆的なものとおよそ性質が両極にある用語を組み合わせた概念が成り立つのだろうか。両極にあったとしても、その間にはスペクトルのごとき連続性が存在するのだろうか。PTSDなる用語に初めて出会った時に生じた疑問はこのようなものであった。

　本稿では、PTSDの診断概念を通して、トラウマとストレスの違いについて考察し、改訂されたばかりのDSM-5における変更点を紹介したい。

2. トラウマとは何か

(1) トラウマの定義

　トラウマは、今や日常会話でも聞かれるほどに一般的となった言葉である。「心の傷」「心が傷ついた」という表現は以前からあったが、災害や虐待などに対して強調される「こころのケア」が世に浸透しつつある今、よりなじみやすい言葉なのかもしれない。

　しかし、誰もが納得するトラウマの確定した定義を求めようとすると、実は難しい。その理由の1つは、比喩であること、そしてもう1つの複雑さは、精神医学や心理学領域でトラウマが用いられ出して1世紀半になるが、この間さまざまな学派が各々の理論によってトラウマの説明を試み、学派によってトラウマの用い方が少しずつ異なってきたことにあろう。

　ここでは、まず古典的な精神分析から見た定義を紹介したい。最も早くからトラウマを精神医学領域で用いたのは、厳密に言えば、後述するように精神分析ではないのだが、語源も含めてわかりやすく詳細な説明があるのは、ラプランシュ (Laplanche, J.) とポンタリス (Pontalis, J.B.)[2]による『精神分析用語辞典』の「外傷（心的外傷）」の項である。

　彼らによれば、外傷（トラウマ）とは、医学とりわけ外科学で用いられていた用語である。**トラウマ**（trauma）は、ギリシア語の $\tau\rho\alpha\upsilon\mu\alpha$（傷）に由来し、$\tau\iota\tau\rho\omega\sigma\kappa\omega$（貫く）から派生した語であって、被膜組織の破壊を伴う傷を指す。この「被膜組織の破壊」には大きな意味があると思われるが、その説明の前に彼らは、フランス語の外傷にはtraumaとtraumatismeがあり、そのニュアンスの違いを丁寧に説明する。すなわち、「traumatismeは、外部からの暴力による傷害が人体全体

に及ぼす諸結果を指すのにつかわれている。しかし、たとえば『皮下性頭蓋－脳外傷』という使い方も行われているから被膜の破壊という意味が、外傷という言葉に常に存在しているわけではない。またフランス語のtraumaとtraumatismeという二つの言葉は、医学では同義語的につかわれる傾向があるということも明らかである」と述べている。この説明は、フロイト（Freud, S.）が、トラウマによって刺激障壁が破壊される[3]と表現したのに対して、フロイトがトラウマを取り上げる以前に遊学していたフランスの**サルペトリエール学派**（特にジャネ（Janet, P.））はヒステリーとトラウマの関係を既に研究しており、トラウマをフロイト以前から援用していたことを示唆しているのではなかろうか。

　これらを踏まえた上で、ラプランシュとポンタリス[2]は、外科学における外傷には①激しいショック、②防壁破壊、③人体全体に及ぼす結果という3つの意味があるが、精神分析におけるトラウマとは、フロイトがそれを精神の領域へ移し替えたものだとしている。なお、フロイト自身の著作ではTrauma（ドイツ語）としか出てこないが、後にはpsychic traumaと表現されるようになった。この定義が、後年種々の学派によって細かいところで少しずつ違ってくるのであるが、①人が心的ショック状態（その記述はさまざまである）に陥り、②（多くの場合）不可逆的であり、③人（の精神）に後々多大な影響を残す、といった点はどの学派にとっても共通するのではなかろうか。

　もっとも、外科学における本来の外傷は、実体が可視的なものである（例えば、外傷が人体全体に及ぼす影響や、創傷治癒の機序など）のに対して、精神医学や心理学におけるトラウマは、近年、脳に「外傷的」な影響を与えている可能性が知られつつはあるものの[4]、現時点ではあくまで比喩であって、未だに不可視なものである。生物学的次元においても完全に立証されたとは言えない現段階で、その実体は証明されておらず、その比喩が果たして実証可能なものかという根元的疑問を含め、確定した定義がないのは無理のないことかもしれない。

(2) トラウマとトラウマ性ストレス（トラウマティック・ストレス）
① トラウマ性ストレス
　次に、冒頭に揚げた個人的な疑問――トラウマとストレスの関係――について考えてみたい。PTSDという診断名が設けられて以降、**トラウマ性ストレス**とい

う用語が文献上、頻繁に見られるようになった。「トラウマとなるようなストレス」という意味になると思われるが、トラウマとストレスには連続性があることを前提にした用語ということになろう。『ストレス反応症候群（*Stress response syndrome*）』を著し、トラウマ反応が**侵入症状**と**麻痺症状**の二極性にあることをいち早く提唱したホロヴィッツ（Horowitz, M.）[5) 6)]は、トラウマ性ストレスについて、以下のように定義している[7)]。トラウマ性ストレスとは、①人の人生においてショッキングで脅威的な変化、②手慣れた問題解決法やストレッサーへの対処法に頼れない感覚、③情緒に満ちたなじみのない記憶、から生じるものである。

②ストレス

ホブフォール（Hobfoll, S.E.）[8)]は、ストレス理論を用いてトラウマの理論化を試みた心理学者であるが、彼は、ストレスを「個人もしくはその個人にとって価値のあるものへの脅威あるいは実際の危害や喪失となる状況に曝露することから生じる陰性の情緒体験」[9)]としている。この表現そのものが、既にトラウマに非常に近い表現ではある。彼はさらに、「ストレッサーは、日常の苛立ちごと（daily hassles）のような慢性ストレスから、家族の怪我のような中等度のストレス、さらにはレイプや性的暴行などのような重大なストレス〔引用者注：これは「潜在的にトラウマ的」であると彼は言う〕に至るまで、さまざまなものが起因となる連続体（continuum）である」と述べている。つまり、ホブフォールはストレスを強度によって、日常の苛立ちごとからトラウマ性ストレスに至るまでを、連続性のある**スペクトラム**（spectrum）として捉えている。

現代ストレス学の泰斗であるラザルス（Lazarus, R.）[10)]も、『ストレスと情動の心理学（*Stress and emotion*）』で「ストレスとトラウマ」という章をわざわざ設けて、トラウマについて言及している。ラザルスは自身の理論から、「トラウマの本質は、決定的な『意味』がむしばまれてしまう点にある。この決定的な意味というのは、無価値の感情、自分は愛されていないのだとか、自分は関心をもたれていないのだといった信念と関係している」「トラウマを受けた人は、自分はもはや自分の人生に対するいかなるコントロールも示しえないのだ、といった信念を抱いてしまう」と述べ、トラウマには「常に実存的課題がかかわっている」ことを強調する。さらに、トラウマにおいても、トラウマ的出来事という環境側からの

要因だけではなく、出来事に対する評価（appraisal）や対処プロセス（coping process）が左右するとしている。

PTSDについては、PTSDという診断そのものが「トラウマ的環境条件の役割を誇張しており」「個人差の要因を無視しているように思われる」と言う。「トラウマ的環境条件に曝された人々のうち一部しか症状を呈さない」、またはトラウマ的環境条件ほどの深刻なストレスではなくとも症状を呈する人がいることを指摘し、単純な環境決定主義には強い批判的立場を貫いている。すなわち、個人の「意味づけ」や「対処」といった観点も十分に考慮する必要性を説く。彼は、個人の主観や認知を重んじており、現象論的、操作的診断主義に基づくDSM-Ⅲ以降の診断概念については、そもそも相容れない立場なのかもしれない。ラザルスが強調したいのは、「外傷的」な出来事にとらわれすぎることなく、個人の要因に目を向けることが重要であり、ひいてはストレスとトラウマは連続性の中で理解することができるということかもしれない。

③トラウマとトラウマ性ストレス

そもそも、トラウマとトラウマ性ストレスを区別する必要はあるのか、あるいは両者に違いはあるのか（個人的には、トラウマをストレスと同じ概念の俎上に載せるためにつくり出した造語のように思えなくもないのだが）。

シャレフ（Shalev, A.Y.）[11]はトラウマとストレスの関係について、実に緻密な考察を試みている。彼は、エルサレムのある大学附属の救命センターに搬送される患者を対象にPTSDの臨床研究に長年携わってきた精神科医であり、今やトラウマ学中核の1人である。彼は、その論文を、そもそも「トラウマ性ストレス（traumatic stress）」という用語が「トラウマ」と「ストレス」という2つの異なる概念を混在させているという指摘から始める。

さらに、①「トラウマ後（posttrauma）」という考えは、長期にわたる障害という結果がまずあって、後から危機的出来事を振り返ってトラウマ性と定義することになりがちであり、②「トラウマ」という1つの枠組みに、一般的に見られる不幸な危機的出来事（例えば、交通事故）と甚大な残虐行為（例えば、**ユダヤ人虐殺**）の両方を入れていることは、**ストレス関連障害**に関わる原因論の基盤としてはバランスを欠いている、ということを指摘する。

シャレフは、そもそもPTSDに関する研究の多くは、広く共有されてはいるが証明されていない以下の3つの仮定に基づいているという。①最終的にPTSDになったとしても、そのトラウマ体験への当初の反応は「異常な危機的出来事への正常な反応である」という仮定である。②連続性の仮定、すなわちトラウマ体験の直後に起きる反応が何らかの経過をたどって慢性PTSDになるという仮定である。③トラウマを生じるストレスとより穏やかな形態のストレスとの間には類似性があるということがしばしば仮定される。これは、初めにPTSDありきで無条件にその診断基準を受け入れてきた者にとっては実に括目させられる指摘である。

まず、「PTSDは異常な危機的出来事への正常な反応である」という仮定について、シャレフは、この考えそのものが、他の2つの仮定に基づいていると言う。すなわち、①PTSDの原因となる危機的出来事は「異常」である。②生じる反応はすべてそうしたストレッサーへの正常な反応の範囲内のものであり、実際そのトラウマを経験した人々の大多数に見られる。いくつもの文献を例に挙げた後、彼は以下のように述べる。「正常反応」仮説は、PTSDは本質的に精神的トラウマ体験からの回復の失敗であると示唆している。そして暗黙のうちに、回復は常に可能であると仮定されている。特に、「正常な」回復過程が生じるよう患者がエンパワーされる場合は、回復が可能であると考えられている、と言うのである。初期の研究では、危機的出来事として、戦争や大災害など破局的な出来事を扱っていたため（例えば、**砲弾ショック**（shell shock））、危機的出来事は「異常」と見なされやすかった。ところが、その後、PTSD症状は、異常な危機的出来事と同様、普通の危機的出来事の後にも生じ得るということがわかってきた。つまり、平和時の一般市民も体験し得るような交通事故、心筋梗塞などである。シャレフは、こうしたよくある危機的出来事の結果としてPTSD症状が生じ得るという事実は、反応の「正常説」への反証になると言う。

さらにシャレフは、トラウマ体験が常に精神病理をもたらすという主張は、常に量的データによって裏づけられているわけではないとする。その後の研究によって、危機的出来事を体験した多くの人々がPTSDを発症するわけではなく、むしろ一部であることがわかってきた[12)][13)][14)]。このことは、「PTSDは**異常**な危機的出来事への**正常**な反応である」という命題が必ずしも正しいわけではないこ

とを示唆するものである。

　次にシャレフは、「PTSDはストレス障害か」という命題を立てた。そこで彼はまず、トラウマ性ストレスについて、その研究分野は、歴史的に言えば、以前から存在するストレスとその対処に関する領域からは独立して発生したと指摘する。トラウマ性ストレスについての研究という分野は、「ストレス」の研究と「トラウマ性ストレス」の研究とを理論的に関連づけようとする試みにもかかわらず[8)15)16)17)]、この2つの分野間の相互作用はほとんどなかった。この2つを結びつけることにはどちらかというと問題のほうが多い。そして、誰もストレスフルな出来事とトラウマ性の出来事との区別には成功していないと言う。

　ここで、シャレフはストレス理論を真正面から検討する。キャノン（Cannon, W.B.）、セリエ（Selye, H.）に始まるストレス理論の核心は、不運な出来事に対して自己を保護し、資源を配分するという「**恒常性維持モデル**」にあると指摘するが、このことは、ストレスが可逆的であるとされる所以であろう。また、ストレス理論は一般的に、急性反応、抵抗段階、そして回復あるいは疲弊の3相のパターンを示すが、ストレスに関する研究は、ストレッサーのコントロール可能性と予測可能性が持つ病因効果、および対処と評価の調整効果を強調してきており、生理学的生体恒常性モデルにならい、ストレスへの心理的反応も、精神反応をコントロール可能な限度内にとどめようとする調整装置であると考えられてきたとする。

　しかしながら、ストレスに曝されたことによる中長期的結果となると、このモデルの範囲を超えてしまうとシャレフは指摘する[11)]。すなわち、ストレス理論は、あくまで限定された期間にストレスに曝された時の可逆的な急性反応を示すものであり、その期間を超えた中長期的、あるいは可逆性を超えたストレッサーに対する反応を説明するものではないと言うのである。

　また、シャレフは、トラウマ性ストレスとストレスに関する研究の方法論が大きく異なってきたことも指摘している。トラウマ性ストレスの研究のほとんどは、トラウマとその後の障害との関係を評価することに焦点を当て、それによって危機的出来事のストレスの強さというより、むしろトラウマを生じさせる特性を評価している（評価尺度のIESや**ミシシッピ尺度**、これらはストレスの尺度とかなり異なる）。それに対してストレスに関する研究のほとんどが、検証のための実験計画と条件

統制を用いた実験によるものであるとする。シャレフもラザルスを引き合いに出し、さらに「穏やかなストレッサーの効果を研究することを、慎重に選んだ」と、ラザルスの「ストレス理論」とトラウマ性ストレスの理論の異質性を指摘している。

シャレフは、まとめとして、これら2つの相対する立場は、たとえると、一方は恒常性維持、適応、「健常性」を強調し、他方は分岐、非連続、精神病理に重きを置いている。PTSDは「ストレス障害」であって、環境の変化に対するある意味での適応的な反応であるという考えは、この議論の前者を強く支持するものであると言う。つまり、PTSDを「ストレス障害」と見なすのは、ストレス理論に基づくことになり、異常な状況への正常な反応であることを支持することになるとシャレフは指摘する。これは、現在のPTSD研究の知見から、「PTSDは何らかの脆弱性のもとに発症する」という考えとは異なってくるもので、シャレフは、PTSDが「ストレス障害」かどうかを明確には結論づけていない。

3. 歴史と疫学から見たPTSDの背景と今日的課題

医学の歴史には、強い心的衝撃を受けた後に生じる、現在のPTSD症状や疾患に似た記録が数多くある。例えば17世紀の**ロンドン大火**後の**悪夢**や恐怖体験、南北戦争中に**軍人の心臓**（soldier's heart）と名づけられたPTSD様症候群が報告されている。19世紀以降には、**鉄道脊椎症**や第一次世界大戦中の砲弾ショック、第二次世界大戦の戦闘経験者、**ナチス強制収容所**の生存者、日本の**原爆生存者**における類似の症状が**戦争神経症**（combat neurosis）と呼ばれ、PTSDの概念化につながっていった。重度ストレス反応の診断としては、1952年のDSM-Ⅰの「gross stress reaction（戦争に類した重度の身体的苦痛によって生じる極度のストレス反応）」から、1968年のDSM-Ⅱの「transient situational disturbance（圧倒的な環境的ストレスによって生じる重症度の一過性の反応）」へと展開した。DSM-Ⅲでは、ベトナム帰還兵に見られた精神病理を的確に表現したPTSD概念が登場し、その診断基準が初めて具体的に作成された。DSM-Ⅳ-TRでは、危機的な出来事に直面後、短期間で出現する精神変化として、急性ストレス障害（ASD）が設定された（ICDでは、ICD-9で急性ストレス反応（ASR）、ICD-10でPTSDが登場した）。

日本でPTSDが注目されたのは比較的最近で、1995年の**阪神・淡路大震災**以降である。丸山ら[18]、クォン（Kwon, Y.S.）ら[19]、井上（櫻井）ら[20]は、地震の襲来に関連した出来事とPTSDとの関連性を定量的に明らかにした。また、同年の**地下鉄サリン事件**、2001年の**米国同時多発テロ**や2005年の**インド洋津波被害**でも多くの日本人が惨事に遭遇し、広く知られるようになった。さらに2011年の東日本大震災では、大地震、大津波、原発事故による複合災害となり、PTSDは死別悲嘆[21]、複雑性悲嘆（complicated grief：CG）[22]、遷延性悲嘆障害（prolonged grief disorder：PGD）等との質的相違や**併存症**（comorbidity）が問題となった[23]。その背景には、**生存者罪悪感**（survivor's guilt）、行方不明者が多かったことによる**曖昧な喪失**（ambiguous loss）の影響もある。

　疫学的には、一般人口中のPTSD生涯有病率は、DSM-Ⅳ基準で9.8%、DSM-5基準で8.3%と大きな違いはないが、DSM-5で少し低いのは非暴力的死別体験からの除外と回避症状を必須としたことによると考えられる[24]。生涯有病率は、女性は男性の2倍で、若年成人で最も高い。PTSDは、一般に外傷体験を経験した人の25%に生じ、人口の半数に外傷体験の経験が見られるが、PTSD症状を体験する人は少ない。それでも、ASDになればPTSDに移行するものは30〜80%と高い[25]。

　わが国におけるPTSDの一般化は、マスコミ等に安易に用いられることで急速に進み、誤用や拡大解釈が誤解と混乱を招いてきた。精神障害の病名は、日本では**偏見**や**スティグマ**（stigma）のため明確にされない傾向が強いが、災害によるPTSDは相対的にスティグマと感じられず本人も周囲も受け入れやすかったと思われる。黒木[26]や飛鳥井[27]は、労働災害の認定や精神鑑定などで拡大解釈されて用いられている問題を指摘し、厳格な基準に基づいた診断を行うことでこの混乱は収束し、真にこの障害で悩む人への援助と資源配分が適切になると主張している。生物学的解明の進展につれて、PTSDに関する生物学的脆弱性についての知見、すなわち、視床下部－下垂体－副腎系（hypothalamic-pituitary-adrenal axis：HPA系）の異常や海馬の萎縮などの報告がある[4]。

4. DSM-5におけるPTSDとASDの診断基準

(1) 新基準の概要と従来基準からの主な変更点
①PTSD

PTSDは、表1の通りDSM-5で新たに設けられた「心的外傷およびストレス因関連障害群」のカテゴリーに含まれる[28]。新しい診断基準であるが、成人・青年・6歳を超える子どもと、6歳以下の子どもに分けて基準が挙げられている。ここでは、前半の6歳を超える場合について概説する。

まず基準Aとして、心的外傷（トラウマ）となる出来事への曝露が前提となるが、この部分での拡大解釈が多く見られたので項目が絞られている。具体的な出来事として、例えば、自然災害または人工災害、激しい事故、戦闘体験、テロ、強姦などの性的暴力、性的虐待、犯罪の犠牲になることなどである。それらは、直接体験だけでなく、他人に起きた出来事の目撃や近親者や親しい友人に起きた出来事を耳にすること、そうした状況への曝露の繰り返し（仕事に関するもので、電子媒体、テレビ、映像、写真などは除く）も含まれる。症状は、4症状クラスター20項目で構成される。4症状とは、基準Bが**侵入症状**（**再体験**、すなわち意思と無関係に反復的、侵入的に蘇る苦痛な記憶、出来事に関連した夢、**解離性**の**フラッシュバック**など）、基準Cが**回避症状**、基準Dが認知と気分の陰性変化、基準Eが**過覚醒症状**（攻撃性や苛立った激しい怒り、無謀または自己破壊的行動、過度の警戒心、過剰な驚愕反応、集中困難、睡眠障害）である。以上のような4症状が1か月以上続き、臨床的に意味のある苦痛、または社会的、職業的、または他の重要な領域で機能障害を起こした場合にPTSDと診

表1　DSM-5における「心的外傷およびストレス因関連障害群」

- 反応性アタッチメント障害
- 脱抑制型対人交流障害
- 心的外傷後ストレス障害（PTSD）
- 6歳以下の子どもの心的外傷後ストレス障害（PTSD）
- 急性ストレス障害
- 適応障害
- 他の特定される心的外傷およびストレス因関連障害
  遷延した適応障害・持続性複雑死別反応（persistent complex bereavement disorder）など

断される。

　主な変更点は[29]、①出来事基準については、客観的事実のみに限定され主観的体験内容が削除されたことや死別体験の内容が限定されたこと、②症状構成が、3症状クラスター17項目から4症状クラスター20項目に増えたこと、③再体験症状は、想起内容に思考の反芻が含まれていたが、「不随意的」と明確に限定されたこと、④回避・精神麻痺症状が、持続的回避と精神麻痺症状を含む認知や気分の陰性変化の2つに分離されたこと（回避症状が必須になったことは重要）、⑤精神麻痺症状は疾患特異的ではないため議論となったが、非機能的認知の修正がPTSDに最も有効とされる**トラウマ焦点化認知行動療法**の治療ポイントであるため残されたこと、⑥過覚醒症状については、攻撃性や自己破壊的行動が追加されたことが挙げられる。その他、持続的、反復的に解離症状を伴うPTSDの下位群の追加、発症遅延は、実態を反映して遅延顕症型に表現が変更された。PTSDは、うつ病、パニック障害や強迫性障害などの不安障害、アルコール依存症や薬物依存症など他の精神障害との併存を示すことが多い。

　6歳以下の子どものPTSDは、言語能力が十分発達していないことから分けられ、観察がしやすい行動面の症状を中心に構成されている。前提となる出来事と3症状クラスター（回避と精神麻痺症状は同一クラスターで回避が必須ではない）16項目からなる。

②ASD

　ASDの診断基準は、前提となる出来事基準はPTSDと同じであるが、症状構成や診断基準の形式は大幅に改訂されている。具体的には、症状クラスターは、**侵入症状**4項目、**陰性気分**1項目、**解離症状**2項目、**回避症状**2項目、**覚醒症状**5項目の5クラスター14症状項目にまとめられた。14項目のうち9つ以上の存在でASDと診断される。従来の診断基準では必須であった解離症状は、認められなくてもASDと診断されることになった。これまで解離症状が必須であったのはPTSDの予測因子として重視されたことによるが、その知見は一定していない。期間の改訂では、通常は心的外傷後すぐ症状が出現するが、持続期間が最短で2日であったものが、3日に延長された。なお、DSMでは、DSM-ⅣでASRs(acute stress reactions)として登場し、DSM-Ⅳ-TRで初めてASDが規定されていくが、

DSMではICDとは逆にPTSDが先行したため持続が1か月以内に限定されることになった。これは早期介入の効果を期待してのことであったが、実際には有病率は6〜10%にとどまった。一方、ICDでは、ICD-9でASRが出現し、ICD-10に引き継がれた。ASRは過去の流れを引いた臨床観察に基づいて作成され、DSMとその内容に相違が見られるのは、このように成り立ちが異なるからである。

(2) 適応障害の位置づけ

適応障害（adjustment disorders）は、明確に確認できるストレス因に反応して3か月以内に情動面または行動面の症状が出現するストレス反応のことである[30]。個人的素質あるいは**脆弱性**が発症と症状形成に果たす役割が大きい。他の精神疾患の基準を満たさない場合のみ診断を考慮するという除外規定があり、くず箱的診断と位置づけられている。サブタイプに、抑うつ気分を伴うもの、不安を伴うもの、不安と抑うつ気分の混合を伴うもの、素行の障害を伴うものなど6つが挙げられている。DSM-5では、従来の独立したカテゴリーからPTSDと同じカテゴリーに含められた。PTSDとの鑑別では、基準Aを満たさないがPTSDの症状がある場合、また基準Aを満たすがPTSD症状基準のすべて（または他の精神疾患の基準）は満たしていない場合に適応障害と診断される。6か月未満の持続は急性、それ以上続くものは持続性（慢性）とされる。

5. 早期介入と治療

多く症状は一進一退しながら軽快していく。PTSD患者への接し方として望ましいのは、支持的な励まし、種々の対処機制について教えることである。ASDの段階では、一時的な症状で正常範囲内の場合や他の障害の可能性も考えておかなければならない。早期に適切にASDが診断された場合には短期のトラウマ焦点化認知行動療法が非常に有効である[31]。災害後の緊急時ストレスマネジメントの危機介入として早期介入は有効だが[32]、集団に対する心理的デブリーフィング（psychological debriefing）については否定的な見解となっている[33][34]。

PTSDの治療選択について、定型的な治療が決められているわけではないが、

PTSDの薬物療法の第一選択としては、選択的セロトニン再取り込み阻害薬（SSRI）が使われている。まず少量から始め、維持量が決まれば1年間継続し、寛解が得られなければ、三環系抗うつ薬、抗てんかん薬、抗精神病薬が用いられる。その他、不眠、不安症状には、短期的にベンゾジアゼピン系薬物が用いられる。治療は、精神療法、薬物療法などを必要に応じて組み合わせる。精神療法は、教育、支持のほか、認知行動療法として**持続エクスポージャー法**（prolonged exposure：PE）、**認知療法**（cognitive therapy：CT）、**眼球運動脱感作および再処理法**（eye movement desensitization and reprocessing：EMDR）があり、集団療法、催眠療法、家族療法、芸術療法なども行われている[31]。最近では、患者が過去の再統合で身につけたレジリエンスに着目した治療も試みられている。

6. おわりに

本稿では、PTSDとそれを含むストレス関連障害に関するトラウマとストレス評価の問題と診断の概要について述べた。操作的診断基準は、通常、原因を診断要件としていないが、このカテゴリーに分類されるストレス関連障害は必ずストレスの原因を明確にしなければならず、そのことがしばしば論点となっている。本稿の前半は、トラウマとストレスとの異同について歴史的経緯を踏まえた考察を、後半は、操作的診断基準の変遷と疫学に基づく診断の妥当性と実証研究の提示、DSM-5の診断基準と変更点、PTSDとASDおよび適応障害との相違点、早期介入の有効性と治療について概説した。なお、ICD-11では幼児期の長期反復的トラウマ体験によるPTSDとして「複雑性PTSD」の導入や「遷延性悲嘆障害」の認定がなされる方向であり、DSM-5とICD-11における双方のカテゴリーの整合性が新たな問題となる可能性がある。本稿のテーマに関する詳細は、『PTSDハンドブック』[35]や『PTSD治療ガイドライン（第2版）』[36]、DSM-5への改訂に関する文献[29]などを参照されたい。

〈文献〉

1) Kleinman A. What really matters: Living a moral life amidst uncertainty and danger. New

York: Oxford University Press; 2006.（皆藤章監訳．高橋洋訳．八つの人生の物語：不確かで危険に満ちた時代を道徳的に生きるということ．東京：誠信書房；2011.）

2) Laplanche J, Pontalis JB. Vocabulaire de la psychanalyse. Paris: Universitaires de France; 1967.（村上仁監訳．外傷（心的外傷）．精神分析用語辞典．東京：みすず書房；1977．p.47-51.）

3) Freud S. Beyond the pleasure principle. S.E., 18; 1920. p.1-64.（小此木啓吾訳．快感原則の彼岸．フロイト著作集6．京都：人文書院；1970．p.150-194.）

4) Kato N, Kawata M, Pitman RK., editors. PTSD: brain mechanisms and clinical implications. Tokyo, Berlin, Heidelberg, New York: Springer-Verlag; 2006.

5) Horowitz M. Stress response syndrome. New York: Aronson; 1976.

6) Horowitz M. Stress response syndrome, fifth edition. New York: Aronson; 2011.

7) Horowitz M. Traumatic stress. In: Reyes G, Elhai JD, Ford JD, editors. The encyclopedia of psychological trauma. New Jersey: John Wiley & Sons; 2008. p.667-669.

8) Hobfoll SE. The ecology of stress. New York: Hemisphere; 1988.

9) Hobfoll SE. Stress. In: Reyes G, Elhai JD, Ford JD, editors. The encyclopedia of psychological trauma. New Jersey: John Wiley & Sons; 2008. p.627-629.

10) Lazarus RS. Stress and emotion: a new synthesis. New York: Springer; 1999.（本明寛監訳．ストレスと情動の心理学：ナラティブ研究の視点から．東京：実務教育出版；2004．p.157-199.）

11) Shalev AY. Stress versus traumatic stress: from acute homeostatic reactionws to chronic psychopathology. In: van der Kolk BA, McFarlane AC, Weisaeth L, editors. Traumatic stress: the effects of overwhelming experience on mind, body, and society. New York: Guilford Press; 1996. p.77-101.（第4章　ストレス対トラウマ性ストレス：急性恒常性維持反応から慢性病理まで．西澤哲監訳．トラウマティック・ストレス：PTSDおよびトラウマ反応の臨床と研究のすべて．東京：誠信書房；2001．p.103-130.）

12) McFarlane AC. Life events, disasters and psychological distress. Mental Health in Australia 1984; 1: 4-6.

13) Kulka RA, Schlenger WE, Fairbank JA, Hough RL, Jordan BK, Marmar CR, et al. Trauma and the Vietnam War generation: report of findings from the National Vietnam Veterans Readjustment Study. New York: Brunner/Mazel; 1990.

14) Breslau N, Davis GC. Posttraumatic stress disorder in an urban population of young adults: risk factors for chronicity. American Journal of Psychiatry 1992; 149: 671-675.

15) Kahana E, Kahana B, Harel Z, Rosner T. Coping with extreme trauma. In: Wilson JP, Harel Z, Kahana B, editors. Human adaptation to extreme stress: from the Holocaust to Vietnam. New York: Plenum Press; 1988. p.55-80.

16) Baum A. Stress, intrusive imagery, and chronic distress. Health Psychology 1990; 6: 653-

675.
17) Baum A, Cohen L, Hall M. Control and intrusive memories as possible determinants of chronic stress. Psychosomatic Medicine 1993; 55: 274-286.
18) Maruyama S, Kwon YS, Morimoto K. Seismic intensity and mental stress after the Great Hanshin-Awaji Earthquake. Environmental Health and Preventive Medicine 2001; 6: 165-169.
19) Kwon YS, Maruyama S, Morimoto K. Life events and posttraumatic stress in Hanshin-Awaji Earthquake victims. Environmental Health and Preventive Medicine 2001; 6: 97-103.
20) Inoue-Sakurai C, Maruyama S, Kwon YS, Morimoto K. Posttraumatic stress and lifestyles are associated with natural killer cell activity in victims of the Hanshin-Awaji Earthquake in Japan. Preventive Medicine 2000; 31: 467-473.
21) 丸山総一郎．東日本大震災をめぐる精神医学的諸問題：死別悲嘆，トラウマ，放射線被曝のストレス評価再考．産業医学レビュー 2011；24：47-84.
22) Shear MK, Simon N, Wall M, Zisook S, Neimeyer R, Duan N, et al. Complicated grief and related bereavement issues for DSM-5. Depression and Anxiety 2011; 28: 103-117.
23) Tsutsui T, Hasegawa Y, Hiraga M, Ishiki M, Asukai N. Distinctiveness of prolonged grief disorder symptoms among survivors of the Great East Japan Earthquake and Tsunami. Psychiatry Research 2014; 217: 67-71.
24) Kilpatrick DG, Resnick HS, Milanak ME, Miller MW, Keyes KM, Friedman MJ. National estimates of exposure to traumatic events and PTSD prevalence using DSM-Ⅳ and DSM-5 criteria. Journal of Traumatic Stress 2013; 26: 537-547. doi: 10. 1002/jts.21848.
25) Bryant RA. Early predictors of posttraumatic stress disorder. Biological Psychiatry 2003; 53: 789-795.
26) 黒木宣夫．日常・法的書類上のPTSD診断と訴訟事例．精神医学 2004；46：452-454.
27) 飛鳥井望．BiopsychosocialモデルとしてのPTSD．松下正明総編集．外傷後ストレス傷害（PTSD）　臨床精神医学講座S6．東京：中山書店；2000．p.19-40.
28) American Psychiatric Association. Diagnostic and statistical manual of mental disorders, fifth edition (DSM-5). Arlington, Washington, D.C.: American Psychiatric Association; 2013.（髙橋三郎，大野裕監訳．染矢俊幸，神庭重信，尾崎紀夫，三村將，村井俊哉訳．DSM-5 精神疾患の診断・統計マニュアル．東京：医学書院；2014.）
29) 飛鳥井望．DSM-ⅣからDSM-5へ：PTSDとASDの変更点とその背景．トラウマティック・ストレス 2014；12：35-41.
30) Sadock BJ, Sadock VA. Kaplan and Sadock's synopsis of psychiatry: behavioral sciences/ clinical psychiatry, ninth edition. Philadelphia: Lippincott Williams & Wilkins; 2003.（井

上令一, 四宮滋子監訳. カプラン臨床精神医学テキスト 第2版：DSM-IV-TR診断基準の臨床への展開. 東京：メディカル・サイエンス・インターナショナル；2004.）

31) Bryant RA, Friedman MJ, Spiegel D, Ursano R, Strain J. A review of acute stress disorder in DSM-5. Depression and Anxiety 2011; 28: 802-817. doi: 10.1002/da.20737.

32) Setou N, Maruyama S, Morimoto K. Posttraumatic stress disorder after disaster: issuues of screening and early support. Japan Medical Association Journal 2005; 48: 353-362.

33) Gist R, Devilly GJ. Post-trauma debriefing: the road too frequently traveled. Lancet 2002; 360: 741-742.

34) van Emmerik AAP, Kamphuis JH, Hulsbosch AM, Emmelkamp PMG. Single session debriefing after psychological trauma: a meta-analysis. Lancet 2002; 360: 766-771.

35) Friedman MJ, Keane TM, Resick PA. Handbook of PTSD: science and practice. New York: Guilford Press; 2007.（金吉晴監訳．PTSDハンドブック：科学と実践．東京：金剛出版；2014．）

36) Foa EB, Keane TM, Friedman MJ, Cohen JA. Effective treatments for PTSD: practice guidelines from the international society for traumatic stress studies, second edition. New York: Guilford Press; 2008.（飛鳥井望監訳．PTSD治療ガイドライン　第2版．東京：金剛出版；2013．）

5 摂食障害とストレス

山内常生・井上幸紀

1. はじめに

われわれの食行動が種々のストレスによって大きく影響を受けているは自明のことである。強い精神的ストレスにさらされ食欲を失ったり、反対についつい食べ過ぎてしまったりする経験は誰にでもあるのではなかろうか。ヒトにとっての食事が、生命維持のために営まれる本能的なエネルギー摂取としての働きだけでなく、複雑な文化、社会生活の中で高度な精神機能を介して繊細な感情や個人の思考が投影された行動であり、ストレス反応の緩衝役として存在することを実感させられる。しかし、この自己の健康を維持するための基本的な摂理が揺らぎ増幅され、ついにコントロールを失うに至る摂食障害においては、より深遠なストレスが関与することは想像に難くない。摂食障害の発病やその後の経過に影を落とすストレスは多岐に及ぶが、生物学的要因、文化・社会的要因、心理的要因など多方面から見ていきたい。

2. 摂食障害の臨床

米国精神医学会（APA）の診断基準（DSM-5）によれば、摂食障害は**神経性やせ症／神経性無食欲症**（anorexia nervosa：AN）と**神経性過食症／神経性大食症**（bulimia nervosa：BN）、および**過食性障害**（binge-eating disorder：BED）に大別される。ANの

主症状は極端な食事制限とそれによる著しい痩せの状態、るいそうである。強い痩せ願望や肥満恐怖、および身体像の障害による痩せの否認から病識を欠き、活動性が亢進し過度な運動を繰り返すことも多い。さらに、過食および自己誘発性嘔吐や下剤・利尿薬の乱用といった排出行動の有無で摂食制限型と過食／排出型の2型に分けられる。一方、BNは繰り返す過食のエピソードを中心症状とする。過食によるカロリー過剰摂取を排出行動や過度な運動で帳消しにしようとすることから、体重は標準範囲内を保つことが多い。また、DSM-5になり独立した診断基準として認められたBEDは、過食エピソードの繰り返しと過食後に伴う罪悪感や抑うつ気分などでBNと共通するが、不適切な代償行動を欠く点で異なっている。BED患者はBN患者に比べ体型や体重への執着が少ないことから肥満に傾く者も多く、肥満治療を求める者の間では珍しくない。このように摂食障害の中でも各病型で臨床像が異なるが、経過の中で互いの病型を渡り歩く患者も多く、共通した精神病理性を有していると考えられる。

　近年摂食障害患者は増加していることが指摘されている。その一因はANに比べより軽症のBN患者の増加にあると考えられるが、今後さらにBED患者の掘り起こしが進み摂食障害患者数が増えることも予想される。また、年齢層も全般化し、好発時期の思春期から青年期より高い30歳以降への広がりを見せている[1]。AN、BNにおける男女比では臨床的には女性が9割以上の大多数を占めるが、BEDの生涯有病率は米国の女性で3.5％、男性で2.0％程度と予測され、比較的男性にも多く見られるとされる[2]。これらの患者数や病像の変遷には、時代による社会や文化背景の変化や価値観の多様化、言い換えればわれわれが受ける心理的ストレスの変化が関与していると考えられる。

3. 摂食障害の要因とストレス

　ストレスと食行動には密接な関係がある。強い心理的ストレスはうつ病などの気分障害とそれによる食欲低下の引き金になることは周知の事実で、ストレスが食事量を減少させることに疑う余地がない。一方で、心理的ストレスは肥満症につながるエネルギーの過剰摂取に関与し[3]、日常の暴飲暴食や気晴らしのための無茶食いなど不適切な食行動の引き金になる可能性がある。実際、動物モデルに

おいてもストレスによって摂餌量の過剰摂取が誘導されることが観察されるなど、食行動に対するストレスの生物学的影響も示唆されている[4]。さらに、ストレスは高カロリーで甘みの強い食べ物を好むよう嗜好の変化ももたらすことが知られているが、これらの食べ物が一種の抗不安効果を発揮して心理的ストレスにより生じた不安や葛藤を解消する役割を担っていると解釈できる。

摂食障害の発症には、個人の性格や心理、身体、家族、文化・社会的背景などさまざまなリスク因子（表1）が複雑に相互的に絡み合っている[5]。もともとの性

表1　摂食障害のリスク因子

全般	女性 思春期、青年期早期 遺伝的背景 病前の肥満（BN）
文化・社会	西欧型社会 社会階級（富裕層） 痩せ礼賛文化 都会の生活環境
家族	親のダイエット志向、肥満（BN）、摂食障害 親の精神的不安定（感情障害、不安障害、物質乱用、特にアルコール依存（BN）の家族歴） 偏った養育態度（低い接触、高い期待） 歪な家族交流パターン
発達・環境	周産期異常、幼少期の食生活、消化器系の問題 家族その他からの食事や体重・体型に対する批判 厳格な体重管理を伴う活動（バレエ、体操、陸上競技、モデルなど） 幼少期、思春期のいじめ被害 性的虐待やネグレクト 職業上のストレス、不適応 夫婦関係、家庭内の不和
性格・心理	痩せ志向（ダイエット・食事制限） 低い自尊心・自己評価 身体の不満足感 完全主義 強迫的 頑固 不安ないし不安障害 自己主張しない、抑制的

格傾向や心理傾向として食行動異常に親和性が高く、また生物学的素因として脆弱性を有する者では、心理的、社会的ストレスなどが契機となって食事量減少や無茶食いなどの不適切な食行動をきたすようになる。低体重や低栄養状態が引き起こされると視床下部を中心とした脳の機能異常や種々の摂食調節物質の変化が生じる。これによって身体合併症や満腹感や空腹感の消失といった生理的変化や食事に対する**強迫的なこだわり**、**自己否定的な感情**などの認知や情動における精神的変化も引き起こされる。この変化が摂食行動の中枢調節機構に影響し、さらに食行動異常を強化させるといった悪循環を形成し、慢性化や症状の悪化に至る（図1）[6]。

（1）生物学的要因

ANおよびBNの発症には遺伝的要因が関連することが、家族内集積研究や双生児研究で明らかにされている[7] [8]。しかし、遺伝的素因のみで発症するわけではなく先に述べた通り、その他のさまざまなストレス要因が介在して発症に至るとされている。

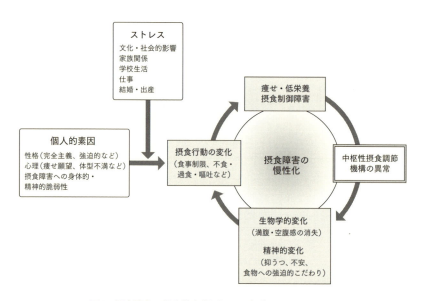

図1　摂食障害の発症機序（多次元モデル）（文献6より一部改変）

また、飢餓の影響を調査した米国ミネソタ州における実験では、飢餓状態によってAN患者に見られるような強迫的な食べ物へのとらわれや抑うつ、不安、過敏性などが生じ、自己評価の低下等の心理的変化が認められた。さらに食事制限が解除された時に食べ始めると止まらないといった過食状態を示したという[9]。摂食障害に特異な情動変化が飢餓状態により引き起こされた可能性が疑われ、身体的な飢餓ストレスが食行動に影響することが示唆された。摂食障害患者、特にAN患者では低栄養や低体重による脳の視床下部-下垂体-性腺系異常による無月経や視床下部-下垂体-副腎系の機能異常による副腎皮質ホルモンの過剰分泌などを認めることが明らかになっており、摂食障害発症の重要な役割を果たしていることが疑われる。また同時に機能的変化やセロトニンやドーパミンのほか、さまざまな生物学的マーカーの神経内分泌学的異常が生じている可能性があり、摂食障害の発症や慢性化に関係していると考えられる。

(2) 文化・社会的要因

　摂食障害患者の大多数を占める女性の生活は、最近の数十年で大きく変容してきた。まず、女性の社会参加が進んだことが挙げられる。女性の高学歴化が職業の選択肢を広げ、晩婚化により妊娠の時期も先に伸びた。女性はより能動的に社会的な生き方を選ぶことができるようになった。しかし、家庭内における女性としての役割から完全に解放されたわけではなく、新たに生まれた価値観により今までとは異質のストレスをも背負うことになったと言える。つまり、現代女性は自己実現のためだけでなく自立した生活を送るために仕事を持ち社会に出ることが求められ、社会進出に伴って必然的に対外的評価への希求や競争心がこれまで以上に助長されるようになった。しかし、時にそれが過度に煽られることとなり、内面だけでなく容姿、外見上の賞賛を求める心理へと突き進めた側面があるのではないか。また時を同じくして若年女性の間ではファッション上の理由から痩せを礼賛し肥満を恐れる文化が育まれてきた。体重を自分の理想に近づけるダイエットは日常化し、今や母世代から子ども世代にわたり浸透してきている。このような中で摂食障害のきっかけとなるような健康を無視した過激な**ダイエット法**もよく見受けられるようになった。加えて、コンビニエンスストアが町中にあふれ、いつどこでも食べ物を手に入れることができる飽食の時代である。ともす

れば拒食へ傾倒していったり、ダイエットの反跳としてやストレス発散のための過食衝動に押し流されたりと、摂食障害に迷い込んでしまう恐れがある。

(3) 心理的要因
① 性格
　摂食障害患者では特徴的な性格傾向が観察され、発症に対する脆弱性の一要因と考えられてきた。AN患者では強迫的で**完全主義**的な性格傾向を認めることが多く、例えば毎日判で押したように同じ時間に同じ物を食べ、同じ活動を繰り返し、家族や他人に自分のペースを乱されることを極端に嫌うことから、治療における食行動改善の大きな障壁になる。一方で、「親の夢を満たす完全な子ども」[10]とも「手のかからない良い子」[11]とも評され、周囲に対する**過剰適応**が特徴として挙げられることがある。また、引っ込み思案で人に主張ができず、悩みや葛藤をうまく言語化して伝えることが苦手である。BN患者の性格傾向についてもAN患者と共通する部分が多く、完全主義的、強迫的、依存的、衝動的などが指摘されてきた。しかし、これらの性格傾向が摂食障害の改善に伴って軽減することもあることから、病前の性格傾向として存在する場合と飢餓状態や過食・嘔吐などの食行動異常の二次的な結果である場合とに分かれるようである。

② 認知の歪み
　摂食障害患者は自らの体重と体型に過剰な関心を寄せているが、身体像の障害から自らの体重や体型を正しく理解できず、たとえ客観的に痩せていても主観的には太っていると捉える。わずかな体重増加であってもその後に天井知らずの体重増加が待っていると想像し強い不安感に襲われる。また、摂食障害患者は自尊心が低く自分は無価値であると考えるなど自己を低く評価する傾向がある。この自尊心や自己評価は体型や体重に過度に影響を受けており、自己統制感と自己価値観の高揚を図ろうと、体重減少と体型のコントロールを試みる。しかしそれがうまくいかず、体重が増加したり自制困難な過食に陥ったりした場合には強い挫折感や自己否定から抑うつ気分や焦燥感が増強する。さらに、自尊心が低いことで自分に関わる多くの事柄を悲観的に受け止めがちで、周囲の者と良好で安定した対人関係を築くことが難しくなる。周囲に溶け込めない疎外感や孤立した生活

は活動場面を狭小化させ、健全な生活活動の中で適切な食習慣を再獲得するという道はますます細くなる。

③ 家族関係

摂食障害の好発する児童期や思春期において、発症や回復過程に最も影響を与えるストレス因子は家族関係である。ミニューチン（Minuchin, S.）[12]は、AN患者の家族に共通して認められる心身症患者の家族交流パターンとして以下のような特徴を挙げた。①（絡み合い）家族関係が過剰に緊密で互いに過干渉で、子どもの自主性が育たない。②（過保護）家族の過保護により、子どもが家族外に対する興味や関心を持つことが妨げられる。③（硬直性）家族が変化に対して順応性を持たず、健全な子どもの変化にも順応できない。④（葛藤回避）家族間の葛藤を否認し話し合いをせず、問題は未解決のまま残す。夫婦間の問題では両親はそれに直面することを避け、子どもの病気をともに心配することで家庭内の安定を保とうとする。また、摂食障害の母親は愛情が少なく無関心、拒絶的な**養育態度**をとるとの報告もあり[13]、両親の偏った養育態度も摂食障害発症に影響する因子として重視されてきた。一方、フェアバーン（Fairburn, C.G.）[14]はBN患者の家族について、親子の接触が少ないことや両親の不和、親の子どもに対する過度な批判や期待、もしくは無関心が重要な発症因子であると報告している。

このような状況で、両親からの独立を望む反面、分離への不安が強く依存していたいという自立葛藤や自己同一性の確立をめぐる葛藤をうまく解決できず、「**成熟拒否**」や「**女性性拒否**」に傾く例も多く認められる。親から自立できず自分らしさが確立できない無力感や絶望感は自尊心の低さなどに結びつき、不適切な食行動へと駆り立てる。

④ 仕事のストレス

総務省統計局の労働力調査[15]によると、2012年度における女性の就業者数は2,654万人、15歳から64歳までの就業率は60.7％と年々増加を続けている。広がる女性の職場への進出により、仕事を持つ摂食障害患者も増加しており、筆者らが行った2010年の医師へのアンケート調査[16]では、担当する摂食障害患者の30.5％が何らかの仕事に就いていることが明らかになった。また、井上らが2008

年に行った8か所の事業所に勤める労働者を対象とした調査[17]では、潜在的な摂食障害患者の割合は、ANで0.5%、BNで0.22%と報告しており、摂食行動異常を呈する労働者は少なくないが、過度な痩せをきたすANでなければ過食などの食行動上の問題は職場で気づかれることがほとんどなく、十分認知されていないのが現状である。臨床上、職業上のストレスが摂食障害の発症契機となる例もよく認められ、職業上のストレスが女性に与える影響は無視できない。摂食障害

表2 摂食障害患者の職業性ストレス

職業性ストレス		摂食障害群 (n=51)	対照群 (n=150)
職業性ストレス要因	(高いほど)		
物理的環境	少ない	13.2	13.3
役割葛藤	不要	28.3	28.0
役割の曖昧さ	低い	18.2	18.9
グループ内対人葛藤	低い	20.8	20.0
グループ間対人葛藤	あり	28.3	28.0
仕事の将来の曖昧さ	良い	15.2	15.1
仕事のコントロール	良い	40.3	39.7
雇用機会	低い	10.7	10.7
量的労働負荷	低い	36.1	36.6
労働負荷の変動	低い	9.3	9.2
人々への責任	低い	8.2*	9.8
技能の低活用	低い	10.3*	9.1
認知的欲求		14.1*	15.5
仕事外の要因			
仕事外の活動		13.5*	12.9
自尊心		25.2*	30.6
社会的支援			
上司からの支援		13.3*	15.4
同僚からの支援		14.3*	16.7
家族からの支援		15.1*	17.5
身体的ストレス反応			
身体的愁訴		40.0*	30.3
精神的ストレス反応			
仕事満足感		8.4*	9.5

*t-test 対照群と比較して p< 0.05。

患者の職業性ストレスについての調査では[16]、表2に示す通り摂食障害患者は職場において上司や同僚から必要な支援が得られず孤立しがちである。仕事に対してまじめで几帳面、完全主義の性格もあって、仕事に適応しようと過剰に自己抑制的になりがちで、良好なコミュニケーションや人間関係の構築が進まずストレスを溜め込みがちな傾向がうかがえる。

⑤ 結婚、妊娠・出産のストレス

既婚例も増加しており、20歳以上の摂食障害患者の2割程度が既婚と報告されている[18]。これらには、思春期に発症後一時改善して結婚に至ったものの完全な克服に至らず症状が継続したり再燃したりした例や、結婚あるいは妊娠・出産後に初めて発症した例が含まれる。夫婦関係の危機や実家からの独立などの問題が発症契機や症状の再燃に関連することが多い。また、ある程度改善したAN患者やBN患者では、妊娠による母体の変化、すなわち体重増加や体型変化に対して肥満恐怖が惹起され、妊娠中の正常な体重増加に抵抗したり、反動的に過食・嘔吐など食行動の制御困難が再燃したりすることが指摘されている[19]。その後の育児においても、近年の核家族では協力者がおらず子どもと家庭内に取り残された母親である患者にとっては大きな負担になり、食行動異常の悪化や長期化を招く一因となる。

⑥ 中年期のストレス

典型的には思春期に好発する摂食障害だが、近年高齢化が指摘されている。遅発例では、ライフイベントにおける明確な発症契機を持つことが多いと言われ、夫の死や子どもの独立といった喪失体験や夫婦関係や家庭生活の破綻、身体疾患の罹患などが挙げられる。若年齢患者に認められるような体型不満や痩せ願望というより、家族など周囲の者への依存欲求や家族関係に関する葛藤を、拒食による低体重や身体症状を介して表現していることが多く、先細りで限定的な人間関係や現実的な生活への不安や心細さなど孤立感からの不適切な回避策とも言うことができる。

4. まとめ

摂食障害は**ストレス関連疾患**である。確かに圧倒的に女性に多いことからも、遺伝傾向や女性に特有の生物学的特徴が関連していることは間違いがないと思われるが、現代の文化や社会の変化は男性に比して女性のほうにより大きな影響を与えていることもまた確かなようである。ストレスの時代と言われるようになって久しく、われわれの生活を取り巻くストレスは枚挙に暇がない。とにもかくにも、生きていく上で毎日向き合わねばならない食事に関わる問題であるからこそ、われわれにとって付き合い方がより難しくなっていると感じられる。

〈文献〉

1) 田村奈穂, 石川俊男. 摂食障害の30代以降発症例の特徴と治療. 精神科治療学 2012 ; 27 : 1281-1286.
2) Hudson JI, Coit CE, Lalonde JK, Pope HG Jr. By how much will the proposed new DSM-5 criteria increase the prevalence of binge eating disorder? The International Journal of Eating Ddisorders 2012; 45: 139-141.
3) 井上修二. 肥満の成因. 内科 1989 ; 64 : 409-414.
4) Rowland NE, Antelman SM. Stress-induced hyperphagia and obesity in rats: a possible model for understanding human obesity. Science 1976; 191: 310-312.
5) Ward A, Tiller J, Treasure J, Russell G. Eating disorders: psyche or soma? The International Journal of Eating Disorders 2000; 27: 279-287.
6) 切池信夫. 摂食障害：食べない, 食べられない, 食べたら止まらない. 東京：医学書院 ; 2000.
7) Strober M, Freeman R, Lampert C, Diamond J, Kaye W. Controlled family study of anorexia nervosa and bulimia nervosa: evidence of shared liability and transmission of partial syndromes. The American Journal of Psychiatry 2000; 157: 393-401.
8) Bulik CM, Thornton LM, Root TL, Pisetsky EM, Lichtenstein P, Pedersen NL. Understanding the relation between anorexia nervosa and bulimia nervosa in a Swedish national twin sample. Biological Psychiatry 2010; 67: 71-77.
9) Keys A, Brožek J, Henschel A, Mickelsen O, Taylor HL. The biology of human starvation.(2 vols). Minneapolis, Minn: University of Minnesota Press; 1950.
10) Bruch H. Preconditions for the development of anorexia nervosa. American Journal of Psychoanalysis 1980; 40: 169-172.

11) Crisp AH. Anorexia nervosa: let me be. London: Academic Press; 1980.
12) Minuchin S, Rosman BL, Baker L. Psychosomatic families: anorexia nervosa in context. Cambridge, MA: Harvard University Press; 1978.
13) Palmer RL, Oppenheimer R, Marshall PD. Eating-disorded patients remember their parents: a study using the parental-bonding instrument. International Journal of Eating Disorders 1988; 7:101-106.
14) Fairburn CG, Welch SL, Doll HA, Davies BA, O'Connor ME. Risk factors for bulimia nervosa: a community-based case-control study. Archives of General Psychiatry 1997; 54: 509-517.
15) 平成24年 労働力調査年報（http://www.stat.go.jp/data/roudou/report/2012/index.htm.）；2012.
16) 山内常生，井上幸紀．働く女性の摂食障害．医学のあゆみ 2012；241：719-724.
17) 井上幸紀，岩崎進一，山内常生，切池信夫．摂食障害と就労．精神神経学雑誌 2010；112：758-763.
18) Kiriike N, Nagata T, Matsunaga H, Tobitani W, Nishiura T. Married patients with eating disorders in Japan. Acta psychiatrica Scandinavica 1996; 94: 428-432.
19) Koubaa S, Hällström T, Lindholm C, Hirschberg AL. Pregnancy and neonatal outcomes in women with eating disorders. Obstetrics and Gynecology 2005; 105: 255-260.

6　アルコール使用障害とストレス

廣　尚典

1. はじめに

　世界保健機関（WHO）は、2010年の第63回総会で「アルコールの有害な使用を軽減するための世界戦略」を決議し、翌年まとめた「アルコールと健康に関する世界の状況報告2011年版（Global Status Report on Alcohol and Health 2011）」において、飲酒は世界で第3の疾病および障害の危険因子であること、有害な飲酒（harmful use）は60以上の主要な傷病の要因となっており、HIV/AIDSや結核よりも死因として上位であること、暴力や虐待などの深刻な社会問題、職場における欠勤とも関連していること、15〜59歳の男性にとっては、外傷、暴力および心血管系疾患などにより、死の最大の危険因子となっていることなどを挙げて、**アルコール関連問題**対策の重要性を指摘した。同2014年版では、有害な飲酒によって毎年330万人が死亡しており、これは全死亡の5.9％にあたることを報告している。

　他方、**節度ある飲酒**（moderate drinking）は、心血管系の健康に対して保護的に作用し、死亡率を低下させるとともに、主観的な健康度を高め、気分を高揚させ、社会性、社交性を高め、長期的な認知機能の保持に寄与し、さらには仕事の欠勤率を低下させる面もあることが報告されている。

　アルコールの持つこの二面性は、その有害性への対応を困難にしている主因の1つとなっているが、心理社会的ストレスとアルコールも同様の関係性を有して

いる。アルコールは、ストレスを軽減させるための手段としてしばしば用いられ、有効に作用もするが、ストレスが強く、持続する場合などでは、飲酒量が増大し、**アルコール依存**を含むアルコール使用障害までも引き起こされることがある。

2. 飲酒行動およびアルコール依存に関わる神経機序

　アルコールは、ドーパミン、セロトニン、オピオイド、GABA、グルタミン酸、ノルアドレナリンの各神経伝達系に影響を及ぼす。飲酒行動の変化およびアルコール依存の形成には、それらの変化が関与していると考えられている[1]。

　腹側被蓋野から側坐核に至る「中脳-辺縁系ドーパミン神経システム」は脳内報酬系とも呼ばれ、報酬探索活動の中心に位置づけられている。アルコールは、側坐核の細胞外ドーパミンレベルを上昇させることが知られており、ドーパミンシステムは、精神依存の形成に重要な役割を果たしていると推測されている。エタノールの代謝産物であるアセトアルデヒドとドーパミンが縮合することにより、サルソリノールが生成され、それが精神依存形成に関与しているとも考えられている。また、振戦などのアルコール離脱症状には、黒質-線条体系のドーパミン神経系が重要な役割を果たしており、身体依存の形成にも関与している可能性が指摘されている。

　さらに、アルコールは、GABA神経系を活性化する一方で、グルタミン酸神経系を抑制する。慢性的な過量飲酒の後に断酒をすれば、GABA神経系が抑制され、グルタミン酸神経系が過剰興奮している状態となる。グルタミン酸受容体の1つであるNMDA受容体の活性化は、腹側被蓋野の活動抑制を介して、側坐核のドーパミン放出を抑制する。これらが離脱期の強い飲酒欲求をもたらすと考えられている。

　こうした神経系の変化に対して、身体的・精神的ストレスが少なからぬ影響を及ぼしていることは容易に想像される。しかしながら、アルコール使用障害の生じやすさとそれにストレスがどのように関与しているかについては、十分に解明されているとは言えない[2]。

　アルコール依存の治療が困難を極める理由の1つとして、**渇望感**（craving）がある。アルコールに対する渇望感は、アルコール依存の顕著な特徴であり、先行す

る飲酒の後数か月あるいは数年にわたって続く。渇望が強くなることは、コントロール可能な飲酒からアルコール依存への移行や再飲酒の背景にあるメカニズムおよびアルコール依存症の治療に重要な意味を持つことが、広く認められてきた。また、渇望感は、プライミング（少量の摂取）、アルコール関連刺激およびストレスなどによって高められると報告されている。

ヴァーホイル（Verheul, R.）らは、渇望に関する心理学的、生理学的、神経化学的知見を総括し、飲酒渇望の3つの経路を提唱した[3]。報酬的渇望（reward craving）、緩和的渇望（relief craving）および強迫的渇望（obsessive craving）である。報酬的渇望はドーパミン／オピオイド神経系の不調や報酬希求によって、緩和的渇望はGABA／グルタミン酸神経系の不調やストレス反応によって、強迫的渇望はセロトニンの欠乏や低抑制・脱制止によって、それぞれ特徴づけられる性格傾向から生じるという。もっとも、渇望という用語は、さまざまな意味で用いられており、渇望の要因や帰結に関する事項も含まれる場合がある。そのため、報告される内容にも乖離や矛盾が認められることが稀でない。

以下では、心理社会学的研究の成果を中心に、飲酒およびアルコール使用障害とストレスの関係を整理する。

3. 飲酒およびアルコール使用障害とストレス

(1) 主な仮説・モデル

アルコール依存には、数多くの遺伝的、生物学的、環境的および心理的因子が関与することが知られている。家族や親族に集積が見られることから、遺伝的な因子が少なからず発症に寄与していることは明らかであるが、心理社会的ストレスが飲酒の開始、飲酒量の増加、アルコール乱用およびアルコール依存の発症に関連することも、これまで数多く報告されてきた[4]。

飲酒とストレスとの関係については、**緊張-緩和仮説**（tension-reduction theory）がよく知られている。アルコールは、不安や緊張を軽減するため、高ストレス下で飲酒量が増す、すなわちいわゆる負の強化因子として作用するというものである。これには、薬理学的効果以上に、心理的な要因が関与し得ることが報告されている。アルコール依存者においてより顕著であり、また高齢者や女性に比べ、

若年者で認められやすい[5]。仕事に関連した不調への対処にアルコールが有用であると信じ、他に対処方法をあまり持たない者では、この仮説がよく当てはまるという報告もある[6]。

ストレス反応減弱化モデル（stress-response dampening model）は、特定の状況におけるアルコールのストレス反応軽減効果に焦点を当てている。緊張-緩和仮説と異なり、万人というより、あるパーソナリティを有するなど特定の者に対して、この効果が強くなることを強調している。アルコールが不安や緊張といった情緒的反応に加え、心拍数の変化や発汗の増加などの生理的反応を減弱させるという多くの報告がある。その効果は、確かな脅威よりも不確かな脅威に直面する状況下での不安に対してより高いという。ストレス反応の減弱の程度は、アルコール依存の家族歴、性格傾向、認知機能、性別などによって異なる。

自己治療仮説（self-medication hypothesis）は、抑うつや不安など精神面の不調を有する者が、症状を和らげるために飲酒をするというものであり、ストレス反応減弱化モデルと類似する面を持つ。

自我意識モデル（self-awareness model）は、アルコールが自己に関連する情報の解読（encoding）を阻害し、それによって自我意識が薄れて、失敗をすることによる否定的な自己評価も低減するという。特に、普段から自己にこだわり、否定的な自己評価に陥りがちな社会不安を有する者では、アルコールは状態不安を抑えて安堵をもたらしやすい。

アルコールの攻撃性への影響については、飲酒による酔いが、注意力・知覚能力に影響を及ぼし、環境の中で最も刺激的な対象に注意を焦点化させる（近視眼的にする）ことにより攻撃性を高めるという注意-配分モデル（attention-allocation model）も提唱されている。この作用は、一部の社会不安を低減させ得る。

また、評価-分断モデル（appraisal-disruption model）は、アルコールが、長期記憶において、新しい情報と古い情報の関連づけを弱め、ストレスフルな情報の初期評価に影響を及ぼすとするものである。

(2) ライフイベントと飲酒量、アルコール使用障害

ストレスの評価方法は、数多く提唱されている。**ライフイベント**（life event）の測定は、日常の苛立ちごと（daily hassles）の評価、慢性的に続く困難な状況（主要

な職業性ストレスもこれに該当する)の分析などとともに、その代表的なものと言える。

　人生の早期に、ライフイベントや虐待による強いストレスを経験し、さらにアルコールが入手しやすい環境が加わると、ストレス対処のための飲酒を若年例で開始することなどを通じて、アルコール依存や多量飲酒の危険が高まることを示した報告は多い。アルコール依存例の中には、そうしたストレスと遺伝的素因が関連し合い、発症に至る例が少なくないと推測される[7]。

　飲酒量に関しては、ヴィーンストラ（Veenstra, M.Y.）らが、1990年から2005年までのライフイベントと飲酒量との関連を検討した12の横断研究と4つの縦断研究をレビューし、それらの報告で結論が一致していない理由として、ライフイベントの中には、飲酒量を増やすものも減らすものもあり、それらを合わせて評価すると効果を打ち消し合う可能性を挙げて、両者の関連が簡単なモデルでは表せないことを指摘している（表1）[8]。少量飲酒者は、多量飲酒者および非飲酒者に比べ、ライフイベントの抑うつ効果が弱いことも報告されている[9]。

　また、心的外傷をもたらすストレスによる健康障害に対し、インターネットを利用した治療的介入が試みられているが、アルコール乱用におけるその効果は、不安や抑うつの場合よりも低いことが報告されている[10]。

(3) 個人要因の影響

　アダムス（Adams, Z.W.）らは、ホワイトサイド（Whiteside, S.P.）らの提唱した**衝動性パーソナリティ**の4因子、すなわち計画性（premeditation）不足（計画や予想される結果について適切な考慮なしに行動する傾向）、新奇希求性（sensation seeking）（刺激的あるいは新奇な経験を、たとえそれが危険であっても楽しんだり追求したりする傾向）、持久性（perseverance）不足（退屈あるいは困難な仕事を続けたり集中したりすることができない）、切迫性（urgency）（強い感情を経験した際に衝動的に行動する傾向）と飲酒との関係に、飲酒動機がどのように関連するかを検討した。その結果、計画性、新奇希求性は、飲酒に直接影響を与えるとともに、強化動機（enhancement motive）を介しての間接的な影響も及ぼしていたが、負の（好ましくない）切迫感は対処動機（困難な状況をやりすごす動機）および強化動機を介してのみ問題飲酒に有意な影響を及ぼしていたことから、問題飲酒の介入や予防の方法を決定する際に、そうした要素を考慮する余地があることを提唱した[11]。

表1 ライフイベントと飲酒との関係に関する過去の報告（文献8より一部改変）

研究者	対象	ライフイベントの測定法	結論
（横断研究）			
Coleら(1990)	成人男性（被雇用者）6,747人	イベントの総数	ライフイベントは飲酒と正の相関あり。
Cooperら(1992)	19～87歳の男性510人、女性806人	好ましくないイベントの総数	好ましくないライフイベントは飲酒およびアルコール乱用と正の相関あり。
Dawsonら(2005)	飲酒年齢の男性13,067人、女性13,879人	ストレスフルなイベント（総数、健康に関連したもの、社会的ストレス、職業性ストレス、法的ストレスの4群）	ストレスフルなライフイベントは、多量飲酒の頻度と正の相関が、節度ある飲酒と負の相関がある。
Droomersら(1999)	25～74歳の男性1,006人、女性756人	好ましくないイベントの総数	ライフイベントと飲酒の間に相関なし。
Froneら(1994)	19～65歳の男性606人、女性1,001人	好ましくないイベントの総数	好ましくないライフイベントは飲酒と負の相関あり。
Grahamら(1999)	63～96歳の男性826人、女性826人	好ましくないイベントの総数	好ましくないライフイベントは飲酒と有意な相関なし。
Jennison(1992)	60歳以上の男性537人、女性877人	役割の喪失	ライフイベントは過量飲酒と関連あり。
Joseら(2000)	15～74歳の一般人口男女3,750人	イベントの総数および特殊性	いくつかのライフイベントは断酒あるいは多量飲酒と正の、他のライフイベントは負の相関あり。
Krause(1991)	60歳以上の男性526人、女性1,081人	経済的困窮および健康問題	健康問題は直接的および間接的に断酒と正の相関あり。
Raglandら(1995)	都市の運送従事者1,853人	イベントの総数	ライフイベントの増加は週間の平均飲酒量および多量飲酒と関連あり。
Welteら(1995)	60歳以上の男女2,325人	ストレスフルなイベントの総数	ライフイベントは飲酒および最近の多量飲酒と相関なし。
Welte(1998)	60歳以上の男女2,325人	経済的問題、孤独、健康不良、家庭外の世界との接触の困難性の4群のストレスフルなイベント	ライフイベントが多いほど飲酒は少ないがその効果はわずか。
（縦断研究）			
Brennanら(1999)	過去3年間に外来患者となった55～65歳の男性941人、女性621人	好ましくないイベント、健康に関するストレス因子、経済的なストレス因子、配偶者に関するストレス因子	ライフイベントは飲酒の減少と関連あり。
Glassら(1995)	65歳以上の男性798人、女性1,242人	特殊なイベント	飲酒の減少と関連のあるライフイベント、増加と関連のあるライフイベントが存在。ベースラインの飲酒がライフイベントと飲酒の関係に影響する。
Perreiraら(2001)	51～61歳の男性3,907人、女性3,824人	健康に関するもの、雇用に関するもの、家族に関するものの3群のイベント	飲酒の減少と関連のあるライフイベント、増加と関連のあるライフイベントが存在。
Romelsjöら(1991)	22歳以上の男性2,152人、女性2,682人	特殊なイベント	離婚のみ飲酒の増加と関連あり。

また、ゴルカ（Gorka, S.M.）らは、**不快情動耐性**（distress tolerance）が、抑うつ症状と問題飲酒行動との関係に及ぼす影響について、それが低い者では、抑うつ症状が問題飲酒につながりやすい可能性を示し、問題飲酒行動に対する介入として、不快情動耐性に関するスキルに焦点を当てることの有効性に言及している[12]。

飲酒によって得られる効果に対する期待（alcohol outcome expectancy）が飲酒行動を強く左右することも多く指摘されている[13]。

(4) 職業性ストレスと飲酒、アルコール使用障害

労働者の不適切な飲酒は、アルコール性健康障害による欠勤、プレゼンティーズムに加えて、労働災害、職場のモラルとも関連があることから、職業性ストレスと飲酒量、アルコール使用障害との関連についても、数多くの研究が行われている。

技術が活用されないこと、意思決定権が少ないこと、身体的および心理的負担が大きいこと、労働時間が長いこと（あるいは短いこと）、仕事のスケジュールが不規則であること、仕事上の支援が少ないこと、職場でいじめ・嫌がらせが発生していること、仕事に対する満足感が低いことなどが飲酒量の増大および不適切な飲酒と関連を有しているという報告がある。

この20年ほど、職業性ストレスの評価モデルとしては、「**仕事の要求度-コントロールモデル**（job demands-control model）」および「**努力-報酬不均衡モデル**（effort-reward imbalance model）」がよく用いられている。また、前者については、ストレスの緩衝因子である社会的支援（social support）の軸を加えた「**仕事の要求度-コントロール-サポートモデル**」の形で使用されることも多い。職業性ストレスと飲酒あるいはアルコール依存との関連についての研究でも、これらのモデルが職業性ストレスの評価手段として利用される傾向にある[14]。しかし、それらの研究報告の結論は十分な一致を見ていない。

ハイッキレ（Heikkilä, K.）らは、職業性ストレスと飲酒との関係を検討した横断および縦断研究の大規模なメタ分析を行い、少量飲酒者に比べ、非飲酒者、多量飲酒者は職業性ストレスを訴えやすく、中等量飲酒者は逆に訴えにくいと報告している[15]。ミシェルセン（Michélsen, H.）らは、縦断研究において、男性労働者では余暇時間に関する満足度が、女性労働者では労働時間が多量飲酒に影響してい

表2 職業性ストレスと飲酒・多量飲酒・問題飲酒との関連：わが国の主な報告

研究者	研究デザイン	結論
Kawakamiら（1993）	横断研究	コンピューター工場の男性労働者において、長時間労働、報酬の不足が多量飲酒、問題飲酒と関連していた。女性労働者では、仕事の見通しの曖昧さが多量飲酒と関連していた。
Hagiharaら（2000）	横断研究	男性ホワイトカラー労働者において、仕事に必要な知識・技術、時間の切迫、仕事の目的の明確さが多量飲酒と関連していた。
Hagiharaら（2001）	横断研究	男性ホワイトカラー労働者において、仕事の要求度（量）、コントロール度が飲酒量と関連していた。
Hagiharaら（2003）	横断研究	男性ホワイトカラー労働者において、社会的支援は、職業性ストレスと飲酒量との関係に正負両面の影響を与えていた。
Hiroら（2007）	横断研究	多企業の男性労働者において、年齢層によって、職業性ストレスと多量飲酒との関係は異なった。
Hiroら（2010）	縦断研究	一般企業の男性労働者において、年齢層によって、職業性ストレスと多量飲酒との関係は異なった。
Hosodaら（2012）	横断研究	男性消防士において、職場環境と職位は、問題飲酒と関連していた。
Morikawaら（2014）	横断研究	一般企業の男性労働者において、年齢層によって、職業性ストレスと多量飲酒との関係は異なった。

たと述べている[16]。こうした性差については、文化や社会的役割の違いが大きな影響を及ぼしているであろう。両親がともに問題飲酒をしている労働者群で職業性ストレスと飲酒との関連が強かったというムーア（Moore, S.）らの報告もある[17]。

わが国における職業性ストレスと飲酒量あるいはアルコール依存との関連についての主な報告を表2に示した。海外の研究と同様に、結果の細部に相違は見られるものの、何らかの職業性ストレスが飲酒に関連している点では一致しており、職場で行われるストレス軽減に向けての取り組みは、不適切な飲酒による問題の発生を抑止する意味でも意義深いと言えよう。

退職に伴う問題に関しては、キュービス（Kuebis, A.）らが、高齢者における退職が飲酒パターンに及ぼす影響について文献のレビューを行い、退職自体が飲酒行動や飲酒問題に直接的な強い影響を有する証拠は得られていないと結論している[18]。

(5) 景気変動の影響

景気変動と飲酒量およびアルコール使用障害の関連についても、いくつかの研究報告がある[19]。

飲酒量については、失業の心配や生活面の不安によるストレスの増大が飲酒量を増加させるという仮説と、それらに伴う家計上の理由から飲酒量が減少するという仮説の2つが考えられる。大方の報告では、前者が支持されている。アルコール使用障害についても同様であり、特に厳しい雇用状況下では、雇用が確保されていることがアルコール使用障害の増悪を抑止しているという指摘がなされている。

失業（解雇）そのものは、それに至る過程の影響も重要であるが、一般にアルコール使用障害のリスクを高める[20]。

(6) 災害のストレスと飲酒、アルコール使用障害

ディマジオ（DiMaggio, C.）らは、テロのアルコール・薬物使用への影響を検討した論文のメタ分析を行い、事件後の当該地域の飲酒量が増大していることを示した[21]。しかし他方で、災害後のアルコール使用障害については、その増加を認めないという報告が少なくない[20]。災害後に明らかになるアルコール使用障害は、実際には災害前から存在していたか、あるいは再発であり、新たな発症はそれほど多くないとされる。

わが国においては、阪神・淡路大震災発生後2年間では当該地域全体の飲酒量も減少していた。清水らは、その結果報告に併せて、日本人の特性とも言うべき自己抑制によるところが大きかったのではないかとの考察を述べている[22]。

4. 飲酒とストレス対処

上述したように、飲酒は緊張やストレスを緩和させる手段の1つとして、広く用いられ現在に至っている。わが国でも、厚生労働省が5年おきに実施している労働者健康状況調査において、男性労働者では、ストレスの解消法として、飲酒は睡眠・休息に次いで多く回答されていた（1992年の調査。その後の本調査では、ストレス解消法についての質問は削除されている）。欧米の研究でも、**ストレス対処**や社会的

な動機が、男性でより飲酒と強く関連することが示されている。不安や心配などを軽減するための対処方法として飲酒を繰り返すと、アルコール依存のリスクを高めることになる。

回避的ストレス対処行動とアルコール乱用との関連は多く指摘されており、失感情症（alexithymia）はその関係に影響を及ぼすという報告もある。

ストレス対処行動は、アルコール依存症者の再飲酒にも関連する。回避的対処より積極的対処の傾向が強いほうが断酒を継続しやすいと報告されている。アルコール依存の治療において、再飲酒抑止に向けた働きかけとして、ストレス対処法に関する助言、教育が行われる。

近年、**危険な飲酒**（hazardous drinking）、有害な飲酒、軽症のアルコール依存に対して、ブリーフ・インターベンションの有効性が注目されているが、そのプログラムにも、ストレス対処に関する事柄が盛り込まれることが多い。

5. 精神障害と飲酒、アルコール使用障害

アルコール依存には、さまざまな他の精神障害が併存しやすいことが、複数の大規模疫学調査の結果から明らかになっている。調査によって数値は異なるものの、Epidemiological Catchment Area Study、National Comorbidity Study、National Epidemiological Survey of Alcoholism and Related Conditionsの結果を総合すると、**大うつ病性障害、双極性障害、外傷後ストレス障害、反社会性パーソナリティ障害**のオッズ比は、それぞれ1.6～4.1、4.6～12.0、3.2～3.6、7.1～17.0となっている[23]。アルコール依存と他の精神障害との併存には、気分障害に限っても、多くのメカニズムが想定されており、そのいくつかにストレスの関与があると言われる（表3）。

6. おわりに：飲酒が周囲にもたらすストレス

英国の薬物に関する独立科学評議会（Independent Scientific Committee on Drug）は、多種に及ぶ薬物の有害性を多角的に比較分析して、アルコールが、当事者への影響はヘロイン、高純度コカインに次いで3位、周囲（他者）への影響は1位である

表3　併存する気分障害と問題飲酒の因果関係（文献23より一部改変）

飲酒と気分障害の関係	メカニズム
アルコール乱用が気分障害の症状の原因となる。	アルコールによる中毒症状や慢性的な飲酒による生物学的効果。
アルコール乱用が気分障害の症状の原因だが、次第に関係なく生じるようになる。	過度の飲酒によって生じたストレスや喪失体験が気分障害を助長する。慢性的な飲酒による生物学的影響が気分障害への脆弱性を高める。
気分障害がアルコール乱用の原因となる。	気分障害の症状を緩和するために飲酒量が増える。
アルコール乱用が躁状態における行動変化の一部として生じる。	衝動性・新奇希求性の高まりにより、飲酒量が増える。
気分障害がアルコール乱用の原因となるが、次第に関係なく見られるようになる。	気分障害エピソード時の乱用がアルコール依存症への脆弱性を高める（引き金となる）。
双方とも独立して生じている。	双方とも発症頻度が高い。
気分障害・アルコール使用障害とも共通の危険因子を背景としている。	共通した遺伝因子、ストレス、心的外傷などによる。
気分障害と飲酒が時間とともに関連するようになる。	気分の変化が条件づけられて飲酒の引き金となる。
合併することで予後が悪くなる。	合併することで対処技能や治療導入が妨害される。
気分障害が飲酒問題の治療導入を促す。	睡眠障害、機能障害などが依存症治療の動機となる。

ことを報告した[24]。アルコール関連問題は、冒頭で示したような本人への影響のみならず、健康問題、家庭問題、社会的問題などを通じて、周囲にも深刻なストレスを与えることが多い。一部で「**アルハラ（アルコールハラスメント）**」と称される問題もこれに含まれている。わが国の調査においても、アルハラは経験者の割合が多く、内容は非身体的ハラスメントよりも身体的ハラスメントが、受ける対象は家族よりも非家族からが高率である[25]。

〈文献〉

1) 橋本恵理，石井貴男，齋藤利和．アルコール依存の基礎．日野原重明，宮岡等監修．脳とこころのプライマリケア 8 依存．東京：シナジー；2011．p.122-132.
2) Uhart M, Wand GS. Stress, alcohol and drug interaction: an update of human research. Addiction Biology 2009; 14: 43-64.
3) Verheul R, Brink WVD, Geerlings P. A three-pathway psychobiological model of craving for alcohol. Alcohol and Alcoholism 1999; 34: 197-222.

4) Battista SR, Stewart SH, Ham LS. A critical review of laboratory-based studies examining the relationship of social anxiety and alcohol intake. Current Drug Abuse Reviews 2010; 3: 3-22.
5) Pohorecky LA. Stress and alcohol interaction: an update of human research. Alcoholism: Clinical and Experimental Research 1991; 15: 438-459.
6) Frone M. Predictors of overall and on-the-job substance use among young works. Journal of Occupational Health Psychology 2003; 8: 39-54.
7) Enoch M. The influence of gene-environment interactions on the development of alcoholism and drug dependence. Current Psychiatry Reports 2012; 14: 150-158.
8) Veenstra MY, Lemmens PHHM, Friesema IHM, Garrretsen HFL, Knottnerus JA, Zwietering PJ. A literature overview of the relationship between life-events and alcohol use in the general population. Alcohol and Alcoholism 2006; 41: 455-463.
9) Lipton RI. The effect of moderate alcohol use on the relationship between stress and depression. American Journal of Public Health 1994; 84: 1913-1917.
10) Amstadter AB, Broman-Fulks J, Zinzow H, Ruggiero KJ, Cercone J. Internet-based interventions for traumatic stress-related mental health problems: a review and suggestion for future research. Clinical Psychology Review 2009; 29: 410-420.
11) Adams ZW, Kaiser AJ, Lynam DR, Charnigo RJ, Milich R. Drinking motives as mediators of the impulsivity-substance use relation: pathways for negative urgency, lack of premeditation, and sensation seeking. Addictive Behaviors 2012; 37: 848-855.
12) Gorka SM, Ali B, Daughters SB. The role of distress tolerance in the relationship between depressive symptoms and problematic alcohol use. Psychology of Addictive Behaviors 2012; 26: 621-626.
13) Goldman MS, Del Boca FK, Darkes J. Alcohol expectancy theory: the application of cognitive neuroscience. In: Leonard KE, Blane HT, editors. Psychological theories of drinking and alcoholism. 2nd edition. New York: Guilford Press; 1999. p.203-246.
14) Kouvonen A, Kivimaki M, Cox SJ, Poikolainen K, Cox T, Vahtera J. Job strain, effort-reward imbalance, and heavy drinking: a study in 40, 851 employees. Journal of Occupational and Environmental Medicine 2005; 47: 503-513.
15) Heikkilä K, Nyberg ST, Fransson EI, Alfredsson L, De Bacquer D, Bjorner JB, et al. Job strain and alcohol intake: a collaborative meta-analysis of individual-participant data from 140,000 men and women. PLoS ONE 2012; 7: e40101.
16) Michélsen H, Bildt C. Psychosocial conditions on and off the job and psychological ill health: depressive symptoms, impaired psychological wellbeing, heavy consumption of alcohol. Occupational Environmental Medicine 2003; 60: 489-496.
17) Moore S, Sikora P, Grunberg L, Greenberg E. Work stress and alcohol use: examining the

tension-reduction model as a function of worker's patient's alcohol use. Addictive Behaviors 2007; 32: 3114-3121.

18) Kuebis A, Sacco P. The impact of retirement on the drinking patterns of older adults: a review. Addictive Behaviors 2012; 37: 587-595.

19) 廣尚典，樋口進．景気変動とアルコール症．精神科診断学 2000；11：283-289.

20) Keyes KM, Hatzenbuehler ML, Grant BF, Hasin DS. Stress and alcohol: epidemiologic evidence. Alcohol Research: Current Reviews 2012; 34: 391-400.

21) DiMaggio C, Galea S, Li G. Substance use and misuse in the aftermath of terrorism. A Bayesian meta-analysis. Addiction 2009; 104: 894-904.

22) Shimizu S, Aso K, Noda T, Ryukei S, Kochi Y, Yamamoto N. Natural disasters and alcohol consumption in a cultural context: the Great Hanshin Earthquake in Japan. Addiction 2000; 95: 529-536.

23) 松下幸生．アルコール依存と他の精神障害：職場における留意点．産業精神保健 2011；19：85-92.

24) Nutt DJ, King LA, Phillips LD. Independent scientific committee on drugs. Drug harms in the UK: a multicriteria decision analysis. Lancet 2010; 376: 1558-1565.

25) 尾崎米厚，松下幸生，樋口進．アルコール問題の疫学労働者，職場を中心に．産業精神保健 2011；19：75-79.

7 認知症とストレス

小山明日香・池田 学

1. 認知症とは

　認知症とは、一度成熟した知的機能が何らかの脳の障害によって広汎に継続的に低下した状態であり、ICD-10では「通常、慢性あるいは進行性の脳疾患によって生じ、記憶、思考、見当識、理解、計算、学習、言語、判断等多数の高次脳機能の障害からなる症候群」であると定義されている[1]。中核となる症状はもの忘れ（記憶障害）であるが、それ以外に、目標を立てて計画的に物事を遂行することができなくなる（実行機能の障害）、計算や書字ができなくなる（計算障害、書字障害）、語彙が少なくなりものの名前がわからなくなる（言語障害）、などさまざまな認知機能障害が生じる。また、**認知症に伴う行動・心理症状**（behavioral and psychological symptoms of dementia：BPSD）の出現や**日常生活動作**（activity of daily living：ADL）の低下によって、介護が必要な状態になる。

　認知症はさまざまな原因疾患によって引き起こされるが、中でも頻度が高いのは、**アルツハイマー型認知症、脳血管性認知症、レビー小体型認知症、前頭側頭葉変性症**などである。これらの多くは進行性であり、抗認知症薬などによっていくらか進行を遅らせることが可能なものもあるが、完治や進行の抑制は現時点では多くの場合困難である。今や4人に1人が65歳以上という超高齢社会に突入しているわが国においては、462万人が認知症であり、認知症予備軍とされる軽度認知障害者もさらに400万人いると推計されている[2]。

「認知症とストレス」というと、認知症者を介護する家族のストレスを想起する人が多いのではないだろうか。しかし、日常生活でさまざまな不具合に直面する認知症者本人がストレスを抱えていることは容易に想像できるし、昨今の研究ではストレスが認知症発症のリスク要因の1つである可能性も指摘されている。本稿では、認知症とストレスの関係についてさまざまな観点から考えてみたい。

2. 認知症発症のリスク要因としてのストレス

近年、ストレスと認知症発症の関連に注目が集まっている。慢性的な精神的ストレスが軽度認知障害の発症のリスク要因である[3]ことや、日常的に自覚されたストレスが脳梗塞や脳容量と関連がある[4]ことなどが明らかになっている。また、スウェーデン人女性を対象として行われた大規模コホート研究によって、若い時に受けた家庭問題などのストレスが認知症発症のリスクを高めることが報告されている[5]。ストレスによる認知症発症のメカニズムの解明が待たれるところである。

3. 認知症者の抱えるストレス

認知症は、ある時期から症状が出現し始め、徐々に進行する。一般に認知症者は病識が乏しいと言われるが、初期にはもの忘れによる失敗や他者からの指摘によって何らかの異常に漠然とでも気づいている場合が少なくない。しかし実際には、家族が受診を勧めても、自分はもの忘れなんてしていない、気のせいだ、とか、ちょっと疲れているせいだなどと言って拒否することがある。重要な内容にせよ些細な出来事にせよ、記憶が欠落するというのは本人にとって多少なりとも不安やショックなことであり、自分は病気ではないという否認はその人なりの防衛反応であると言える。それゆえ、疾患の告知をいつどのように行うかは、本人や家族の状況を考慮して慎重に検討する必要がある。

本人の症状の自覚の有無にかかわらず、家族が「さっきも言ったでしょう」とか「また物がなくなったの」などといって本人のもの忘れを厳しく指摘したり失敗を責めたりすれば、本人は落ち込みや不安がいっそう強まり、外出や人と会う

機会を避けるようになる。昨今の研究では認知症者のおよそ20%に抑うつ症状が見られることが報告されている[6]が、失敗体験や家族からの叱責の積み重ねがうつの引き金や悪化の原因になる可能性もある。

認知症が進行すると、生活機能の維持改善や家族の介護負担軽減のために通所型サービス（いわゆるデイケアやデイサービス）を利用したり、家庭での生活が困難になった場合には高齢者向けの施設へ入所したりすることになる。こうした社会資源の利用も、方法を誤れば認知症者にとって大きなストレスとなる。本人の意に反する介護サービスの利用はできる限り避けたいものである。介護サービスの導入が望ましいにもかかわらず頑なに拒否する人をどう説得するかは難しい問題であるが、初めは利用に抵抗を示していても実際に参加してみるとスムーズに適応する人もおり、本人の気持ちを傾聴しながら、体験利用を提案するなどして本人が少しでも納得できる方法を模索する必要がある。意思表示が十分でない重度の認知症者であっても、その人の生活史や性格、関心事などを考慮し、本人の表情や仕草から気持ちを読み取りながら、その人に合った生活が維持できるような環境を整えることが必要である。

認知症者のケアの基本は、英国のトム・キットウッド（Kitwood, T.）が1990年代前半に提唱した「**パーソンセンタードケア**」である[7]。パーソンセンタードケアとは、その人を中心にしたケア、その人の内的体験を理解するケア、その人らしさを尊重するケアである。パーソンセンタードケアの理念に基づけば、たとえ間違った内容、不適切な行動でも、本人の発言、言動はすべていったん受け入れた上で、その発言・言動の裏にある本人の心理を推測し、自尊心を尊重して対応をする[8]。ある介入研究によると、パーソンセンタードケアのトレーニングをスタッフが10か月間受けたナーシングホームでは、受けなかったナーシングホームに比べて行動障害改善のために抗精神病薬を使用する者の割合が半減したという[9]。

4. 家族の抱えるストレス

認知症の発症と進行の過程で、家族はさまざまな負担や困難を経験する。認知症者の家族にとって最も深刻なのは介護の問題であろう。人々の平均寿命が延

び、核家族化が進む中、要介護高齢者を支える側の負担は明らかに増大している。介護の必要な夫（妻）を妻（夫）が支える老老介護、1人の介護者が複数の要介護者を支える多重介護、遠く離れた場所に住む親を世話する遠距離介護、親の介護のために仕事を辞める介護離職などの言葉も社会に浸透しつつある。介護のストレスは介護者の抑うつ（いわゆる介護うつ）やQOL（生活の質）の低下につながることが指摘されている。長谷川ら[10]は、認知症者を介護する家族の30％以上が抑うつ状態にあることを報告している。また、家族のストレスは本人の施設への入所を早める要因の1つでもあり、社会経済学的観点からも看過することのできない問題である[11]。

　介護のストレスは、身体介護による身体的ストレスだけでなく、認知症者の行動や症状に振り回されることによる精神的ストレス、介護のために自分の時間がとれないといった役割負担、経済的負担、将来への不安など、さまざまである。介護の方針をめぐり家族や親戚間で意見が合わず孤立したり、認知症に対する周囲の無理解や偏見から近隣の住民との付き合いが疎遠になるなど、人間関係にまで影響することもある。また、介護サービスを利用することに対して、自分が介護者としての役割を果たせていないと罪悪感を持つこともある。このように、認知症者を介護する家族はさまざまなストレスを経験するが、介護のストレスで重要なのは実際の介護に要する時間や介護内容ではなく、家族が介護をどの程度負担やストレスに感じているかという**介護負担感**である。ヴァン・デル・リー（van der Lee, J.）ら[12]は、レビューの中で介護負担感と関連する家族側の要因として、介護する家族へのソーシャルサポートの不足、自身の健康問題、低い自己効力感、コーピングやパーソナリティ特性（情動焦点型コーピング、神経症的傾向）を挙げている。また、男性に比べて女性は介護負担感を強く感じる傾向があることも指摘している。これらの特徴を持つ家族に対しては、重点的なサポートが必要である。具体的には、医療従事者や介護スタッフなどが家族の介護を労い、家族の思いを十分に受け止めた上で、必要に応じて介護サービスの利用や家族会への参加を提案することが望ましい。

　なお、原因疾患ごとに特異的な症状があるために、家族の介護によるストレスの程度や内容は原因疾患によっても違いがある。例えば、レビー小体型認知症は認知機能障害と運動障害の両方が出現しやすいために介護の負担も大きく、家族

へのサポートが特に必要な疾患であると言える。

(1) 認知症のステージごとの家族のストレス
　認知症は進行性のものであることが多く、時間の経過に伴い必要なケアも家族が直面する困難も変化する。ここでは、認知症の各ステージにおいて家族が抱えるストレスについて順に述べる。

① 初期
　認知症と診断された時の家族の反応はさまざまである。ごく一般的には、障害や疾患の受容プロセスと同様に、初めはショックや戸惑いが生じ、回復への期待、怒り、悲嘆、そして受容というような心理的変化をたどると思われるが、実際には治療が開始されてほっとする家族や、初期の段階で既に疾患を受容している家族もいる。この時期には、家族の心理状況を踏まえながら、疾患について家族に丁寧な説明を行い、今後出現する可能性のある症状や必要となる社会資源についても理解を促すことで、家族に将来のおおよその見通しを立ててもらうことが重要である。

② 中期
　認知症が進行するに従い、BPSDが顕在化する。BPSDは、認知症者本人のQOLの低下の大きな要因となるだけでなく、家族にとって精神的にも身体的にも大きなストレスとなる。先行研究では、BPSDは認知機能の障害や実際の介護時間よりもはるかに強く家族のストレスに影響することが明らかになっている[13]。BPSDの中で頻度が高いのは以下のような症状である。

・妄想：財布や通帳、印鑑などの大事なものの置き場所を忘れ、誰かに盗られたと訴える物盗られ妄想や、テレビの映像を現実のものと思い込むなどの誤認妄想、配偶者が浮気しているという嫉妬妄想などがある。
・幻視：実際には存在しない小動物や人が鮮明に見えること。電気コードが蛇に見えるというような錯視もある。レビー小体型認知症に多く見られる。
・徘徊：散歩に出かけたものの、視空間認知や場所の見当識の低下によって自

宅に戻れなくなること。夜間に見られることが多く、交通事故などの危険もある。
- 易刺激性・興奮：些細なことで急に怒り出す、介護されることを拒否する、など。興奮して家族に暴力を振るうこともある。
- 不安：受診などの予定があると落ち着かず何度も家族に確認する、介護者の姿が見えないと落ち着かない、など。
- うつ：上述した通り、認知症とうつは合併しやすく、初期には鑑別が困難な場合もある。
- 無為・無関心（アパシー）：最も頻度の高いBPSDの1つであり、認知症が進行するにつれて増強される。活動性が低下した状態が続くと、廃用症候群をきたすこともある。
- 脱抑制：衝動的、あるいは場にそぐわない行動。万引きや交通ルールの無視といった反社会的な行動や、性的脱抑制が見られる場合もある。前頭側頭葉変性症に特徴的な症状である。

認知症専門外来を受診した認知症者を対象とした調査では、患者の90％以上に何らかのBPSDが出現していたとの報告[14]があるほど、BPSDは頻度の高いものである。BPSDは家族にとって大きな負担であるが、症状の出現様式をきちんと評価し、その対応を考えることで改善が期待できることも多い。その症状が疾患そのものによるものなのか、環境要因（人的要因、物理的要因）などによって二次的に出現しているのか、それともその両者が相互に影響し合って出現しているのかによって対応は異なる[15]。もの忘れや失敗を周囲から注意された時や、ケアの方法に納得できない時などに興奮しやすいのであれば、接し方を工夫することで症状が改善することもある。壁のシミが虫に見えるという錯視に対しては、シミを隠すというような物理的環境調整も効果的である。一方で疾患そのものによるものであれば、薬物療法を含めた対応を慎重に検討する必要がある。

③ 後期・末期

後期になると、家族が手を焼くような激しいBPSDはある程度収まるため、家族の精神的な介護負担感は多少軽減する場合もある。しかし、その一方でADL

の低下に伴う全面的な身体介護が必要になり、家族にとって身体的な負担が強まり、さらに外出などの機会が制限され日常生活への支障が生じやすい。家族の介護負担が大きい場合には通所型サービスやホームヘルプサービス、ショートステイなどをうまく活用して負担を軽減する。家庭での介護が限界になれば施設入所を検討することになるが、その際には、医療従事者や介護スタッフは、家族の迷いや躊躇する気持ちを汲みながら、本人と家族にとって最善の選択ができるよう支援することが必要である。

　末期には、意思疎通が不能な状態になり、さらに嚥下が困難になるため、そのままの状態では生命の維持ができなくなる。そうした場合、これまでわが国では胃瘻や経鼻胃管による経管栄養法による延命が一般的であったが、近年はその人らしい尊厳のある終末期を迎えたいという考えが広がりつつある。日本老年医学会は2012年に「『高齢者の終末期の医療およびケア』に関する日本老年医学会の『立場表明』2012」を発表し、それを受けて「高齢者ケアの意思決定プロセスに関するガイドライン：人工的水分・栄養補給の導入を中心として」を作成した[16]。この「立場表明」で、すべての人は死を迎える際に個々の価値観や思想・信条・信仰を十分に尊重した「最善の医療およびケア」を受ける権利を有するとされている。何が最善であるかの判断には家族の意向も反映されるが、家族にとって生命に関わる重大な責任を担うことは精神的に負担である。また、家族は自分たちが下した判断が本当に正しかったのか、後に葛藤を抱える場合もある。家族が本人のこれまでの生活史や価値観を振り返りつつ本人にとって最善と思われる方法を納得して選択できるように、医療従事者がそれぞれの方法のリスクやベネフィットを家族に伝え、家族を支える必要がある。今後、認知症終末期のあり方についてわが国でもさらに議論が進むものと思われるが、われわれ一人一人が、自分はどのような最期を迎えたいのかを日頃から考えておくことも大切であると思われる。

(2) 家族のストレス評価

　認知症者の家族のストレスを評価するためには、抑うつなどの心理的ストレス反応を測る場合と、介護負担感を測る場合がある。前者ではうつ性自己評価尺度（self-rating depression scale：SDS）やうつ病自己評価尺度（center for epidemiologic studies depression scale：CES-D）などが、後者では**ザリット介護負担尺度**（Zarit caregiver burden interview：ZBI）などがよく使用されている。ZBIは介護者の負担を多面的に評価するための尺度であり、世界で広く使用されている。日本語版は荒井ら[17]と博野ら[18]によって独立して作成されており、それぞれ信頼性と妥当性が確認されている。「介護のために自分の時間が十分にとれないと思いますか」「患者さんはあなたに頼っていると思いますか」など22項目からなる自記式の質問紙であり、8項目よりなる短縮版も作成されている[19]。

5. 若年性認知症の問題

一般に64歳以下で発症する認知症を**若年性認知症**と呼び、わが国ではおよそ3万8千人が罹患しているとの報告がある[20]。若年性認知症では、本人・家族ともに若年発症であるがゆえのストレスを抱えやすい。若年性認知症では発症時に就労している人や家庭で母親や妻としての役割を果たしている人が多く、仕事上あるいは家庭内での失敗によって記憶力や作業能力の低下を本人が自覚していることが少なくない。若年での発症に強いショックを受ける人もおり、告知には細心の注意が必要である。また、子どもの学費や住宅ローンの支払いがあるような場合には、発症に伴う休職や退職によって経済的な困難が生じることもある。さらに、近年の研究では若年性認知症の遺伝的要素も指摘されており、子世代への影響を心配する人もいるかもしれない。

若年性認知症は高齢発症の認知症より進行が速いと言われており、身体的には元気な場合が多いので行動化が起きやすく[21]、ケアする家族の負担も大きい[22]。一方で若年性認知症者を受け入れる通所型サービスは必ずしも多くなく、社会資源の利用には限界がある。近年、若年性認知症者とその家族への支援の必要性が認識されつつあり、さまざまな支援や制度が整備されることが期待される。

6. 熊本県と熊本大学における認知症地域連携

地域で認知症者とその家族が安心して暮らすためには、必要なタイミングで必要な医療や介護サービスを受けられることが必須である。そのためには医療機関

同士、あるいは医療と福祉が連携して認知症者に対応できるような体制づくりが地域ぐるみで必要となる。熊本県では、筆者らの所属する熊本大学と連携して独自の取り組みを行い一定の成果を上げてきたので、簡単に紹介したい。

熊本県には2014年現在、10か所の認知症疾患医療センターがある。そのうち熊本大学医学部附属病院が基幹型センターであり、他の9つが民間の精神科病院に設置された地域拠点型センターである。このような基幹型と地域拠点型の2層構造は熊本県独自のものであり、「熊本モデル」と呼ばれている。基幹型、地域拠点型ともに、専門医療相談や鑑別診断などの役割があるが、それに加えて基幹型センターには臨床実習や事例検討・研修会などへの講師派遣を通じた人材育成、地域拠点型には各地域における事例検討会の開催や連携担当者による訪問活動などを通じた地域連携強化の役割がある[23]。

また、2012年度に「縦断型認知症地域連携パス（火の国あんしん受診手帳）」をモデル的に作成し、運用を開始している。これは認知症患者の診療情報などを記載したパスであり、医療機関相互または医療機関と介護施設などとの連携強化を図ることを目的としている。パスには診療情報だけが記載されるのではなく、介護スタッフが患者の最近の様子や気になる点を記載し専門医やかかりつけ医に情報提供するなど、相互のやりとりができる仕組みになっている。また、入院・入所時に担当医やスタッフがそれまでの医療や介護の内容を把握できるようになっており、手帳を活用することでより適切な医療と介護サービスを提供することが期待される。

基幹型センターを持つ熊本大学では、個別の支援が必要であったり利用できる社会資源が限られていたりする患者に対しては、多職種チームによる訪問活動を行っている。対象は若年性認知症患者、社会資源の乏しい地域に暮らす独居の患者などであり、訪問リハビリや退院時訪問指導を行うことにより、家庭生活を支援している。

7. おわりに

認知症者と家族は、長い進行の過程で多くの困難に直面する。認知症者がQOLを維持しながら住み慣れた地域で暮らしていくためには、本人と家族がス

トレスを抱え込まないように、医療、介護、行政、地域住民などが連携して支援する社会の構築が不可欠である。そして、認知症であってもなくても安心してその人らしく歳を重ねていくことのできる社会を目指すことが、超高齢社会を迎えたわが国における重要な課題である。

〈文献〉

1) World Health Organization. International statistical classification of diseases and related health problems. 10th Revision. Geneva: World Health Organization; 1993.
2) 厚生労働科学研究費補助金（認知症対策総合研究事業）総合研究報告書「都市部における認知症有病率と認知症の生活機能障害への対応」平成23年度～24年度総合研究報告書（主任研究者：朝田隆）
3) Wilson RS, Schneider JA, Boyle PA, Arnold SE, Tang Y, Bennett DA. Chronic distress and incidence of mild cognitive impairment. Neurology 2007; 68: 2085-2092.
4) Aggarwal NT, Clark CJ, Beck TL, Mendes de Leon CF, DeCarli C, Evans DA, et al. Perceived stress is associated with subclinical cerebrovascular disease in older adults. American Journal of Geriatric Psychiatry 2014; 22: 53-62.
5) Johansson L, Guo X, Hällström T, Norton MC, Waern M, Östling S, et al. Common psychosocial stressors in middle-aged women related to longstanding distress and increased risk of Alzheimer's disease: a 38-year longitudinal population study. BMJ Open 2013; 3: e003142.
6) 藤瀬昇，池田学．うつ病と認知症との関連について．精神神経学雑誌 2012；114：276-282.
7) Kitwood T. Dementia reconsidered: the person comes first.（高橋誠一訳．認知症のパーソンセンタードケア：新しいケアの文化へ．東京：筒井書房；2005.p.5-37.）
8) 高橋智．認知症のBPSD．日本老年医学会雑誌 2011；48：195-204.
9) Fossey J, Ballard C, Juszczak E, James I, Alder N, Jacoby R, et al. Effect of enhanced psychosocial care on antipsychotic use in nursing home residents with severe dementia: cluster randomised trial. BMJ 2006; 332: 756-761.
10) Hasegawa N, Hashimoto M, Koyama A, Ishikawa T, Yatabe Y, Honda K, et al. Patient-related factors associated with depressive state in caregivers of patients with dementia at home. Journal of the American Medical Directors Association 2014; 15: 371.e15-18.
11) Etters L, Goodall D, Harrison BE. Caregiver burden among dementia patient caregivers: a review of the literature. Journal of the American Association of Nurse Practitioners 2008; 20: 423-428.

12) van der Lee J, Bakker TJ, Duivenvoorden HJ, Dröes R-M. Multivariate models of subjective caregiver burden in dementia: a systematic review. Ageing Research Reviews 2014; 15: 76-93.
13) Germain S, Adam S, Olivier C, Cash H, Ousset PJ, Andrieu S, et al. Does cognitive impairment influence burden in caregivers of patients with Alzheimer's disease? Journal of Alzheimer's Disease 2009; 17: 105-114.
14) 池田学．認知症：専門医が語る診断・治療・ケア．東京：中公新書；2010．p.48．
15) 池田学編．認知症：臨床の最前線．東京：医歯薬出版；2012．p.159．
16) 飯島節．高齢者の終末期医療およびケア：日本老年医学会の立場から．老年精神医学雑誌 2012；23：1225-1231．
17) Arai Y, Kudo K, Hosokawa T, Washio M, Miura H, Hisamichi S. Reliability and validity of the Japanese version of the Zarit Caregiver Burden Interview. Psychiatry and Clinical Neurosciences 1997; 51: 281-287.
18) 博野信次，小林廣子，森悦朗．痴呆患者の介護の負担：日本語版Zarit Caregiver Burden Interviewによる検討．脳神経 1998；50：561-567．
19) 荒井由美子，田宮菜奈子，矢野栄二．Zarit 介護負担尺度日本語版の短縮版（J-ZBI_8）の作成：その信頼性と妥当性に関する検討．日本老年医学会雑誌 2003；40：497-503．
20) 厚生労働科学研究費補助金（長寿科学総合研究事業）総合研究報告書「若年性認知症の実態と対応の基盤整備に関する研究」平成18年度〜20年度総合研究報告書（主任研究者：朝田隆）
21) 新井平伊．若年性認知症の臨床的諸問題：日本老年精神医学会から．精神神経学雑誌 2011；113：562-567．
22) Arai A, Matsumoto T, Ikeda M, Arai Y. Do family caregivers perceive more difficulty when they look after patients with early onset dementia compared to those with late onset dementia? International Journal of Geriatric Psychiatry 2007; 22: 1255-1261.
23) 小嶋誠志郎，橋本衛，池田学．熊本県における認知症疾患医療センターを中心とした地域医療連携について．日本社会精神医学会雑誌 2013；22：568-573．

8 不眠とストレス

内村直尚

1. はじめに

　近年、わが国はストレス社会と言われ、大人から子どもまで職場、学校、家庭、地域において、仕事、勉強、人間関係などによるストレスを受けている。ストレスが過度になると、不眠・過眠、食欲低下、全身倦怠感、頭痛などの身体的変化、不安、焦燥感、集中力低下、興味・関心の低下など精神的変化などが出現する。

　われわれが1日の中で唯一ストレスを感じないのは睡眠中のみである。睡眠中に脳や心の休息をとることができる。したがって、睡眠を十分とることによってストレスを軽減させ、ストレスによる身体的、精神的悪影響を回避することが可能となる。

　本稿では、ストレスと不眠および不眠とうつ病や生活習慣病との関係を中心に概説する。その上で最近の不眠対策と治療の動向にも言及したい。

2. 不眠とは何か

　不眠は、一般に睡眠の量の不足または質の低下の主観的症状とされ、①**入眠困難**、②**睡眠維持困難（中途覚醒）**、③**早期覚醒**、④**熟眠不全**の1つ、または2つ以上が見られる。米国睡眠医学会による不眠症の一般的基準は多彩な症状を挙げている（表1)[1]。DSM-5の「睡眠－覚醒障害群（sleep-wake disorders）」に**不眠障害**（insomnia disorder）があり（表2）、米国睡眠医学会が作成した**睡眠障害国際分類第2版**（International Classification of Sleep Disorders 2nd：ICSD-Ⅱ）の不眠症分類（表3）では、11種の**不眠症**に細分されている。持続性からは、急性と慢性に分けられ、1か月以上続くと慢性の不眠症とされる。

表1　不眠症の一般的基準（文献1）

A. 入眠困難、睡眠維持困難、早朝覚醒、慢性的に回復感のない、質のよくない睡眠が続くと訴える。子どもの場合は大抵保護者から報告され、就眠時のぐずりや1人で眠れないといった睡眠障害がある。
B. 眠る機会や環境が適切であるにもかかわらず、上述の睡眠障害が生じる。
C. 夜間睡眠の障害に関連して、以下のような日中障害を少なくとも1つ報告する。
　ⅰ）疲労または倦怠感
　ⅱ）注意力、集中力、記憶力の低下
　ⅲ）社会生活上あるいは職業生活上の支障、また学業低下
　ⅳ）気分がすぐれなかったり、いらいらする（気分障害または焦燥感）
　ⅴ）日中の眠気
　ⅵ）やる気、気力、自発性の減退
　ⅶ）職場で、または運転中に、過失や事故を起こしやすい
　ⅷ）睡眠の損失に相応した緊張、頭痛、または胃腸症状が認められる
　ⅸ）睡眠について心配したり悩んだりする

表2　「睡眠-覚醒障害群」のDSM-5分類

1. 不眠障害
2. 過眠障害
3. ナルコレプシー
4. 呼吸関連睡眠障害群
　・閉塞性睡眠時無呼吸低呼吸
　・中枢性睡眠時無呼吸
　・睡眠関連低換気
5. 概日リズム睡眠－覚醒障害群
6. ノンレム睡眠からの覚醒障害
7. 悪夢障害（悪夢症）
8. レム睡眠行動障害
9. レストレスレッグス症候群
　（むずむず脚症候群）
10. 物質・医薬品誘発性睡眠障害
その他

表3　不眠症の分類（ICSD-Ⅱ）（文献1）

1. 適応障害性不眠症（急性不眠症）
2. 精神生理性不眠症
3. 逆説性不眠症
4. 特発性不眠症
5. 精神疾患による不眠症
6. 不適切な睡眠衛生
7. 小児期の行動性不眠症
8. 薬物または物質による不眠症
9. 身体疾患による不眠症
10. 物質または既知の生理的病態によらない、特定不能な不眠症
11. 特定不能な生理的（器質性）不眠症

3. ストレスと不眠

　心配事やストレスによって自律神経系の緊張が高まり、不眠が起こる[2]。時間が経過して心因が消失もしくは忘れ去られた後も、不眠への予期不安や条件づけの結果、慢性化、固定化してしまった病態である。つまり、数日不眠が続くと潜在した緊張や不安のために眠れないことを心配し、入眠を焦り、眠ろうと努力するようになる。これは逆に脳の興奮を呼び起こし、かえって入眠を困難にしてしまう。こうして不眠が続くと次第に睡眠に対する恐怖心すら形成される。

　不眠になりやすいのは、発症以前からよく眠れない人で、時折の不眠を自覚してきた人が多い。何らかのストレスや生活史上の出来事に関連して不眠が始まり、その契機となった出来事が去った後にも不眠だけが持続するという経過をたどる。慢性的な睡眠不足状態に置かれているにもかかわらず、昼寝を試みても眠りにくい。一方、テレビを見ている時、読書中、運転中や会議中など眠ろうと意識しない状況下では居眠りをしてしまう。いざ寝床に入って眠ろうとすると、目が冴えて寝つくことができない。しかし、非日常的な状況下、例えば、検査室や旅先の宿などでは普段よりよく眠れることが多い。

　また、自分の睡眠に対する過小評価が認められ、入眠潜時は長めに、睡眠時間は短めに評価されることが多い。このことがますます患者を過剰な「眠る努力」に駆り立てる。就床時刻を極端に早めたり、さまざまな民間療法を試したり、宗教に熱中したり、病院を転々としたりすることが少なくない。さらに、頭の中は不眠の問題でいっぱいになってしまい、そのことが日中の生活にもさまざまな悪影響を及ぼす。健康感は減少し、自己不全感が強くなる。意欲や注意力、集中力は減退し、疲れやすく、疲労感が持続し、気分や気力も落ち込む。一方、患者の自覚症状の中心は不眠そのものに集中し、不眠が解消すれば前述した精神身体症状は消失すると考えていることが多い。

　睡眠は、人間にとってホメオスタシスの維持に欠かせないもので、ストレスを軽減するメカニズムとして重要である。このようなストレスと睡眠の関係は数百年も前から注目されていたが、科学的かつ体系的な研究が行われるようになったのは、1980年代以降である。例えば、ワイツマン（Weitzman, E.D.）ら[3]は、徐波睡眠が視床下部－下垂体－副腎系（hypothalamic-pituitary-adrenal axis：HPA系）の活性

を抑制し、コルチゾール分泌を抑制することを報告した。逆に、HPA系の活性化や副腎皮質刺激ホルモン放出ホルモン（corticotropin-releasing hormone：CRH）の中枢投与によって、興奮状態と不眠が引き起こされることも確認している。主要な2つのストレス系には、CRH、副腎皮質刺激ホルモン（adrenocorticotropic hormone：ACTH）、コルチゾール系と、青斑核、ノルエピネフリン、交感神経の系があり、いずれも活性化されることで覚醒状態になる[4]。**レム**（急速眼球運動、rapid eye movement：REM）**睡眠**はそれぞれの系を活性化させるが、**ノンレム（NREM）睡眠**はどちらの系も抑制させる。ストレス系は免疫反応とも強い関連性があって、HPA系の最終産物であるグルココルチコイドは、特に3つの炎症誘発性サイトカイン（腫瘍壊死因子（TNF-α）、インターロイキン-1（IL-1）、インターロインキン-6（IL-6））を刺激し、睡眠調節に関係することが示されている[5]。

　慢性的な不眠はストレス系を活性化し、コントロールできなくする可能性が示されている。不眠は、うつ病や不安障害、統合失調症など精神疾患を悪化させるリスク要因となる[6]。また、心的外傷（トラウマ）を経験し、急性ストレス障害（ASD）や心的外傷後ストレス障害（PTSD）を生じた患者の多くは不眠を訴える。加藤ら[7]は、阪神・淡路大震災後に最も訴えの多かった症状は不眠で、8週間後でも46％に認められたと報告している。**睡眠ポリグラム**をPTSD患者に用い、レム睡眠中の急速眼球運動を調べた報告では、レム密度が高くなっていたことから悪夢との関連性が示唆される[8]。喘息やアトピー性皮膚炎などのアレルギー疾患、胃腸炎、偏頭痛などの心身症は、不眠症患者で健康人の2倍も多いと報告されている。一方、ブゴンツァス（Vgontzas, A.N.）ら[9]は、1,754人を対象とした大規模調査において、短時間睡眠の不眠は、高血圧のリスク増大と関連していることを明らかにした。また、頭痛、下痢、便秘、動悸、息切れ、疲労などの非特異的身体症状も不眠症患者に多く見られた。これらは、不眠でストレス系が慢性的に刺激され、身体器官の機能不全を反映したものと思われる。

　ストレスと不眠に関する職域の実証研究として、土井ら[10]は、人間関係などの心理的ストレスが睡眠の質と最も強い関係が認められたとし、村田ら[11]は、入眠困難、睡眠維持障害、熟眠不全などの睡眠愁訴と心理的要因との関係を検討し、それぞれの症状と不眠の有意な関連性を示した。橘ら[12]は、社会的ストレスと不眠の種類との関係を調べ、不眠を経験した勤労者は27.7％で、「勤務時間

外でも仕事のことが頭から離れない」など仕事に過剰に関与している人は不眠を引き起こしやすいと指摘している。ケックランド（Kecklund, G.）とエイカーステッド（Akerstedt, T.）[13] は、翌日の仕事に不安を感じる人ほど不安が高く、徐波睡眠の減少と起床時の熟眠感の低下を報告している。心理的ストレスと不眠の間で性格特性が関与するとの報告もあり、ボニット（Bonnet, M.H.）とアーランド（Arand, D.L.）[14] は不眠と関係が深いのは神経症性傾向が強い人であることを、フォーチュナート（Fortunato, V.J.）とハーシュ（Harsh, J.）[15] はストレスに悲観的対処をする人はポジティブな対処をする人よりも睡眠の質が低いことを示した。

4. うつ病と不眠の関係

単極性の**うつ病**では、入眠困難、睡眠維持困難（中途覚醒）、早朝覚醒、熟眠感の欠如などの不眠が90％以上で見られ、入眠困難の頻度が最も高い。したがって、不眠を手がかりに地域や職域における潜在的うつ病患者への早期介入が可能となる。疫学調査では、フォード（Ford, D.E.）とケイマロー（Kamerow, D.B.）[16] による一般住民を対象に行ったうつ病発症の前方視的研究ではどの年齢群でも約10％の不眠が見られた。また、チャング（Chang, P.P.）[17] らによるジョンズ・ホプキンス大学医学部男子卒業生1,053人を対象に最長34年間追跡調査を行った研究では、学生時代に不眠のあった卒業生は、不眠のなかった卒業生と比較してうつ病発症率が約2倍もあったことが示された。バートロート（Bertolote, J.M.）ら[18] は、自殺の危険因子として心理学的剖検などから98％にうつ病を含む精神疾患があったこと、その内訳は、気分障害30.2％、物質関連障害17.6％、統合失調症14.1％、パーソナリティ障害13.0％などであったことを報告しているが、富士市では不眠を手がかりにした中高年男性の自殺防止の取り組みとして、うつに気づき、専門医受診につなげるキャンペーンを展開し、効果を上げている（**富士モデル、睡眠キャンペーン**）。

5. 生活習慣病と不眠の関係

(1) 糖尿病と不眠

久留米大学での調査[19]で、**糖尿病**158例と背景を一致させた健康者205名との比較において、糖尿病例では不眠を訴える頻度が有意に多く（約2倍）、全体の37.3％で何らかの不眠が認められることが明らかになった（図1）。米国の調査（Sleep Heart Health Study）では、ガートリーブ（Gottlieb, D.J.）ら[20]は平均睡眠時間7〜8時間を基準とした場合、平均5時間を切る群では糖尿病の発症リスクが約2.5倍高くなることを報告しており、不眠は糖尿病発症の一因である可能性が示唆されている。糖尿病例が不眠になる原因としては、高血糖による口渇感や夜間頻尿、神経障害による痛みやしびれ、疾患に対する不安感などに加え、糖尿病が発症する生活習慣そのものに不眠を促す共通点（不規則な食事習慣、勤務形態など）があるとも考えられる。一方、不眠が糖尿病の発症を促す機序として、スピーゲル（Spiegel, K.）ら[21][22]が実験的に睡眠不足にした健常人においてインスリン抵抗性が悪化することや、レプチン分泌の低下とグレリン分泌の上昇が認められることを報告しており、耐糖能への直接的な悪影響と肥満の助長を介した間接的な関与が示唆されている。現在考えられているストレスなどが誘因として発症した不眠による糖尿病発症、悪化のメカニズムを図2[23]に示す。

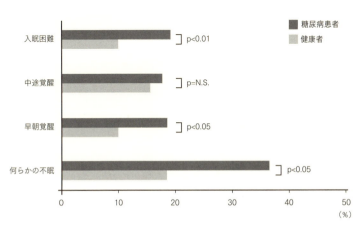

図1　不眠を訴える糖尿病患者の割合（文献19）

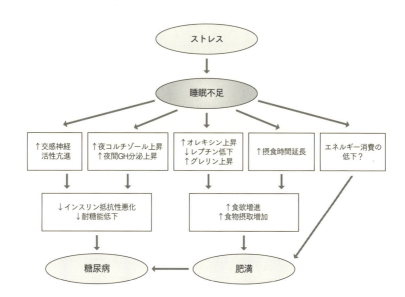

図2　睡眠不足(不眠)から糖尿病や肥満になるリスクまでの経路(文献23)

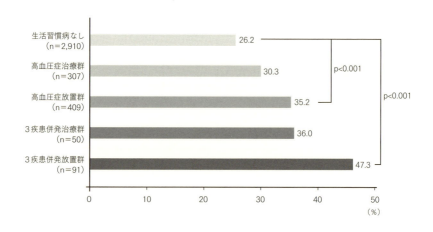

図3　高血圧有無別で見た不眠の経験(文献24)

　勤労者5,747人(平均年齢43.8歳)を対象に質問票を用い、過去2年間の健康診断における「高血圧、糖尿病、脂質異常症」の指摘の有無、不眠・睡眠の状況など33項目を調査した。

(2) 高血圧と不眠

久留米大学で実施した勤労者5,747名に対する内村の調査[24]では、**高血圧を治療されている人の30.3%**、高血圧を指摘されながら放置している人の35.2%に不眠経験があることが示された（図3）。高血圧においても、糖尿病と同様に約3割に不眠がある可能性が認められた。諏訪園ら[25]は日本人男性6,711例を対象に、勤務形態と血圧との関係を追跡調査し、通常の日勤業務者に比べて交代勤務者では血圧上昇のリスクが高いことを報告している。さらに朸久保ら[26]は、実験的に睡眠不足にした健康成人では、翌日の24時間血圧測定により血圧の有意な上昇が見られたことを示した。ギャングウィッシュ（Gangwisch, J.E.）ら[27]は、高血圧未発症の4,810名を対象とした検討で、平均睡眠時間7～8時間の群に比較して、5時間以下の群では高血圧の発症リスクが1.32倍に高まることを報告している。不眠が高血圧をもたらすメカニズムとしては、①交感神経の亢進、②食欲の亢進による肥満や食事療法の阻害、③昼間の生活の質（quality of life：QOL）低下による運動療法の阻害などが挙げられる。これらのうち、交感神経の亢進は高血圧が不眠を促す理由にもなり、また、肥満は**睡眠時無呼吸症候群**の大きな誘因となり、その結果、不眠を呈することも少なくない。さらに、降圧治療に用いられるカルシウム拮抗薬やβ遮断薬などでは不眠の副作用を示すものもあるため、注意が必要である。

(3) 脂質異常症、メタボリックシンドロームと不眠

前述した久留米大学における勤労者5,747名に対する調査[24]では、高血圧、糖尿病、脂質異常症の3疾患を併発している例では、不眠経験の割合はさらに高まり、治療中の患者では36%、放置例では47.3%に達することを示している（図3）。兼板ら[28]は、2003年の国民健康栄養調査から、日本人女性において平均睡眠時間6～7時間を基準として睡眠時間が短いと血中TG値が上昇、HDLコレステロール値は低下することを報告している。また、イアスバンド（Ghiasvand, M.）ら[29]はシフトワーカーが日勤者に比較して総コレステロール値、LDLコレステロール値の上昇が有意に高いことを報告している。これらの結果は不眠と脂質代謝についても相関があることを示唆しており、ここでも不眠による交感神経の亢進とともに、生活習慣病やその初期状態としての**メタボリックシンドローム**の背景にある

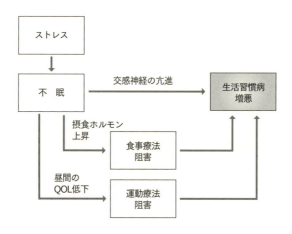

図4 不眠が生活習慣病を増悪させるメカニズム

肥満を介してのメカニズムが考えられる。不眠と生活習慣病は、ともに裾野の広い疾患であることから、合併する頻度も高いであろうと認識されていた。しかし、近年の研究で、その発症や悪化の背景となるリスクとして相互に深く関与していることが科学的に証明されてきた。生活習慣病治療において食事療法、運動療法の重要性がよく強調されるが、睡眠療法はこれらに匹敵する重要性があると言える。

また、ストレスなどにより不眠が生じると昼間の眠気が増し、QOLが低下しやすい（図4）。睡眠が不足すると脳に満腹感を伝達するレプチン濃度が減少し、一方、空腹感を引き起こすグレリン濃度が増加する結果、食欲が高まると言われている[22]。すなわち、不眠が食事療法や運動療法にも支障をきたしてくる。したがって、不眠を治療して睡眠を十分にとることが、直接的にも間接的にも生活習慣病の治療につながってくるのである。生活習慣の乱れが生活習慣病の発症や悪化のリスクとなるのは明確に認識されており、その流れの中で、人の生活の3分の1を占める睡眠が、高血圧や糖尿病といった疾患に深く関与することは当然と言える。ストレスなどが誘因となって生じる不眠に、生活習慣病への介入と同様の視点を持ち、睡眠衛生を含めた生活指導や睡眠薬投与などの薬物療法が、生活習慣病そのものの治療にも福音をもたらすことを理解する必要がある。

表4　健康づくりのための睡眠指針2014：睡眠12箇条（文献31）

1. 良い睡眠で、からだもこころも健康に。
   - 良い睡眠で、からだの健康づくり
   - 良い睡眠で、こころの健康づくり
   - 良い睡眠で、事故防止
2. 適度な運動、しっかり朝食、眠りと寝覚めのメリハリを。
   - 定期的な運動や規則正しい食生活は良い睡眠をもたらす
   - 朝食はからだとこころのめざめに重要
   - 睡眠薬代わりの寝酒は睡眠を悪くする
   - 就寝前の喫煙やカフェイン摂取を避ける
3. 良い睡眠は、生活習慣病予防につながる。
   - 睡眠不足や不眠は生活習慣病の危険を高める
   - 睡眠時無呼吸は生活習慣病の原因になる
   - 肥満は睡眠時無呼吸のもの
4. 睡眠による休養感は、こころの健康に重要。
   - 眠れない、睡眠による休養感が得られない場合、こころのSOSの場合あり
   - 睡眠による休養感がなく、日中もつらい場合、うつ病の可能性も
5. 年齢や季節に応じて、昼間の眠気で困らない程度の睡眠を。
   - 必要な睡眠時間は人それぞれ
   - 睡眠時間は加齢で徐々に短縮
   - 年をとると朝型化、男性でより顕著
   - 日中の眠気で困らない程度の自然な睡眠が一番
6. 良い睡眠のためには、環境づくりも重要。
   - 自分にあったリラックス法が眠りへの心身の準備となる
   - 自分の睡眠に適した環境づくり
7. 若年世代は夜更かし避けて、体内時計のリズムを保つ。
   - 子どもには規則正しい生活を
   - 休日に遅くまで寝床で過ごすと夜型化を促進
   - 朝目が覚めたら日光を取り入れる
   - 夜更かしは睡眠を悪くする
8. 勤労世代の疲労回復・能率アップに、毎日十分な睡眠を。
   - 日中の眠気が睡眠不足のサイン
   - 睡眠不足は結果的に仕事の能率を低下させる
   - 睡眠不足が蓄積すると回復に時間がかかる
   - 午後の短い昼寝で眠気をやり過ごし能率改善
9. 熟年世代は朝晩メリハリ、ひるまに適度な運動で良い睡眠。
   - 寝床で長く過ごしすぎると熟睡感が減る
   - 年齢にあった睡眠時間を大きく超えない習慣を
   - 適度な運動は睡眠を促進
10. 眠くなってから寝床に入り、起きる時刻は遅らせない。
    - 眠たくなってから寝床に就く、就床時刻にこだわりすぎない
    - 眠ろうとする意気込みが頭を冴えさせ寝つきを悪くする
    - 眠りが浅い時は、むしろ積極的に遅寝・早起きに
11. いつもと違う睡眠には、要注意。
    - 睡眠中の激しいいびき・呼吸停止・手足のぴくつき・むずむず感や歯ぎしりは要注意
    - 眠っても日中の眠気や居眠りで困っている場合は専門家に相談
12. 眠れない、その苦しみをかかえずに、専門家に相談を。
    - 専門家に相談することが第一歩
    - 薬剤は専門家の指示で使用

6. 睡眠保健指導と治療

　近年、不眠症に認知行動療法 (cognitive behavioral therapy：CBT) は、睡眠薬と同等以上の有効性があることが知られ、不眠治療の標準として欧米で普及している[30]。睡眠に対する認知を正すことで睡眠薬投与を減量できることから、日本でもその選択が広がっている。不適切な**睡眠衛生**を正しい生活習慣に変容させる非特異的な手法も睡眠障害の治療に役立つ。最近では、**睡眠保健指導** (sleep health treatment：SHT) が脳と心の健康ために必要であると提唱され、これに関連して厚生労働省は「**健康づくりのための睡眠指針2014**」(表4)[31] をエビデンスに基づき作成している。

7. おわりに

　さまざまなストレス、例えば過重労働や非正規雇用、IT化や技術革新の進展、多様な出来事、パワハラやセクハラ、不規則な生活と夜型生活などから不眠になる人が成人の5人に1人以上と増えている[32]。不眠防止が、うつ病の発症防止・早期治療、自殺防止、生活習慣病の発症防止・悪化予防に有用であるという報告は多い。適切な薬物療法と、認知行動療法や睡眠保健指導による正しい知識と実践を誰もが身につけられるよう、「**スリープ・リテラシー**」を心身の健康教育の一貫として推進していくことが大切である。

〈文献〉

1) 米国睡眠学会. 睡眠障害国際分類　第2版. 東京：医学書院；2010.
2) 内村直尚. 睡眠障害：精神生理性不眠症を中心に. 薬局 臨時増刊号　病気と薬パーフェクトBOOK2009 2009；60：880-884.
3) Weitzman ED, Zimmerman JC, Czeisler CA, Ronda J. Cortisol secretion is inhibited during sleep in normal man. Journal of Clinical Endocrinology and Metabolism 1983; 56: 352-358.
4) Steiger A, Antonijevic IA, Bohlhalter S, Frieboes RM, Friess E, Murck H. Effects of hormones on sleep. Hormone Research 1998; 49: 125-130.

5) Vgontzas AN, Zoumakis E, Bixler EO, Lin HM, Follet H, Kales A, et al. Adverse effects of modest sleep restriction on sleepiness, performance, and inflammatory cytokines. Journal of Clinical Endocrinology and Metabolism 2004; 89: 2119-2126.
6) Ohayon MM, Roth T. Place of chronic insomnia in the course of depressive and anxiety disorders. Journal of Psychiatric Research 2003; 37: 9-15.
7) Kato H, Asukai N, Miyake Y, Minakawa K, Nishiyama A. Post-traumatic symptoms among younger and elderly evacuees in the early stages following the 1995 Hanshin-Awaji Earthquake in Japan. Acta Psychiatrica Scandinavica 1996; 93: 477-481.
8) Ross RJ, Ball WA, Dinges DF, Kribbs NB, Morrison AR, Silver SM, et al. Rapid eye movement sleep disturbance in posttraumatic stress disorder. Biological Psychiatry 1994; 35: 195-202.
9) Vgontzas AN, Liao D, Bixler EO, Chrousos GP, Vela-Bueno A. Insomnia with objective short sleep duration is associated with a high risk for hypertension. Sleep 2009; 32: 491-497.
10) Doi Y, Minowa M, Tango T. Impact and correlates of poor sleep quality in Japanese white-collar employees. Sleep 2003; 26: 467-471.
11) Murata C, Yatsuya H, Tamakoshi K, Otsuka R, Wada K, Toyoshima H. Psychological factors and insomnia among male civil servants in Japan. Sleep Medicine 2007; 8: 209-214.
12) Tachibana H, Izumi T, Honda S, Takemoto T. The prevalence and patterns of insomnia in Japanese industrial workers: relationship between psychosocial stress and type of insomnia. Psychiatry and Clinical Neurosciences 1998; 52: 397-402.
13) Kecklund G, Akerstedt T. Apprehension of the subsequent working day is associated with a low amount of slow wave sleep. Biological Psychology 2004; 66: 169-176.
14) Bonnet MH, Arand DL. The consequences of a week of insomnia. Sleep 1996; 19: 453-461.
15) Fortunato VJ, Harsh J. Stress and sleep quality: the moderating role of negative affectivity. Personality and Individual Differences 2006; 41: 825-836.
16) Ford DE, Kamerow DB. Epidemiologic study of sleep disturbances and psychiatric disorders. An opportunity for prevention? Journal of the American Medical Association 1989; 262: 1479-1484.
17) Chang PP, Ford DE, Mead LA, Cooper-Patrick L, Klag MJ. Insomnia in young men and subsequent depression. The Johns Hopkins Precursors Study. American Journal of Epidemiology 1997; 146: 105-114.
18) Bertolote JM, Fleischmann A, De Leo D, Wasserman D. Psychiatric diagnoses and suicide: revisiting the evidence. Crisis 2004; 25: 147-155.

19）小路眞護，迎徳範，内村直尚．3．各臨床科でみられる睡眠障害2）糖尿病における睡眠障害．Progress in Medicine 2004；24：987-992．
20）Gottlieb DJ, Naresh MP. Association of sleep time with diabetes mellitus and impaired glucose tolerance. Archives Internal Medicine 2005; 165: 863-868.
21）Spiegel K, Leproult R, Van Cauter E. Impact of sleep debt on metabolic and endocrine function. Lancet 1999; 354: 1435-1439.
22）Spiegel K, Tasali E, Penev P, Van Cauter E. Brief communication: sleep curtailment in healthy young men is associated with decreased leptin levels, elevated ghrelin levels, and increased hunger and appetite. Annals of Internal Medicine 2004;141: 846-850.
23）小路眞護，小路純央．不眠症の臨床的分類と概念　身体疾患による不眠　糖尿病．日本臨床 2009；67：1525-1531．
24）内村直尚．不眠と高血圧．血圧 2007；14：1106-1110．
25）Suwazono Y, Dochi M, Sakata K, Okubo Y, Oishi M, Tanaka K, et al. Shift work is a risk factor for increased blood pressure in Japanese men: a 14-year historical cohort study. Hypertension 2008; 52: 581-586.
26）Tochikubo O, Ikeda A, Miyajima E, Ishii M. Effects of insufficient sleep on blood pressure monitored by a new multibiomedical recorder. Hypertension 1996; 27: 1318-1324.
27）Gangwisch JE, Heymsfield SB, Boden-Albala B, Buijs RM, Kreier F, Pickering TG, et al. Short sleep duration as a risk factor for hypertension: analyses of the first National Health and Nutrition Examination Survey. Hypertension 2006; 47: 833-839.
28）Kaneita Y, Uchiyama M, Yoshiike N, Ohida T. Associations of usual sleep duration with serum lipid and lipoprotein levels. Sleep 2008; 31: 645-652.
29）Ghiasvand M, Heshmat R, Golpira R, Haghpanah V, Soleimani A, Shoushtarizadeh P, et al. Shift working and risk of lipid disorders: a cross-sectional study. Lipids in Health and Disease 2006; 5: 9.
30）Taylor DJ, Lichstein KL, Weinstock J, Sanford S, Temple JR. A pilot study of cognitive-behavioral therapy of insomnia in people with mild depression. Behavior Therapy 2007; 38: 49-57.
31）厚生労働省健康局．健康づくりのための睡眠指針2014　http://www.mhlw.go.jp/file/04-Houdouhappyou-10904750-Kenkoukyoku-Gantaisakukenkouzoushinka/0000042751.pdf（2014年11月5日アクセス）
32）粥川祐平．睡眠障害の疫学．精神医学レビュー 1997；24：84-88．

9 心理社会的ストレスと心血管疾患

下光輝一

1. はじめに

　心理社会的ストレス（ストレッサー）が、動脈硬化症や肥満などの生活習慣病の上流に存在することを最初に唱えたのは、ビヨーントルプ（Björntorp, P.）である[1]。しかし、喫煙、身体的不活動など他の生活習慣病の危険因子と異なり心理社会的ストレスの科学的な評価が困難であったことから、心理社会的ストレスの健康への影響に関する疫学的研究はかなり遅れて開始された。1980年頃から産業ストレス学の分野で、**要求度-コントロール**（demand-control：DC）**モデル**[2]、あるいは**要求度-コントロール-サポート**（demand-control-support：DCS）**モデル**[3]、続いて**努力-報酬不均衡**（effort-reward imbalance：ERI）**モデル**[4]が提唱され、これらのモデルに基づく研究が始まった。はじめは横断研究、さらにはコホート研究などの成果が次々と発表されるようになり、ようやくシステマティックレビューやメタアナリシスなどが可能になってきた。本稿では、心理社会的ストレスの生体に与える作用や心理生理的な機序などについては下光らによる別著を参照していただき[5][6][7]、上記2つの職業性ストレスモデルに基づいた心理社会的ストレスが心血管疾患の発症や死亡に与える影響について、最近の研究を中心に論じたい。

2. 職業性ストレスの心血管疾患発症への影響

　この分野におけるシステマティックレビューは、ベルキッチ（Belkic, K.）らの研究が嚆矢と思われる。これはDCモデルに基づき自記式質問紙（JCQなど）から得られたデータについて、仕事のデマンド（job demand）の総得点をメディアン値で区切りそれ以上を高デマンドとし、また裁量の自由度＝仕事のコントロール度（decision latitude = job control）についてメディアン値より低いものを低コントロール度として、高デマンドかつ低コントロール度のカテゴリーに入るものを「**仕事のストレインあり**」、それ以外のものを「仕事のストレインなし」として、仕事のストレインあり群の心血管疾患の有病率や発症率を仕事のストレインなし群と比較した横断研究、症例対照研究およびコホート研究のレビューを行ったものである。男性を対象とした研究では23の研究のうち19の研究において、また女性では7つの研究のうち5つにおいて、仕事のストレインあり群で虚血性心疾患の有病率や発症率が高かったとしている[8)9)]。男性では、概して仕事のストレインの曝露と冠動脈疾患との確実な関係が認められたが、女性のデータでは、その関係はより弱かったとしている[10)]。

　その後、キヴィマキ（Kivimäki, M.）らは、DCモデルに基づく仕事のストレインやERIモデルなどを用いて仕事のストレスと冠動脈心疾患発症や死亡リスクについて調べた前向きコホート研究（1979～2006年）のみを対象として、システマティックレビューとメタアナリシスを行った[11)]。14の前向きコホート研究が選ばれた。DCモデルを用いた10のコホート研究（総計83,014名の男女労働者）のメタアナリシスでは、低ストレイン群に対する高ストレイン群の心血管疾患の相対危険度（性・年齢調整後）は1.43（95%信頼区間（CI）：1.15-1.84）であった。しかし、他の危険因子などの交絡因子調整後には相対危険度は1.16（95%CI = 0.94-1.43）と低くなった。一方、11,528名の労働者を対象としたERIモデルを用いた研究では、努力（effort）得点と報酬（reward）得点の比を求めてその値を3分割あるいは4分割し最も比の高いグループをERI（＋）とした研究（2コホート）、あるいは努力得点と報酬得点で4分割し、高努力と低報酬の組み合わせに入るグループをERI（＋）とした研究（2コホート）をまとめてメタアナリシスを行った。ERI（－）に対するERI（＋）の性・年齢調整後の相対危険度は1.58（95%CI = 0.84-2.97）であった。

さらに他の交絡因子の調整後も2.05（95%CI＝0.97-4.32）とリスク比の減少は認められなかった。キヴィマキらは、以上の結果をまとめて仕事のストレスを有する労働者は心血管疾患のリスクが約50%高いことを示唆すると述べている。

バッケ（Backe, E.M.）らはさらに新しい研究を加え、20のコホート研究（1977〜2008年）における26編の論文のシステマティックレビューを行い、仕事のストレスは心血管疾患（心筋梗塞、脳卒中、狭心症、高血圧）の発症に関連しているか、また、どのストレスモデルがどの疾患と最も強い関連を有しているかについて検討している[12]。多くの研究が一般の労働者を対象としていたが、一部に特別な職業や個別企業の労働者を対象としたものがあった。このうち、9つのコホートが男性のみを対象とし、3つのコホートは女性のみを対象としていた。20コホートのうち13コホートにおいて、仕事のストレスは心臓血管系疾患のリスク上昇と関連していた。DC（S）モデルを用いた13のコホート研究の中では7つが有意であったが、そのリスクは1.33から2.62であった。その中の3つの研究では、**孤立ストレイン**（iso-strain）＝仕事のストレインと低い社会的支援度の組み合わせが調べられており、そのうち2つについては孤立ストレインと心血管疾患との関連が認められた（リスク1.33および1.92）。また、仕事のストレインと心血管疾患との関連の強さは、55歳以上の高齢者ではより弱いものになった（2研究）。一方、ERIモデルを用いた3つのすべてのコホートで心血管疾患と有意に関連していた。総じて、有意な結果が得られた研究の多くは男性を対象としたものであり（15コホートのうち10で有意）、女性では仕事のストレスと心血管疾患発症との有意な関連はほとんど認められなかった（10のうち1つで有意）。どのストレスモデルが心血管疾患の予知因子として優れているかについては、ERIモデルが3つの研究すべてにおいて有意な関係が見られたのに対して、DC（S）モデルでは、13のうち7つ（約半数）が有意であったので、心血管系リスクについてはERIモデルのほうが強い関係にあるように見えるが、研究数が3つと少ないので確定的ではないと述べている。論文は、心血管疾患におけるリスク要因としての職業性ストレスを軽減するために、個別労働者に対するストレスマネジメントと労働負担などの軽減を通した職場環境の改善が必要であると結論している。

3. 大規模な個人データを用いたメタアナリシス

　最近、多数のコホート研究の個人データをまとめて解析することによってメタアナリシスを行う手法を用いた研究が報告されるようになってきたので紹介したい。この新しい解析方法の意義については、キヴィマキとカワチ（Kawachi, I.）が以下のように述べている[13]。多数の遺伝子が複雑に絡み合って病態に影響を与えている遺伝子研究分野では大規模メガ研究がブレイクスルーとなりさまざまなことが解明されつつあるが、心理社会的ストレスの健康への影響についての社会疫学的研究においても同様にさまざまな要因が複雑に絡み合っているので、大規模な個人データを使用したメタアナリシスを行うことで解明が進むだろう、と。

　そこで2008年にIPD-Work（Individual-participant-data Meta-analysis in Working Population）コンソーシアムが組織され、労働者の個人データをベースにしたメタアナリシスが行われ、13のコホート（英国、フランス、ベルギー、オランダ、デンマーク、スウェーデンとフィンランド）における197,000名を超える参加者と2,350件の冠動脈疾患の発症のデータが解析された[14]。

　この研究については、キヴィマキらは「これまで30年間にわたって、仕事のストレインについて議論が行われてきた。仕事のストレインの要求度とコントロール度のどちらがより冠動脈疾患のリスクになるのか、性、年齢などでどう違うのか、影響の大きさはどうか、実際にリスクが9倍になるというものからまったく影響を認めないものまでバラバラの結果が得られていることなどについて議論があったが、13のコホート研究から得られた20万人の個人データを用いたメタアナリシスがそれらを解明した」と述べている[14]。従来の疫学研究ではいくつかのバイアスの存在が指摘されてきた。特に、結果が有意であった研究のみが論文として出版され、有意な結果が出なかった研究は論文として公開されないという出版バイアス（publication bias）の問題は常に議論の的となるところであった。そこで、関連性が有意でなかったために出版されなかった研究の膨大な個人データを加えてメタアナリシスを行うことによって出版バイアスの可能性をより少なくする工夫がなされたのである。また、疾病発症前にはプロドロマータ（前駆症状）の存在する期間があり、その期間は仕事のストレスが軽減されている可能性があり、一見仕事のストレスが少ない者のほうが発症率が高くなるという逆因果関係

バイアス（reverse causation bias）が発生することが危惧される。このバイアスを除去するためにはコホート開始の初期の期間に発症した冠動脈疾患を除外することが必要となるため、登録後の早期に発症したケースを除外することが行われた。

具体的には、JCQ（job content questionnaire）を用いて初回調査時に冠動脈疾患に罹患していない労働者における冠動脈疾患の発症あるいは死亡（1回目の非致死的心筋梗塞発症か冠動脈疾患死亡）の発生を調べた13のヨーロッパのコホート研究（1985～2006年）の個人の生データを用いてメタアナリシスを行った。仕事のストレインは、197,473名の対象者のうち30,214名（15％）に認められた。平均追跡期間は7.5年で、その間に2,528の冠動脈疾患の発症を認めた。出版された3つのコホート研究の個人データを用いたメタアナリシスでは、ハザード比は1.43（95% CI = 1.15-1.77）と強い関連を示したが、出版されなかった10のコホート研究について研究者たちから提供された生データを用いた分析では、ハザード比は1.16（95% CI = 1.02-1.32）と関連性は有意ではあったが、やや低い値となった。13すべてのコホート研究の生データを総合して分析した結果、仕事のストレインのない者に対する仕事のストレインのある者の疾患発症のハザード比は、1.23（95% CI = 1.10-1.37）となった（性・年齢を調整）。さらに、仕事のストレインと冠動脈疾患との関連は、性別、年代別、社会階層別、地域別においても見られ、また社会経済状態やライフスタイルほかのリスクファクターを補正した後も有意であった。これらの結果から、仕事のストレインは冠動脈疾患のリスクを10～37％増加させることが明らかになった。また、高デマンドと低コントロールの各々について単独で見るよりもその組み合わせ（仕事のストレイン）のほうがより大きな冠動脈疾患のリスクになることが明らかにされた。これらの所見は、仕事のストレスを軽減することにより冠動脈疾患発症を抑えられることを示唆している。

4. 職業性ストレスが血圧などの心血管疾患の危険因子に与える影響

仕事のストレインなどの職業性ストレスに対する対策を考え実施していくことは当然必要であるが、経済不況、ダウンサイジング、長時間労働、失業への不安などの渦巻く現代社会において一定程度の職業性ストレスは労働者にとって避け

ることは難しい現状がある。そこで、職場におけるストレスの健康障害を軽減する方策について研究することが重要となる。ここでは、血圧や喫煙、身体的不活動などの心血管疾患の他の危険因子と仕事のストレインとの関係について行われた研究について触れる。

ランズバージス（Landsbergis, P.A.）らは、仕事のストレインと自由行動下血圧（ABP）測定との関係について1985年から2012年までの29の研究を検討している[15]。一時点での仕事のストレイン曝露についての22の横断研究におけるメタアナリシスが行われた。さらに、1つの症例対照研究、3つの仕事のストレインに対する累積曝露研究、そして3つの縦断研究についてシステマティックレビューが行われた。22の横断研究のメタアナリシスでは、仕事のストレインを有する群は仕事のストレインのなかった群に対して、職場における収縮期血圧と拡張期血圧が高かった。収縮期血圧で3.45mmHg（95%CI = 2.02-4.84、p<0.001）、拡張期血圧で2.07mmHg（95%CI = 1.17-2.97、p<0.001）の高値を示した。この有意な関連は、家庭血圧や睡眠時血圧との間にも認められた。男性では、職場、家庭、睡眠時とすべてにおいて関連を認めたが、女性では、職場における収縮期血圧ABPとの関連のみ認められた。単一職種やホワイトカラー労働者に限定された研究を除外し、一般の労働者を対象とした15の研究のみについてメタアナリシスを行ったところ、職場の収縮期ABPは4.46mmHg（95%CI = 2.61-6.30、p<0.001）とさらに高値を示した。ニューヨーク市の8職場を対象とした研究では、ベースライン時とフォローアップ時（3年後）の2回、仕事のストレインの測定を行っているが、その両方で高ストレインであった者は、両方で仕事のストレインのなかった者に比べて、男性では収縮期血圧で11mmHg、拡張期血圧で7mmHgと著明に高値を示した。職場、家庭、睡眠に分割して解析しても同様の傾向であった。また、ベースライン時に仕事のストレインがあり3年後に仕事のストレインがなくなった集団では、職場の収縮期ABPは5.3mmHg低下し、拡張期ABPは3.2mmHg低下した。家庭でも同様に収縮期ABPが4.7mmHg、拡張期で3.3mmHg低下した。この血圧値の低下は、ベースライン時に高血圧であった男性でより大きかった（-11.3/-5.8mmHg）。以上より、仕事のストレインと血圧の間の関連性については、女性よりも男性労働者において、また、一般の労働者を対象とした研究において強かったとし、仕事のストレインは血圧上昇のリスクファ

クターであると結論している。そして、仕事のストレインを軽減するプログラムが血圧上昇を軽減できるかどうかの介入研究が必要であると述べている。

それでは、他の危険因子についてはどうだろうか。ニーバーグ（Nyberg, S.T.）らは、総計47,045名の参加者を対象としたヨーロッパの8つのコホート研究のベースラインのデータから個人のデータ（1984～2003年）を用いて横断的な分析を行い、仕事のストレインと心血管系疾患の危険因子（糖尿病、高血圧、脂質異常、喫煙、アルコール摂取、身体的不活動、肥満、およびフラミンガムリスクスコアとしての心疾患総合危険因子）との関係を調べた（IPD-Work）[16]。仕事のストレインを有するグループは、性、年齢、社会経済状態を考慮に入れてもなお、仕事のストレインを有しないグループに対して、糖尿病1.29（95%CI = 1.11-1.51）、喫煙習慣1.14（95%CI = 1.08-1.20）、身体的不活動1.34（95%CI = 1.26-1.41）、肥満1.12（95CI = 1.04-1.20）で有意にハザード比が高かった。また、フラミンガムリスクスコアが1.13（95%CI = 1.03-1.25）と有意に高かった。以上より、仕事のストレインは、不健康な生活習慣や糖尿病や肥満の有病率と有意に関連していたと結論している。

一方、キヴィマキらは、IPD-Workコンソーシアムにおける7つのコホート研究、ベースライン（1985～2000年）においてプールされた冠動脈疾患のない102,128名の男女のベースライン時の個人データを用いて、健康的な生活習慣が、仕事のストレスによる健康障害を改善するかどうかについてメタアナリシスを行った[17]。まず、仕事のストレインと4つの生活習慣（喫煙、身体活動、過量飲酒、肥満）を質問紙で調べ、そして、生活習慣を3つのカテゴリー（健康（良い生活習慣）、やや不健康（リスクを1つ保有）、不健康（リスクを2から4つ保有））に分類した。第一義的なアウトカムを初回の非致死的心筋梗塞および心臓関連死亡として定義される冠動脈疾患の発症とした。結果は、7.3年間の平均追跡期間で、743,948人年中1,086例に冠動脈疾患の発症があった。健康的な生活習慣を保有していた者と比較すると不健康な生活習慣を保有している者の冠動脈疾患発症のリスクは、ハザード比2.55倍（CI = 2.18-2.98）で、人口寄与危険割合（population attributable risk）は、26.4%であった。また、仕事のストレインを有していない集団よりも仕事のストレインを有している集団のほうが、冠動脈疾患発症のリスクが有意に高かった（ハザード比 = 1.25、CI = 1.06-1.47、人口寄与危険割合 = 3.8%）。仕事のストレインがあり健康的な生活習慣を持っている者の10年間の冠動脈疾患の発症率（14/1,000）は、仕事

のストレインがあり不健康な生活習慣を有している者の発症率（31.2/1,000）より有意に低かった。このように、仕事のストレインを有していても健康的な生活習慣を持っている人は、仕事のストレインを有していて不健康な生活習慣を持っている人の発症率のほぼ半分であった。このことから、健康的な生活習慣を有することは、仕事のストレインを有する者の心血管系疾患の発症リスクを半分に減少させると言える。

5. 職業性ストレスの公衆衛生へのインパクト：心血管疾患の発症や死亡への人口寄与危険割合はどの程度か

キヴィマキらが2012年に医学誌「ランセット（*Lancet*）」に発表した論文は、世界の産業ストレス研究者の間で大きな議論となった[14]。この論文では、仕事のストレインの心血管疾患発症に対する人口寄与危険割合を、仕事のストレインを有する者の割合とそのハザード比から3.4％と推定した。そして、「これらの所見は、職場のストレスの予防により心血管疾患の発症を減らせることを示唆しているが、その対策の効果は、インターハート研究（INTERHEART Study）における他の標準的なリスクファクターの人口寄与危険割合（喫煙＝36％、肥満＝20％、身体的不活動＝12％）と比較すると、はるかに小さい」と述べたからである。この発表に対して、さまざまな激しい批判が巻き起こった。この問題については、2013年に東京で開催された第6回ICOH-CVDカンファレンス（堤明純大会長）においてホットなディスカッションがあったので、これについて簡単に紹介する。

一部の共著者からは、結果から得られる結論としては飛躍があり、その上、最終的な結論についてはコンセンサスが得られていなかったという意見が出された[18]。テオレル（Theorell, T.）によれば、CMAJ誌に掲載されたキヴィマキ論文[17]において結果を詳細に見ると、仕事のストレインと生活習慣と心血管疾患との関係では、喫煙、飲酒、身体的不活動などの不健康な生活習慣を複数以上有する集団では心血管疾患発症のハザード比は仕事のストレインの有無で大きな相違はなかったが（それぞれ2.62と2.69）、良好な生活習慣を有する集団や不健康な生活習慣を1つしか持たない集団では、仕事のストレインはハザード比を大きく上昇させる（それぞれ1.00から1.27、1.47から1.87）ことから、仕事のストレインと心血管疾患

との関係は、良好な生活習慣を持つ集団においてリスクが大きくなることを示している。このことは、スウェーデンのような喫煙率が低い国では、仕事のストレインの心血管疾患に対する人口寄与危険割合は、他のより喫煙率が高い国に対して大きくなる可能性を示しており、ランセットに掲載されたキヴィマキ論文が職業性ストレスの心血管疾患発症のリスクは他の生活習慣などのリスクよりはるかに小さいとした結論については若干疑問が残るとしている。職業性ストレスは、また、それ自体が喫煙や身体的不活動に影響を与える大きな要因でもあり、それらと複雑に関連しているために、解析において交絡因子として調整することは当然であるが、それだけでは済まない可能性がある[18]。

また、外部の研究者からの主な批判は次の2点であった。①仕事のストレイン以外にも種々の職業性ストレスがある。②人口寄与危険割合が過小評価されており、その結果、職場のストレスを軽減する公衆衛生的なアプローチの意義を弱めないか危惧される[19)20)]。

これらの批判に対して、キヴィマキらは、以下のように反論している。①ERI、組織公正性、いじめ、長時間労働、社会的支援の欠如、雇用の不安定性など仕事のストレイン以外にも仕事のストレスが多種存在することは著者たちもよくわかっており、共同研究者の中にそれらの研究を最先端で行っている者が多くいるが、これらのストレッサーについてはコホート研究などが少なく、まだ研究途上にある。②確かに公衆衛生的なアプローチが軽視される可能性は否定できないが、研究結果として人口寄与危険割合が小さかったことを明らかにすることを否定するものではない、としている[21)22)]。

しかし、インターハート研究は、アフリカやアジアや中東のデータなどを含んだ全世界の調査であり、職業性ストレスの度合いも生活習慣のリスクも地域により大きく異なるので、ここでこの論文の結論をインターハート研究の人口寄与危険割合を用いて比較することについては疑問が残るところである。ちなみにインターハート研究では、職業性ストレスの人口寄与危険割合は9%であり、家庭生活でのストレスなどを含めたストレス全体では12%という数字を示しており、他の不健康な生活習慣の人口寄与危険割合に匹敵する[23]。

6. 心理社会的ストレスの健康への影響について考察する際の問題点と今後の課題

(1) 仕事のストレインかERIかという問題

この2つのモデルは補完的な役割を有しているとされているが[24]、あえて比較してみる。DCモデルに基づいた仕事のストレインとERIモデルを比較するとERIモデルを用いた研究数はまだ少なく、また、キヴィマキらが述べているように[11]、女性では総じて仕事のストレインと心疾患との関連が弱かったこと、およびERIモデル研究では多くが男性を対象とした研究であり、女性を対象とした研究のほとんどがDCモデルに基づいた研究であったので、DCモデルでの結果が弱くなった可能性が否定できないが、心血管疾患発症との関連性ではERIのほうがより強い関係にあるように見受けられる。これについては、仕事のストレインがデマンドとコントロールという個人の労働負担感と裁量の自由度をもって仕事をコントロールできているかという環境に対する個人の主観的認識であるのに対して、ERIモデルでは、努力に対する社会からの報酬（金銭的な報酬、尊重など心理的な報酬、昇進や仕事の安定性などのキャリア的な報酬）が十分かどうかという、より一層個人的かつ心理社会的な要素が強いことによる可能性があるのではないか。もし、DCモデルをERIモデルと同じ土俵で比較しようとするならば、2次元モデルによる仕事のストレインではなく、社会的支援を加えたDCSの3次元モデルにおいて最もストレスフルと考えられる孤立ストレインを用いるべきであろう。実際、孤立ストレインを用いた3つのコホート研究のうち2つでは、強い関係を認めている[12]。また、横断研究であるが、13,779名の男女労働者を対象とした研究では、社会的支援が得られているグループでは、仕事のストレインのある者が最も心疾患の症状を有する割合が多かったが、社会的支援の低いグループでは、アクティブ（高デマンド＋高コントロール）のグループが仕事のストレイングループよりも心疾患の症状を有する者の割合が多くなっており、仕事のストレインの健康への影響については、社会的支援の有無が大きく影響することが考えられる[25]。ちなみに、このアクティブのカテゴリーに含まれる職種は、医師、教師、銀行員、公務員、マネージャーなど管理職やホワイトカラー労働者であり、これらの労働者は周囲からの社会的支援を得られない時には心血管リスクが他のカテ

ゴリーの者よりもはるかに高まるようである。DCSモデルについては、仕事のストレインに「孤立無援」というような心理的なストレスが加味される3つの次元が含まれたモデルで解析することが必要なのではないかと思われる。

また、デマンドとコントロール度についてはそれぞれ健康障害と必ずしも直線的な関係を示さない可能性が存在することが考えられる。仕事のコントロール度については、デマンドのレベルが一定の時にはコントロール度得点が低いほうから高くなるにつれて、いったん抑うつ症状を持つ者の割合が低下するが、さらに高くなると再び上昇に転じ、最もコントロール度の高い得点グループにおいて抑うつ症状を持つ者の割合が最も高くなるというJ曲線を描く結果（横断研究）が得られており[25]、仕事のコントロール度つまり裁量の自由度が高くなると仕事の責任度が高くなり、それが心理的な負担になることが考えられる。また、仕事の要求度についても、要求度得点が低いグループの中に「窓際族」のような職場内で仕事を与えられないグループが存在する可能性がある。DCモデルの健康への影響を考える時にはこれらについても考慮に入れる必要があるだろう。

(2) 対象集団の問題

DCSモデルやERIモデルによって評価されたストレスは、主観的な (perceived) ストレスであって労働時間などのようないわゆる客観的なストレス評価ではない。しかし、レヴィ (Levi, L.) らの人-環境モデルで示されているように人のストレスは「認知」を介在したものであり、心身の負荷を表す主観的なストレス感を評価することについて何ら問題はないのではないかと思う。むしろ問題は、評価が集団の中での相対的な評価であることである。研究対象者集団の中に過重労働にさらされているような労働者が含まれているかどうか、また、過酷な労働条件下にある集団（社会）での研究とそうでない労働者集団（社会）での研究では、心血管疾患発症との関連の強さなど結果も変わる可能性がある[23]。その意味において、ヨーロッパの労働者は比較的労働条件が守られ健康増進が図られており、仕事のストレスも他の地域と比べると良好である可能性がある[26]。より過酷な環境下で働く労働者が多く存在する他の地域での研究発表が待たれる。

(3) ストレス曝露の評価

ストレス評価が一時点であることにも問題が指摘されている[11)][12)][26)]。曝露の評価は、曝露量として評価される必要がある。すなわち曝露の強度と期間の評価が必要と思われるが、多くの研究は、一時点での強度（仕事のストレイン）の評価しか行っていない。すなわち、仕事のストレインの曝露期間についての検討が必要であろう。長期間仕事が安定していた（失業せずに）としても仕事のストレインは変動し得るし、心身に問題のある（脆弱な）労働者は、追跡期間中に一時的に仕事を離れている可能性があるので、仕事量の軽減（失業など）については過小評価されてしまう可能性がある。ホワイトホール研究（Whitehall study）において、ERIの心血管疾患への影響は、11年間のフォローアップよりも5.3年間のフォローアップのほうが強いという結果が得られていることは、一時点での曝露の影響が長く続かないことを示しているかもしれない。ニーバーグの論文では、ベースライン調査では仕事のストレインがあった者のうち58％は4年後の追跡時点では仕事のストレインなしと回答し、その逆も11％あったことを認めており、情報バイアスによる曝露に関する誤分類（ミスクラシフィケーション）の可能性に言及している[27)]。このような誤分類を防ぐためには、何回もストレス評価を行う必要があるが、それでもこのバイアスを防ぐことは難しい。ストレス曝露を長い時間軸で見た総曝露量を評価できるような方法の開発が待たれる。

(4) 職業性ストレスと女性、高齢者との関連

いくつかの研究において、仕事のストレインが女性で有意なリスクにならなかった理由として、1つは、女性の動脈硬化は男性よりも遅れて進行するので、職業に就いている年代では、発症や死亡のリスクが少ないために結果が出なかった可能性がある[12)]。さらに、多くの研究では女性の大きなストレッサーとなっている家庭でのストレスが評価されていないことも理由の1つかもしれない[11)]。また女性においては、家庭でのデマンドばかりでなく社会的支援の有無が仕事のストレインをより一層修飾していると思われる。さらに質問への回答についても性による違いがあるかもしれない。一方、高齢者の場合、職業性ストレスとリスクとの関係が弱まることについては、高齢になると、古典的なリスクファクター、例えば高血圧などがより重要になってくることが考えられる。

(5) 公衆衛生的な視点から

仕事のストレスの健康に与える影響について公衆衛生的なインパクトを論じる時には、もっと幅広い仕事のストレスについて考えるべきであるというチョイ(Choi, B.)らの意見[19)20)]は、キヴィマキら自身も認めているように、当然のことであると思われる。組織公正性、いじめ、長時間労働、雇用の不安定性などほかに多くのストレスが存在する。組織公平性については、キヴィマキもレビューを行っている[11)]。しかし、これらについて検討された研究はまだ少なく、総合的な仕事のストレスの評価はこれからの課題であろう。

キヴィマキらのランセット論文の問題点は、職業性ストレスの一部分である仕事のストレインを職業性ストレス全体と混同されてしまうような記述表現を行ったことであろう。この論文がさっそくインターネット上で引用されて、「仕事のストレスは冠動脈疾患に対して3％程度しかリスクに寄与していないので、マイナーな役割しか果たしていない」と記載されているとチョイらは批判している[20)]。

先に議論したように、職業性ストレスの中の仕事のストレインは、3.4〜5％程度であり、これについてはデマンドとコントロールのみで心血管疾患の発症に数パーセントも寄与しているということだけでも大変インパクトのあることだと思う。心理社会的ストレス全体の健康への影響については、家庭や地域でのストレスを考慮に入れる必要があり、それらを加味するとさらにインパクトは大きくなる。磯らは地域住民に対して「日常生活で感じているストレスの程度」を聞き、追跡を行ったところ、女性で、強くストレスを感じている者の感じていない者に対する脳卒中の相対危険度は2.24 (95% CI = 1.52-3.31)、冠動脈心疾患では2.26 (95% CI = 1.17-4.43) と極めて高い値を示しており、人口寄与危険割合は示されていないが、心理社会的ストレスのインパクトはより大きいものと推察される[28)]。

(6) 心血管疾患と心理社会的ストレス研究の展望

心理社会的ストレス研究は、ようやく大規模な個人データを用いてその健康への影響を調べることができるようになってきた。膨大なサンプルを用いて多数の変数を投入して解析を進めつつある遺伝子研究と同様に、ストレス科学研究も行うことができれば飛躍的な発展が得られるであろう[13)]。IPD-Workコンソーシア

ムはその端緒と言える。情報技術の急速な進歩は、あらゆる分野においてビッグデータを用いてさまざまな研究上の疑問点に解答を与えつつある。職業性ストレス研究においても、現場でストレス対策に使用可能な職業性ストレス簡易調査票や新職業性ストレス簡易調査票が開発されており、それらを用いて職場の心理社会的ストレッサーなどのさまざまな環境要因を一時点評価ではなく、曝露量を質と量の積として評価しながら、それらの健康への影響がそれぞれどの程度あるのかを大規模コホート研究で調べ、またどの要因に対する対策やマネジメントが効果的かなどの介入研究を行うことが可能となってきている。また、ストレスフルな環境に対して個人や集団がどのようなストレス反応を急性的、慢性的に引き起こすのかというような従来考えられてきた一面的（一方向的）モデルではなく、ストレス反応を引き起こす個人や集団がまたそれらを取り巻く環境に対してどのような対処を行いどのように環境に影響を与え環境を変化させていくのかというような双方向的でダイナミックなストレスモデルを構築し、それを時間軸で追跡していくことにより、心理社会的ストレスと心血管疾患の関係がより一層詳細に明らかにされていくことが期待される。

〈文献〉

1) Björntorp P. Visceral fat accumulation: the missing link between psychosocial factors and cardiovascular disease? Journal of Internal Medicine 1991; 230: 195-201.
2) Karasek RA, Baker D, Marxer F, Ahlbom A, Theorell T. Job decision latitude, job demands, and cardiovascular disease: a prospective study of Swedish men. American Journal of Public Health 1981; 71: 694-705.
3) Johnson JV, Hall EM. Job strain, work place social support, and cardiovascular disease: a cross-sectional study of a random sample of the Swedish working population. American Journal of Public Health 1988; 78: 1336-1342.
4) Siegrist J, Peter R, Junge A, Cremer P, Seidel D. Low status control, high effort at work and ischemic heart disease: prospective evidence from blue-collar men. Social Science and the Medicine 1990; 31: 1127-1134.
5) Shimomitsu T, Odagiri Y. Endocrinological assessment of extreme stress. In: Theorell T, editor. Everyday biological stress mechanisms, Advances in Psychosomatic Medicine, Vol.22. Basel: Karger; 2001. p.35-51.
6) 下光輝一. 現代社会におけるストレスと生活習慣病. 成人病と生活習慣病 2009；

39：529-535.
7) Brotman DJ, Golden SH, Wittstein IS. The cardiovascular toll of stress. Lancet 2007; 370: 1089-1100.
8) Belkic K, Landsbergis P, Schnall P, Baker D, Theorell T, Siegrist J, et al. Psychosocial factors: review of the empirical data among men. In: Schnall P, Belkic K, Landsbergis P, Baker D, editors. The workplace and cardiovascular disease. Occupational Medicine: State of the Art Reviews 2000; 15: 24-46.
9) Brisson C. Women, work and cardiovascular disease. In: Schnall P, Belkic K, Landsbergis P, Baker D, editors. The workplace and cardiovascular disease. Occupational Medicine: State of the Art Reviews 2000; 15: 49-57.
10) Belkic K, Landsbergis PA, Schnall PL, Baker D. Is job strain a major source of cardiovascular disease risk? A critical review of the empirical evidence, with a clinical perspective. Scandinavian Journal of Work, Environment and Health 2004; 30: 85-128.
11) Kivimäki M, Virtanen M, Elovainio M, Kouvounen A, Väänänen A, Vahtera J. Work stress in the etiology of coronary heart disease: a meta-analysis. Scandinavian Journal of Work Environment and Health 2006; 32: 431-442.
12) Backe EM, Seidler A, Latza U, Rossnagel K, Schumann B. The role of psychosocial stress at work for the development of cardiovascular diseases: a systematic review. International Archives of Occupational and Environmental Health 2012; 85: 67-79.
13) Kivimäki M, Kawachi I. Need for more individual-level meta-analyses in social epidemiology: example of job strain and coronary heart disease. American Journal of Epidemiology 2013; 177: 1-2.
14) Kivimäki M, Nyberg ST, Batty GD, Fransson E, Heikkilä K, Alfredsson L, et al. IPD-Work Consortium. Job strain as a risk factor for coronary heart disease: a collaborative meta-analysis of individual participant data. Lancet 2012; 380:1491-1497.
15) Landsbergis PA, Dobson M, Koutsouras G, Scnall P. Job strain and ambulatory blood pressure: a meta-analysis and systematic review. American Journal of Public Health 2013; 103: e61-e71.
16) Nyberg ST, Fransson EI, Heikkilä K, Alfredsson L, Casini A, Clays E, et al. Job strain and cardiovascular disease risk factors: meta-analysis of individual-participant data from 47,000 men and women. Plos One 2013; 8; e67323.
17) Kivimäki M, Nyberg ST, Fransson EI, Heikkilä K, Alfredsson L, Casini A, et al. IPD-Work Consortium. Association of job strain and lifestyle risk factors with risk of coronary artery disease: a meta-analysis of individual participant data. Canadian Medical Association Journal 2013; 185: 763-769.
18) Theorell T. Commentary triggered by the individual participant data meta-analysis

consortium study of job strain and myocardial infarction risk. Scandinavian Journal of Work Environment and Health 2014; 40: 89-95.

19) Choi B, Schnall P, Ko SB, Dobson M, Baker D. Job strain and coronary heart disease [letter]. Lancet 2013; 381: 448.

20) Choi B, Schnall P, Landsbergis P, et al. Methodological issues in the paper: job strain and coronary heart disease. Presented at the 6th ICOH International Conference on Work Environment and Cardiovascular Diseases, Tokyo, Japan March 26-29, 2013.

21) Kivimäki M, Singh-Manoux A, Nyberg S, Batty GD. Job strain and coronary heart disease: authors' reply [letter]. Lancet 2013; 381: 448-449.

22) Rugulies R, et al. The email response to the email from Dr. Schnall and colleagues. Oct 17, 2013 at 11:16 PM

23) Rosengren A, Hawken S, Ôunpuu S, Sliwa K, Zubaid M, Almahmeed WA, et al. Association of psychosocial factors with risk of acute myocardial infarction 11119 cases and 13648 controls from 52 countries (the INTERHEART study): case-control study. Lancet 2004; 364: 952-962.

24) Tsutsumi A, Kawakami N. A review of empirical studies on the model of effort-reward imbalance at work: reducing occupational stress by implementing a new theory. Social Science and Medicine 2004; 59: 2335-2359.

25) Karasek R, Theorell T. Healthy work: stress, productivity, and the reconstruction of working life. New York: Basic Books; 1990.

26) Landbergis P, Schnall P. Job strain and coronary heart disease [letter]. Lancet 2013; 381: 448.

27) Nyberg ST, Heikkilä K, Fransson EI, Alfredsson L, De Bacquer D, Bjorner JB, et al. Job strain in relation to body mass index: pooled analysis of 160,000 adults from 13 cohort studies. Journal of Internal Medicine 2012; 272; 65-73.

28) Iso H, Date C, Yamamoto A, Toyoshima H, Tanabe N, Kikuchi S, et al. Perceived mental stress and mortality from cardiovascular disease among Japanese men and women: the Japan collaborative cohort study for evaluation of cancer risk sponsored by Monbusho (JACC Study). Circulation 2002; 106: 1229-1236.

10　消化器疾患とストレス

石川俊男

1. 消化器とストレス

　ストレスと消化器疾患との関連については、古くは消化性潰瘍や急性ストレス潰瘍（粘膜びらん）と心理社会的要因についての基礎的・臨床的な膨大な報告があった。他にも、潰瘍性大腸炎などの炎症性腸疾患と心理社会的要因との関連、イリタブルコロンと言われた時期もある過敏性腸症候群とストレスとの関連についての多くの報告など、いわゆる心身症の代表的な疾患として語られることが当たり前であった。しかし、最近では、**ヘリコバクター・ピロリ**（ピロリ菌）の発見、その消化性潰瘍や胃がんとの関連についての新たな知見や発見により、ストレスと消化性潰瘍に関する心身症としての考え方に大きな混乱が生じ、あまり研究報告もなされなくなっている。一方で、腸内細菌とストレスに関する新たな知見が加わり、改めて腸内細菌とストレスの問題がクローズアップされている。さらに、**機能性消化管障害**（functional gastrointestinal disorder：FGID）といった消化管全体の機能性疾患（図1）[1]としての位置づけなどが確立していく中で、ストレスと消化管についても新たな理解がなされるようになっている。特に消化管機能異常の概念の標準化に向けた取り組みとして知られているローマ委員会の最新の診断基準が知られている[2]。ここでは従来言われてきたストレスと消化器疾患について、その代表的な疾病について最近の考え方を含め紹介する。

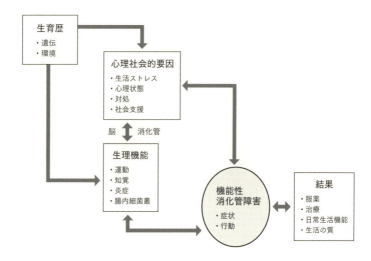

図1　機能性消化管障害(文献1より一部改変)

2. 空気嚥下症（呑気症）

　消化器疾患の国際的な診断基準である Rome Ⅲ では、上部消化管機能異常として、次節に述べる機能性胃腸症（functional dyspepsia）だけではなく、**空気嚥下症**（belching disorders：**呑気症**（aerophagia）とも言う）、神経性嘔吐症（nausea and vomiting disorders）、反芻障害（rumination disorders）を挙げている。それぞれにストレスとの関連が深いと言われている。中でも空気嚥下症は、口から空気を呑み込むことによって二次的に生じる、食欲不振、食直後の膨満感、腹部膨満感、腹鳴、過度のケップ、ガスペイン（腸管をガスが通過することによって生じると考えられている腹痛）、頻回の排ガスなどのガス症状を言うことが多い。古くは、よく知られたボッカス（Bockus, H.L.）による消化器疾患の教科書にも記載があり、ガスの貯留部位により3種類（①食道型、②胃型、③小腸大腸型）に分けて説明されてきた。最近では、その空気嚥下メカニズムとしてクレンチング（噛みしめ）型と舌圧接型が提唱されている[3]。

　これまでに知られている呑気をきたす行動やしぐさは、口呼吸（過呼吸含む）、固形物の呑み込み（よく噛まないで呑み込む、咬合不全入れ歯など）、頻回に繰り返され

る溜め息や生唾などが指摘されている。診断は上記症状出現時の腹部単純写真で胃腸管に著明なガス像を認めることで確診される。当然症状に関連する器質的、機能性疾患が除外された上での診断である。

治療は呑気をやめることが一番であるが、ストレスの関与で呑気が増悪・繰り返されることがよく経験されており、呑気に結びつく行動やしぐさへの気づきと改善が必要である。それには病態への正しい理解と納得、その対策が求められる。不安や緊張、抑うつに伴う二次的な呑気では、向精神薬などの利用で症状の軽減を図る。下部腸管でのガス貯留には消化管機能調整薬や消化管ガス駆除剤の使用、体位変換によるガスの移動を図りガス排出を促進させることも意味がある。また、下顎や上顎にスプリントを装着して治療を行っている施設もある。

3. 機能性胃腸症・逆流性食道炎

機能性胃腸症（functional dyspepsia：FD）は、昔は不定愁訴症候群や上腹部不定愁訴症候群などと言われ、心療内科ではよく見られてきた疾患である。基本的には除外診断的な疾病で、器質的な異常は認められないが、上腹部の慢性的な不定愁訴（吐き気、満腹感、膨満感、鼓脹、体重減少、心窩部の痛みや不快感など）を認める上部消化管の機能性疾患と考えられている。少し前までは非潰瘍性消化不良（non ulcer dyspepsia）と呼ばれていたが、逆流性食道炎（gastro-esophageal reflex disease：GERD）が疾患概念として確立するなどして現在のFDとなっていった。国際的な診断基準を表1に示すが[4]、今後も変わっていく可能性がある。

FDにおける最大の問題点は、訴える臨床症状と胃などの消化管機能とが相関していないことであり、おおむね治療に難渋しているのが現状である。特異的な薬物療法も検討されているが、その効果は限定的である。よってその病態に関してはまだ確立していないと言わざるを得ない。胃の運動機能異常やピロリ菌との関連についても指摘されているが、結論は出ていない。また、実はストレスとの関連についても確立した成績は非常に限られていて十分なものにはなっていない。除外診断的な扱いを受けてきたのは、上記のように最近の研究でも症状に相関した消化管の病態がはっきりしていないことによる。治療は総合医学的な観点から行われることが多い。うつ病や不安障害などの精神疾患の合併もあるが、そ

表1　機能性胃腸症の診断基準(文献4)

B1　functional dyspepsia の診断基準

1. 以下の症状の1つかそれ以上が存在し、
   a. 悩ましい食後膨満感
   b. 早期満腹感
   c. 上腹部痛
   d. 上腹部灼熱感
   　かつ
2. その症状を説明しうる器質的疾患を認めない。
   ＊上記症状要件は診断時期の少なくとも6か月前に始まり、3か月間持続していること。

functional dyspepsia の下位分類の診断基準

B1a. postprandial distress syndrome (FDのa. b.)

1. 以下の症状の1つか両方が存在し、
   a. 通常量の食事後の悩ましい食後膨満感が、少なくとも1週間に数回以上ある。
   b. 通常の食事を採り終えるのを妨げる早期満腹感が、少なくとも1週間に数回以上ある。
   　かつ
2. その症状を説明しうる器質的疾患を認めない。
   ＊上記症状要件は診断時期の少なくとも6か月前に始まり、3か月間持続していること。

B1b. epIgastric pain syndrome の診断基準 (FDのc. d.)

1. 以下の症状のすべてが存在し、
   a. 心窩部の痛みか灼熱感が、中等度以上の程度で少なくとも1週間に1度以上ある。
   b. 痛みは間欠的である。
   c. 腹部の他の部位や胸部に感じられたり、広がったりすることはない。
   d. 排便や排ガスで軽快しない。
   e. 胆嚢やオッジ筋機能異常の診断基準を満たさない。
   　かつ
2. その症状を説明しうる器質的疾患を認めない。
   ＊上記診断要件は診断時期の少なくとも6か月前に始まり、3か月間持続していること。

支持的診断基準

1. 痛みは灼熱感の性状を呈するかもしれないが胸骨後部の症状はない。
2. 痛みは食事により引き起こされたり、軽快したりすることが多いが、空腹で生じることはない。
3. postprandial distress syndrome が並存することはある。

れらの基礎疾患に対する治療薬の投与で症状の改善をみることはあるが、安定した成績とはなっていない。今後も病態把握が進むにつれて病名などが変遷していく可能性がある。

　逆流性食道炎（GERD、NERD）については、その診断は食道内に胃酸が逆流す

ることが証明されることによるが、高齢者で噴門部のヘルニアなどにより可逆的な胃液の逆流が可能な人たちには必発の病態である。NERD（non-erosive reflux disease）は、食道への胃酸の逆流は認められ症状も訴えるが食道粘膜にびらんや潰瘍などの炎症性変化が認められないものを指す。胃酸分泌過多となるようなストレスによって増悪することは容易に想像できるが、この疾患についてもストレスとの関連はまだはっきりしない。しかしながら、受診するFD・GERD患者の多くが不安、抑うつ、不眠症状などの精神症状を合併していたり、ストレスによって症状の増悪が認められたりすることが多く、ストレス関連疾患としての扱いも求められているのが現状である。

4. 消化性潰瘍

　消化性潰瘍（peptic ulcer）の中でも、これまでストレス関連疾患の代表的な位置づけで研究され臨床的にも考えられてきたのは**胃・十二指腸潰瘍**（胃粘膜に限局する非穿孔性びらん・急性胃粘膜病変や筋層にまで達する消化性潰瘍を含めて）であるが、潰瘍患者の多くがピロリ菌に感染しており、抗生物質などで感染症治療を行うと治癒するばかりでなく再発もほとんどないとの知見は、それまでの潰瘍ストレス原因説で研究を重ねてきた基礎・臨床研究者たちを相当に戸惑わせた。特に、それまで基礎的なストレス潰瘍の研究を行い、その中枢性機序について膨大な研究を行ってきた研究者たちは、実験動物（ラット）にピロリ菌が定着しないという状況を前にして、その立場はまったく意味のないものとまでの衝撃を受けてしまった。しかしながら、ピロリ菌陽性率（高齢者陽性率50～80％）に比べ消化性潰瘍発症率（生涯罹患率2～10％）の差が歴然[5]としており、単にピロリ菌感染だけで潰瘍が発症するわけではないという事実にも目を向けるべきで、最近でも日常生活や大規模災害ストレスと消化性潰瘍に関する臨床研究[6)7)8]や考え方[9]が発表されている。図2は、レーヴェンスタイン（Levenstein, S.）によって発表されたピロリ菌の関与を伴う十二指腸潰瘍発症のメカニズム仮説である。

　これまでの膨大なストレス研究によりストレス、特に心理社会的ストレスに潰瘍発症が影響することはその通りである。また、安静を保つことによってほとんどの消化性潰瘍が自然に治癒することもよく知られた事実である。その意味で

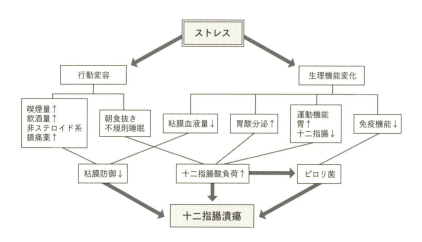

図2　消化性潰瘍形成におけるストレス関与メカニズム（文献9より一部改変）

は、潰瘍そのものがストレスに対する警告反応的な役割を担っているという考え方は重要である。ある研究などでは、潰瘍の重症者ではかなり日常生活習慣におけるストレスが大きく、警告反応が出現しなければ非可逆的な疾病（呼吸器、消化器疾患など）罹患が予測されることが懸念される状態もあり、今後もこのような考え方で潰瘍とストレスの関連を位置づけるべきであろう。ただし、既にピロリ陰性潰瘍の発症や再発も報告されており、胃がん予防目的での**ピロリ菌除菌療法**が定着した時にはどのような状況になるのかは今後の課題と考えられる。

5. 過敏性腸症候群

過敏性腸症候群（irritable bowel syndrome：IBS）も、ストレス関連疾患として古くから言われてきた消化管の機能性疾患である。慢性的な腹痛と便通異常が主要な症状であり、排便によって症状が大きく影響を受ける。つい最近までは、消化管の機能異常というより器質的な疾患を除外した上で診断される扱いを受けていたが、近年の目覚ましい臨床および基礎研究の成果により、そのメカニズムの解明やストレスとの関連が科学的に証明されてきており、科学的な解明の進んだ疾患としてトピック扱いになっているくらいである。表2にはその国際的な診断基準

表2　過敏性腸症候群の診断基準（文献4）

- ◆ 腹痛あるいは腹部不快感が
- ◆ 最近3か月の中の1か月につき少なくとも3日以上を占め
- ◆ 下記の2項目以上の特徴を示す
  - （1）排便によって改善する
  - （2）排便頻度の変化で始まる
  - （3）便形状（外観）の変化で始まる

* 少なくとも診断の6か月以上前に症状が出現し、最近3か月間は基準を満たす必要がある。
** 腹部不快感とは、腹痛とは言えない不愉快な感覚を指す。病態生理研究や臨床研究では、腹痛あるいは腹部不快感が1週間につき少なくとも2日以上を占める者が対象として望ましい。

を示している。下位分類として、①便秘型、②下痢型、③混合型、④分類不能型がある。

よく研究されてきているのは大腸の運動機能と知覚である。IBS患者ではさまざまな条件下で大腸運動機能の亢進が見られる[10]。ストレスや食事刺激などが代表的である。特に、ストレス負荷時の代表的な生物学的反応である視床下部-下垂体-副腎系のホルモン分泌反応の最初のステップであると考えられているCRH（corticotropin-releasing hormone：副腎皮質刺激ホルモン放出ホルモン）の分泌はIBS患者の大腸の運動機能を促進させ、その拮抗薬の投与ではその促進作用が抑制される[11]。IBS患者に大腸伸展刺激を加えると腹痛の出現や大腸の分節運動を亢進させることが知られている[12]。胃結腸反射が下痢型IBSでは亢進していることやバロスタット法を用いて大腸の伸展刺激を行った研究では、大腸の知覚閾値が低下しており、知覚過敏状態が認められる[13]。腹痛を知覚する脳内メカニズムについても研究が進められていて、治療的なアプローチの科学的な証明にも寄与している。

一方で、原因については、最近の研究成果では感染性腸炎罹患後にIBSになるケースがあることが証明されてきている[14]。特に感染性腸炎罹患時に精神的に不安定だった者に発症率が高いと言われている。病態生理の一端が解明されてきた部分でもある。

IBSの治療であるが、薬物療法については表3に示したが、ストレスの関与の度合いや心身症として治療したほうがよい場合などを想定した3段階の治療ガ

表3 過敏性腸症候群に対する薬物療法 (文献4)

(1) 抗コリン薬	臭化チキジウム 臭化メペンゾラート 臭化ブチルスコポラミン		
(2) 消化管機能調整薬	マレイン酸トリメブチン 塩酸ロペラミド	クエン酸モサプリド* 塩酸イトプリド*	
(3) 高分子重合体	ポリカルボフィルカルシウム カルボキシメチルセルロース		
(4) 下剤	酸化マグネシウム ピコスルファートナトリウム		
(5) 整腸薬		乳酸菌製剤*	
(6) 抗うつ薬**		塩酸ドスレピン* 塩酸ミアンセリン* スルピリド* 塩酸パロキセチン* 塩酸ミルナシプラン*	
(7) 抗不安薬***	アルプラゾラム ロフラゼプ酸エチル エチゾラム クエン酸タンドスピロン		
(8) その他	オキセサゼイン		

　　* 過敏性腸症候群の単独病名に対しては保険非適応薬。
　 ** うつ病・うつ状態が適応。
　*** 心身症が適応。過敏性腸症候群(心身症)で保険適応となる。なお、支払い基金・地域によっては塩酸ロペラミドに対して下痢症、ピコスルファートナトリウムに対して便秘症と病名を追加する必要がある。

イドラインが日本心身医学会のメンバーを中心にして作られている(図3、図4、図5)[15]。ストレスの関与の度合いが強いほど精神療法の活用が求められている。わが国独自の治療法としては絶食療法があるが、認知行動療法なども推奨されている。基本的には腸の過敏性そのものは体質的なものとの理解で、過敏な腸機能との共存を目指した生活機能の改善・維持を目指している。

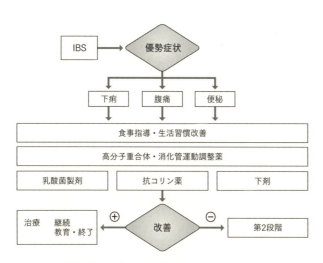

図3 過敏性腸症候群（IBS）の治療ガイドライン：第1段階（文献15）

IBSの病態生理を患者が理解できる言葉で十分に説明し、納得を得る。優勢症状に基づき、食事と生活習慣改善を指導する。必要に応じ、まず高分子重合体、もしくは、マレイン酸トリメブチンを代表とする消化管運動調整薬を投与する。これで改善がなければ、優勢症状に基づき、薬物を追加投与する。下痢には乳酸菌製剤を併用する。腹痛には抗コリン薬を中心に投与する。便秘には少量の下剤を投与する。アントラキノン系下剤の常用は避ける。これを薬物の用量を勘案しながら4～8週間続け、改善すれば治療継続、あるいは治療終了する。改善がなければ第2段階に移る。

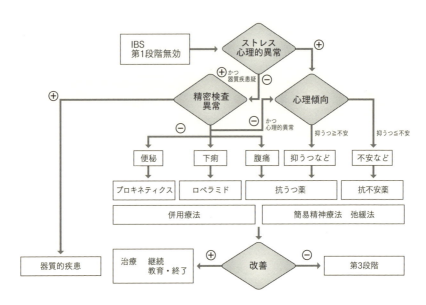

図4　過敏性腸症候群（IBS）の治療ガイドライン：第2段階（文献15）

　まず、ストレス・心理的異常の症状への関与の有無を考慮する。〔中略〕これらの関与が大きければ、病態として不安が優勢であるのか、うつが優勢であるのかを判断する。不安が優勢であれば抗不安薬、うつが優勢であれば抗うつ薬を用いる。病態へのストレス・心理的異常の関与が乏しいと判断されれば、小腸造影、乳糖負荷試験などにより器質的疾患を再度除外する。便秘に消化管運動賦活薬、下痢に塩酸ロペラミド、腹痛に知覚閾値上昇作用を狙った抗うつ薬を投与する。症例に応じ、第1段階の薬物とこれらの薬物の併用療法、簡易精神療法、自律訓練法を代表とする弛緩法を試みる。用量を勘案しながら4〜8週間続け、改善すれば治療継続、あるいは治療終了とする。改善がなければ第3段階に移る。

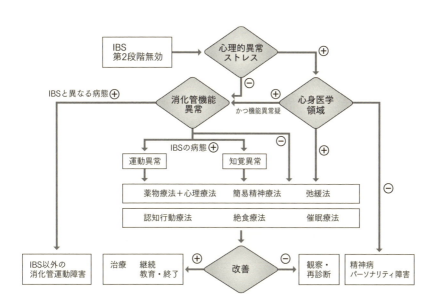

図5 過敏性腸症候群（IBS）の治療ガイドライン：第3段階（文献15）

　再度、ストレス・心理的異常の症状への関与の有無を考慮する。症状に心理的異常が影響している場合、心身医学領域か否かを判断する。幻覚・妄想、パーソナリティ障害がある場合は心身医学領域ではないので精神科に紹介する。心理的異常が影響していないと考えられる場合には、消化管機能検査により、消化管運動異常を除外する。検査の結果、IBSの病態的特徴が認められた場合、消化管機能検査が正常であった場合、ストレス・心理的異常の症状への関与が明確で心身医学領域である場合はすべて、心身医学的治療の対象となる。まず、第1、2段階で用いていない薬物とその併用療法を行う。しかし、これで改善がなければ、絶食療法、認知行動療法のような、専門的な心理療法を行う。これで改善すれば、治療継続、あるいは終了とし、改善がなければ経過観察、あるいは診断を再考する。

6. 炎症性腸疾患

炎症性腸疾患（inflammatory bowel diseases：IBD）とストレスとの関連についても心身医学的にこれまで多く報告されてきている。最近でも実験的に**潰瘍性大腸炎**モデルを作成して、実験的に与えたストレスの影響により炎症の増悪などが報告されている。しかし、おおむね、発症要因としてのストレスの影響よりも、炎症性腸疾患罹患により二次的に生じるストレスが腸の炎症に及ぼす影響との関連としての位置づけられることが多い。

治療は、疾病がもたらす患者自身の日常生活、心理に影響する状況やその状況そのものがもたらすストレスを取り上げて生活状況の改善を目指したものが中心である。疾病レベルで言うと、重症度にもよるが、潰瘍性大腸炎よりも厳格な食事制限を求められるクローン病患者に対するストレスコントロールが重要と思われる。

〈文 献〉

1) Drossman DA, Richter JE, Tally NJ, Thompson WG, Corazziari E, Whitehead WE, editors. Functional gastrointestinal disorders. Boston: Little Brown; 1994. p.1-174.
2) Tack J, Tally NJ, Camilleri M, Holtmann G, Hu P, Malagelada JR, et al. Functional gastroduodenal disorders. Gastroenterology 2006; 130: 1466-1479.
3) 小野繁，中奈央子，花田耕治，小神順也，三代真弓，石田惠．呑気症状と機能性消化管症状について：ストレスや心理的因子がもたらす呑気機構の新しい知見から．日本心療内科学会誌 2005；9：210-216．
4) 福土審，本郷道夫，松枝啓監訳．RomeIII：機能性消化管障害：日本語版．東京：協和企画；2008．p.231-397．
5) 小西惠訳．胃腸への影響．Fink G著，ストレス百科事典翻訳刊行委員会編．ストレス百科事典．東京：丸善；2009．p.84-88．
6) Sugisawa A, Uehata T. Onset of peptic ulcer and its relation to work-related factors and life events: a prospective study. Journal of Occupational Health 1998; 40, 22-31.
7) 石川俊男，宮城英慈，苅部正巳，高橋進，岡田宏基，牛山元美他．消化性潰瘍とストレス．産業ストレス研究 1999；6：189-195．
8) 青山伸郎．H.pylori感染症と消化性潰瘍．医学の歩み 1996；179：73-77．
9) Levenstein S. The very model of modern etiology: a biopsychosocial view of peptic ulcer.

Psychosomatic Medicine 2000; 62: 176-185.
10) 福土審. 過敏性腸症候群にみる心身医学の未来. 心身医学 2013；53：1089-1094.
11) Sagami Y, Shimada Y, Tayama J, Nomura T, Satake M, Endo Y, et al. Effect of a corticotropin releasing hormone receptor antagonist on colonic sensory and motor function in patients with irritable bowel syndrome. Gut 2004; 53: 958-964.
12) Fukudo S, Kanazawa M, Kano M, Sagami Y, Endo Y, Utsumi A, et al. Exaggerated motility of the descending colon with repetitive distention of the sigmoid colon in patients with irritable bowel syndrome. Journal of Gastroenterology 2002; 37: 145-150.
13) Bouin M, Plourde V, Boivin M, Riberdy M, Lupien F, Laganière M, et al. Rectal distention testing in patients with irritable bowel syndrome: sensitivity, specificity, and predictive values of pain sensory thresholds. Gastroenterology 2002; 122: 1771-1777.
14) Gwee KA, Graham JC, McKendrick MW, Collins SM, Marshall JS, Walters SJ, et al. Psychometric scores and persistence of irritable bowel after infections diarrhoea. Lancet 1996; 347: 150-153.
15) 福土審，金澤素，篠崎雅江他．過敏性症候群．小牧元，久保千春，福土審編．心身症 診断・治療ガイドライン2006：エビデンスに基づくストレス関連疾患へのアプローチ．東京：協和企画；2006．p.11-40.

11　リウマチ性疾患とストレス

芦原　睦

1. はじめに

関節リウマチ（rheumatoid arthritis：RA）や**線維筋痛症**（fibromyalgia：FM）を代表とする**リウマチ性疾患**は、難治性慢性疾患であり、長期の闘病を余儀なくされる。このリウマチ性疾患は、うつ病の合併が見られることもあり、うつ病による疼痛の修飾や増強も指摘されている。

本稿は、リウマチ性疾患のうち、RA、**全身性エリテマトーデス**（systemic lupus erythematosus：SLE）、**シェーグレン症候群**（SjS）、FMを取り上げ、ストレスの視点から述べることを目的とする。

2. 最近の研究

リウマチ性疾患に関する最近の研究として、骨免疫学が注目されている。サイトカインや免疫細胞が骨組織や骨構成細胞に影響を与えることが明らかにされ、RAや歯周病といった炎症性疾患、臓器移植や骨髄移植における骨破壊や骨量低下のメカニズムの理解が進みつつある[1]。しかし、未だ研究過程であり、リウマチ性疾患に対し、疾病を有する人間全体をみるという**全人的医療**の重要性は変わるものではない。

3. リウマチ性疾患の概要

　リウマチ性疾患とは、骨・関節の病変を主とする疾患の総称である。リウマチ性疾患には、RAのほか、SLE、SjS、全身性硬化症（SSc）、多発性筋炎、痛風などが挙げられるが、その数は100以上に上る。リウマチ性疾患は、関節や筋肉などの運動器のみが傷害される疾患群（変形性関節症など）と、運動器の障害が主体であるが内臓障害も認められる疾患群（痛風など）と、**膠原病**と呼ばれる系統的疾患の主に3つに分けられる。いずれも、遺伝因子や環境因子の関与が疑われているが、多くの疾患で発症機序や病態には未解明な部分が多い（表1、図1）。

表1　膠原病と類縁疾患（文献2より一部改変）

膠原病（古典的）
(1) 全身性エリテマトーデス（SLE）
(2) 関節リウマチ（RA）
(3) 全身性硬化症（SSc）
(4) 多発筋炎・皮膚筋炎（PM／DM）
(5) 結節性多発動脈炎（PN）

膠原病類縁疾患
(1) 混合性結合組織病（MCTD）
(2) シェーグレン症候群（SS）
(3) ウェゲナー肉芽腫症（WG）
(4) 大動脈炎症候群（高安病）
(5) 側頭動脈炎（TA、巨細胞動脈炎）
(6) リウマチ性多発筋痛症（PMR）
(7) 好酸球性筋膜炎
(8) 成人スティル病
(9) 強直性脊椎炎（AS）
(10) ベーチェット病
(11) 再発性多発軟骨炎
(12) ウェーバー・クリスチャン病
(13) アジュバント病
(14) 線維筋痛症（FM）
(15) その他

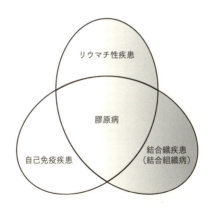

図1　膠原病の疾患概念の位置づけ

4. リウマチ性疾患とストレス

(1) 関節リウマチ（RA）とストレス

近年、RAの内科的治療は劇的に進歩した。従来は、副腎皮質ステロイドや非ステロイド性抗炎症薬（NSAIDs）などが使用されていたが、関節破壊の進行は止まらず、機能障害に至る患者も多く存在した。

本邦では、1999年にメトトレキサート（MTX）が、2003年に生物学的製剤が治療薬として承認され、これら新薬の出現により、疾患活動性の低下、関節破壊の抑制、疼痛のコントロールが可能となった。これら新薬の有効性は確立し、多くのRA患者が寛解に至るようになった。

RAにおける心身医学的研究は、1950年にアレキサンダー（Alexander, F.）がRAを7つの代表的な**心身症**（seven holy diseases）の1つに位置づけて[3]以来、注目されている。リウマチ学の立場からは、「身体の不自由への不安、軽快への見通し難による持続的心的緊張が神経症状に移行し、パーソナリティに影響する」[4]と述べられている。一方、心身医学の立場からは、「RA患者に共通する性格特性があり、心理的葛藤を多く持つ者では、発症に関与する心理社会的背景が重要である」[5]とあるなど、RA患者の心身相関が指摘されている。

そこで、芦原らは1987年と2002年にRA患者のストレスとQOL（生活の質）の調査研究を行った[6]。1987年、半構造化面接によりRA患者のストレッサーを調査した結果、ストレッサーの内訳上位は痛み（83.3%）であった。2002年、同様にRA患者のストレッサーを調査した結果、内訳上位は痛み（52.8%）、家庭の要因（15.7%）、仕事の要因（10.5%）であり、この15年間でRA患者の疼痛コントロールが大きく改善されていた。この改善は、先に述べたRA治療薬の進歩の影響と考えられる。疼痛コントロールの改善に伴い、疼痛以外の家庭や仕事、経済面や福祉の問題の顕在化が新たに認められるに至った（図2）。

筆者らが2002年に行った前述の調査研究では、RA患者のストレス対処行動は、疼痛を受容し、自分ができる範囲の趣味や仕事をこなすという傾向であった。これは、RA患者が健常者よりも社会的支援や心の高揚感の少なさを感じているものの、十分にストレス対処行動をとっていることを示す成績であった。対照群として心療内科通院中の疼痛性障害患者（以下、Pain群）に同様の調査を行ったとこ

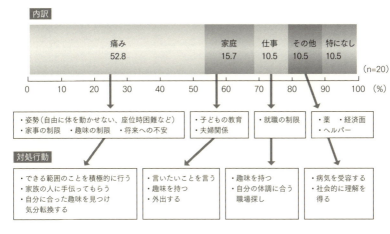

図2 ストレッサーの内訳とその対処法

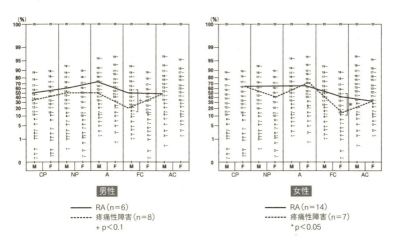

図3 SGE（RA vs. 疼痛性障害）

ろ、Pain群のストレス対処行動は、常に怒りを有し、日々の苛立ちごとを強く感じるという傾向であり、RA患者とは対照的であった。

交流分析理論に基づき、行動パターンに主眼を置く**自己成長エゴグラム**（self grow-up egogram：SGE）では、一般に高年齢者のほうが若年者に比し、自由な子ど

もの自我状態（free child：FC）は低値であると言われている。SGEをRA患者とPain群に行ったところ、平均年齢の高いRA患者のFCはPain群に比べて有意に高く、RA患者は日常生活において上手に気分転換していると考えられた[7]（図3）。

(2) 全身性エリテマトーデス（SLE）とストレス[8]

SLEは、多臓器病変を伴う炎症性疾患で、寛解と再燃を繰り返す全身性の**自己免疫疾患**である。患者の約90％が女性で、妊娠可能な20〜30歳代に多く発症する。SLEは多彩な臨床像を呈し、軽症から重症まで幅広く、それらの病態により治療法や予後が異なる。SLEも難治性慢性疾患であり、心理的ストレス、社会的支援などの心理社会的因子が大きく病変に影響すると言われている。

SLEの初発症状は、全身倦怠感、易疲労感、食欲不振、体重減少などの全身症状とともに、不明熱、移動性の関節痛、日光過敏、脱毛の増加、口腔内潰瘍などであり、うつ状態などの感情障害や、線維筋痛症との鑑別が必要である。

また、SLEでは中枢神経系の合併症を有するため、SLE患者が精神症状を来した場合、SLE自体の脳の血管炎によるものか、うつ状態などの感情障害か、難治性の慢性疾患に罹患しているためのストレスか、または治療に用いられる副腎皮質ステロイド薬の影響によるものかの鑑別が重要である。

SLEの治療に当たり、身体面だけでなく、上記の精神症状を踏まえた心理社会面からのアプローチが必要である。

(3) シェーグレン症候群（SjS）とストレス

SjSは、口腔や眼の乾燥症状を主徴とする自己免疫疾患である。続発性SjSが合併する膠原病にはさまざまなものがあるが、RAやSLEの合併が多いとされている。原発性SjSの患者は、健常人よりも抑うつ状態が強いことが報告されており、三輪ら[9]によると、RAに合併した続発性SjSの患者では、原発性SjSよりもさらにうつ状態が強くなる傾向がある。うつ病の治療においては、三環系抗うつ薬には口渇の副作用があり、SjSの症状を悪化させるという課題も存在する。

(4) 線維筋痛症（FM）とストレス
① FM とストレスの概要

　FM は、原因不明の長期にわたる激しい広汎性疼痛を主徴とする疾患であり、患者の約80％が女性で、40～50歳代に多く見られる。疼痛のほか、全身倦怠感、易疲労性、過敏性胃腸障害などの不定愁訴に加え、睡眠障害や抑うつなどの精神症状も有する。

　発症の原因には、外傷や手術などの外因性と、心理社会的ストレス要因の内因性が存在し、双方の混在も見られる[10]。村上は、否定的感情は FM 患者の痛みを修飾し、変化させ、遷延させる心理的要因であるとしている[11]。心理社会的ストレス要因には、①仕事、家業、経済状況、対人関係など生活上のストレス、②生育歴における心理的外傷体験などのストレス、③過剰な運動など身体的負荷を受けた時期に十分な休養を得られなかったストレス状況などが挙げられている[10]。その他、①過剰な残業など疲労を押して無理を重ねる行動特性、②過剰な周囲への配慮や、過剰な几帳面さで完璧にこなすなどの性格傾向、③熱中による過活動などの生活習慣の歪みも、要因とされている[10]。心理的葛藤やうつ状態などの精神的苦悩は、FM の誘因のみならず、持続・増悪因子としての関与が考えられる。

　FM は、心理社会的背景の関与と精神症状より、身体表現性障害の概念で捉えようとする考え方もあるが、筆者らは FM 患者を対象とした検討を行い、FM は「心身症的側面を有するリウマチ性疾患」の1つであることを報告した[12]。検討では、血清学的検査において抗核抗体の陽性が症例の21％に、補体である C3 の低下が症例の35％に認められていた。FM 患者の一部に血清免疫学的異常所見を認めることから、FM は膠原病の合併のない例でも、病態に何らかの免疫学的機序が関与している可能性が示唆された。

　以上より、FM 患者はうつ状態や不安の合併が多く、自律神経症状や精神症状を合併しやすい傾向であることも示された。SGE では、FM 患者は FC の自我状態が低く、自由に自分の気持ちを表現することを抑圧し、心理的葛藤や苦悩を抱えやすい傾向があった。このような心理状態が、うつ状態や不安状態などの精神症状に影響していると考えられた。

　FM の身体的治療法は、ガイドラインはあるものの現時点で未だ検討段階であ

る。しかし、FM患者への心理社会的援助が重要であることは論をまたない。

② FM、RA、身体表現性疼痛患者の比較[6]

次の研究は、2006年、筆者らがRA患者、FM患者、疼痛性障害患者（Pain群）を対象に行った調査である。対象の内訳は、RA患者13人（男性3人、女性10人、平均年齢65.8±15.0歳）、FM群10人（前例女性、平均年齢42.6±8.9歳）、Pain群11人（男性1人、女性10人、平均年齢50.9±10.2歳）である。

方法は、**疼痛評価**と、疼痛というストレッサーに対する交流分析理論に基づく自我状態の把握（対処行動エゴグラム、coping behavior egogram：CB-E）とした。疼痛の評価は、10センチのVAS（visual analog scale、厳密にはnumeric rating scale：NRS）を用い、患者と主治医の双方から評価した。

患者と主治医の疼痛評価の差、すなわち患者評価を減じたものを評価差として図4に示した。RA群では患者と主治医のVASによる評価差があまり認められず、RA患者とその主治医の評価はおおむね一致していた。RA患者の中には、患者自身より主治医のほうがより疼痛が強いと評価していた症例も認められた。FM群やPain群では、主治医が捉えるより明らかに強い痛みを自覚していた（FM群 $p<0.05$、Pain群 $p<0.01$）。FM群やPain群では、主治医のほうが高い疼痛評価をする症例は認められなかった。

これらの結果だけで結論づけることは早計であるが、FM群やPain群が、活動性の滑膜炎という明確な臨床的根拠とそれに伴う炎症所見を有するRA患者よりも疼痛を過大評価する傾向があると考えられる。また、RA患者に用いられるNSAIDsは、FM群やPain群に無効であることも、疼痛に対する治療的選択肢を狭めているのかもしれない。

図5に、ストレッサーを疼痛に限定した場合の各群のCB-E得点を比較した。項目数が多岐にわたり、得点が高いほどストレス対処行動がとられていることを意味している。全対象を比較しても、ストレス対処行動に有意差は認められなかったが、RA患者では、CP（批判的な親の自我状態）、NP（養護的な親の自我状態）、AC（順応した子どもの自我状態）よりも、FC（自由奔放な子どもの自我状態）が有意に高かった。一方、FM群ではACよりもA（大人の自我状態）およびFCが高く、Pain群では、NPよりFCが高いという結果が得られた。このことより、疼痛というストレッ

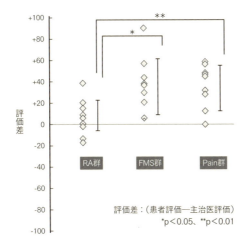

図4 患者と主治医の疼痛評価の差(VAS)

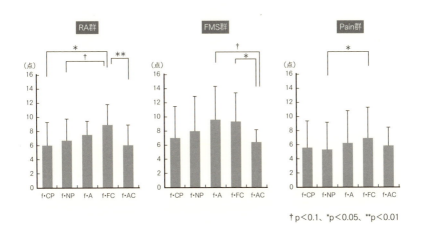

図5 群別のCB-E得点

サーに対し、FCすなわち自由な子どもの自我状態で対処行動をとるものが多いということがわかった。

以上より、疼痛コントロールにFCという自我状態が機能しているとすれば、うつ状態になり、FCが低下すれば痛みがより増幅して感じられることが推察される。すなわち、疼痛のうつ病性増幅（depressive overlay）が、交流分析による自我

状態の側面からも示唆された可能性がある。

先に述べたように、RA患者は、健常者の何倍もうつ状態に罹患しやすい。RA患者がひとたびうつ状態に陥ると、急激なFCの低下を起こす。一般のうつ病者においても、うつ状態の寛解とともにFC機能は回復することが指摘されている。痛みというストレッサーに対するストレス対処行動かつ疼痛コントロール行動として、FCに基づいた行動が重要と思われる。具体的には、日々の出来事を明るく肯定的に評価し、趣味や娯楽を実践しつつ、よく笑い、楽しく人々と交わるなどの行動が疼痛を軽減させると考えられる。

5. おわりに

リウマチ性疾患は、**難治性慢性疾患**であり、患者は身体面のみならず多くの心理社会的ストレスを抱えている。リウマチ性疾患の治療に当たり、患者のストレスを配慮した生物・心理・社会（bio-psycho-social）モデルの全人的視点に立つ**心療内科的アプローチ**が重要である。

〈文献〉

1) 寺島明日香，髙柳広．免疫と骨の相互作用．炎症と免疫 2012；20：601-608.
2) 髙久史麿，尾形悦郎，黒川清，矢崎義雄監修．新臨床内科学（第8版）．東京：医学書院；2002.
3) Alexander F. Psychosomalied medicine. New York: WW Norton; 1950.
4) 伊藤久次，中山茂．慢性関節リウマチ患者の心理的特徴．リウマチ 1958；1：176.
5) 中村治枝．いわゆる「リウマチ」疾患の診療にあたっての雑感．精神身体医学 1973；13：262.
6) 芦原睦，山下真，山内麻利子．関節リウマチ．治療 2009；91：124-130.
7) 大竹智子，吉田俊治，芦原睦．RA患者におけるQOLとストレス対処行動．ストレスと臨床 2003；17：13-19.
8) 大竹智子，芦原睦，吉田俊治．全身性エリテマトーデス（SLE）．レジデントノート 2004；5：120-123.
9) 三輪裕介，柳井亮，古屋秀和，大塚久美子，笠間毅．リウマチ性疾患，III．各科疾患における向精神薬の使用法．日本臨床 2012；70：99-103.
10) 日本線維筋痛症学会編．線維筋痛症診療ガイドライン．東京：日本医事新報社；

2013.
11) 村上正人，松野俊夫，金外淑，三浦勝浩．線維筋痛症と否定的感情．心身医学 2010；50：1157-1163.
12) 山下真，芦原睦．当科における線維筋痛症71例の検討．日本心療内科学会誌 2010；14：230-237.

12　乳幼児養育と育児ストレス

瀬戸昌子

1. はじめに

　子どもを持つこと、子どもが成長することは、親にとって他に類のない大きな喜びである。しかし、乳幼児を養育する期間のストレスは小さくはない。育児ストレスは、「親であることに伴い要求されることに由来する、ネガティブな心理的・生理的反応パターン」と定義されるが、乳幼児を養育する時期の親のストレス、現代の状況、課題への取り組みについて考えてみたい。

2. 出産・育児を取り巻く状況

　日本では1970年代の第二次ベビーブーム以降、出生数が減少傾向を示し、1989年（平成元年）に**合計特殊出生率**（1人の女性が生涯に産むと推定される子どもの数）が1.57とそれまでの最低を下回ったことがきっかけとなり、「エンゼルプラン」などの子どもを育てやすい環境整備を進める対策が始まった[1]。さらに2001年（平成13年）には国民計画として「**健やか親子21**」がスタートし、「子どもの心の安らかな発達の促進と育児不安の軽減」が主要課題の1つと認識された。2003年（平成15年）には少子化対策基本法、次世代育成支援対策推進法が施行され、2005年度には「子ども子育て応援プラン」に基づく施策、地方公共団体や企業による行動計画の策定・実施が開始された。2005年には1.26と過去最低となっ

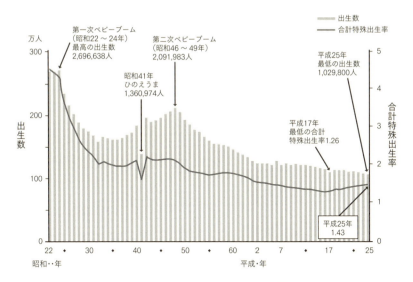

図1　出生数および合計特殊出生率の年次推移（文献2）

表1　母の年齢（5歳階級）別出生数（文献2）

母の年齢	昭和60年	平成7年	12年	17年	22年	23年	24年	25年
総数	1,431,577	1,187,064	1,190,547	1,062,530	1,071,304	1,050,806	1,037,231	1,029,816
14歳以下	23	37	43	42	51	44	59	51
15〜19	17,854	16,075	19,729	16,531	13,495	13,274	12,711	12,913
20〜24	247,341	193,514	161,361	128,135	110,956	104,059	95,805	91,250
25〜29	682,885	492,714	470,833	339,328	306,910	300,384	292,464	282,794
30〜34	381,466	371,773	396,901	404,700	384,385	373,490	367,715	365,404
35〜39	93,501	100,053	126,409	153,440	220,101	221,272	225,480	229,741
40〜44	8,224	12,472	14,848	19,750	34,609	37,437	42,031	46,546
45〜49	244	414	396	564	773	802	928	1,069
50歳以上	1	−	6	34	19	41	32	47

総数には母の年齢不詳を含む。

た合計特殊出生率も、2011年には1.39、2013年には1.43と上昇傾向にある。ただし、上昇の主たる理由は30歳代以上の出生率の増加と考えられている。出生数は、2013年に103万人を下回り、過去最低であった（図1）。

また、**少子化**と並行して未婚化・非婚化が進み、晩婚化と**出産年齢の上昇**も顕著である[2]。1985年に26.7歳であった第一子出生時の母の平均年齢は、1995年には27.5歳、2013年には30.4歳と上昇した。35歳以上での出産は、1995年は11万3千人であったが、2013年は27万7千人であった（表1）。35歳以上の年齢集団では妊娠・出産や子どもにおけるリスクが上がるとされるが、1つの指標である低出生体重児（出生体重2,500グラム未満の新生児）の割合は、35～39歳で10.7%、40～44歳で13.1%、45歳以上では19.5%であり、25～29歳の8.9%、20～24歳の9.0%に比べ高率であった。ちなみに、15～19歳では10.7%であった（2010年人口動態統計）。

　厚生労働省が行った「21世紀出生児縦断調査及び21世紀成年者縦断調査」によれば、第一子出生後、妻の育児不安や負担感が大きいほど、また夫の育児参加が少ないほど第二子出生は減る傾向にある。男性、女性ともに、収入が低いほど結婚する割合が減り、妻が非正規雇用であれば正規雇用の場合より第一子出生が減る傾向にあった。出産が育児ストレス、労働環境、経済状態、男性の育児参加などと関係が深いことが示唆された。

　ひとり親世帯数の増加も著しい。1993年に約79万であった母子世帯は2011年には124万世帯に、父子世帯も約16万から22万世帯に増えた。2011年の「全国母子世帯等調査」によれば、母子世帯になった理由は離婚が80.8%、未婚が7.8%、死別が7.5%、父子世帯になった理由は離婚が74.3%、死別が16.8%である。離婚統計では同居期間が10年未満の離婚が過半数を占めることから、乳幼児を育てる時期の離婚も相当数あると考えられる。

3. 妊娠・出産・育児と親のメンタルヘルス

　新しい命の誕生は、命を迎える側にとっては単なるライフイベントではなく、母親、父親という新たな役割を担う大きな転換である。女性は妊娠すると、つわりや胎動など身体の変化が起こり、合わせて、子を持つことへの期待、戸惑い、不安などが起こるであろう。その後は胎児の成長を受け止めながら女性も男性も徐々に親になる自覚ができていくことが期待されるが、現実にはストレスや葛藤、抑うつ、不安を抱えながら出生を迎えたり、産後から育児期にまで心の状態

が良好でない場合もある。

「健やか親子21」では、妊娠、出産、産褥、育児期にかけて、育児をする親の心の状態に焦点を当てて見守っていく方向性が打ち出された。そして地域保健の流れと地域の産科小児科医療の流れを融合させる観点、妊娠から育児期まで連続性を持ったケアシステムをつくる観点が不可欠とされ、これらの取り組みは児童虐待の予防や発見にも役目を果たし得ると示された。「健やか親子21」で母の心の状態の指標として用いられた「産後うつ病の疑い（EPDS9点以上）の割合」は、2001年時の13.4％から2009年中間評価では10.3％、2013年最終評価では9.0％と改善している。ここで言うEPDSとは、1987年に英国で開発された**エジンバラ産後うつ病調査票**（Edinburgh postnatal depression scale：EPDS）の日本語版であり、産後うつ病のスクリーニングとして地域や医療機関でしばしば使用されている。

これまでの研究では、妊娠中の抑うつに関連する要因は、予期せぬ妊娠や望まない妊娠、胎児への不安、教育歴や経済状態などの社会経済状態が不十分なこと、出産後の仕事継続がしにくい職場、配偶者からのサポートが不足することなどが挙げられてきた。産後の母の抑うつ症状に関連する因子としては、うつの既往、配偶者からのサポートの低さ、失業、低い社会経済状態、母との関係不良、出産時の合併症、未熟児、シングルマザーなどが報告されている。米国の調査では、産後の抑うつ症状、精神的健康度不良は、妊娠前、出産前の精神状態それぞれと有意な関連があることが報告されている[3]。これまでの報告によれば、妊娠中や産後だけの特別な症状はなく、生物学的に特別な要因が見つかっているわけでもなく、他の時期と比べて特に有病率が高いわけでもない。参考までに、日本の多施設における第一子妊娠中の女性の研究では、妊娠中のうつ病エピソード（DSM-Ⅲ-R）発症率は5.6％、産後3か月以内の発症率は5％であり、産後のうつ病の最大の危険因子は妊娠中のうつ病であった[4]。

なお、EPDSに限らず、自己記入式調査票を用いて抑うつ症状、ストレス症状が測定される調査は多い。その場合、うつ病の医学的診断と一致するわけではないが、抑うつ症状、精神的健康、心身のストレス反応を表す有益な指標となり、集団における分布の知見、介入のためのスクリーニングとして有用である。本稿で抑うつ症状、精神的健康度と記す場合はこのことを指し、うつ病の診断とは区別している。

4. 育児のストレス

　幼い子の世話は、成長によりその内容が変化するものの、高い要求度と低いコントロールが特徴である。1〜2歳の子は、運動が活発になるとともに好奇心も増して行動範囲が拡大するため、とりわけ手がかかるとされる。子どもからの要求への対処も一筋縄ではいかない場面が増えてくる。乳幼児を持つ母親の調査では、具体的な育児上のストレスとして、自分が自由になる時間がとりにくいこと、子どもが泣きやまなかったり指示に従わないこと、母自身の疲労などを挙げる者が多かった[5)][6)]。父の行動も母に影響しており、父親が育児に参加する母においては子どもや育児に肯定的な感情を持つ割合が上がるが、父の育児参加がほとんどない母は否定的感情を持つ率が高かった[7)]。両親を対象に**育児ストレスインデックス**（parenting stress index）を用いて育児ストレスを測定すると、母と父の間で有意な関連があり、母親では、母親イメージと自分自身の一致しにくさ、夫の育児への関わりへの不満が育児ストレスに関連していた。父親においては、父親イメージと自分自身の一致しにくさ、母親イメージと妻が適合しないこと、年齢が若いことが育児ストレスと関連した[8)]。

　別の観点から育児ストレスを見てみる。幼児を持つ母で無職の場合と就労している場合の育児ストレスを比較した研究では、無職群のほうがイライラ感、不安、抑うつ感、気力低下が強く、単独で育児をしているという意識を持つ傾向が強かった。育児援助者のない無職の母は疲労感が強かった[6)]。無職の母では自己のエネルギーの大部分を家庭、育児に向けることになるため、一個の大人としての存在感や自分が成長し続けている実感を持ちにくい場合は、育児のストレス感以上に、社会からの孤立感、自分を喪失するような不安感を強く感じるとの見方を柏木は示している[9)]。この課題には、地域でのつながりづくりや親自身が将来の見通しを持てる支援など工夫の余地が多いと考えられる。

　保育所や**3歳児健診**で母に抑うつ症状を尋ねた日本での調査では、40%以上が抑うつ症状ありとの結果であった[10)][11)]。抑うつの割合は調査対象や調査方法により変わるが、日本の健康な就労女性では10〜15%とされるので、子育て期の女性がストレス、抑うつ症状を有する率は極めて高いと考えてよいのではないだろうか。妊娠中、産後、その後の子育て期の抑うつにおける1つの大きな問題は、

うつ状態になって睡眠、エネルギー、食欲などに問題が生じても、妊娠・出産に伴う体調変化や育児による疲労と誤解され、適切な受診をする機会を失う場合が少なくないことである[12]。したがって、妊娠中から子育て期にかけて、母と直に接する機会を持つ産科や小児科医療機関、保健行政、保育所などの関係者は、母の精神的健康状態に留意し、抑うつ症状などの早期発見と適切な医療やサポートへの導入をすることが大切と考える。合わせて本人や家族への啓発も重要と考えられる。

ひとり親家庭での育児についても考えなければならない。丸山と瀬戸による保育所の母親の調査では、**シングルマザー**では52％が抑うつ症状ありと判断され、夫が同居の場合の43％より高かった[11]。これは収入などの影響を含んでの結果であるが、身近でのサポートが得にくい場合などは、家事や仕事に加えて育児を1人で担うストレスは心理的にも物理的にも相当に大きなものと考えられる。離婚や死別自体が大きなストレッサーとなる場合もあるであろう。家庭環境の変化を和らげてストレスを軽減するために、就労・家事育児・相談などの支援、経済面の支援の充実が求められる。

5. 育児期の就労とメンタルヘルス

「働くこと」は収入をもたらすだけでなく、仕事を通しての自尊心や自己価値観の高まり、社会との接触増加、利用できる社会資源の拡大というプラスの側面がある。近年は、働きながら乳幼児を育てることも少なくない。しかし、正規労働者では出産前後での就業継続率は52.9％（2000年代後半）であり、パート・派遣など非正規労働者では継続率は18％とさらに低い[13]。妊娠前に仕事をしていて出産前後に退職した女性において、退職理由の39％は家事育児専念のため、26％は仕事と育児の両立困難との自主判断、9％は退職勧奨や解雇であり、就労継続の希望があってもかなえにくい状況である[1]。子育てをする年代の男性を見てみると、6歳未満の子を持つ30歳代の男性の育児時間は平均1日当たり39分、家事時間を合わせても1時間7分である[14]。このように男性が仕事に比重を置く社会の状況があり、女性側の負担の大きさが際立つことも、女性の就労継続を妨げる要因と考えられる。

保育園児の母親において雇用形態別にストレスを比較した研究によれば、非正規労働の母親は、保育所への送迎や病気時の対応も含めて育児の中心的役割を担うが、経済的ゆとりを持ちにくいことが大きな特徴であった。出産前後での仕事の継続率も低く、妊娠・出産から子育て開始の時期に、退職と経済的不安を合わせて抱えることは、女性にとっても家族にとっても大きなストレスであると推測される。他方、正規労働者は、経済的なゆとりを持ち、友人・家族のサポートを得ながら、出産前後で継続した仕事に就く傾向が見られた。しかし7割の女性が仕事と家庭両方を合わせた負荷、過半数の女性が仕事と家庭の間で板挟みになる状況を感じており、健康への悪影響や将来の離職が懸念された[11]。

　仕事と家庭の両立に苦慮するストレスを表す概念に**仕事家庭葛藤**（work-family conflict：WFC）がある。WFCは役割間葛藤の一形態であり、「個人が職場と家庭それぞれの領域から求められる役割において、片方の役割に携わるともう一方の役割が果たせなくなるというように、役割同士が相容れないために生じる葛藤」と定義される[15]。WFCは、仕事が家庭を妨げる方向（work interference with family：WIF）と家庭が仕事を妨げる方向（family interference with work：FIW）の2つの方向性があると考えられている。そして、両方向とも仕事満足度低下、生活満足度低下、抑うつ・不安などのメンタルヘルス悪化に影響すること、両方向の葛藤が互いに関連することが報告されている。渡井による乳幼児を持つ労働者を対象とする日本の調査では、WIFは女性より男性が、FIWは男性より女性が高かった。さらにWIFは男女ともに抑うつ、疲労に関連していた[16]。WIFとFIW両方を持つ労働者では、男女ともに精神的健康度、夫婦間の人間関係の悪化が認められたという報告もある[17]。

　女性、男性を問わず育児期の労働者は、仕事のストレスだけでなく、WFCを有することが多いこと、そしてWFCは職場でのパフォーマンスや精神的健康、夫婦の人間関係にまで影響することを多くの関係者が理解することが必要である。

　仕事と家庭の両立支援策の充実を目指して、国では、**育児・介護休業法**（育児休業、介護休業等育児又は家族介護を行う労働者の福祉に関する法律）が2009年に改正された。ここに盛り込まれた育児休業、短時間勤務、子の看護休暇などの事業者への義務づけによって、育児期に仕事を継続しやすい社会に近づくことが期待される。

6. 親のメンタルヘルスの子への影響

愛着（アタッチメント）は、子どもと親（養育者）など特定の人との間に結ばれる心身の絆であり、生後6か月から1歳半頃までが**愛着形成**に最も感受性が強い時期と考えられている。愛着により乳幼児は基本的安心感を持つようになり、愛着者は乳幼児が活動範囲を広げていく際の安全基地となる。愛着の形成には、感性を持った人が子の行動や言葉をしっかり受け止めて、愛情を込めて反応することが必要である。愛着は、生涯にわたる対人関係の基盤となる。さらに、情緒や社会性の発達、知的発達、ストレス耐性、対人関係の安定性にも影響を及ぼす。愛着について生物学の分野では、オキシトシン・バソプレシンシステムという愛着を裏づけるメカニズムの研究、早期子育て環境を介して視床下部-下垂体-副腎系によりストレスへの感受性が親から子に伝達される実証研究などが始まり、英国の児童精神科医ボウルビー（Bowlby, J.）が生み出した**愛着理論**の実証に向けての歩みが進み出している[18]。

乳幼児期の愛着形成と子どもの発達を支える一番身近で日常的な環境は、子の親であるが、親の精神的健康度はどのように子どもに影響するであろうか。先に記したように、母の抑うつ症状は頻度が高いため、抑うつを中心に見ていきたい。抑うつ症状が出現すれば、抑うつ気分、心身のエネルギー低下、睡眠障害、意欲低下などが出現する。うつ状態の母親はそれらの症状のために子どもに注意が向けることが十分できなかったり、世話ができなくなったり、声や視線、身体接触による子どもへの反応が減少する。さらには、育児に自信をなくして自分を責めたり、子どもへの否定的接し方や易怒的・攻撃的言動が増えたりする。楽しみや興味の低下が強く見られれば、子どもへの関心や愛情、一緒にいる楽しさも弱まってしまう。これらの症状は、軽度で周囲も本人も気がつかない程度から入院治療が必要な状態までさまざまであろう。

うつ病／抑うつ症状は、再発を繰り返したり長期に及ぶことが少なくない。抑うつ症状が出現すると配偶者にもネガティブな影響が及んで夫婦の関係性に問題をもたらす場合もある。症状の程度や期間によっては、子どもの心身の発達、愛着形成にも影響を及ぼすため、乳幼児養育期の母の精神的健康を守る大切さは、他の時期にも増して重要である。

母の抑うつの問題に加え、近年は父の抑うつ症状も注目されている。米国のレビューによれば、子ども誕生後の父の抑うつ症状の有病率は地域の調査で1.2～25.5％であるが、母が産後のうつ状態の場合は父の抑うつが24～50％と高率になる[19]。英国や米国の調査では、父親の抑うつは、子どもが感情面、行動面の問題を起こすリスクを上げ、父と母両方が抑うつ症状を有する場合はそのリスクがさらに上がるという結果が得られており、今後は日本でも父の精神的健康、夫婦の健康、そして子どもへの影響とその防止についての研究が進むことが望まれる。

7. まとめ

　国や地方公共団体の**子育て支援**として、児童手当制度、保育所整備、小児医療体制の確保、乳児家庭の全戸訪問（**こんにちは赤ちゃん事業**）、子育て拠点の設置など、さまざまな施策が実施されている。低出生体重児や先天異常症候群などの障がいで養育困難さを有する子どもの親には、地域での細やかな支援も試みられている。職域においては、育児休業制度、短時間勤務制度の整備、長時間労働の抑制、年次有給休暇の取得推進、子育て離職後の再就職支援など、男女を問わず仕事と生活の両立ができる社会を目指す方向が打ち出されている。これらの施策により個々の親の育児ストレスが軽減され、安心して子育てができる社会に近づくことを期待したい。

　しかしながら現状では、子どもを育てながらの生活にストレスを感じる親は少なくない。配偶者の協力が得られない場合やひとり親など、サポートの少ない中で育児に奮闘する親、近所に言葉を交わす人もいない親も少なくないであろう。育児中の母の就労については、育児と仕事両立のための心身の負担や葛藤に加え、非正規雇用などによる経済的余裕のなさや将来の見通しの持ちにくさなどの問題がある。ストレス症状、抑うつ症状を持つ割合も高い。無職の場合は育児の孤立感や経済的困窮につながる場合もある。

　乳幼児を育てる時期、子の最も身近な養育者である母親（父親）の精神的健康度が良くない場合、子どもへの適切な関わりができなくなる。そのため、親のストレス状態、抑うつ状態は本人の問題にとどまらず、子どもの発達や愛着形成に

まで影響を及ぼしかねない問題となる。虐待につながる可能性もある。子どもの心と体の健やかな成長のためにも、母親、そして母親を支える父親のストレスを軽減し、社会全体で支えていくことが大切である。

　補足であるが、近年、情報通信技術（ICT）の普及が人々の生活様式やコミュニケーション様式を急速に変化させている。特にスマートフォンの登場以後は、多彩な付加機能に惹きつけられて片時も手放せなくなる「**スマホ依存**」が問題となっている。杉山は、ネグレクトにより子に愛着障害が起こり、発達障害と極めて似た症状が出現する場合を「第四の発達障害」と呼んでいるが[20]、育児中の親が、連日スマートフォンに長時間向き合ったり、幼児を長時間スマートフォンで遊ばせたりするようになれば、子どもへの関わりが質も量も著しく低下して、ネグレクトに近い対応になる可能性がある。2013年12月に日本小児科医会は「スマホに子守をさせないで」というポスターを作り警鐘を鳴らしたが、育児ストレス軽減にも役立つであろう「道具」の持つ危険性に、親も関係者も注意を払わなければならないと考える。

　本稿で述べてきたように、乳幼児を養育する親はストレスの高い状態にある。ストレスを減らして、親が安心して子どもに向き合える社会、子どもを持ちたくなる社会を実現するために、さまざまな分野の知恵と実行力を結集することが、今、何より大切なことと考える。

〈文献〉

1) 内閣府．少子化社会対策白書；2014．
2) 厚生労働省．人口動態統計月報年計（概数）の概況；2013．
3) Witt WP, Wisk LE, Cheng ER, Hampton JM, Creswell PD, Hagen EW, et al. Poor pre-pregnancy and antepartum mental health predicts postpartum mental health problems among women in the USA: a nationally representative population-based study. Womens Health Issues 2011; 21: 304-313.
4) Kitamura T, Yoshida K, Okano T, Kinoshita K, Hayashi M, Toyoda N, et al. Multicentre prospective study of perinatal depression in Japan: incidence and correlates of antenatal and postnatal depression. Archives of Women's Mental Health 2006; 9: 121-130.
5) 西村真実子，津田朗子，林千寿子，木村留美子，関秀俊，飯田芳枝他．石川県における乳幼児の育児の実態と母親の意識．小児保健研究 2000；59：674-679．

6) 光岡摂子，小林春男，奥田昌之，池口恵観，芳原達也．乳幼児を持つ母親の疲労と育児不安．体力・栄養・免疫学雑誌 1999；9(1)：30-39.
7) 坂間伊津美，山崎喜比古，川田智恵子．育児ストレインの規定要因に関する研究．日本公衆衛生雑誌 1999；46：250-261.
8) 桑名佳代子，桑名行雄，細川徹．1歳6か月児をもつ親の育児ストレス（2）：両親間における育児ストレスの関連．東北大学大学院教育学研究科研究年報 2008；57：339-358.
9) 柏木惠子．子どもが育つ条件：家族心理学から考える．東京：岩波書店；2008.
10) 宮地文子，山下美根子，渡辺好恵，関美雪．初妊婦および3～4か月児・保育園児の母親の抑うつと関連要因．日本地域看護学会誌 2001；3：115-122.
11) 丸山総一郎，瀬戸昌子．雇用形態多様化と心の健康．矢野栄二，井上まり子編．非正規雇用と労働者の健康．川崎：労働科学研究所出版部；2011．p.203-231.
12) Marcus SM. Depression during pregnancy: rates, risks and consequences. The Canadian Journal of Clinical Pharmacology 2009; 16: e15-e22.
13) 厚生労働省 雇用均等・児童家庭局．平成23年版 働く女性の実情；2012.
14) 総務省．平成23年社会生活基本調査　生活時間に関する結果の概要http://www.stat.go.jp/data/shakai/2011/pdf/gaiyou3.pdf（2013年10月30日アクセス）
15) Greenhaus JH, Beutell NJ. Sources of conflict between work and family roles. Academy of Management Review 1985; 10: 76-88.
16) Watai I, Nishikido N, Murashima S. Gender differences in work-family conflict among Japanese information technology engineers with preschool children. Journal of Occupational Health 2008; 50: 317-327.
17) Shimazu A, Kubota K, Bakker AB, Demerouti E, Shimada K, Kawakami N. Work-to-family conflict and family-to-work conflict among Japanese dual-earner couples with preschool children: a spillover-crossover perspective. Journal of Occupational Health 2013; 55: 234-243.
18) 岡田尊司．愛着崩壊：子どもを愛せない大人たち．東京：角川学芸出版；2012.
19) Goodman JH. Paternal postpartum depression, its relationship to maternal postpartum depression, and its implications for family health. Journal of Advanced Nursing 2004; 45: 26-35.
20) 杉山登志郎．子ども虐待という第四の発達障害．東京：学習研究社；2007.

13 発達障害とストレス

真船浩介・森崎美奈子・丸山総一郎

1. はじめに

発達障害（DSM-5では、**神経発達症群／神経発達障害群**：neurodevelopmental disorders）は、中枢神経系の機能の障害という点では共通する、発達期に発症する広範かつ多様な疾患群が含まれる。ここでは、神経発達症群の中でも特に広く知られる**自閉スペクトラム症／自閉症スペクトラム障害**（autism spectrum disorders：ASD）と**注意欠如・多動症／注意欠如・多動性障害**（attention-deficit/hyperactivity disorder：ADHD）に着目し、最初に、その臨床像、疫学や発症機序に関する最近の知見を示す。次に、診断については、その概念の歴史的変遷に触れながら、評価方法がカテゴリーからスペクトラムへと変わったDSM-5におけるこの疾患に対する診断の特徴を検討する。3番目に、病因は**多因子・多遺伝子遺伝**とされているが、子どもから成人になるにつれて環境要因の関わりが強くなると推定されていることから、ストレスとの関連をASDとADHDに焦点を絞り概説する。最後に、最近、児童から成人への**キャリーオーバー**を見据えた精神医学の構築が課題となっている成人期のASDの現状と問題点、併存精神障害の診断と対応についても発達の観点から言及する。

2. 臨床像

　ASDは、対人相互性と行動・興味に関する障害が症状の中核をなしている。対人相互性においては、対人関係における他者の興味、感情、反応の把握が困難なことから双方向の交流に支障が生じ、重篤な場合には対人関係が完全に欠如する場合がある。さらに、非言語的コミュニケーションの理解や使用が不十分なことからも、双方向の交流に支障が生じ得るとされている。また、行動においては、反復的・常同的な言動が特徴的であり、特定の習慣や言動等のパターンに過度のこだわりが認められ、こだわりが妨げられる環境等の変化に対しても、過度の抵抗を示す場合がある。このようなこだわりや興味は、限局的で固着していることも特徴的である。さらに、環境からの知覚情報に対しては、反応性が亢進し、光や音、感触等に対して過敏な反応が認められる。反対に、知覚情報への反応性が低下し、痛みや熱さ・冷たさ等に対しても無反応となる場合もある。一方で、必ずしも知的能力の障害を伴わないため、学校生活への適応状況によっては、児童期までに周囲の明確な気づきや専門家への相談、受診・診断等に至らない場合も想定される[1]。

　ADHDは、発達段階（年齢）に対して不相応な注意の欠如、多動性、衝動性が中核症状であり、身体的な異常所見を伴わない行動的特徴からなる症候群と言える。ADHDには注意の欠如が優勢であり、持続的な集中の難しさ、忘れっぽさ、生活習慣の習得や実行の難しさ等に特徴づけられる**注意欠如**優勢型に加え、落ち着きのなさや過剰な行動、多弁に特徴づけられる**多動性**と、直面した状況に即座に反応してしまい、考える前に行動化する**衝動性**が優勢な多動・衝動性優勢型、注意欠如に多動・衝動性が混在する混合型の3つのパターンが代表的である。いずれの病態も、中枢神経系における実行機能と報酬系の障害が仮定されている[2]。すなわち、目標達成のために不適切な行動を抑制し、適切な行動を選択する実行機能、特に抑制機能の障害から、衝動性や注意の持続困難が生じる。そのため、計画的な行動も困難となるとともに、報酬を認知し、反応する報酬系の障害から、報酬が得られるまでの時間差、遅延に耐えられず、即座に得られる別の報酬を選択する衝動性、報酬が得られるまで他のものに注意が向く多動・注意欠如が生じると考えられている。

ASD、ADHDのいずれの症状も、学校生活、職業生活を問わず社会生活全般において、円滑な課題遂行や対人関係に支障をきたす可能性が高く、ストレスによる不適応やうつ病や不安障害をはじめとする他の精神障害の発症リスクの増大が危惧される。

3. 疫学研究による知見

　ASD の有病率は、近年の調査において、5〜9歳の児童では1.6%[3]、成人では1.0%[4]、いずれも女性よりも男性で多い。その発症には、高い**家族集積性**が認められ、多数の関連遺伝子が報告されている[5]。一方、明らかな家族負因や遺伝的異常が認められない場合も多く、明確な原因遺伝子は特定されていない[6]。近年、有病率の増加が認められることから、遺伝だけではASDの発症の説明が困難であり、ASDの発症には、遺伝に加えて、環境要因、あるいは、遺伝と環境要因の相互作用による影響が指摘されている[7]。有病率の増加には、世界保健機関（WHO）の国際疾病分類（ICD）や米国精神医学会（APA）の診断基準（DSM）の改訂に伴う診断概念の拡張[8]、診断技術の向上[7]による影響も指摘されているが、遺伝と環境要因の相互作用は幅広く支持されている。

　ADHDは、日本における近年の調査から児童で2.5%と推定され[9]、成人では国際調査から1.2〜7.3%とされている[10]。一般に、年齢とともに減少する傾向が知られ、また、女性よりも男性において多いことが明らかにされている。その発症も、双生児研究をはじめとして、高い遺伝率が示唆されているが、ドーパミン神経系とノルアドレナリン神経系に関連する遺伝子変異が報告されているものの、明確な原因遺伝子の同定には至っていない[11]。

　発症機序という点では、ASDとADHDは、いずれも典型的には人生の早期に発症し、症状が顕在化する。特に、青年期以降に初めて診断されたASD患者においては、養育上の何らかの問題が発症の原因として誤解されやすいことから、発症と養育上の課題に関連が認められないことを患者・家族に対して助言することが推奨されている[12]。しかし、成人、児童のいずれにおいても、対人相互性と非言語的コミュニケーションの障害によるストレスに伴い状態が悪化し、不適応や他の精神障害、特にうつ病と不安障害を併発するリスクが高い[13]。ADHD

では、双極性障害との併発により、長期予後が悪化することが知られている[14]。これには、双極性障害の症状であっても、ADHDの症状として見過ごされ、適切な治療を受ける機会が損なわれている可能性が指摘されている。また、ASDとADHDの症状は、周囲への影響も無視できず、両親をはじめとする養育者から、友人、同僚・上司、恋人・配偶者等、周囲の関係者のストレス要因となる可能性も否定できない。

4. ASD、ADHDとストレス

　知的障害を伴わない思春期以降のASD外来患者を対象とした研究では、その半数以上が児童期以降にいじめられた経験を持ち、特に女性においていじめの体験頻度が高い[13]。また、比較的高学歴であるのに対して、半数以上が失業あるいは病気休業していることが示され、社会適応水準に関する予後は必ずしも良好とは言えないことが示唆されている[13]。日本における全国調査でも、知的障害を伴わないASDを持つ成人では、一般人口よりもQOL（生活の質）が低く、精神的健康と社会活動ともに予後が良好とは言えないことが明らかにされている[15]。また、母親による支援や早期の診断は、QOLを高めることも示唆されており[15]、早期の養育者への啓発と支援が重要と考えられる。一方、養育者のストレスも、自閉症状が重篤な場合やセルフケア、栄養補給等の適応的な行動が乏しい場合に、顕著に自覚されることが指摘されているが、早期に診断され、支援を受けることにより、自閉症状が重篤な場合でも、子どもの性格や親子関係の難しさに関する負担を自覚しにくいことが示されている[16]。また、子どもの年齢が学童期に近づくほど、入学という変化を見越して、親としての役割や子どもの性格と親子関係の難しさに関する負担が強く自覚される可能性が指摘されている[16]。さらに、養育上のストレスとASDを持つ子どもの攻撃的行動や不安・抑うつ、身体愁訴等は、相互に影響を及ぼし合い、悪循環を形成することから、早期の介入・支援が重要であることが報告されている[17]。これは、ASDにとどまらず、行動的特徴が顕著なADHDの場合にも同様の傾向が想定される。ASDの症状の特徴から、学業や職業を問わず、定型化された課題は円滑に遂行できると考えられるものの、他者との交渉・調整が求められる課題や臨機応変に対応する必要のある

非定型的な課題、一貫した遂行方法のない複雑な課題等、遂行に困難が想定される課題も少なくない。直面し得る課題について、本人および周囲のストレスを想定し、あらかじめ本人と周囲双方に支援できる体制を整えておくことが重要と考えられる。

　ADHDでも、児童期の症状が軽症な場合と早期に受療している場合には、成人期の予後が良好であることが示されているものの、成人期以降の症状の持続に関する予測因子は明らかにされていない[18]。成人期のQOLを指標とした長期予後においても、早期の診断と薬物療法による改善が指摘されている[19]。

　行動的特徴が明確なADHDでは、ASDと同様に、養育者の症状への気づきや苦悩、ストレスも顕著になることが危惧され、周囲への支援も不可欠と考えられる。また、前述の実行機能および報酬系の障害から、知的能力をはじめとして、学業上・職業上の課題を遂行する能力に問題がない場合であっても、十分な成果を上げられない場合も少なくない。成人期以降、症状が緩和されていても、持続的に取り組む必要のある課題や計画的な対応が求められる複雑な課題、成果・報酬が即座に実感しにくい課題等、症状の特徴を踏まえて、支援が必要と考えられる課題を整理し、継続的な支援が重要になると考えられる。

　ASDとADHDでは、遂行が困難となる課題は症状に応じて異なるものの、いずれにおいても、対人関係の問題によって、本人と周囲の双方に、顕著な負担が生じる可能性が高い。互いに症状の特徴を理解し、対応する必要があり、専門家との連携を通じて、想定されるストレス要因を整理し、本人・周囲双方への支援を検討することも重要と考えられる。

　神経発達症群、特にASDとADHDは、いずれもストレス性の疾病とは異なるが、中長期的な予後としての社会適応水準は必ずしも良好ではなく、症状に起因して生じる対人関係上、課題遂行上の課題によるストレスは看過できない。ストレスによる他の精神障害の併発を予防するためにも、成人期以降も一定程度の症状が持続する可能性を踏まえ、個々の症状の特徴に応じた支援が重要と考えられる。また、症状に起因するストレスは、本人のみならず、養育者をはじめとする周囲の関係者にも生じ得る。個人差も顕著であり、画一的には対応できないものの、症状の特徴から課題の得手不得手が顕著なため、あらかじめストレス要因を想定することも可能と考えられ、本人および周囲の負担感に応じた早期の支援が

求められる。

5. DSM-5におけるASDの概念と診断の特徴

ここではDSM-5における新しい概念の捉え方と診断について、ASDを例に示す。従来の**自閉性障害（自閉症）**、**アスペルガー障害**を含む**広汎性発達障害**は、DSM-5ではASDに統合された。症状で区分するこれまでのカテゴリー分類は廃され、社会的コミュニケーションの制限、および、行動と興味または活動の制限された反復的な様式という2つの領域は、軽度から重度までの能力低下という1つの連続体を示すので、「**スペクトラム**」という用語で表現される。症状は幼児期早期から認められ、社会的・職業的な日々の活動を制限する。単純な**常同行動**、**反響言語**、**強迫的なこだわり**、**儀式的様式**、**知覚過敏**、**言語発達の遅れ**として現れることがある。知能や言語の障害の特定は、その次に記録されるが、時には知的能力障害（知的発達症）を伴うものかもしれない。ASDは、先に挙げた以外にも**小児自閉症**、**カナー型自閉症**、**高機能自閉症**（高機能の正式な定義はなく、多くの場合、知能指数70以上としているが、85以上として限定して用いられる場合もある）、非定型自閉症、小児期崩壊性自閉症、特定不能の広汎性発達障害などの障害も包括している。

症状の発展と経過について、典型的には生後2年目に気づかれるが、重度であればそれよりも早く、軽微の場合は遅い場合もある。最初の症状は言語発達の遅れであることが多く、**愛着形成**の遅れは養育者の不満となって、虐待の高リスクとなる。症状は集団教育が始まる小児期早期や学童期早期に最も顕著で、集団行動の苦手さや特定のものへのこだわりが現れ、問題児としていじめの対象になりやすい。ASDは変性疾患ではないので、生涯を通して学習や代償をし続ける。「心の理論」の発達は遅いが、言語発達が9～10歳レベルになると行動面の改善が認められる。しかし、蓄積された迫害体験が被害念慮を生み、他者の行動を誤解する傾向から、思春期に問題行動の増悪が一部の人に見られる。成人期には、ごく一部の優れた知的能力や特殊技能を持つ人や障害のより軽度の人は自立して生活や仕事ができるかもしれない。しかし、そうした人であっても**社会的脆弱性**から実務的な対応には援助なしで対応することは困難で、社会的に受容されるための代償的対処によるストレスに苦慮し、抑うつや不安を表出しやすい。成人期に

仕事や家庭の破綻を契機に受診する人がいる。その際、診断基準の誤用、拡大解釈とならないよう留意を要する。臨床的観察と発達歴から受診時点で診断基準を満たしていれば自閉スペクトラム症と診断されるかもしれない。特徴的な症状は幼少期から存在し、青年期になって初めて出現するものではない。幼少児期に良好な社会的および**コミュニケーション技能**を持っていたという情報（両親または親類からの報告）があれば、この診断は除外しなければならない。一方、発達期に明らかであった症状が、その後の代償や治療的介入と支援で隠されている場合には未診断も多い[20]。しかし、それでもなお、その症状が、社会的、職業的、または他の重要な領域における現在の機能に、臨床的に意味のある障害を引き起こすのに十分である場合にはこの診断がなされるべきである。

　併存症を持つ人も多く、注意欠如・多動症、不安症群、抑うつ症群などで、その時には両方の診断が適用される。よく関連する疾患として睡眠障害、てんかん、便秘、回避的－限定的摂食障害は記載しておくべきである。また、統合失調症、境界性パーソナリティ障害の誤診もあるので鑑別は重要である。このあたりは、児童精神医学と成人精神医学へのキャリーオーバーを見据えて議論されている[21]。例えば、司法領域における発達障害の問題は、精神鑑定における責任能力との関係である。ASDは意識障害、知能障害、幻覚妄想状態は基本的に見られず、併存症や二次障害がない場合には、この障害が直接関与しているにもかかわらず「冷静に」「計画的に」犯行が実施されたように見え、現状では、障害関与がなかったような司法判断がなされやすい。環境因に加え、発達的要因の影響による臨床特性は未解明な課題であり、児童と成人の症候論の間に発達論的なつながりの確立が必要とされている。

6. 成人期のASD

　職場不適応現象の多発する中で、近年、その背景に、神経発達症群の中でも、ASDが疑われる事例が多い。従来、発達障害ゆえの職場不適応が見過ごされ、前景に出ている併存症のうつ病、双極性障害のみに注目した診断や、パーソナリティ障害等とされ、職場の対応を誤る状況も珍しくなかった。職場で発達障害を疑われながらも本人が受診を拒否する場合や発達障害の診断基準を満たさずに発

達障害と診断されないケースも多い。会社生活に彼らが適応するために、本人および周囲のストレス対処が必要とされる現状について、症例を通して、職場ストレス対策とともに言及する。

(1) 症例（A：コンピュータ技術者、30歳、男性、独身）

本社から地方事業所への異動をきっかけに、憂うつ、意欲の低下、不眠、疎外感、下痢、微熱等の症状が発現。職場では、「仕事に対して積極的ではない、仕事の進捗の報告ができない、期限を守れない、仕事よりも好きなアニメに没頭することを優先する、他者と協調せず単独行動を好む、注意をしても同じミスを繰り返す、視線を避ける、遅刻が多いが反省している様子は見られず、忙しかったり難しい仕事になると、下痢、発熱を理由にぽつぽつ休む」と評価は低かった。上司が注意や叱責をしても改善も反省した態度もなかった。表情が乏しく元気もなく、やがて休みがちとなったので、産業医からメンタルクリニックを紹介され受診、うつ病と診断された。投薬治療を開始するが、症状は改善せず、**要休業**の診断書が提出され休業となる。

「親には心配をかけたくない、寮にいるほうが落ち着く」との一点張りで、寮でのひきこもり状態となった。1日1回ほとんど同じインスタント食品の食事、ちょっとした音も気になって眠れず昼夜逆転の生活で、週末調子が良いと1人でアニメ映画を見に行ったり、アニメ関連グッズの店に行く生活をしていた。休業の延長の**診断書**や、**傷病手当金**申請の書類等についても期限までに提出しない。上司が再三連絡をしても返事がなく、健康管理室の看護師の電話にのみ応答する状態で、会社は対応に苦慮した。休業開始6か月目、産業医の説得により、Aは両親に休業していることをようやく伝えた。A、両親、人事、産業医、心理士との面談を実施。面談の中で人事担当者から「Aさんは寮にいたい気持ちが強いのでしょうが、家族と一緒のほうが安心」と実家での療養を勧めた場面で、ニコニコして「はい、寮で療養したいです」と答えるなど、場の雰囲気が読めない発言が見られた。

その後、ようやく実家に戻り、郷里での療養後、症状が改善。復職に際して産業医と心理士が面談を実施した。その結果、環境の変化への適応や対人関係を構築することが苦手であること、想像力の欠如のために種々の場面で苦労をしてい

たこと、周囲に受け入れられるよう「普通」のふりをして生きてきたが、それがストレスとなっていたことが話された。また、困った時にはどうしてよいかわからず、固まってしまったこと、いつも注意されて、自分はだめな人間だと思うようになったこと、そんなだめな人間は、誰にも相手にされないと思ったこと等が語られた。Aにとっては「困った」という態度が、職場の上司や同僚には「反省もせず反応がない」と負の評価をされていた。わからない時、困った時はそのことを伝えなければ相手には理解されず不愉快に思われることが心理士から伝えられ、Aもそのことを前向きに受け止めた。

これまでのAは、「大学院卒だから」「もう30歳なのだから」と周囲に期待をされていた。しかし、実際のAは、個々の能力の差が大きく、アンバランスであったために、できることとできないことの差は大きかった。しかも、できないことが多く、失敗体験を積み重ねてきたため、そのたびに自己評価も下がり、自信を喪失していたことが明らかとなった。なお、郷里での休業中、主治医は、Aの発達歴を母親から聞き、2歳頃から目が合わない、親を求めない、愛着形成が遅れるという発達の遅れがあったこと、集団行動が苦手で小中学校でいじめにあったことなど特徴的な対人関係の症状が早期より存在していたことを確認、現症も踏まえてASDと診断していたことも判明した。

Aの**復職支援**に際し、ストレス要因である業務課題のレベルを質的にも量的にも下げ、達成体験をさせることがAの自信の回復につながると**復職判定会議**で確認され、勤務時間や作業の制限などが「**勤務措置指示書**」で産業医から本人と上司に徹底された。

人事担当者・上司から、「復職に際して心配なことは?」との質問には、「今度の寮には洗濯機がありますか?」など、相変わらず場にそぐわない発言が見られたが、Aの復職に対する前向きな姿勢は職場にも伝わり、本人の行動特性を理解した上司の指導を受け、その後は、軽度の症状が出現することがあっても休まず出勤している。

(2) 考察:成人のASDの留意点と対応

成人のASDの併存精神障害は多彩である。精神科医が発達障害症状(生来の社会性障害、コミュニケーション障害、注意欠如、多動、衝動性)を主訴に受診する成人患者

に出会うことはまずない。子ども時代に見つからない症例では、代償的に社会性を持つに至るため、発達障害に伴う問題は潜在化している[22]。しかし、生物学的基盤を持つ病態とはいえ、脆弱な社会性は、ストレス状況に反応して破綻しやすい。職場では、過重労働、上司の叱責、対人関係のトラブル、仕事のミスなど業務上のストレスで、容易に不適応に陥る。患者は牛島[23]の言う「症状の二重構造」のもう一方の症状、抑うつや不安など通常の精神症状、身体症状が前面に出てくるので受診する。それらの症状は複雑で非定型であるがゆえに、発達障害の症状は見過ごされがちで、例えば、表層の症状からうつ病等の病名がつくにとどまったり、統合失調症、パーソナリティ障害などと誤診されやすい。未診断ASD成人患者が一般精神科臨床で無視できない患者層になっているという神尾の指摘への対応は重要である[20]。ASDを一次障害、併存精神障害を二次障害と称することがあるが、この間の因果関係を示す根拠はない[22]。まずは、表層の併存精神障害の症状をしっかり把握することが大切で、発達障害の徴候の評価は慎重でなければならない。なぜなら、**社会性の未発達**、**コミュニケーション力不足**、自己表現の未成熟、限定的な興味は、現在の若者に広く見られる特徴であって、徴候への安易な注目はASDの**過剰診断**につながりかねないからである。発達障害の徴候については、現在の症状確認にとどまらず、発達歴から幼少児期に症状が存在した事実確認を可能な範囲でしておきたい。

　発達障害の対応を周囲が認知していないと、上司もどのように支援・指導してよいかわからずに、「わがままや性格の問題」として扱われ、不適切な対応となりがちである。そのことが新たなストレス要因を生み、さらに不適応を遷延化させる。発達障害の従業員が、不適応を起こしやすいストレス要因は、環境の変化や「よき理解者」を失うことである。職場や職務の変化、理解ある上司や支えてくれる同僚の異動で、急に自立や自律を求められると社会的に脆弱なために実務にどう対応してよいかわからなくなる。特に職場の雰囲気やチームワークを重視する上司や秩序に厳しい上司の下では不適応をきたしやすい。発達障害には不向きな仕事も多く存在する。接客業や、営業職、中間管理職、チームで動く仕事など、臨機応変に対応しなければならない仕事は苦手であるため、次第に抑うつ感や身体症状が現れ、職業生活が長続きしない場合が多い。

　職場の周囲の人たちが社会生活を送るASDを支援するためには、本人が自分

の障害を理解し、受容していることが前提となる。知能の障害を伴わないASDは、診断されることなく成人したケースが多い。**療育**、**教育**などの支援を受けずに成人になると、その間、「変な人」「礼儀知らず」と言われ、いじめられたり、仲間外れにされたり、相手の意図を汲み取ることができずに「だまされる」など、数々のストレス状況を経験することになる。発達障害への職場ストレス対策として重要な視点は、本人の自尊感情の向上、主体的な自己の確立、過去の傷つきの癒し、必要に応じて併存精神症状に対する薬物療法と心理教育的援助につなげることが挙げられる。また、医療だけでなく保健、福祉、教育などの広範な支援、個々の特徴に合った**スキル教育**、ストレス対応とQOL向上の必要性を職場の皆が共有することが大切である。

7. おわりに

　DSM-5では神経発達障害群として、DSM-Ⅲ以降用いられていた広汎性発達障害およびその下位分類であった自閉性障害、アスペルガー障害は自閉スペクトラム症に包括され、消失したことは注目される。病名の翻訳は、病名による偏見やスティグマを減らすため、日本精神神経学会用語委員会において、この群の多くでdisorderを「症」とすることになったが、過渡期の混乱を避けるため「障害」も併記された。今回の改訂で、①相互的社会関係の障害・コミュニケーションの障害、②行動、興味、および活動の限定された反復的で常同的な様式の2つのスペクトラムとしての症状評価が重要視されることになり、重複などの整理は進むのかもしれない。しかし、ASDの過剰診断は、適切な治療機会を失いかねない問題となっている。そこで、成人型ASDの症例を取り上げ、ストレスが関与して発症する併存精神障害と生来存在するASDとの相互関連から正しい診断と対応を検討した。今回の改訂で今後大きな混乱が生じる可能性もあるが、本人と周囲の人たちのこの病態に対する正確な理解と継続的な支援によって、発達障害者の社会適応が促進されることを期待したい。

〈文献〉

1) Autism Spectrum Disorder and Attention-Deficit/Hyperactivity Disorder. In: American Psychiatric Association. Diagnostic and statistical manual of mental disorders, fifth edition (DSM-5). Washington, D.C.: American Psychiatric Publishing; 2013. p.43-57.（自閉スペクトラム症／自閉症スペクトラム障害．注意欠如・多動症／注意欠如・多動性障害．髙橋三郎，大野裕監訳．染矢俊幸，神庭重信，尾崎紀夫，三村將，村井俊哉訳．DSM-5 精神疾患の診断・統計マニュアル．東京：医学書院；2014．p.49-64.）

2) Sonuga-Barke EJS. The dual pathway model of AD/HD: an elaboration of neuro-developmental characteristics. Neuroscience and Biobehavioral Reviews 2003; 27: 593-604.

3) Baron-Cohen S, Scott FJ, Allison C, Williams J, Bolton P, Matthews FE, et al. Prevalence of autism-spectrum conditions: UK school-based population study. The British Journal of Psychiatry: The Journal of Mental Science 2009; 194: 500-509.

4) Brugha TS, McManus S, Bankart J, Scott F, Purdon S, Smith J, et al. Epidemiology of autism spectrum disorders in adults in the community in England. Archives of General Psychiatry 2011; 68: 459-465.

5) Levy D, Ronemus M, Yamrom B, Lee YH, Leotta A, Kendall J, et al. Rare de novo and transmitted copy-number variation in autistic spectrum disorders. Neuron 2011; 70: 886-897.

6) Beaudet AL. Autism: highly heritable but not inherited. Nature Medicine 2007; 13: 534-536.

7) Rutter M. Incidence of autism spectrum disorders: changes over time and their meaning. Acta Paediatrica 2005; 94: 2-15.

8) Rutter M. Aetiology of autism: findings and questions. Journal of Intellectual Disability Research 2005; 49: 231-238.

9) 文部科学省初等中等教育局特別支援教育課．通常の学級に在籍する発達障害の可能性のある特別な教育的支援を必要とする児童生徒に関する調査結果．文部科学省；2012.

10) de Graaf R, Kessler RC, Fayyad J, ten Have M, Alonso J, Angermeyer M, et al. The prevalence and effects of adult attention-deficit/hyperactivity disorder (ADHD) on the performance of workers: results from the WHO World Mental Health Survey Initiative. Occupational and Environmental Medicine 2008; 65: 835-842.

11) Faraone SV, Perlis RH, Doyle AE, Smoller JW, Goralnick JJ, Holmgren MA, et al. Molecular genetics of attention-deficit/hyperactivity disorder. Biological Psychiatry 2005; 57: 1313-1323.

12) Tantam D. Psychological disorder in adolescents and adults with Asperger syndrome. Autism 2000; 4: 47-62.
13) Hofvander B, Delorme R, Chaste P, Nyden A, Wentz E, Stahlberg O, et al. Psychiatric and psychosocial problems in adults with normal-intelligence autism spectrum disorders. BMC Psychiatry 2009; 9: 35.
14) Sentissi O, Navarro JC, De Oliveira H, Gourion D, Bourdel MC, Bayle FJ, et al. Bipolar disorders and quality of life: the impact of attention deficit/hyperactivity disorder and substance abuse in euthymic patients. Psychiatry Research 2008; 161: 36-42.
15) Kamio Y, Inada N, Koyama T. A nationwide survey on quality of life and associated factors of adults with high-functioning autism spectrum disorders. Autism: The International Journal of Research and Practice 2013; 17: 15-26.
16) Rivard M, Terroux A, Parent-Boursier C, Mercier C. Determinants of stress in parents of children with autism spectrum disorders. Journal of Autism and Developmental Disorders 2014; 44: 1609-1620.
17) Zaidman-Zait A, Mirenda P, Duku E, Szatmari P, Georgiades S, Volden J, et al. Examination of bidirectional relationships between parent stress and two types of problem behavior in children with autism spectrum disorder. Journal of Autism and Developmental Disorders 2014; 44: 1908-1917.
18) Kessler RC, Adler LA, Barkley R, Biederman J, Conners CK, Faraone SV, et al. Patterns and predictors of attention-deficit/hyperactivity disorder persistence into adulthood: results from the national comorbidity survey replication. Biological Psychiatry 2005; 57: 1442-1451.
19) Agarwal R, Goldenberg M, Perry R, IsHak WW. The quality of life of adults with attention deficit hyperactivity disorder: a systematic review. Innovations in Clinical Neuroscience 2012; 9: 10-21.
20) 神尾陽子，森脇愛子，武井麗子，稲田尚子，井口英子，高橋秀俊他．未診断自閉症スペクトラム児者の精神医学的問題．精神神経学雑誌 2013；115：601-606．
21) 十一元三．司法領域における発達障害の問題からみた児童精神医学のキャリーオーバー．精神神経学雑誌 2014；116：597-601．
22) 神尾陽子編．成人期の自閉症スペクトラム診療実践マニュアル．東京：医学書院；2012．
23) 牛島定信．発達障害をめぐる児童と成人精神科の接点．精神神経学雑誌 2011；113：712-716．

14　児童虐待とストレス

小野尚香

1. はじめに

　日本では1990年代に児童虐待件数が公示されるようになり、医療、福祉、心理、司法等の多領域・多専門職による虐待に関する研究が相乗的に重ねられ、虐待防止が法制化し、広く啓発されるようになった。今や子どもの人権や健康に関わる最も深刻な社会問題の1つとして広く認知されている。

　虐待の多くは、慢性的に繰り返される。子どもたちは、どのように虐待にさらされ、ストレスを感じ、心身の健康面やその後の人生に身体的、精神的また行動面での悪影響を受けていくのだろうか。一方、虐待の加害者については、社会的、経済的、精神的な問題を重層的に抱えていることが多いと報告されてきた。虐待者はどのような生活問題やストレスを抱えて社会の中で生きているのだろうか。本稿では、児童虐待をめぐる社会的・文化的脈絡とともに被虐待者と虐待者のストレスに注目し、援助のあり方について概観する。

2. 児童虐待対応の経緯と日本の法律

(1) 児童虐待の概念

　児童虐待は、身体的、心理的あるいは性的に子どもの身体や心を痛めつけることであり、そして養育放棄などのネグレクトによって子どもの生理的欲求を奪う

ことである。概念として「虐待と放棄」を構成するものである。英語ではchild abuse、あるいは、児童虐待の意味を広く捉えて不適切な養育という意味でmaltreatment等と表される。2013年に発表された米国精神医学会（APA）のDSM-5では、child maltreatment and neglect problemsとして、**身体的虐待**（child physical abuse）、**性的虐待**（child sexual abuse）、**ネグレクト**（child neglect）、**心理的虐待**（child psychological abuse）に分類されている[1]。

児童虐待対応の先進国と言われる米国で、児童虐待を社会の問題として捉えていく決定的な動因となったのは、1962年にケンプ（Kempe, C.H.）が率いるチームが発表した「**被虐待児症候群**（buttered-child syndrome）」である[2]。この論文で、ケンプらは死亡や障害の原因となる外傷をもたらした親による暴力を指摘し、どの家庭でも起こり得る事例として公的機関の介入の必要を訴えた。

被虐待児症候群の提唱以降、児童虐待関連の論文発表が続き、1976年までに米国全州で児童虐待通報法（Child Abuse Reporting Law）が成立し、公的な保護機関（Child Protective Service）が設けられた。1974年の児童虐待防止および対処措置法（Child Abuse Prevention and Treatment Act）成立後は、児童虐待防止が全国的に組織化されていく。米国の児童虐待対策は、離婚・再婚の増加や子どもの人権と相まって強化されてきた[3]。

また、**乳児揺さぶり症候群**も児童虐待と考えられている[4]。周囲から同情を引くために、子どもに危害を与えて病気に仕立てる**代理ミュンヒハウゼン症候群**や、アルコール依存症・虐待や過干渉等の問題のある親に育てられ、そのことによりトラウマに苦しむ人や現象を意味する**アダルトチルドレン**、また十分な愛情や保護を受けることができない愛情遮断症候群も同様である[5]。

（2）児童虐待防止をめぐる法整備

日本では、医療・保健・福祉専門職による報告や1990年代の民間の虐待防止活動等を経て、2000年に**児童虐待の防止等に関する法律**（児童虐待防止法）が制定された。この法において、児童虐待とは、児童（18歳未満）に対する保護者の身体的虐待、性的虐待、ネグレクト、心理的虐待に関わる行為を指す。

児童虐待防止法は、児童福祉法ひいては日本国憲法の理念に裏づけされた子どもの人権を基盤としている。**児童福祉法**の第1条には、「児童が心身ともに健や

かに生まれ、且つ、育成されるように努めなければならない」、そして「児童は人として尊ばれる」と明記されており、子どもは1人の人間として守られ尊重される存在である。日本が1994年に批准した国連の児童の権利に関する条約（1989年）においては、子どもの受動的な権利に加えて、子どもは主体的な存在としての権利を有することも示された。

　法は子どもの人権や安全を守るために、また子どもの権利や利益を擁護する指向をもって強化されてきた。2004年の改正児童虐待防止法では、児童虐待に「配偶者に対する暴力」と「同居人」による行為に関わる事項が加えられ、親子の再統合や子どもの自立支援に対する公的責任、さらに通告義務の拡大、警察署長への援助要請、保護者による面会・通信制限規定等を法文化した。

　2009年の改正児童福祉法においては、施設や里親、児童相談所の一時保護所などにおける**被措置児童等虐待**が規定され、2011年の改正民法では親権停止制度が設けられた。2012年には**障害者虐待の防止、障害者の養護者に対する支援等に関する法律**（障害者虐待防止法）が制定され、障害児に対する虐待防止を全般的に整備し、学校・保育所等の長は、相談体制の整備と対処ならびに防止に必要な措置を講ずる旨が定められた。

3. 児童虐待の現状と原因

（1）児童虐待相談対応ならびに検挙件数

　統計は児童虐待の様相を知る一側面でしかないが、虐待の予防を検討していく上で重要な資料となる。日本において、1990年から児童相談所における児童虐待相談の対応件数が、1999年からは警察庁の児童虐待事件に関わる検挙件数が公示されるようになり、児童虐待が社会の問題として関心を集めることを加速させた。その後、示される虐待件数は増加し続けている。

　2012年度の全国の児童相談所における児童虐待相談対応件数は約6万7千件、そのうち虐待者は実母が6割弱を占め、被虐待児の年齢は小学生以下が約8割を占めた。身体的虐待、ネグレクト、心理的虐待が各3割前後である[6]。性的虐待件数が極めて少ないのは顕在化しにくいからであろう[7]。愛されることを願い、安全基地であり社会的参照の対象である親からの虐待は、子どもにとってストレ

スとなる。それは生活を緊張状態に追いつめ、喜びや幸せや生きる意欲を奪うことにつながる。

　同年の虐待による死亡数のうち、3歳以下が約85％、加害者は実母が6割弱であった。子どもは抵抗する力もなく、暮らしの中で不安や恐れや悲しみに襲われながら命を絶たれた[8]。2012年の児童虐待検挙事件は384件で、身体的虐待が約7割、次いで性的虐待が多く、加害者は実父、養父、継父、そして母親の内縁の夫を合わせると7割弱である。

（2）代替養護の各施設における被虐待児の割合

　この十数年で、児童の代替養護施設において被虐待経験のある子どもの入所割合が増えた。2008年の養護問題発生理由から見ると、虐待を理由とした委託および入所が、乳児院と児童養護施設は3割前後、情緒障害児短期治療施設と児童自立支援施設では5割弱である。被虐待経験の有無で見ると、情緒障害児短期治療施設と児童自立支援施設が7割前後に達する[9]。つまり、被虐待経験と情緒障害や非行とに深い関わりがあることが推測される。また、被措置児童等虐待とは施設職員などによる虐待を指すが、子どもにとっての最後の砦において、2009年度には59件の虐待の事実が認められ、身体的虐待がその約7割を占めた。

（3）虐待のリスク要因

　子どもに虐待を行う親の背景には多様な問題が絡み合っている。米国では貧困、家庭の状況（ひとり親、実親以外の同居、家庭内暴力、家族崩壊など）、そして社会的孤立、児童の疾病や障害、親の被虐待経験、アルコール依存、10代の出産、低教育歴などが挙げられている。これらの背景を持つストレスが複雑に重なると、虐待につながっていく可能性が高くなるとも言える[10]。

　日本の場合、2000年の健やか親子21検討会報告書には、児童虐待のリスクを子ども時代の愛情不足、経済不安、夫婦不和、育児に関わる生活のストレスが重なっていること、社会的孤立、親にとって意に沿わない子（望まぬ妊娠、愛着形成阻害、育てにくい等）の要素がそろっていることと記している[11]。

　虐待が起こった家庭対象の2005年の東京都の調査では、虐待者の被虐待経験、ひとり親家庭、両親の不和という生育歴・養育環境が示され、親になってからも、

ひとり親家庭が3割強、地縁血縁からの孤立が目立った。また、実父は15.3%、実母は37.7%に精神疾患ならびにそれに類する問題があった[12]。

2013年改定の**子ども虐待対応の手引き**では、リスク要因について、①親側は被虐待経験者に対する適切なサポートのなさ、精神的問題、育児不安、望まぬ妊娠や子どもへの過度の要求等、②子ども側は乳児、低出生体重児、障害児等の育てにくさ、③養育環境として経済的困窮と社会的孤立(地縁血縁のなさ、情報アクセスの難しさ、ドメスティック・バイオレンス(DV)、夫婦の不和等)を挙げている[13]。

病因論的に虐待の原因を特定することは難しい。リスクが重なっていても虐待をしない親もいる。しかし上記から、幼少期に愛された実感のないまま(あるいは被虐待経験に対して適切なフォローもないまま)大人になり、親になってからも家庭や地域社会の中で他者との信頼関係が形成されないまま孤立する姿がリスク要因として浮かび上がる。生活にストレスを抱えて、1人で子育てをしている姿である。

どのような調査も実態のすべてを示すことはできないが、親個人や家族レベルの問題、また貧困や孤立などの社会的条件等がリスクとして高く、保護者自身の問題やストレスが子どもへの暴力となって向かっている。子どもは虐待という行為だけではなく、その背景にある親の問題、家庭の問題、そして社会のあり方までも背負っていることになる。

4. 児童虐待がもたらすストレスと深刻な影響

情動面から見ると、虐待を受けることは、1歳の子どもであっても、苦しみ、悲しさ、極度の不安、恐怖、孤独そして怒りを重ね、慢性的な**ストレス状態**をつくり出していくことである。そして、その後の成長過程で、子どもは、他者との関係性、自己肯定感、自尊感情の形成に加えて、精神症状や多動や反社会的行為等の行動面にも影響を受けると指摘されてきた。

現在、虐待が身体への損傷や発育不良等の目に見える影響だけではなく、脳の機能に作用し、子どもの未来にも深刻な影響をもたらすことが示されるようになった[14]。医学的な知見は、子どもを「危険な場」から保護するというだけでは問題は解決せず、その後の適切な支援こそ重要であると警告している。

(1) 被虐待児の心身の問題

東京都の58施設を対象とした伊東の調査[15]では、行動や情緒面での問題、学力不振、あるいは否定的感情や困惑・無力感についても高い数字が示された。医療機関への受診率が約16%で、そのうち「多動性障害」が22.9%と多く、PTSD／解離性障害や、行為障害、統合失調症も診断名に挙がっている。先述の東京都の調査[12]によると、被虐待児の心理診断では不安やおびえ、うつ状態などの「情緒的・心理的問題」を示すことが多く、特に性的虐待を受けた子どもの4割に見られた。食行動等の「日常行動上の問題」も3割強であった。自尊感情の低下も示されている[16]。大都市とその近郊の児童養護施設入所中の4～18歳の子ども143名を対象とした坪井の調査[17]では、身体的虐待を受けた子どもに対人関係のトラブル、ネグレクトでは攻撃性、破壊性、協調性のなさがあると指摘された。

子どもは親を意識しながら成長していく。毎日親の顔を見て、声を聞いて、助けを求めて生活している。そして、乳児期に既に情動調律を行い、承認、安全、安心を得るために親を観察し、楽しいことを共有することに喜びを感じていく。エリクソン (Erikson, E.H.) は、乳児は親と子の関係を通じて安全と基礎的信頼感を育み、ボウルビー (Bowlby, J.) は、乳児にとって確かで親密な関係を持てる養育者が安全基地として必要不可欠であると説明した。

小児期に虐待を受けた場合に、成長して、PTSD（心的外傷後ストレス障害）、境界性パーソナリティ障害、うつ病、不安障害、またアルコール中毒や薬物依存、行為障害などのリスクが高められることが報告されている[18]。

親に対する愛着形成が阻害されることによる精神・情緒面の問題の1つとして、**反応性愛着障害**（DSM-5では、**反応性アタッチメント障害**と**脱抑制型交流障害**に分けられた）が挙げられる。日常の中で繰り返される虐待によるトラウマは脳の器質や機能に影響を及ぼし、健忘と解離的な状態等を示す解離性障害はこのトラウマ性体験に起因すると言われている[19]。虐待を受けた子どもに多動、関係性や感情の自己調整の障害が多く認められることから、**発達性トラウマ障害** (developmental trauma disorder) という考え方も示されてきた[20]。また、虐待によって、自閉症スペクトラムや注意欠陥多動性障害等の発達障害と類似した症状が認められることが臨床例から報告されている[21]。

(2) 脳への影響

悲しみ、怒り、絶望、不安、心の痛みを慢性的に重ねることによるストレスは、子どもの海馬や前頭前野を萎縮させ、扁桃体を過剰に拡大させることがある。1990年代には、MRI画像解析から被虐待児の脳の形状についての研究が進み、虐待を受けた子どもは、思春期や大人になってからも脳へのダメージが残る場合があり、子どもの思考や行動に大きく影響を及ぼしているという事例が報告されてきた。脳の記憶や空間学習能力に関わる海馬、記憶の中でも情動成分に関係する部位である扁桃体、また感情・理性などを司る前頭前野などに変化が及ぶことが示されている[22]。

性的虐待、暴言、残酷な体罰についての例を見ると、まず、小児期に性的虐待を受けた米国の若年女性群は、健常対照群と比べて詳細な像を捉える左の一次視覚野の容積が有意に減少し、それは思春期発来前の11歳頃までに虐待を受けた被験者で著しく際立っていたという[23]。小児期に日常的に暴言を受けた若年成人群は、健常対照群に比べて、聴覚野の発達に関わる左上側頭回灰白質容積が有意に増加していた[24]。また、成長後に、過度の不安感、泣き叫び、おびえ、睡眠障害、うつ、ひきこもりが生じる例が報告されている[25]。小児期に残酷な体罰を受けた若年成人群は、健常対照群に比べて、感情や理性と関係する右前頭前野内側部ならびに実行機能と関連がある右前帯状回の容積減少が報告されており、脳にダメージがあることが示されている[26]。

(3) 世代間伝達（世代間連鎖）

被虐待経験のある子どもが親になった時、自分の子どもを虐待するのは約30％（一般の6倍）であると報告されている（**世代間伝達**あるいは**世代間連鎖**）[27]。精神的影響に加えて、小児期に受けた虐待に対する適切なサポートがなかった親は子どもへの虐待に対する認知についても低い傾向があるという。これ対して、被虐待体験を整理することができた場合には、虐待を繰り返すことが少ない[28]。

一方、虐待心性評価尺度 (parental abusive attitude inventory) によって把握された「被虐待体験・虐待心性・虐待行為との関連」について、西澤は次のような3つのパスがあると示した[29]。①「身体的被虐待体験」から「体罰肯定観」を経て、「子どもへの身体的虐待傾向」へと至るパス、②「被ネグレクト体験」から「子ども

からの被害の認知」を経て、「子どもへのネグレクト傾向」へと至るパス、③「心理的被虐待体験」から「自己の欲求の優先傾向」を経て、「子どもへの身体的・心理的虐待及びネグレクト傾向」へと至るパス。

駒村らは、貧困もまた世代間連鎖が多く見られ、貧困はDVや児童虐待と関連があり、家庭内の課題が累積している状況を示した[30]。貧困と虐待との関連について、ペルトン（Pelton, L.H.）は、児童虐待やネグレクトが貧困と強く結びついており、その困難性を減らすことが虐待予防になると述べている[31]。

5. 児童虐待予防施策

現在、厚生労働省は、児童虐待対策として、育児の不安ならびに孤立の防止、虐待の早期発見・早期対応、子どもの安全の確保、**再統合**に向けた親子の支援、社会的養護体制の充実を課題としている[32]。

虐待のリスク要因に留意して、親のストレス軽減を目的とした子育て支援方策が講じられてきた。児童虐待を広く捉え、鈴木は**マルトリートメント**の概念と援助のあり方を示している（図1）[33]。C「グレーゾーン」の段階は暮らしの中での子育て支援、B「イエローゾーン」とA「レッドゾーン」が虐待対応である。Cでは、親の孤立、子育ての不安やストレスの軽減、さらに不適切な子どもへの関わりについての親への支援や教育的指導が含まれている。現在、子どもを理解し、ストレスなく子どもと関わるためのノウハウが母親教室、育児サークル等で提供されている。

公衆衛生では、1次予防（虐待の発生予防）、2次予防（早期発見・早期対応）、3次予防（再発防止）に加えて、1.5次予防として、1次予防の中でリスクが高いと見なされる親に対する集中的予防が実施されている。1次予防では、乳児家庭全戸訪問や養育支援訪問等による親子の状態把握、児童虐待防止のための啓発・育児サークル等、子育て支援が中心である。1.5次予防は育児負担軽減や抱えている問題解決への支援、そして親の孤立の防止等である。

2次予防では、通報システムの拡大、早期対応として関係機関・施設、専門職の体制ならびに地域ネットワークの強化が企図されている。保育所や学校の職員は親子関係の不自然さや虐待に気づくフロントラインである。3次予防としては、

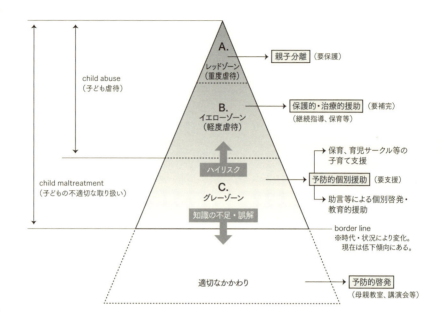

図1　マルトリートメントの概念と援助の内容(文献33)

　児童福祉施設利用による育児負担の軽減や、親の心身の健康状態に対する医療・心理・福祉の包括的支援、虐待に対する認識不足や子育て責任の希薄な親への指導が行われている。

　児童虐待の要因として、経済的、社会的な諸問題が重層的に絡み合って生み出される親のストレスを考えると、福祉の課題として社会保障の充実や、子育てをめぐる地域の社会資源やコミュニティづくり等の生活環境を整えていくための社会サービスが求められている。2013年には、すべての子どもの成育環境を保障し、子ども・子育て家庭を社会全体で支援することを目的とした新しい子ども・子育て支援制度と実施に関する法が成立した[34]。

　親の生活問題を解決し、親を「育てる」支援が必要である。あふれるほどの思いを持って生きている子どもの命と生活を守ることは社会の責務だからである。

6. 被虐待児への支援

(1) 全人的支援の視座

　世界保健機関（WHO）が示した健康の定義（「健康とは、身体的・精神的・社会的に完全に良好な状態であり、単に病気あるいは虚弱でないことではない」）は、子どもの健やかな発達を支える構成要素が全人的であることを示しており、日常生活において子どもや親を支援するためのヒントとなる。

　マズロー（Maslow, A.）の欲求5段階説もまた、全人的支援を考える視座を与える。マズローは、自己実現に向かって、人は5つの欲求段階を1段ずつ上がっていくと説明した。第1と第2は基本的な欲求であり、生きていくための基礎となる食事等の「生理的欲求」と安心・安全を確保して不安なく自分が守られる「安心・安全の欲求」である。それを上がると社会・心理的欲求の段階が始まる。次いで「所属・愛情の欲求」段階、他者に認められ尊ばれて自分自身の自尊感情を高めていく「承認・自尊の欲求」段階、最後が「自己実現の欲求」である。この5段階のそれぞれは、子どもの生活や思考、感情、行動と関わり、親の言動にも大きく影響を受ける。児童虐待は、子どもの基本的欲求、他者という存在に向き合うこと、愛され大切にされること、自分らしく未来に向かって生きていく力を育むことを阻んでしまう。子どもが育つ環境には、生理的欲求が満たされ、安心・安全を獲得し、自分が大切にされていると実感でき、自尊感情を育むことができる集団の場であることが求められる。

　虐待を行う親もまた、長い年月を生きていても基本的欲求さえ満たされていないかもしれない。被虐待経験を無意識に引きずっているかもしれない。貧困であるがゆえに労働に疲れ、地縁血縁からの孤立や夫婦の不和により安心感や愛情が満たされていない場合もある。貧しく人とのつながりのない孤独な親が、どのような自尊感情や自己実現の希望を抱くことができるだろうか。そのような状態の中で、生活上の、そして生きていることや自分自身に対するストレスを重ねていく。マズローの提言は、個別の問題に対するストレスマネジメントにとどまらず、その人の生活や生き方を支え、**エンパワメント**を促し、その人がその人なりに幸せに生きていくために必要なサポートのあり方を再考するヒントとなる。

(2) 社会的養護

重度の虐待に対して、子どもの安全を確保し、親子を分離し、**社会的養護**を拡充していくための法整備が進められてきた。里親に対しては、経済的教育的支援や支援相談員配置が講じられてきた。このサポートにも里親のストレス軽減が組み込まれている。

児童福祉の入所施設では子どもの状態や子ども同士の関係性に対応した支援ができるように職員サポートが論じられている。しかし、子どもの養育や対応に追われ、勤務上過重労働や恒常的疲労感、また職場の人間関係など、何らかの支障が生じた職員の割合は高いと言われている。竹野と丸山はこれまでの先行研究をまとめ、努力報酬不均衡とバーンアウトおよび精神的健康度との関係について示した。子どもの発達を促し、子どもの生活を安定させるためにも、職場の人間関係も含めた労働環境の改善や直接処遇職員の心理的ケア、ワークライフバランスの支援などを課題としている[35]。

一方、子どもの心のケアを目的とした心理専門職員や、親子の再統合の支援に家庭支援専門相談員の配置が進められてきた。法制度でも**親子の再統合**が指向されているが、再統合後の虐待再発事例が報告されており、再統合において親子関係をどのように質的に担保するのかは、子どもと家族への継続的サポートも含めて大きな課題である。

(3) 援助技術

フロイト（Freud, S.）の精神分析理論に影響を受け、無意識から出てくる問題行動の解決を目指したり、認知行動療法などを用いて思考を変えてストレスの軽減を図ったり、エコロジカルなアプローチやシステム論等、生活に依拠したさまざまなアプローチを取り入れながら、ケースワークの援助技術は発展してきた[36]。

個別援助に際して、バイステック（Biestek, F.P.）が示した7原則（個別化、受容、意図的な感情表出、統制された情緒的関与、非審判的態度、クライエントの自己決定、秘密保持）は援助技術の基本である。バイステックはまた、援助者と被援助者との間のラポール形成が重要であり、どのような言葉や気持ちや情報も行き交うことができるような深い水路、つまり深い信頼関係があってこそ、ケースワークは有用なものになると述べている[37]。

ソーシャルケースワークの方法と目的は、援助を必要とする人を社会的存在と捉え、その人と、その人を取り巻く環境との相互作用に意識的に介入して、その人のパーソナリティの成長を図っていくことにある。そのために、その人の精神行動面での問題や困難な状況に対する直接的な働きかけと、環境改善に向けた間接的な働きかけが計画される。

　世代間伝達では、小児期の被虐待体験を明確に述べることができない親の多くは、子どもへの虐待に向かう。その場合には、自分の親に対する感情を客観的に認知し、問題を明確化し、自分の感情や問題行動について意識化し、表出できるように働きかけ、信頼関係のもとにその人の気持ちに寄り添い、折々に行動や状況を評価していく。親自身のストレスを軽減し、自尊感情を高めていくことによっても親子関係の改善が望める。被虐待体験を整理でき、もう一方の親など他の大人と支持的な関係が持てるよう援助することも虐待防止につながっている[27]。

（4）ソーシャルサポートの実際

　以下にソーシャルサポートの実際について、事例を提示する。

　Aは41歳の女性。長男は9歳の小学4年生で、軽度の知的障害があり、多動ですぐにキレるのでAは目が離せずイライラして家事もできない。Aの夫は希望して単身赴任をした。Aの両親は80歳を超えており、世話をしないAのことを「親不孝」だと思っているようである。夫の両親は長男を嫌い、「Aが産んだ子どもだからわがままで普通ではない」とAを責め続けている。葬式で長男がトラブルを起こしてからは、親戚からは関わりたくないと言われている。気がつくと、5歳の次男は、長男にいつも激怒している母親を指しゃぶりをしながら見るようになっていた。

　過去を振り返ると、保育所から受け入れを断られ、仕事を辞めて知的障害児通園施設に母子通園をした。子どもが成長して多動・衝動的な行動が目立つようになって、近所との付き合いもなくなった。小学校では長男が原因でクラスが落ち着かないと教員から話を聞いた。いつの間にか同級生は避けるようになり、長男はクラスで孤立しているようだった。学校には保護者から「どうして通常学級にいるのか」という苦情の電話があるという。

　Aはパートで働いているが、学校で長男がトラブルを起こすたびに呼び出さ

れ、職場にも気を使っている。Aは「どうしてわからないの」と長男を叩き、「あなたさえいなければ」「出て行って」という言葉を繰り返すようになった。Aの顔を悲しそうに見て何も言わない長男がどれほど傷ついているか、A自身も心を痛めている。しかし、どうしても自分を止めることができない。

　Aには被虐待経験はなく貧困でもないが、子どもにも家族にも親族にも、また学校、職場、近所との関係性においてもストレスを感じながら生きている。Aを支えてくれる人は誰もいない。長い間、公的な相談機関があることも知らなかった。母親としての行動に自我違和性を示しながらも、Aのストレスが長男に向かってしまう。そして、長男に対するAの暴言がまたAを責め続けていた。長男もストレスを重ねながら暮らしているのであろう。母親の態度、影もない父、学校での孤立、親族や近所の人とも笑い合うこともない小学4年生である。

　援助を受ける機会は、次男の落ち着かない様子に気づいた幼稚園教諭を通してであった。Aからの相談を受けて、ソーシャルワーカーはAの気持ちを整理しながら、Aと子ども、夫、親族など関わる人たちとの交互作用つまり生活全体をアセスメントし、子どもへの暴言につながるAのストレスと、その背景にある生活の困難さを探っていった。

　ソーシャルワーカーを通して地域のフォーマル、インフォーマルな社会資源につながり、Aは同じ悩みを持つ親の会で自分の居場所を見つけた。苦しさや悲しさを共感できる人たちとのピアサポートの中で、Aは長男の行動を理解するための努力が必要であることに気づく。イライラすることが激減し、指しゃぶりばかりしていた次男も甘えてくるようになった。そして、恐れていた「障害」の判断を受けに医療機関を受診する勇気を持った。Aは、援助を受けて自分の感情を客観的に認知し、自分のストレスとなっている問題を明らかにした。そして、多様な人との関係性からのストレスが、暴言となって長男に向かっていたことに気づいたのである。

7. おわりに

　定型発達の子どもは、3歳になれば、大人とほぼ同様の基礎的な感情を持ち得る。虐待は子どもの心身の健康を脅かし、喜びやうれしさを奪い、子どもの発達

を阻害する。加害者は同居する実親が圧倒的に多く、それゆえに、虐待は日常的で慢性的なものになる。

　その親にも多様なストレスが垣間見られる。他者からの否定的なまなざし、孤立、また、貧困や被虐待経験に起因する場合もある。親が追い詰められ、そのストレスの重なりが子どもへの虐待につながる場合がある。そして、子どもが追い詰められていく。親は、その時、自分が与える残酷な行為が、子どもの現在や未来を阻害していることに気がつかない場合も多い。

　子どもは愛されたいと思いながら生きている。暮らしの中で虐待を受け続けることは、子どもの心身に深刻な影響を与え、生活を破綻させ、生きていることを否定し、命さえ奪うことにもつながる可能性を、社会が深く認識する必要がある。また、虐待の影響を科学的に分析し、それに依拠した対応策を編み出していくことも迫られている。虐待を予防していくこと、そして子どもの豊かな育ちを保障していくことは、私たち社会の責任である。

〈文　献〉

1) American Psychiatric Association. Diagnostic and statistical manual of mental disorders, fifth edition (DSM-5). Washington, D.C.: American Psychiatric Publishing; 2013. p.715-719.
2) Kempe CH, Silverman FN, Steele BF, Droegemueller W, Silver HK. The battered-child syndrome. The Journal of the American Medical Association 1962; 181: 17-24.
3) Crime and Violence Prevention Center California Attorney General's Office. Child Abuse: Prevention Handbook; 2006. (http://www.networkofcare.org/library/CA_Child_Abuse_Prevention_Handbook_2007_ADA.pdf)
4) American Academy of Pediatrics: Committee on Child Abuse and Neglect. Shaken baby syndrome: rotational cranial injuries-technical report. Pediatrics 2001; 108: 206-210.
5) Krieger I, Mellinger RC. Pituitary function in the deprivation syndrome. The Journal of Pediatrics 1971; 79: 216-225.
6) 厚生労働省．平成24年度　児童虐待の定義と現状（児童虐待対策の現状と今後の方向性）
7) 厚生労働省雇用均等・児童家庭局．児童養護施設入所児童等調査結果の概要（平成20年2月1日現在）；2009年7月13日．
8) 亀岡智美．性的虐待とそのケア．児童青年精神医学とその近接領域 2002；43：

395-404.

9) 厚生労働省．子ども虐待による死亡事例等の検証結果（第8次報告の概要）及び児童虐待相談対応件数等；2012年7月26日（2011年度分報告）．

10) Prevent Child Abuse New York. Causes of Child Abuse. http://www.preventchildabuseny.org/（2013年12月20日アクセス）

11) 厚生労働省．健やか親子21検討会．健やか親子21検討会報告書：母子保健の2010年までの国民運動計画　第4節　子どもの心の安らかな発達の促進と育児不安の軽減；2000年11月．

12) 東京都福祉保健局．児童虐待の実態Ⅱ：輝かせよう子どもの未来、育てよう地域のネットワーク；2005年12月．http://www.fukushihoken.metro.tokyo.jp/jicen/gyakutai/index.files/hakusho2.pdf（2013年12月20日アクセス）

13) 厚生労働省．子ども虐待対応の手引き（平成25年8月改正版）　第2章　虐待の発生を予防するために．

14) Andersen SL, Teicher MH. Desperately driven and no brakes: developmental stress exposure and subsequent risk for substance abuse. Neuroscience and Biobehavior Reviews 2009; 33: 516-524.

15) 伊東ゆたか，犬塚峰子，野津いなみ，西澤康子．児童養護施設で生活する被虐待児に関する研究（2）：ケア・対応の現状と課題について．子どもの虐待とネグレクト 2003；5：367-379．

16) Oswald SH, Heil K, Goldbeck L. History of maltreatment and mental health problems in foster children: a review of the literature. Journal of Pediatric Psychology 2010; 35: 462-472.

17) 坪井裕子．Child Behavior Checklist/4-18（CBCL）による被虐待児の行動と情緒の特徴：児童養護施設における調査の検討．教育心理学研究 2005；53：110-121．

18) Brown J, Cohen P, Johnson JG, Smailes EM. Childhood abuse and neglect: specificity of effects on adolescent and young adult depression and suicidality. Journal of the American Academy of Child and Adolescent Psychiatry. 1999; 38: 1490-1496. ならびに奥山眞紀子．児童虐待とここのケア．母子保健情報 2000；42：74-81．

19) Putnam FW, Guroff JJ, Silberman EK, Barban L, Post RM. The clinical phenomenology of multiple personality disorder: a review of 100 recent cases. Journal of Clinical Psychiatry 1986; 47: 285-293.

20) van der Kolk BA. The neurobiology of childhood trauma and abuse. Child and Adolescent Psychiatric Clinics of North America 2003; 12: 293-317.

21) 杉山登志郎編．子ども虐待への新たなケア．東京：学研教育出版；2013．p.9-11．

22) 友田明美．いやされない傷：児童虐待と傷ついていく脳．東京：診断と治療社；2012．p.57-70．

23) Tomoda A, Navalta CP, Polcari A, Sadato N, Teicher MH. Childhood sexual abuse is associated with reduced gray matter volume in visual cortex of young women. Biological Psychiatry 2009; 66: 642-648.
24) Tomoda A, Sheu YS, Rabi K, Suzuki H, Navalta CP, Polcari A, et al. Exposure to parental verbal abuse is associated with increased gray matter volume in superior temporal gyrus. Neuroimage 2011; 54 (supplement 1): 280-286.
25) Choi J, Jeong B, Rohan ML, Polcari AM, Teicher MH. Preliminary evidence for white matter tract abnormalities in young adults exposed to parental verbal abuse. Biological Psychiatry 2009; 65: 227-234.
26) Tomoda A, Suzuki H, Rabi K, Sheu YS, Polcari A, Teicher MH. Reduced prefrontal cortical gray matter volume in young adults exposed to harsh corporal punishment. Neuroimage 2009; 47 (supplement 2): 66-71.
27) 鵜飼奈津子．児童虐待の世代間伝達に関する一考察：過去の研究と今後との展望．心理臨床学研究 2000；18：402-411．ならびに Oliver JE. Intergenerational transmission of child abuse: rates, research, and clinical implications. The American Journal of Psychiatry 1993; 150: 1315-1324.
28) Hunter RS, Kilstrom N. Breaking the cycle in abusive families. The American Journal of Psychiatry 1979; 136: 1320-1322.
29) 西澤哲．子ども虐待と精神的問題．奥山眞紀子，西澤哲，森田展彰編．虐待を受けた子どものケア・治療．東京：診断と治療社；2012．p.14-16.
30) 駒村康平，道中隆，丸山桂．被保護母子世帯における貧困の世代間連鎖と生活上の問題．三田学会雑誌 2011；103：619-645.
31) リーロイ・H・ペルトン．山野良一訳．第3章 児童虐待やネグレクトにおける社会環境的要因の役割．上野加代子編．児童虐待のポリティクス．東京：明石書店；2006.
32) 厚生労働省雇用均等・児童家庭局．児童虐待対策の現状と今後の方向性；2013.
33) 鈴木力編著．社会的養護の原理．東京：青踏社；2012．p.24.
34) 内閣府子ども若者・子育て施策総合推進室「子ども・子育て新システム関連3法案について」（2012年3月30日提出）
35) 竹野夏美，丸山総一郎．児童養護施設職員における努力報酬不均衡とバーンアウトおよび精神的健康度との関連性．産業ストレス研究 2012；19（2）：155-165.
36) 金子絵里乃．ソーシャルワーク理論の再考：フローレンス・ホリスの研究の変遷を辿る．現代福祉研究 2007；7：161-192.
37) Kadushin A. The social work interview: a guide for human service professionals. New York: Columbia University Press; 1997.

15　不登校・ひきこもりとストレス

水田一郎

1. はじめに

不登校・ひきこもりは、社会参加や対人関係を回避し、家庭を中心とする限られた空間に閉じこもる現象のことで、近年、わが国において、子どもや青年が抱える大きな問題の1つとなっている。さまざまな成因が複雑に絡み合って生じるとされるが、その中でストレスは重要な位置を占める。本稿ではまず、不登校・ひきこもりの現状を概観し、次いで関連するストレスを見ていく。最後にストレスの視点から見た不登校・ひきこもりの対応を検討する。

2. 不登校・ひきこもりの現状

まず小中学生の不登校の現状を見てみよう。図1は、1966年から2011年までの小中学生の**不登校率**の推移を示したものである。「何らかの心理的、情緒的、身体的、あるいは社会的要因・背景により、児童生徒が登校しない、あるいはしたくともできない状況にあること（ただし、病気や経済的な理由によるものを除く）」と定義された不登校の出現率は、2011年現在、小学生では全体の0.3％（約2.3万人）、中学生では2.6％（約11.7万人）に上っている。図からも明らかなように、この率は、調査期間中、ほぼ右肩上がりの一途をたどっている。2000年以降はやや落ち着きを見せているとはいえ、依然として高い水準を保っている。

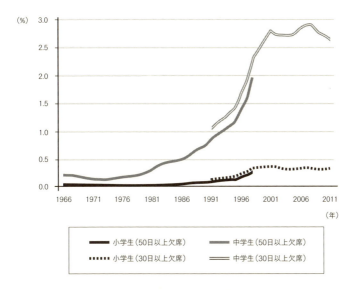

図1　小中学生の不登校率の推移

学校基本調査（文献29、30）をもとに筆者が作成。文部科学省（旧文部省・科学技術庁）は1952年から中断期間（1959～1965年）を挟んで不登校統計を公表しているが、図では中断期間以降の統計を示した。欠席日数の要件は、1966～1990年は年間50日以上、1991年以降は年間30日以上（ただし、1991～1998年については年間50日以上についても統計あり）となっている。

　次に、高校生の不登校は図2のようになっている。統計がとられ始めたのは2004年度からで、小中学生のそれと比べると遅いが、およそ1.6～1.8％（約5.2万～6.8万人）の間を推移している。ただし、高校の場合は中退があるため、中学までの不登校と同列に捉えることはできない。高校は義務教育でないこともあり、小学校や中学校と比較して、不登校を続けるよりは中退への道を選びやすいと考えられるからである。実際、2011年度の統計では、不登校生徒のうち中途退学に至った割合は31.5％に達している。また、1982年以降の中退率は図2に示すように1.6～2.6％の間を推移しているが、事由別に見ると、一貫して「学校生活・学業不適応」が上位に位置している（19.2～38.9％）。したがって、高校生の場合には、中退についても不登校との絡みで捉える必要性が高く、1.6～1.8％という不登校率だけを見ていては実態を捉え損なう危険がある。

　大学生についてはどうだろうか。大学生が学校に行かない／行けない現象を高

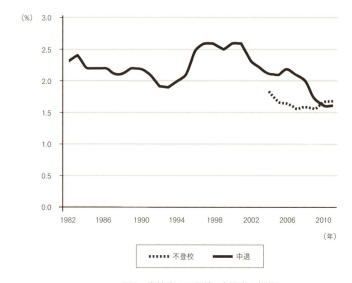

図2　高校生の不登校・中退率の推移
図1と同様に文部科学省の学校基本調査（文献29、30）をもとに筆者が作成。

校までの不登校と同じように「不登校」として捉えることには異論もあるだろうが、1970年代に**スチューデント・アパシー**[1]として知られるようになったこの現象は、大学進学率がほぼ50％（短大・高専・専修学校等を加えた高等教育機関への進学率は約80％）となり、ユニバーサル化・義務教育化[2]が進む昨今の大学において、再び**「大学生の不登校」**として注目されるようになっている。その頻度については、香川大学の0.9％（ただし、著者は調査方法の限界を踏まえ、実際の出現率は1.2～2.0％と推定している）[3]、名古屋大学の0.1～3.9％（学部によって異なる）[4]、東北大学の1.1％（0.3～1.5％、学年によって異なる）[5]など、これまでにいくつかの報告がある。また、水田らが全国大学の教員を対象に行ったサンプリング調査では、その頻度は0.7～2.9％（2.0万～8.1万人）という結果であった[6]。また、休退学・留年については、国公立大学を対象とした調査[7]において、調査期間中（1978～2005年）、いずれも総じて上昇傾向にあり、2005年における休学率は2.6％、退学率は1.5％、留年率は5.9％であった。休学・退学理由のうち、不登校との関連が深いと考えられる消極的理由群（スチューデント・アパシー、精神障害の疑い、勉学意欲の減退・喪失、単位不

足等）の割合は、休学者の36％、退学者の56％であり、休学・退学理由の中で最多となっていた。これらの結果は、高等教育の場である大学においても、不登校学生が相当の頻度で存在する可能性が高いことを示している。

次に、地域におけるひきこもりの現状を見てみよう。ひきこもりは、その性質上、不登校以上に実態把握が困難であるが、それでも、これまでにいくつかの調査報告がある[8)][9)]。それらによれば、ひきこもりの頻度は0.6～0.9％（教育評論家・尾木の後援会参加者を中心とした一般市民対象のアンケート調査結果からの推計）、1.3％（金らによる福岡県某町における自記式質問紙調査結果）、0.7％（三宅らによる地域疫学調査結果）、1.2～1.8％（内閣府による調査結果）などとなっている。これらの調査結果から単純に計算すれば、わが国のひきこもり人口は、現在、およそ30万～120万人ということになる。

最後に、不登校とひきこもりの関係であるが、実態はよくわかっていないものの、これまでの調査から、ある程度の関連が示唆されている。調査カテゴリーの中で最も多いのが小中学校の不登校の予後調査であるが、それらの結果をまとめると、「数年以上の長い経過でみていると不登校の子どもの70～80％は社会的に良好な適応を示すようになるが、20～30％ほどは社会的適応の難しい不安定な状態にとどまる」[10)]。後者の不適応群のうち、ひきこもり状態が持続したり、経過中にひきこもり状態に陥る者がどれくらいいるかは不明であるが、ひきこもりの後方視的調査結果や臨床的印象を踏まえて考えれば、そのような経過をたどる者が一定の割合で存在している可能性は高い。高校、大学における不登校の予後調査は、調査自体がまだほとんど行われておらず、実態はブラックボックスの中と言わざるを得ないが、中学校までの不登校と同様に、ひきこもり持続・移行群が一定割合で含まれると想定することはそれほど無理なことではないだろう。一方、ひきこもりの後方視的研究によれば、ひきこもり状態にある者のうち、小中学校、高校、大学で不登校を経験した者の割合は11.4～66.7％[9) 11) 12) 13)]と幅はあるものの、総じてひきこもりが不登校に親和性の高い状態であることが示されている。

このように、不登校、ひきこもりの実態や両者の関連については不明な点が多いものの、現在のわが国において、相当の頻度で存在することは間違いないように思われる。

3. 不登校・ひきこもりとストレス

　次に、不登校・ひきこもりとストレスの関係を見ていこう。まず押さえておきたいのは、あるイベントや事態がストレスとして経験されるか否か、ストレスと経験されるとして、その性質がネガティブなもの（ディストレス）かポジティブなもの（ユーストレス）か、またその程度はどれほどであるか——これらのことはすべてそのイベントや事態のみによって決まるものではなく、それらとそれらを経験する個人の間の複雑な相互作用によって決定されるということである。もう1つは、不登校・ひきこもりはあくまでも状態像であり、病名ではないということである。したがって、学校に行かない／社会参加をしないという状態像は共有されていても、その成因、病態、経過は個人間で大きく異なる可能性があり、実際、これまでの多くの調査結果や臨床経験はこの可能性を支持している。

　この2点から、不登校・ひきこもりとストレスの関係は、「不登校・ひきこもりには、かくかくしかじかのストレスが関係している」といった総論型で論じることができる性質のものではなく、「この個人のこの不登校・ひきこもりには、このイベントや事態がこのような形でストレスとして働いている」といった各論型でしか、本質的には論じ得ない性質のものであることがわかる。しかし、それではいくら紙幅が与えられても足りないことになってしまうので、以下では、多少総論的・羅列的になるが、不登校・ひきこもりに関連してしばしば指摘されるストレス要因を、便宜上、①学校・社会ストレス、②家庭ストレス、③本人の**ストレス脆弱性**に分けて見ていくこととする。

（1）学校・社会ストレス

　小中高校の不登校に影響する学校ストレスについては、さまざまな調査研究が行われているが、その結果、小中高校ともに、「学級仲間との関係」「教師との関係」「学業」で不快な体験が重なると、不登校をはじめとする種々のストレス反応が引き起こされることが確かめられている[14]。

　「学級仲間との関係」について最も深刻なものは、やはり、**いじめ**であろう。不登校の発生要因としてのいじめの比重は、近年いよいよ増しつつあるとされる。実際、不登校生徒の中でいじめられ体験を持つ者の割合は20％強から70％

弱という大きな数字がいくつかの調査から得られている。このようなケースでは、長期にわたる不安や動揺、抑うつなどを繰り返したり、PTSDと同様の状態像や経過を示すものが少なくない[15)][16)]。また、仲間内でのけんかやトラブル、対立、行き違い、孤立、仲間外れといった体験は、たとえ、それが周りからはそれほど深刻に見えないものであったとしても、子どもにとっては大きなストレス体験として不登校の引き金になることがある。

　「教師との関係」については、生徒間のいじめの容認・助長、**体罰**・ハラスメント行為、過度の管理、露骨な**えこひいき**——こういった行為を行う教師が子どもに甚大なストレスを与えることに疑いはない。しかし、このような教師は全体から見ればごく一部である。これよりもはるかに多く、かつ目立ちにくい「教師との関係」ストレスは、生徒が求めている支持や助力を教師が与え損なうこと、すなわち「学級仲間との関係」や「学業」のストレスで生徒が苦しんでいる時に、教師がそのことを素早く敏感に察知して手を差し伸べることができない時に生徒に加わるストレスである。もちろん、ほとんどの場合、これは教師個人の問題や不作為によるものではなく、そのような支持・援助機能を果たすために必要な時間的・精神的余裕や自由が教師に十分に与えられていない現状の反映である。

　「学業」ストレスについては多言を要しまい。**大学全入時代**が到来したとはいえ、偏差値の高い大学や学部に向かっての競争は相変わらず激しく、競争に参加している生徒にとって、高校までの生活はゴールに向かってひたすら走り続ける日々の連続である。この長距離走の中で息切れする生徒が出てこないとしたら、そちらのほうが不思議である。逆に、逆境的環境に置かれるなどの事情のためにこの競争から外れた生徒にとっては、理解もできず、興味も持てない「学業」を続けることを強要されることが大変なストレスになることは想像に難くない。

　また、以上のストレスとはやや次元が異なるが、歴史的な視点から、「耐用年数を過ぎて魅力がなくなった学校に無理して通わなければいけない」というストレスの指摘もある。学校にはもともと制度上の無理、すなわち、能力も関心も異なる子どもを大集団にして同じ速度で同じ内容を教え込むことの不可能性を抱えていた。それでも、社会全体が豊かさを目指していた時代には、学校はその豊かさへの橋渡しとして子どもを惹きつける魅力を備えていた。しかし今や、近代化が達成され社会は豊かになった。学校で勉強したところで輝かしい未来が保障さ

れるわけでもない。そうとわかれば、無理のある場所にがまんして毎日通う理由も失われるというわけである[17]。

次に、大学生の不登校であるが、先述したように、進学率の上昇に伴う大学のユニバーサル化によって大学が義務教育化しているという事情を背景に、少し前の時代であれば別の道を選択していたであろう多くの高校生が大学に入ってくるようになった。社会・家族・仲間の暗黙の圧力の下に、**少子化**と大学乱立による入学ハードル低下（大学全入時代）の風にあおられて、「先生や親が言うから、皆が行くから、大学を出ていないと社会で不利になるから、仕方なしに行く」という形で大学に入ってくる彼らにとって、大学は入り口からストレスを与えるものとなる。いわゆる**不本意就学**の問題である[2]。一方、出口に目を向けると、就職難の昨今、就職活動の不調が続く中で次第に意欲を失い、不登校やひきこもりに至る学生が増加していると言われる。また、入り口と出口の間では、ゼミや研究室における閉鎖的で濃密な対人関係や、その中で生じる対人トラブル、ハラスメントなどの問題が不登校の引き金となることもある[18]。

最後に、ひきこもりと社会ストレスの関連については多くの論説がある[19][20]。イデオロギーの終焉と言われる事態が一気に進行し、体制としての外部を持たない自由主義社会という方向のつかみにくい社会、規範よりも個性や自由が尊重される社会において、青年が社会の方向性をつかむことが難しくなっている。これまでなら何とか適応できていた軽度の自閉症スペクトラム障害を持つ人が、進むべき方向性の曖昧な社会状況において、適応に破綻をきたしやすくなっている。こうなるべきという成人の理想像を十分に提供できていない現代社会の中で、子どもが同一化の対象を見いだせないまま適切な成長発達が阻害されることによって、思春期・青年期になって事例化する機会が増えている。（ひきこもりケースに男性が多い理由として）男性の社会参加が義務づけられている社会において、男性が社会的に機能できない状態に陥った場合、本人や家族にとっては女性のケース以上に重いプレッシャーやスティグマを背負うことになり、そのことがさらに問題を深刻化させている。こういった指摘がなされている。このほかにも、若者の自立観や子どもの自立に関する家族文化、就労に対する価値観や若者の就労環境などが関わっているとする論説もある。また、ひきこもりの中には、いじめや、女性の場合には性的虐待のPTSDとして理解できるケースが少なからず存在してお

り、このようなケースでは、きっかけの明らかでないケースと比べて、はるかに対応に難渋することが多いという指摘もある。

(2) 家庭ストレス

小中高校の不登校の成因論は、初期には母子の過剰な密着（**分離不安**）や子育て不安の高い母親、父性の不在・弱体、機能不全家庭など、家族の病理に焦点が当てられた時期があったが、現在では、子ども、家族、学校の3者の相互作用の結果として捉える見方が一般的である[21]。しかし、このような家族の特徴や病理が子どもにとっての主たるストレスとなり、不登校が生じているケースは、現在もなくなったわけではない。大学生の不登校についても、大学生を大人にしにくい現代の家族構造（親子関係の密着）を成因の1つとする見方もある[22]。

ひきこもりについても、家族病理が主たるストレスになっているケースが存在する[19]。例えば、「家庭から出られない青年を持つ家族」（慢性的で潜在的な葛藤を抱えた両親の子どもが家族の絆が脆弱であることに無意識的に過敏になり、手のかからない・できの良い子として機能しながら青年期を迎える。母親は夫婦の潜在的な満たされなさを埋め合わせるものとして子どもとの関係を形成してきており、**過保護**や**過干渉**といった関係をつくりやすい。こうした家族関係が維持される結果、家族は青年期の子どもを社会に送り出していくために必要な「橋渡しシステム」としての機能を発揮できない）。また、家族内の緊張を一定の閾値にとどめようとする暗黙のルールや葛藤回避的なコミュニケーションパターン、家族同士がそれぞれの内面に踏み込まないようにしていること、親（多くは母親）のほうの分離不安が強く子どもを抱え込もうとする傾向、子どもが自立的な動きを示した局面で親の喪失感や分離不安が喚起され、子どもの建設的な行動を抑制しようとする傾向など、家族に見られる柔軟性の乏しさや、家族関係を変化させることの難しさが指摘されている。

(3) 本人のストレス脆弱性

不登校・ひきこもりに関連の深い、子どもや青年のストレス脆弱性についても多くの論説があるが、それらは大別して子どもの心理や性格に焦点を当てたものと、精神障害に焦点を当てたものに分けられる。

小中高生の心理や性格に焦点を当てたものとしては、性格傾向（不安・回避傾向

の強さ、傷つきやすさなど)、分離不安、幼少時の葛藤や心的外傷、痛みや傷つきに対する抵抗力不足・未発達、現実での心理葛藤、同一性形成の課題を中核とする**思春期危機**、**コーピングスキル**(ストレス発散スキル、社会的スキル、自己コントロールスキル)の未獲得・未発達などが、また、大学生の不登校については、不本意入学・就学、修学上のつまずき・困難、意欲減退(アパシー)、仲間づくりが苦手、友人や指導教員との**対人葛藤**、同一性拡散、過度の強迫性、不登校・いじめられの既往など、さまざまな要因が指摘されている。また、ひきこもりに関連の深い心理や性格については、人格発達上の一種の未熟さ、脆弱なパーソナリティ、過去のトラウマ、対人関係の希薄さ、高い自尊心と低い自己評価の間の葛藤、**自己愛**、**万能感**、**母子密着**など、こちらも多くの要因が示唆されている。

　先述したように、不登校・ひきこもりの成因は個人によってさまざまである。ここに挙げた心理や性格も、すべての不登校・ひきこもりに当てはまるものではなく、あくまでも、不登校・ひきこもりの中にはこのような特徴を持ったケースもあるという指摘にすぎない。個々のケースにどの特徴が当てはまるのかについては個別に検討していくほかないわけであるが、その際の参照枠として役立つように、これまで、さまざまな不登校・ひきこもりのタイプ分けが行われてきた。ここでは紙幅の関係で、高校までの不登校、大学生の不登校、ひきこもりのそれぞれについて、1つずつ、タイプ分けの例を挙げる。

①高校までの不登校の分類

　まず、高校までの不登校については、比較的最近のものとして齊藤の分類[23]が参考になる。齊藤は、不登校の多軸評価(1軸は発達障害以外の精神障害の診断、2軸は発達障害の診断、3軸は不登校出現様式による下位分類の評価、4軸は不登校の展開プロセスに関する評価、5軸は環境の評価)の第3軸(不登校出現様式による下位分類の評価)として、心理・性格面から見た不登校分類を行っている。それは、過剰適応型、受動型、受動攻撃型、衝動型、混合型不登校の5類型である。過剰適応型は、不登校発現に向かう経過の中で、緊張感の強さとともに、集団の中で恥をかくことや弱みを見せることを恐れて平気さを強調したり、学業やスポーツなどにおける好成績にこだわったり、集団の行動に合わせようとして無理をしたりといった面が前景に立っているタイプである。受動型は、過剰適応的な適応姿勢が目立つ周囲の子ど

もたちの勢いに圧倒されるように萎縮して、受け身的な姿勢が目立つようになり、その結果として不登校に至るタイプである。受動攻撃型は一見受動型に似て消極的で受け身的に見えるが、実は主たる問題がてこでも動かない不従順にある事例である。直接的・能動的な反抗ではなく、努力を放棄し、消極的な姿勢の影に不従順という反抗が隠れているタイプである。衝動型は、何らかの理由で衝動性が高く、そのために仲間集団から孤立して不登校に入っていくようなタイプである。

②大学生の不登校の分類

　大学生の不登校については、この問題にいち早く注目した小柳の分類[3]が知られている。小柳は、大学生の不登校を「種々の**対人恐怖を伴うもの**」と「**抑うつを伴うもの**」に大別し、後者をさらに疲弊型、逃避型、アパシー型の3つに分けた。「種々の対人恐怖を伴うもの」は、視線、容貌などのおかしさのために他人に嫌われていると感じ、集団場面で緊張が生じて登校が困難になるものである。小学校の高学年から対人関係がうまくいかないと感じ始めるが、恥じて相談できなかったり、周囲が理解できないために、解決を持ち越して大学に入学してくる。その間はほとんど友人関係もなく、学業に専念し、つらさに耐えて登校を続けている。大学に入ると学業に優れているだけでは評価されず、対人関係や関心の幅広さが重要な鍵になるため、学業という心の支えが崩れて不登校が始まるタイプである。「抑うつを伴うもの」の疲弊型は、抑うつの典型的タイプで、几帳面、完全主義などのために、あらゆることを怠りなくこなそうとして心身ともに疲れ果てて不登校になるものである。逃避型は、訴えは疲弊型とほぼ同じだが、プライドが高いわりには現実対処能力の低い人が、うまくやりおおせそうもない場面で、一種のやけや投げ出し反応として不登校となるものである。アパシー型は、逃避型と同じく、性格的にプライドが高く、現実対処能力の低い人が、うまくやりおおせなくて面目を失うような場面をあらかじめ避けてしまうことから不登校が生じる。疲弊型や逃避型と異なり、現実には不適応が生じているにもかかわらず、心の痛みを感じにくく、したがって自ら来談することは稀で面接も継続しにくい傾向が高い。

③ひきこもりの分類

ひきこもりの分類については、後述の精神障害と重なるところもあるが、蔵本の分類[24]がある。それによれば、ひきこもりは、すくむタイプ、しりごみタイプ、症状優位タイプの3つに大別される。すくむタイプは、早期にいじめ、不登校などの挫折体験があり、手も足も出ずにすくんでいるものである。挫折体験を境に、性格・行動面での屈折（それまでは明るく元気だったものが、ある時期から急に無口で引っ込み思案になるなど）が認められることが多い。しりごみタイプは、学業や仕事など、ある程度までは社会的に要請されたタスクをこなすが、その後、しりごみや後ずさりを見せるようになるもので、高校を卒業していることが最低要件となる。比較的早期から不適応感を持ちながらも高校までは何とかしのいできたが、後がなくなったと感じた時点（社会に出る時点）でしのぎ切れなくなり、ひきこもりが始まるタイプである。症状優位タイプは、不安、抑うつ、強迫などの症状によってひきこもりが始まったり、ひきこもりが続く中でそれらの症状が現れてくるタイプである。

④精神障害との関連

以上、本人のストレス脆弱性に関連の深い心理的・性格的特徴を見てきたが、不登校・ひきこもりに影響する本人のストレス脆弱性としては、これ以外に精神障害が重要である。「不登校は特定の子どもに特有の問題があることによって起こることではなく誰にでもおこりうる」という1992年の文部省見解、「（ひきこもりは）20代後半までに問題化し、6ヵ月以上自宅にひきこもって社会参加をしない状態が持続しており、他の精神障害がその第一の原因とは考えにくいもの」という斎藤による初期のひきこもり定義[25]などの影響もあり、不登校、ひきこもりのいずれもが精神障害とは無関係であるという認識が一般に広まった感がある。しかし、その後の調査研究により、実際には、いずれにも精神障害が関係しているケースの少なくないことがわかってきた。

例えば齊藤[21][23]によれば、高校生までの不登校はあらゆる精神障害との関連で生じ得るが、頻度の高いDSM-IV-TR診断としては、適応障害、不安障害（社交恐怖、小児の過剰不安障害、分離不安障害など）、気分障害（気分変調性障害など）、身体表現性障害（転換性障害、心気症など）、その他の障害（反抗挑戦性障害、選択性緘黙、妄想性

障害など）がある。また、統合失調症、気分障害（大うつ病性障害、双極性気分障害）については、不登校対応を優先していると有効な治療が後手に回ってしまう危険が高いことから、不登校とは区別すべき精神障害として捉える必要があるとしている。また、自閉症スペクトラム障害、注意欠陥多動性障害などの発達障害についても、それ以外のDSM-IV-TRのI軸障害とは異なる特有の不登校への親和性を持っており、治療法や支援法もそれに応じたものにする必要があることから、他のDSM-IV-TRのI軸障害とは別に評価すべきとしている（前述した齊藤の不登校多軸評価の1軸（発達障害以外の精神障害の診断）と2軸（発達障害の診断））。

また、近藤[19]は、精神保健福祉センターで彼らが受けたひきこもり相談ケースのうち、情報不足のために診断を保留したケース以外には、すべてのケースに何らかのDSM診断がついたとしている。その内訳は、統合失調症、妄想性障害、社交恐怖、強迫性障害、適応障害（不安と抑うつ気分の混合を伴うもの、慢性）、回避性パーソナリティ障害、特定不能のパーソナリティ障害、軽度精神遅滞に適応障害や広場恐怖が合併したケース、自閉性スペクトラム障害、自閉性スペクトラム障害に社交恐怖や身体表現性障害、強迫性障害などが合併したケースなどであった。また、家族からの相談のみで、本人が医療機関や相談機関を利用しようとしないケースについても検討したところ、幻覚妄想状態や激しい巻き込み型の強迫行為が確認されるなど、明らかに精神科的な医療ニーズを有するものが少なからず含まれていることが明らかになったとしている。

4. 不登校・ひきこもりの対応

前述したように、不登校・ひきこもりに関係するストレスが、本質的に各論型でしか論じ得ない性質のものである以上、その対応もやはり、基本的には個別に考えていかざるを得ない。不登校・ひきこもりをストレスに対する適応的コーピングの破綻、ないしは不適応的コーピングの一種と捉えるならば、この事態を改善するための対応は、ストレス負荷の軽減、ストレス脆弱性の改善、ストレス対処能力の向上などを視野に入れる必要がある。それは例えば、学校や社会への働きかけであったり、家族療法的介入であったり、本人に対する精神疾患の治療や心理療法的関わりであったり、ケースごとにさまざまな形や内容をとることにな

る。不登校・ひきこもりは、簡単なタイプ分類で割り切るにはあまりにも多様で複雑な現象であるが、それでも、これまでに提唱されてきた分類は、対応の参照枠としては有用である。例えば、紙幅の関係で詳細は紹介できないが、齊藤による不登校の多軸評価は、それぞれの軸の評価とセットになって、その評価に対して望まれる対応が示されている。同じように、大学生の不登校の小柳分類や、ひきこもりの蔵本分類についても、著者らは、それぞれのタイプに対する対応法を提案している。

　最後に、不登校・ひきこもりの積極的な意義についても述べておきたい。本稿ではここまで、不登校・ひきこもりを概して不適応的なもの（ストレスコーピングの観点からは適応的コーピングの破綻、ないしは不適応的コーピングの一種）として扱ってきた。しかし、強調しておきたいのは、対応を考える際には不適応なものを適応的なものに変えるという発想だけではうまくいかないことが多いということである。それは、たとえそれが不適応的なコーピングであったとしても、本人にとっては、持てる力を総動員しての**自己防衛**の試みだからである。変えようとする前に、まずそれが、本人にとっては差し当たり、手放すことのできない大切なものであるということを認めるところから始める必要がある。また、不登校・ひきこもり支援者の中には、不登校・ひきこもりを「次なる新生をもたらすための蛹の時期」[26]、「生き方の変更の場（外的適応を一時的に犠牲にして内的適応をはかるという重要な作業の場）」[3]、「**ゆたかなひきこもり**」[27]、「**孵化するひきこもり**（正常な発達のプロセスとしてのひきこもり）」[28] として、この現象にさらに積極的な意義を認める立場がある。不登校・ひきこもりの中には、一見不適応的に見えたとしても、実は極めて適応的なものや健康的なもの、創造的なものが含まれている可能性があるという視点も、不登校・ひきこもりの対応においては欠かすことのできないものであろう。

〈文 献〉

1) 笠原嘉. アパシー・シンドローム：高学歴社会の青年心理. 東京：岩波書店；1984.

2) M・A・トロウ著,天野郁夫,喜多村和之訳.高学歴社会の大学:エリートからマスへ.東京:東京大学出版会;1976.
3) 小柳晴生.大学生の不登校:生き方の変更の場として大学を利用する学生たち.こころの科学 1996;69:33-38.
4) 鶴田和美,小川豊昭,杉村和美,山口智子,赤堀薫子,船津静代他.名古屋大学における不登校の現状と対応.名古屋大学学生相談総合センター紀要 2002;2:2-16.
5) 安保英勇,吉武清實,菊池武剋.東北大学における学生の不登校・不適応.東北大学学生相談所紀要 2001;27:1-9.
6) 水田一郎,石谷真一,安住伸子.大学における不登校・ひきこもりに対する支援の実態と今後の課題:学生相談機関対象の実態調査から.学生相談研究 2011;32:23-35.
7) 内田千代子.大学における休・退学,留年学生に関する調査 第28報.国立大学法人保健管理施設協議会「学生の健康白書2005」;2007. p.331-354.
8) 三宅由子.「ひきこもり」の統計とその周辺.こころの科学 2005;123:25-30.
9) 内閣府.若者の意識に関する調査(ひきこもりに関する実態調査);2010. http://www8.cao.go.jp/youth/kenkyu/hikikomori/pdf/gaiyo.pdf#page=1(2014年12月1日アクセス)
10) 齊藤万比古.不登校の病院内学級中学校卒業後10年間の追跡研究.児童青年精神医学とその近接領域 2000;41:377-399.
11) 奥平謙一,鳥海薫,中島克己.ひきこもりグループ活動参加者とひきこもりからの回復.日本社会精神医学会雑誌 2001;10:141-147.
12) 厚生労働省.10代・20代を中心とした「ひきこもり」をめぐる地域精神保健活動のガイドライン:精神保健福祉センター・保健所・市町村でどのように対応するか・援助するか;2003. http://www.mhlw.go.jp/topics/2003/07/tp0728-1.html(2014年12月1日アクセス)
13) 倉本英彦.ひきこもりの現状と展望:全国の保健所・精神保健センターへの調査から.こころの臨床 ア・ラ・カルト 2001;20:231-235.
14) 鍋田恭孝編.特別企画:学校不適応とひきこもり.こころの科学 1999;87:19-87.
15) 斎藤.いじめ.大森健一,島悟編.臨床精神医学講座18 家庭・学校・職場・地域の精神保健.東京:中山書店;1998. p.151-162.
16) 山家均.いじめ・校内暴力をめぐって.花田雅憲,山崎晃資編.臨床精神医学講座11 児童青年期精神障害.東京:中山書店;1998. p.367-374.
17) 山登敬之.不登校.大森健一,島悟編.臨床精神医学講座18 家庭・学校・職場・地域の精神保健.東京:中山書店;1998. p.187-197.

18) 小林哲郎, 髙石恭子, 杉原保史編. 大学生がカウンセリングを求めるとき：こころのキャンパスガイド. 京都：ミネルヴァ書房；2000.
19) 近藤直司. ひきこもり・家庭内暴力. 飯田順三編. 脳とこころのプライマリケア4：子どもの発達と行動. 東京：シナジー；2010. p.428-434.
20) 斎藤環編. こころのライブラリー－8 ひきこもる思春期. 東京：星和書店；2002.
21) 齊藤万比古. 不登校の児童・思春期精神医学. 東京：金剛出版；2006.
22) 元永拓郎. 大学におけるメンタルヘルスと支援体制. 精神科臨床サービス 2007；7：19-23.
23) 齊藤万比古. 不登校. 飯田順三編. 脳とこころのプライマリケア4：子どもの発達と行動. 東京：シナジー；2010. p.420-427.
24) 蔵本信比古. 引きこもりと向きあう：その理解と実践的プロセス. 東京：金剛出版；2001.
25) 斎藤環. 社会的ひきこもり：終わらない思春期. 東京：PHP研究所；1998.
26) 山中康裕. 思春期内閉症 Juvenile Seclusion：治療実践より見た内閉神経症（いわゆる学校恐怖症）の精神病理. 現代のエスプリ 1979；139：42-55.
27) 髙木俊介編. メンタルヘルス・ライブラリー7 ひきこもり. 東京：批評社；2002.
28) 髙石恭子. ひきこもりの過去と現在. 伊藤美奈子編. 思春期・青年期臨床心理学. 東京：朝倉書店；2006. p.103-117.
29) 文部科学省 国立政策研究所 生徒指導教育センター. 生徒指導資料第1集（改訂版）生徒指導上の諸問題の推移とこれからの生徒指導：データに見る生徒指導の課題と展望；2009. http://www.nier.go.jp/shido/centerhp/1syu-kaitei/1syu-kaitei.htm （2014年12月1日アクセス）
30) 文部科学省初等中等教育局児童生徒課. 平成23年度「児童生徒の問題行動等生徒指導上の諸問題に関する調査」結果について；2012. http://www.mext.go.jp/b_menu/houdou/24/09/1325751.htm （2014年12月1日アクセス）

16　学力低下と学習ストレス

多鹿秀継

1. 学力低下と知識の獲得

　子どもは、学校での授業や活動を通して、さまざまな知識を獲得する。もちろん、知識の獲得は学校内の活動に限らない。家庭生活や友人との交流をはじめ、日々の生活全般を通して、さまざまな知識を獲得していく。

　学力低下の背景となる要因として、心理学、特に教育に関わる心理学的な事実や法則を明確にし、学校でのさまざまな営みを支援する方法や技術を提供する科学としての教育心理学では、主に子どもの認知的側面（知識獲得あるいは動機づけ）と学習環境の側面（学校・学級環境、家庭環境、あるいは子どもを取り巻く社会・文化的環境）を取り上げて研究されてきた[1]。ここでは学力低下の結果としての学習ストレスを次節で取り上げるために、教育心理学における認知・学習の研究領域から、子どもの認知面に焦点を当てて説明しよう。

(1) 知識の種類

　認知的側面である知識獲得における知識は、心理学や哲学の研究に従えば、一般的に宣言的な知識と手続き的な知識に二分することができる[2]。**宣言的知識**とは、出来事や事実・概念に関する知識を意味する。出来事に関する知識は、例えば、「昨日の夜、私はカレーを食べました」のような個人のエピソードに関する知識である。また、事実・概念についての知識とは、誰もに共有されている世界

に関する知識であり、学校で学習する教科を通して獲得するさまざまな知識が一般的に含まれる。例えば、「H_2O は水を意味する化学式である」や「『坊っちゃん』は夏目漱石の作品である」といった知識である。もちろん、事実・概念に関する知識は、獲得していれば知っている知識となるが、当該の知識を獲得していなければ知らない知識である。また、**手続き的知識**とは、課題をどのように処理するかに関する知識であり、一般に技能や解き方に関する知識である。例えば、自転車の乗り方や車の運転の仕方の知識であったり、テニスボールの打ち方に関する知識である。一方で、数学の公式を使って問題を解く知識も手続き的知識として知られている。

　子どもはこのようなさまざまなタイプの知識を日々獲得して成長するが、学力低下に関係する知識は、宣言的知識としての教科に関する知識のことと見てよいだろう。「英語の成績が下がった」や「国語の成績が下がった」といった教科の成績の低下は、通常は英語や国語の宣言的知識に関する知識の獲得が不十分であることと結びついた現象と言える。「体育の成績が下がった」や「音楽の成績が下がった」場合、もちろん体育でのさまざまなルールの獲得ができていなくて、テストで出題されても答えられずに成績が下がったり、音楽の音符が読めなくて成績が下がったりすることもあろうが、一般的には技能の低下である手続き的知識の低下を学力低下とは考えない。

(2) 学力と学力低下

　それでは、学力低下と言う場合の学力とはどのような意味で使用するのであろうか。学力とは、知識や獲得した知識をもとに思考する能力であり、学習することで獲得した能力を意味している。つまり、学校における教科等の教育目標や授業目標を達成するために、教科等の内容を学習することで獲得した成果であり能力である。

　学力は、学習することで獲得した能力を意味するが、教育学や教育心理学では複合的な概念として捉える。つまり、学力とは、よく知られる「学習することで獲得した結果としての能力」を意味するだけでなく、「学習する能力」でもある。「学習する能力」とは、授業等を通して学習内容を適切に処理し理解することに関係する能力である。先生の説明やテキストの内容を適切な学習方略（学習の仕方）

を利用して処理し、自分の知識と統合することができると、授業内容がよくわかるだろう。つまり、「学習する能力」とは、授業内容やテキストを理解して記憶した成果に基づいて測定された能力とは異なり、理解に到達するまでの課題処理に関係する能力である。課題処理が適切になされる時、当該の学習者の「学習する力」は高いと言える。このように、学力を「学習することで獲得した結果としての能力」だけに限定せず、「学習する力」としても捉える必要のあることが教育学や教育心理学ではしばしば認められる。

　ところで、学力低下の概念は2つの側面で使用される。1つは、子ども一人ひとりに言及する学力低下である。教育をめぐる最も切実で大きな関心の1つである学力低下の問題は、個人としての子どもの学力低下に結びつく。個人としての子どもの学力低下は、ある場合には自殺にまで至るようなストレス、授業から取り残された子どもたちの学習への動機づけの低下と非行化、学力の差別・選別による人間性のゆがみ、学力が低下したことからくる進路選択でのつまずき等、さまざまな弊害やストレスを生み出す[3]。学力低下からくる学習ストレスは、このような個人としての子どもの学力低下を原因とする。1970年代には、授業についていけない子どもが各学年で多くを占めたことがマスコミにおいても取り上げられ、落ちこぼれや落ちこぼしといった言葉が流布したことはよく知られている。

　他方、記憶に新しい最近の学力低下は、個人としての子どもの学力低下に言及したものではなく、世代全体あるいは国の教育施策と結びついた学力の低下である。1990年代の末に「学力低下問題」として取り上げられたのは、わが国の子ども全体の学力低下に結びついた現象であった。学力低下問題は、当初数学関係者が「分数のできない大学生」といったキャッチコピーによって大学生の数学の学力低下を指摘した報告から注目を集めた[4]。その後、学力低下問題は、小学4年生と中学3年生の算数・数学と理科の学力を評価するTIMSS（国際数学・理科教育動向調査）や15歳の生徒の読解力や数学的リテラシーほかを評価するPISA（経済協力開発機構（OECD）による学習到達度調査）の国際学力調査で測定されるテスト等で、わが国の子どもが習得する知識や技能としての学力が低下していることが明確にされた結果と結びついて、問題視されるようになった[5]。

　このように、学校教育における知識の獲得に関して複合的な概念である学力の

低下の問題は、わが国では古くて新しい問題である。ただし、このハンドブックで取り上げる学力低下は子ども一人ひとりの学力低下であり、学力低下の結果として生じる学習ストレスである。

2. 学力低下と学習ストレス

学力低下と学習ストレスの内容に立ち入る前に、ここで使用する学習ストレスの概念を明確にしておこう。心理学では、一般的にストレスを「内的・外的ストレッサー（ストレス要因と言い換えることができる）に対する身体的あるいは心理的な反応の状態」と捉え、「ストレスは、身体のほぼすべてのシステムに影響を与える変化を含み、ヒトがどのように感じかつ行動するかに影響する」とする[6]。学習ストレスとは、このようなストレスが学習を通して生じたことと言える。

学習ストレスに対する反応は、行動、認知、情動、生理など、さまざまなレベルで観察される。学習ストレスにおいて、ストレッサーとしての学力低下や学習におけるストレスを取り上げる時、通常は例えば「動悸がする、汗が出る、口が渇く」といった身体的反応を伴うことは少ないと考えられる。むしろ、負の感情としての「怒り、腹立たしさ、いらだち、不安」といった心理的反応が際立っていると言える[3]。学習ストレスが生じるのは、学習に関わる重要な個人の利益や動機が危険にさらされた場合であると考えられ、学習者によって解釈された刺激がストレッサーとなる[7]。学力ストレスに結びつく学力低下は、まさに以前の学力に比べて現在の学力が低下したと子ども自身が解釈した結果を意味する。

(1) 学習ストレスの原因

1990年代、わが国の小学校のいたるところで、学級崩壊の現象が報告された。「教室内を立ち歩いたり、教室内で遊んだり、教室から出ていってしまう」あるいは「教師の注意を無視したり反抗する」など、日常の授業がほとんど成立しなくなる状態は、それ以前の小学校ではほとんど考えられなかった。学級崩壊の現象は、低学年と高学年で異なった様相を呈しているが、背景にある1つの原因として、子どものストレスが指摘されている。子どものストレスにはさまざまな原因を考えることができるが、学力低下に伴う学習ストレスは、その大きな原因の

1つであることは指摘できるだろう。「今までわかっていた授業内容がわからなくなってきた」あるいは「テストの結果が徐々に下がってきて、嫌な思いをした」といった負の意識が、学力低下に伴って生起したと言える。

　子どもがさまざまな学習方略を駆使して教材を深く理解しようとしっかりと学習する時、学習ストレスはある種の動機づけと同様に、学習を正の方向へ駆動する力となる。リラックスした状態で学習を楽しみ活動的になる。しかしながら、上記のように学習に対して学力低下を招くことで負の意識のみが固着してくる時、学習することそのものが脅威となり負のストレスとなる[8]。怒り、不安、恥ずかしさ、あるいは学習からの逃避といった感情が強くなる。ハリハラン（Hariharan, M.）ら[9]は、学習ストレスの原因となる要因を内的要因と外的要因の2つに区分している。内的要因とは主に心理的な要因であり、学力低下による劣等感、低い自己尊重、あるいは能力が不十分と感じることなどを指摘している。また、外的要因としては環境的要因と社会的・文化的要因に区分した。環境的要因には規則正しい日常生活を送っていないこと、例えば睡眠不足、不規則な食事などが挙げられ、社会的・文化的要因には、家族や学校の問題が学力低下の背景にあるという。ここでは、学力低下による劣等感に焦点を当てて吟味する。

(2) 目標と動機づけ

　一般にヒトの行動は、目標と結びついたものである。目標が達成できると期待できる時に、有能さを求めてヒトは行動する[10]。学校において、困難な課題に直面した時にそれに挑戦するのかそれを避けるのかは、子どもの**達成目標**の設定の違い、現在の自分の能力への自信（自己効力感）の高低、さらには知能をどのように捉えるのかの知能観の違いが関係していることが知られるようになってきた。ドゥエック（Dweck, C.S.）[11]によると、達成目標は**学習目標**と**成績目標**とに区別できるという。

　学習目標とは、新しい課題を理解してマスターするために自己の能力を最大に発揮させることに目標を置いたものである。学習目標は、ある意味で、知的好奇心や有能性を増加させる内発的な動機づけによって課題に従事することを目標に置いていると言える。さらに言えば、子どもが取り組む課題と自分の既有知識とを関連させながら、新しい知識や技能を獲得していることを学習の目標に置いて

いると言ってもよい。

　他方、成績目標とは、自己の能力を高く評価されることを志向し、低く評価されることを避けることに目標を置いたものである。成績目標は、ある意味で、高校入試を突破するとか、よい成績を得て評価されたいといった外発的な動機づけに基づいて課題に従事することを目標にしていると言える。さらに言えば、成績目標とは、学習に内発的に取り組み、課題を理解することに目標が置かれているのではなく、課題に取り組むことはその課題ができるかどうかについて自分の能力が試されているものと考え、課題が達成できるかどうかに目標を置くことである。成績目標を持つ子どもは、取り組む課題で高い能力を示そうとすることや、少なくとも能力が低いと見られることを避けようとする。

　また、ドゥエック[11]は、たとえ知能が等しくとも、知能を生まれつき変わらないものと固定的に捉える知能観を持つ子どもと、知能は努力することによって増大すると捉える知能観を持つ子どもに二分した時、知能を固定的に捉える子どもは成績目標を設定して行動し、増大すると捉える子どもは学習目標を設定して行動することを確かめている。

　このような目標志向の違いは**達成行動**にも影響を与える。学習目標を持つ子どもは、現在の能力に関して自信が高くともあるいは低くとも、自己の能力を最大に発揮させることに目標を置いているため、挑戦的でかつ根気よく課題に取り組む完全習得志向の行動パターンを示すと言える。つまり、たとえ当該の課題の学力が不足していても、学習目標を志向していることから学習ストレスを感じることはなく、高い自信を持つ子どもと同様に、挑戦的でかつ根気よく課題に取り組むのである。一方、成績目標を設定している子どもは、現在の能力に関して高い場合には学習目標を設定している子どもと同様に完全習得志向であるが、問題は、現在の能力への自信がそれほど高くない子どもの場合である。成績がさらに低下した時、つまり学力低下が生じてきた時、成績目標を志向しているにもかかわらず高い成績を維持できないために、負の成績を避ける意識が強くなって劣等感にさいなまれ、強いストレスにさらされることになるだろう。結果として、さまざまな不適応行動に走ることが考えられる。困難な課題に挑戦することを避け、さまざまな言い訳をして学習を回避し、根気よく続けることがないといった無力感に陥る行動パターンをとる可能性が高くなる。成績低下による学習ストレ

スは、成績目標を設定しているにもかかわらず、このように成績が伸びない子どもに生じると言える[11]。

　上記の動機づけの目標理論は、最近では達成目標を学習目標と成績目標の二分法だけに限定せず、各目標への接近－回避の目標の次元を導入して、新たな視点から子どもの学習への動機づけを理解する試みがなされている[12]。中でも、成績目標でかつ回避目標を持つ子どもは、他者比較による能力のなさや劣等意識を避けるために、上述した成績目標で現在の能力への自信が低い子どもと同様に、学習ストレスが高いと言える。

3. 進路選択における学習ストレス

　最後に、進路選択における学力低下と学習ストレスについて言及しよう。学力低下による学習ストレスが進路選択時に影響を与えるのは、通常、大学受験時である。現在は希望すれば誰もがどこかの大学に入学できる全入時代と言われる。しかしながら、たとえそのような状況にあっても、大学を選択する高校生にとって、将来の自分の進路選択に関わる大学の選択であるために、選択にストレスを生じる。

　進路選択についての気がかりな点として学力不足を挙げる高校生が最も割合が高い。全国高等学校PTA連合会とリクルートの合同調査による「高校生と保護者の進路に関する意識調査」(2011年) の結果[13]では、全国の高校2年生1,959名に進路選択について気がかりなことをすべて選択したもらった結果、半数を超える55％の高校2年生が「学力が足りないかもしれない」という学力に対する不安を挙げていた。この傾向は2007年と2009年の調査も同様であり、大学進学を希望する高校生の6割弱が学力不足を不安視していることがわかった。第2位の「自分に合っているものがわからない」(36％) や第3位の「やりたいことが見つからない、わからない」(31％) の回答の割合に比べると、「学力が足りないかもしれない」という学力不足に対する回答の割合が高いことがわかる。

　同様に、文部科学省が2013年7月に公表した中学時代に不登校だった人を対象にした追跡調査の結果（調査の対象は、2006年度に「学校嫌い」を理由に30日以上欠席し、中学を卒業した男女約41,000名。卒業から5年後の2011年に追跡調査し、回答を得た約1,600名の

結果）では、巷間知られているような「友人関係」を不登校のきっかけとして挙げる人の割合が最多の52.9％であったが、「勉強がわからない」とする学力不足を不登校のきっかけと回答した割合も第3位の31.2％に上った。

　さらに、少し古い調査であるが、ベネッセ教育総合研究所が経済産業省の委託を受け、2005年度に全国の4年制大学に通う1年生から4年生の約6,500名の大学生に実施した進路選択に関する振り返り調査結果[14]では、高校時代にどのような基準によって進路を決めたかを回答してもらうと、「興味や関心をもっていること」や「希望している職業」を基準にして進路を決定していることが示されている。その場合、第1位の悩みは「志望する大学・学部に入るのに学力レベルが十分でない」（7割強）であった。自分の適性や専門領域を選択することに悩むよりも、高校生は大学が求める学力がついているかどうかという学習レベルに悩むことがわかる。学力低下は、進路選択におけるその後の学修に強い不安を抱かせる要因と言える。

〈文献〉

1) Harris KR, Graham S, Urdan T, editors-in-chief. APA educational psychology handbook, Vol.1: theories, constructs, and critical issues. Washington, D.C.: American Psychological Association; 2012.

2) Ryle, G. The concept of mind. London: Hutchinson; 1949.（坂本百大，井上治子，服部裕幸訳．心の概念．東京：みすず書房；1987.）

3) Pekrun R, Stephens EJ. Academic emotions. In: Harris KR, Graham S, Urdan T, editors-in-chief. APA educational psychology handbook, Vol.2: individual differences and cultural and contextual factors. Washington, D.C.: American Psychological Association; 2012. p.3-31.

4) 岡部恒治，戸瀬信之，西村和雄編．分数ができない大学生：21世紀の日本が危ない．東京：東洋経済新報社；1999.

5) 松下佳代編．〈新しい能力〉は教育を変えるか：学力・リテラシー・コンピテンシー．京都：ミネルヴァ書房；2010.

6) VandenBos GR, editor. APA dictionary of psychology. Washington, D.C.: American Psychological Association; 2007.

7) Steiner G. Learning: nineteen scenarios from everday life. New York: Cambridge University Press; 1999.（塚野州一，若井邦夫，牧野美知子訳．新しい学習心理学：その臨床的

適用．京都：北大路書房；2005．）

8) Hariharan M, Rath R. Coping with life tress: the Indian experience. New Delhi: Sage; 2008.
9) Hariharan M, Swain S, Chivukula U. Childhood stress and its impact on learning and academic performance. In: Holliman AJ, editor. The Routledge international companion to educational psychology. London: Routledge; 2014. p.127-139.
10) Brophy J. Motivating students to learn (2nd ed.) Hillsdale, NJ: Lawrence Erlbaum Associates; 2004.（中谷素之監訳．やる気をひきだす教師：学習動機づけの心理学．東京：金子書房；2011．）
11) Dweck CS. Motivational process affecting learning. American Psychologist 1986; 41: 1040-1048.
12) Elliot AJ, McGregor HA. A 2 x 2 achievement goal framework. Journal of Personality and Social Psychology 2001; 80: 501-519.
13) 「教育アンケート調査年鑑」編集委員会編．教育アンケート調査年鑑2012下．東京：創育社；2012．
14) ベネッセ教育総合研究所．平成17年度経済産業省委託調査 進路選択に関する振返り調査：大学生を対象として．http://berd.benesse.jp/koutou/research/detail1.php?id=3170（2013年11月7日アクセス）

17 離婚とストレス

棚瀬一代

1. はじめに

ホームズ（Holmes, T.H.）とレイ（Rahe, R.H.）[1]は、自己記述方式の社会的再適応評定質問紙（social readjustment rating quetionnaire：SRRQ）によって、結婚を500として、他の42の社会的出来事に対する再適応にどれだけの努力と時間を要するかを評定してもらっている。その結果、離婚は、配偶者の死に次いで、再適応に努力と時間を要する出来事であることがわかった。つまり、離婚は配偶者の死に次いでストレスの高い出来事と言える。しかし、この結果は、離婚当事者である親に関するものであって、親の離婚に不本意ながら巻き込まれた子どもに関するものではない。しかし、高いストレスを抱える親と暮らす子どももまた高いストレスを抱えることになるだろうことは容易に想像がつく。

本稿では、親の離婚に巻き込まれた子どもの抱えるストレスについて、そして子どもに与える傷をできるだけ小さくし、その受けるストレスを低減するために試みられている方略について、先行研究をもとに考えていきたい。

2. 子どもの離婚後の適応に悪影響を与える要因

アマト（Amato, P.R.）[2]は、離婚という出来事が子どもに悪影響を与える要因として、①別居親の不在、②同居親の適応度と親機能水準の低さ、③別居・離

婚後の両親間の長引く**高葛藤**、④同居親の貧困、⑤その他の生活上のストレス要因を挙げている。

棚瀬[3)]は、離婚家庭の事例分析を通して、離婚という出来事が子どもの発達を阻害する条件として、①説明なしの突然の両親の別居・離婚、②愛着対象であった別居親による拒絶ないし別居親との接触のなさ、③同居親の混乱・不適応状態および長期にわたる親機能の低下、④同居親の長時間就労による二重の喪失体験（別居親との接触喪失と同居親との接触喪失）、⑤サポートの薄さを挙げている。こうした悪条件が多いほど子どもに与える離婚の悪影響、ストレスは深刻なものになると棚瀬は指摘している。

こうした子どもの発達を阻害する悪条件のうちでも、特に子どもにストレスを与える要因として、近年米国でも、そして日本でも問題になってきているのが、アマトが指摘する離婚後の両親間の長引く高葛藤の問題と、そのことによって引き起こされる「**疎外された子ども**（alienated child）」「**片親疎外**（parental alienation）」の問題である[4) 5) 6) 17)]。

日本特有の問題としては、ある日突然、子どもを連れて別居が開始され、その後、残された親は子どもの居所すらわからず接触を断たれる**連れ去り別居**の問題と、その後の面会交流をめぐる両親間の熾烈な争い、そしてその狭間に立たされる子どもの抱えるストレスの問題がある。

3. 改正民法第766条

日本では、離婚後に**単独親権制度**がとられているので、離婚後はいずれかの親を親権者に決めなくてはならない。そして別居親は子どもと面会交流をすることになる。

面会交流に関しては、これまで明文化された法規定がなかったが、2011年5月に民法第766条が改正され、夫婦が協議上の離婚をする時には、子の監護をすべき者に加えて、「父又は母と子との面会及びその他の交流、子の監護に要する費用の分担」についても、その協議で定めるものということが付加された。このように面会交流や養育費についての取り決めは明文化されたものの、取り決めがされていなくても離婚届けは受理されるのが今回の法改正である。面会交流およ

び養育費の取り決めが離婚後の子どもの福祉に適うということが宣言された意味は大きいが、今後、この宣言を実効性のあるものにしていくための制度づくりが求められる。

4. 子どもが別居親と会うことを拒否する場合

　民法第766条の改正によって、裁判所は基本的に、離婚後の面会交流の取り決めに前向きになってきている。しかし、調停委員が長時間かけてようやく合意に持ち込み、面会交流の約束が成立しても、裁判所の手を離れた後に約束が守られないケースや、何回か和やかな密度の高い交流が持たれた後に、突然、子どもから電話やメールそして手紙で「もう会いたくない」と宣言されてしまうケースも多い。日本の裁判システムでは、面会交流の合意を強制するシステムとしては間接強制（罰金）があるのみなので、この「疎外された子ども」「片親疎外」の問題が米国より深刻かつ頻発しているのが現状である。

　こうした現象は、米国では1980年代から大きな問題として認識されてきた。当時は、怒りに満ちた監護親と白黒をはっきりさせる年代の子ども（9～12歳）との間の**病理的な同盟**（unholy alliance）の結果であると説明されてきた[7]。その後にガードナー（Gardner, R.A.）[4]によって**片親疎外症候群**（parental alienation syndrome：PAS）として説明され、この言葉が米国で広く使われるようになった。近年、日本でも裁判上の争いで用いられることが増えてきている。

　しかし、この「症候群」という用語に対しては、その後、診断学上の「症候群」に該当しないとして批判が強まり、現在では「片親疎外」「疎外された子ども」「親子疎外」などの言葉が用いられるようになっている[5) 9) 11) 14) 17)]。

　また、ガードナーは片親疎外症候群の深刻なケースにおける対応方法として、子どもを疎外する親の影響下から解放すると同時に、拒絶された親のもとに直行させるのではなくて、**移行期の居所**（transitional site）」に移り住ませる必要性を説いた。親戚の家や友人の家といった制限の少ないものから、うまくいかない時にはより制限の強いところ（例えば、児童養護施設や少年院あるいは病院）へ移すといったことを提案している。また、疎外している親に拘禁、罰金といった罰則を与える方法、さらには監護者変更などを提案している。こうした対応の仕方も大きな論

争を呼び起こしたが[6]、ガードナーの問題提起はガードナー亡き後も確実に継承されている[7) 9) 10) 11) 13) 14) 15) 16)]。

　日本の裁判所でも最近は、子どもにとっての面会交流の意味を監護親に説くようになってきているので、親自らが面会交流に真っ向から反対することは難しくなってきている。しかし、親は別居親と会ってほしいと思い、努力しているが、「子どもが嫌がっている」と主張するケースが増えてきている。面会交流が今後ますます定着するにつれて、高葛藤離婚ケースにおける、子どもが自らの意志として別居親との接触を、別居前の関係性から考えて、非現実的なまでに否定的な態度で頑なに拒否する病理的なケースが増え続けるものと思われる。

　共同親権、**共同養育**が定着している米国においても、この「片親疎外」や「疎外された子ども」の問題は、最も対応が難しく、裁判所としても葛藤を解決するためのワークショップへの参加命令、あるいは**家族再統合セラピー**（reunification/reintegration therapy）への参加命令、**ペアレンティング・コーディネーター**の任命、さらに**監護者変更**命令といった種々の介入方法を試みて解決しようとしている[7) 9) 13)]。

　以下では、そうした家族再統合のための種々の介入方法の中から、裁判所における対応[4) 7)]、子どもが別居親との接触を全面的に拒否し、片親疎外の申し立てがあったようなケースに対する**多面的家族介入**（multi-modal family intervention：MMFI）モデル[14) 15) 16)]、そして裁判所によって監護者変更命令が出された時に、拒絶された親と子どもの関係を修復するための「**家族の架け橋：ファミリー・ブリッジズ**（Family Bridges）」[7) 8) 9) 10) 11) 12)]を取り上げて検討していきたい。

5. 裁判所における対応

　ガードナー[4)]は、片親疎外症候群を示す子どもへの裁判所における対応は、その疎外度に応じる必要があるとし、また裁判所命令によってセラピストを任命する場合の注意としては、片親疎外症候群の問題について熟知していることが決定的に重要であるとしている。また、セラピーの対象として、ガードナーは、子どもと両親のみならず、再婚相手や同棲パートナー、その他の片親疎外を支えるすべての人たちを含むべきであるとしている。日本であれば祖父母が片親疎外を

支える上で大きな貢献をしているので、このガードナーの指摘は今後の日本においても意味深いものがある。

ウォーシャック（Warshak, R.A.）[7)9)]も裁判所の対応に触れている。第1の選択肢としては、子どもは「**好かれている親**（favored parent）」と継続して同居し、裁判所命令によって家族に家族再統合セラピーを受けさせ、同時に「**拒絶されている親**（rejected parent）」と子どもとの面会交流は漸増するか、あるいは一挙に増やしていく。この対応において一番大事なことは、「好かれている親」と子どもは、「拒絶されている親」との関係修復への動機づけを欠いているので、命令に従わなかった時にはどのような罰を受けることになるのかを明確に特定しておくことであるという[4)7)]。例えば、ガードナー[4)]は、罰金、養育費や生活費減額、監護者変更を挙げており、ウォーシャック[7)]は、運転免許証停止や片親疎外のために余分の裁判が必要になった時にはその裁判費用の全額負担や弁護士費用の全額負担、あるいはコミュニティ奉仕活動や拘禁といったさまざまな罰を挙げている。この選択肢は、片親疎外が軽度の場合には効果が出やすいが、中度、重度の場合には効果がないと言われている[4)7)]。

第2の選択肢は、中度、重度の片親疎外ケースに対するものであって、裁判所命令による一時的ないし永続的な監護者変更である。この方法は時に「**環境修正**（environmental modification）」ないし「**構造への介入**（structural intervention）」と呼ばれるものであり、子どもを「好かれている親」から引き離して「拒絶されている親」と同居させるものである。一定の条件が満たされるまで、「好かれている親」との接触を断つのが一般的である。裁判所によってセラピーが命じられる場合もあれば、「拒絶されている親」がイニシアチブをとってセラピーが始められる場合もある。時には、単に関係性が自然に癒されるのを待つ場合もある。この方法のデメリットは、子どもと「拒絶されている親」の関係性修復がサポートされないと、子どもは、これまで長く同一化してきた親から引き離された心理的なストレスに苦しみ、裁判所の決定に反発して家出や暴力といった行動化に至ってしまうことである[7)]。

ジョンストン（Johnston, J.R.）ら[17)]も、この監護者変更は、「同盟を結んだ親（aligned parent）」が精神的に病んでいたり、深刻な人格障害があったり、誘拐の危険性が深刻であったり、養育能力に深刻な欠陥があるというような、比較的稀な

状況においてのみ許されるとしている。そのような場合でも、「拒絶されている親」のほうが子どもにより良い養育環境を提供できることを査定して確認すべきであると提言している。

　監護者変更の決定をした場合に、子どもの反発が暴力や自殺といったリスクにつながる恐れが高いと判断される時の対応方法としては、すぐに子どもを「拒絶されている親」のもとに住まわせるのではなくて、前述したガードナーが提案していた「移行期の居所」（親戚の家や友人の家、あるいは寄宿舎、病院など）を利用することである。しばらくの間、子どもと両親の間に距離を置き、両親の影響から解放された環境下で裁判所任命のセラピストによる治療を受けさせるという方法である。この方法のデメリットとしては、両親との日々の接触を失うことや、「好かれている親」が電話やメールなどによって影響を与える行為の継続の可能性などが指摘されている[7]。

6. 多面的家族介入（MMFI）モデル

　この介入方法は、最初、ジョンストン、ウォルターズ（Walters, M.G.）、そしてフリードランダー（Friedlander, S.）[14]によって別居親と接触することを拒否する子どものケースや片親疎外の申し立てがあったケース、あるいは片親疎外が見つかったケースに適用されてきた。その後、フリードランダーとウォルターズ[15]が、臨床実践を通してこのMMFIモデルをより洗練したものに発展させてきた。

　フリードランダーとウォルターズ[15]によれば、このモデルでは、治療への参加者として「拒絶されている親」と子どもに加えて、「好かれている親」の参加が重要である。こうした治療枠の確立は、しばしば困難であるとともに、介入が成功する上で重要な意味を持っているという。しかし、この多面的家族介入モデルは、実際上は、裁判所命令なしで行われることもあり、「好かれている親」の参加なしに行わざるを得ないこともあり、柔軟に対応しているという[15]。

　治療目標は、家族再統合セラピーが「拒絶されている親」と子どもの関係修復に焦点を当てるのに対して、より広いものである[15]。まず、親の別居・離婚のプロセスにおけるストレスが子どもにどのような影響を与えたかを理解し、その問題に対応することである。次に、ストレス状況に対する対処方略を子どもに教

える。さらに、子どもの歪んだ「善／悪」思考および両親に対する両極化した感情をより現実的なものにしていく。そして最後に、家族における適切な共同――親および親役割の再構築――をしていくことであり、こうしたプロセスを経て最終的に子どもに恩恵を与えるような「拒絶されている親」と子どもの接触を確立していくことを目指すのである。

アプローチは、力動的、ファミリーシステム的かつ発達的な介入方法である。

7. 家族の架け橋：ファミリー・ブリッジズ

裁判所によって子どもの意志に反して監護者変更が命令された時に、子どもが「拒絶されている親」との生活に適応するのを助けるための介入方法としてランド夫妻（Rand, D.C., Rand, R.）によって創始され、今ではウォーシャック夫妻も協働している家族の架け橋：ファミリー・ブリッジズというプログラムがある[7,9,10,11,12]。

この方法の特徴は、家族再統合セラピーや多面的家族介入が治療的介入であり、「好かれている親」の参加も求めるのに対して、教育的介入であり、また子どもと「拒絶されている親」だけの参加を求める点にある。1日あたり6〜8時間、連続4日間のインテンシヴなプログラムで、「拒絶されている親」と子どものペアに対して2人の専門家がつくという形がとられる。

教育目標としては、まず子どもに批判的に考えることを教えることがある。次に、両親についてバランスのとれた、現実的かつ共感力ある見方を維持する方法を教える。そして、自分の判断に反する行動への外的圧力に抵抗するスキルを発達させるのを助ける。最後に、親に対して、子どもの行動をいかに感受性豊かに管理するかを教える。こうした目標を達成する過程で、「拒絶されている親」と子どもの関係が修復されていくのである。

ウォーシャックの報告によれば[7]、これまでに130人の子どもがこのプログラムに参加したが、その成功率はほぼ100％であった。参加した子どもの4分の3がその後も成果を維持した。逆戻りしてしまったケースもあったが、その原因は、裁判所命令に違反して、時期尚早に隠れて「好かれている親」と接触していたことが多かったという。

以上、離婚後に両親間の長引く高葛藤の狭間に立たされた子どもの呈する問

題として、本稿においては「疎外された子ども」ないし「片親疎外」の問題を取り上げ、介入方法のいくつかを最新の研究をレビューして報告した。

〈文献〉

1) Holmes TH, Rahe RH. The social readjustment rating scale. In: Holmes TH, David EM, editors. Life change, life events, and illness, selected papers. New York: Praeger Publishers; 1989.
2) Amato PR. Life-span adjustment of children to their parents' divorce. The Future of Children: Children and Divorce 1994; 4: 143-164.
3) 棚瀬一代．離婚の子どもに与える影響：事例分析を通して．現代社会研究 2004；6：19-37.
4) Gardner RA. The parental alienation syndrome: a guide for mental health and legal professionals, 2nd ed. New Jersey: Creative Therapeutics; 1992, 1998.
5) Kelly JB, Johnston JR. The alienated child: a reformulation of parental alienation syndrome. Family Court Review 2001; 39: 249-266.
6) Stahl PM. Complex issues in child custody evaluations. Thousand Oaks: SAGE Publications; 1999.
7) Warshak RA. Divorce poison: how to protect your family from bad-mouthing and brainwashing. New York: Harper; 2010. p.242-281.
8) Wallerstein JS, Kelly JB. Surviving the breakup: how children and parents cope with divorce. New York: Basic Books; 1980.
9) Warshak RA. Family bridges: using insights from social science to reconnect parents and alienated children. Family Court Review 2010; 48: 48-80.
10) Warshak RA, Otis MR. Helping alienated children with family bridges: practice, research, and the pursuit of "humbition". Family Court Review 2010; 48: 91-97.
11) Kelly JB. Commentary on "family bridges: using insights from social science to reconnect parents and alienated children" (Warshak, 2010). Family Court Review 2010; 48: 81-90.
12) Rand DC, Rand R. Factors affecting reconciliation between the child and target parent. In: Gardner RA, Sauber SR, Lorandos D, editors. The international handbook of parental alienation syndrome: conceptual, clinical and legal considerations. Springfield: Charles C. Thomas; 2006. p.163-176.
13) 棚瀬一代．離婚で壊れる子どもたち：心理臨床家からの警告．東京：光文社；2010．p.255-292.
14) Johnston JR, Walters MG, Friedlander S. Therapeutic work with alienated children and their families. Family Court Review 2001; 39: 316-333.

15) Friedlander S, Walters MG. When a child rejects a parent: tailoring the intervention to fit the problem. Family Court Review 2010; 48: 98-111.
16) Johnston JR, Goldman JR. Outcomes of family counseling interventions with children who resist visitation: an addendum to Friedlander and Walters (2010). Family Court Review 2010; 48: 112-115.
17) Johnston JR, Roseby V, Kuehnle K. In the name of the child: a developmental approach to understanding and helping children of conflicted and violent divorce, 2nd ed. New York: Springer; 2009. p.361-389.

18　高齢社会と介護ストレス

末田啓二

1. はじめに

　少子高齢化がわが国で社会問題として大きく取り上げられて既に久しい。少子高齢社会では、単に高齢者の介護の問題だけにとどまらず、介護者やその家族の問題がより深刻な事態を生じさせることが多方面から指摘されてきた。介護をめぐる問題は、経済的、社会的、心理的諸問題が深く関わっていて、**介護者**と要介護者との関係だけでなく、家族はもとより、地域や介護施設など多くの関わりの中で捉えていく必要がある。在宅介護の専門家にとっても、個々の家族の特殊性や**家族システム**の変化を考慮しながら、介護者とその家族の心理的負担を理解した上で、家族の協力を得て高齢者への介護活動を行うことが求められている。

　本稿では、主に在宅介護におけるストレスの問題に言及する。特に介護者のストレスの特徴やその改善について述べる。

2. 高齢社会の現状と介護をめぐる問題

　図1は世界の高齢化率の推移を示している。この図に示されるように、わが国の高齢化のスピードは極めて早く、しかも現時点においても将来においても高齢者人口が他の国に比べ際立っている。わが国が他の国に比べて極めて急速に高齢社会に達した背景には、単に平均寿命の延長にとどまらず、**出生率**の激減による

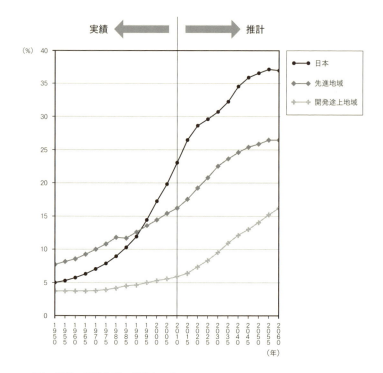

図1 世界の高齢化率の推移（国連「世界人口推計：2010年改訂版」より作成）
2010年の高齢化率は、日本23.4%、先進地域15.9%、開発途上地域5.8%となっている。

少子化が重なったことがある。この現象はこれまでに報告されてきた多くの統計指標の推計値や予測をはるかに上回るスピードで推移してきた。例えば、高齢者の人口比が7%から14%に達するのに要した年数は、スウェーデン85年、米国70年、ドイツ45年に対して、日本は25年であった。また、高齢者1人を支える生産者人口（15～64歳）の割合は、欧米先進国では最低のドイツ、イタリアでも3.2人であるのに対し、日本は2.8人と極端に少ない（国連「世界人口推計：2012年改訂版」）。このような中、現在、要介護人口（要支援および要介護）は約491万人（厚生労働省「介護保険事業状況報告：平成22年度」）に達している。その中で、認知症高齢者が大半を占め（厚生労働省研究班、2012年時点での推計は462万人）、高齢化が進むほど必然的に**要介護者**の比率や**要介護度**が高くなっている[1]。

急激な高齢社会の出現に社会制度の整備や人々の意識が追いつかず、介護をめ

ぐって多くの問題が山積している。特に国の財政問題は深刻で、これまでの老人福祉法や、続く老人保健法も財政破綻をきたし、その後に**介護保険法**（1997年制定、2005年改正）が制定され、介護保険制度として今日に至っている。その後も財政状況は改善されず、これまでの**特別養護老人ホーム**の入居条件を、要介護3以上に限定する方向（厚労省）や、要支援の軽度の高齢者向けサービスを介護保険の対象から外す（厚労省審議会）など、苦肉の策ともとれる提案が2013年度にはなされている。このような状況が今後も続けば、介護をめぐってさらに深刻な課題を抱え込むことになり、抜本的な取り組みが求められるだろう。

3. 介護の多様性と介護ストレス

　介護は、**在宅介護**か**施設介護**かにかかわらず、要介護者の家族が何らかの形で関わらざるを得ない。そのため、家族構成や家族関係が介護の形態に直接影響する。また、要介護者の要介護度の違いによっても介護状況は大きく変わる。このように介護は多くの要因が関係することから、介護の様相は個々人によって大きく変わり、介護のあり様も千差万別である。したがって、「介護者が感じる生理的、精神的ストレス」である**介護ストレス**の様相も千差万別である。在宅介護においても介護施設による介護サービスを受けるし、施設介護においても家族との接触と連携が必要である。さらに、要介護高齢者自身のストレスも直接・間接に介護者のストレスに反映する。このように介護ストレスは極めて多くの要因が関与するとともに、要介護者の症状の進行や介護負担の増加によって、先行きの見通しが立たないことがさらにストレスを増殖させる結果になりやすい。ここでは主に在宅介護を中心に、介護ストレスの特徴について取り上げる。

(1) 世帯構造の時代的変化と介護の形態

　65歳以上のいる世帯の構成割合は単独世帯、夫婦のみ、親と未婚の子の世帯の増加が著しく、それぞれ24.2％、30.0％、19.3％である。それに対して、3世代家族は減少傾向（15.4％）である（厚生労働省「国民生活基礎調査：2011年」）。そして単独世帯においては遠からず、子ども家族との同居によって在宅介護か施設介護が、また夫婦のみの場合はいわゆる**老老介護**が、そして親と未婚の子の世帯にお

いては、子による在宅介護が中心になることが予想される。

(2) 主な介護者の続柄とストレス

　図2が示すように、要介護者のほぼ3分の2は主な介護者と同居であり、主な介護者の多くは配偶者、子ども、子の配偶者である。それ以外に別居の家族、事業者など、多岐にわたる。しかも主な介護者のほぼ70％が女性である。誰が主な介護者になるかによって、介護の様相は大きく変わる。在宅介護は家族全員が協力し合うことが大切であるが、介護役割は施設介護と比べて役割分担が難しい。介護が始まった当初には役割分担が明確であっても、いつの間にか特定の1人の介護者に介護負担が集中することがよくある。「主な介護者」という表現がよく使われることがこの現象の存在を明示している。そのため、「1人で抱え込まないで」や「無理しないで」という周りの情緒的サポートとは裏腹に、主な介護者は心のどこかに「どうして私1人が……」とのストレスフルな感情を抱き、心理的葛藤に陥りやすい。しかも、要介護者が時折訪れる知人や身内に対しては、普段では見られないほどの上機嫌で対応する姿を介護者が目の当たりにすると、

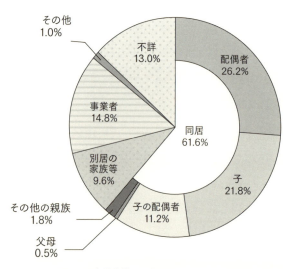

図2　要介護者等との続柄別に見た主な介護者の構成割合
（厚生労働省「国民生活基礎調査：2013年」より作成）

さらにストレスが高じる経験をすることになる。このように他者のサポートがかえって主な介護者のストレスを助長する場合も時には生じる。いずれにせよ、介護および介護ストレスは介護負担そのものによるストレスのほかに、人間関係に付随する多種多様のストレスが加わり、しかも特定の個人に集中しやすいのが特徴である。

(3) 要介護度別による介護の形態と介護ストレス

　介護の必要度が高まるほど、介護サービスの利用は在宅サービスから施設サービスへのシフトが見られる。しかしながら、特に要支援では在宅での介護予防サービスが中心であり、要介護4においても在宅サービスの割合が施設サービスの利用よりも高い（介護給付費実態調査月報：2003年1月審査分）。この資料からも、わが国の介護の現状は在宅介護を中心に推移していることがわかる。要介護度が下がるということは期待できず、介護負担の増加と見通しの立たない状況がさらにストレスを増幅させる。また、介護ストレスは完結することはなく、やがて死別体験と**対象喪失**、それに続いて悲嘆、**喪の仕事**へと推移していくことになる。

(4) サンドイッチ世代と介護ストレス

　高齢者介護の中心は高齢者の子ども世代である。エリクソン（Erikson, E.H.）[2]が指摘するように、この世代（壮年期）は生殖性の段階に該当し、世話を中核とした生活が展開される。この世代は子どもの養育や地域での活動、職業生活での指導的役割を担っていることが多い。多くの役割を同時に持ち合わせ、親の介護と子どもの養育の両役割を担っていることから**サンドイッチ世代**と呼ばれている。そのためにしばしば介護と仕事や家事などのどちらを優先すべきかという役割葛藤が生じ、強いストレスを経験する。特に介護役割の中心が女性であり、母として、子どもとして、主婦として、職業人として、多くの役割が重なり、時には退職を余儀なくされることもある。夫を含め、家族の協力や**ソーシャルサポート**が最も必要な世代である。

4. ストレス認知理論に基づく介護ストレスの概念モデル

　介護ストレスに関する研究の出発点は、在宅介護の家族の負担（burden）の研究に始まると言われている。そして負担を測定する尺度も数多く開発されてきた。例えば、ロビンソン（Robinson, B.C.）の介護者負担指標（caregiver strain index：CSI）[3]やコスバーグ（Kosberg, J.I.）らの介護コストインデックス（cost care index：CCI）[4]、認知症高齢者の介護負担を測定するザリット（Zarit, S.H.）らの負担質問票（burden interview）[5]と、その短縮版ザリット負担スケールなどである。なお、ザリットらの負担スケールは荒井らによって日本語版および短縮版が作成されている[6]。また、ポールショック（Poulshock, S.W.）らは負担を主観的負担（負担感）と、客観的負担（介護関係・家族関係の悪化、自由時間・社会活動の束縛の2因子）に分けて測定した[7]。これらの尺度を用いて介護負担への影響要因を探る研究から得られた知見は、介護負担の概念（介護者が介護を通じて経験するネガティブな影響）の不明確さ

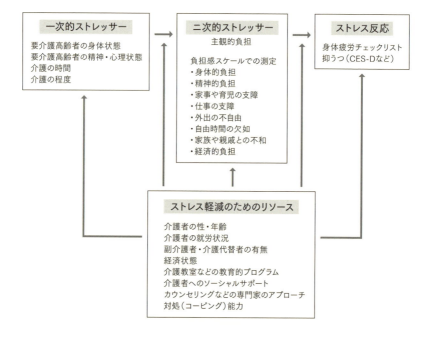

図3　家族介護者の負担の概念モデル（文献9）

もあって、必ずしも一貫した結果が得られていない。

一方、ストレス研究の中から在宅介護者の負担を説明するモデルや理論が提示されるようになった。代表的モデルには**ストレス認知理論**に基づいたパーリン（Pearlin, L.I.）の概念モデル[8]が挙げられる。このモデルでは、ストレッサーが一次的ストレッサーと二次的ストレッサーに分けられるが、それぞれ上記の客観的負担と主観的負担に対応している。中谷はパーリンのモデルを参考に、図3のような介護ストレスの概念モデルを提示している[9]。この概念モデルでは、**二次的ストレッサー**によって生じるストレス反応の改善のための代表的リソースが呈示され、介護者のニーズや状況に即した介入や環境調整ができるよう意図されている。

介護ストレスは要介護者に関する要因である**一次的ストレッサー**を介護者がどのように認知するか（二次的ストレッサー）によって、しばしば抑うつや疲労感、焦燥感など、特有のストレス反応が生じる。時として**介護うつ**や、施設介護従事者のように**バーンアウト**を起こしたり、介護疲れによる介護者の自殺など最悪の事態に陥ることがある。ストレス認知理論ではストレス軽減のためのリソースとして、後述するようなさまざまな介入の方法やプログラムが呈示されている。

5. 家族介護・施設介護の問題点と課題

(1) 介護と医療・看護との違い

介護の原則は、あくまで要介護者のニーズを尊重することである。一方、医療や看護は要介護者の治療や回復を優先する[10]。したがって、時には要介護者に対する対応や扱いに大きな違いが生じる場合がある。要介護者の要求や希望が医療・看護の立場から容認できない場合でも、介護者の考えや態度が要介護者の生活の質や**ウェルビーイング**（well-being）の維持を優先する場合には、より介護に重点を置くだろう。反対に、要介護者の治療や症状の回復を介護者が求めている場合には、医療や看護を優先するだろう。在宅介護者は介護より医療や看護のほうを求める傾向が指摘されている。それは、家族介護者が要介護者の過去の健康な姿を知っているためである。少しでも過去の姿に近づいてほしいとの願いが治療や回復への期待となって示されたものだろう。例えば、認知症の要介護者に対し

て、リハビリによる機能回復や記憶、言語などの改善などを期待する。そのため、回復や改善に非協力的な要介護者の態度は、それ自体が介護者のストレスになりやすい。要介護者にとっては、状況によって、介護も医療・看護も両方とも必要な場合が少なくない。今日、特に**介護予防**の分野で、医療と介護との連携が強調されている。介護予防事業の1つに**介護予防特定高齢者施策**があるが、これは近い将来、介護サービスを利用する可能性がある高齢者を対象にしたプログラムである。要支援・要介護にならないよう体の諸機能を維持・回復するような事業には医療・看護、介護にとどまらず、栄養、口腔など多くの分野が関与している。

(2) 障害受容について

家族は要介護者の生育史を熟知しているため、しばしば「前はできたのに」「早く元のようにできるように」など、要介護者に現実を無視した高い水準を求めてしまい、かえって混乱させてしまうこともある。要介護者は、症状回復はおろか、要介護度がより進むのが普通である。介護者にとっても**障害受容**が難しい間は、要介護者に対する対応には強い葛藤が伴い、それだけストレスフルになってしまう。これは介護者の情動にも反映し、さらに要介護者に高い要求を求めることになり、かえって介護の質を下げると同時に、人間関係まで損ねるという悪循環に陥ってしまうこともある。施設の介護従事者の場合は、要介護者の入所や利用時点での諸機能の水準が基準になるため、その維持を図ったり、残存機能の活性化に努めるなど、介護の視点から対応できる。

(3) 家族システムの再構成

家族の1人が要介護者になることは、家族間の人間関係のみならず、それまでに各個人が家庭内で担ってきた家族の役割に大きな変化をもたらす。そして、家族の役割や力動性が新たに再構成されるまで、一時的にそれまでの**家族システム**が機能しなくなる。家族が閉鎖的な場合は、地域からの支援や在宅介護サービスの利用などが抑制され、介護ストレスが家族の特定の成員に集中してしまう危険性がある。要介護者の介護のための新しい家族システムの構築が、介護の安定性と効果を決める。家族システム論[11]の視点から主たる介護者の介護負担や介護ストレスの問題を捉える必要があるだろう。

以上指摘した問題点は、ストレスが強化される原因となっている。これらが重なると要介護者への虐待や、介護者のうつ症状、バーンアウトなどの精神症状が生じるリスクが高くなる。

(4) 高齢者虐待の防止について

　高齢者虐待（elder abuse）については多くの研究や事例が報告されている。認知症高齢者への虐待に見られるように、徘徊や異食、失禁や弄便（ろうべん）など、介護者が極めてストレスフルな状況に置かれ、強引なしつけと称して虐待に走る事例が多い。また、介護施設内で生じる介護従事者による虐待のように、対人関係に起因したストレスに加えて、介護職への低い社会的評価や待遇による社会的・制度的ストレスによって生じるところが大きいと言われている[12]。そして施設利用者による施設への過剰適応や無力感がさらに施設での虐待を助長しているケースも散見される。介護ストレスの反応が外に向けられたものが虐待となり、内に向けられたものが介護うつやバーンアウトと言えよう。いずれにせよ、高齢者介護は在宅介護にあっては要介護者からのポジティブな反応、例えば感謝の気持ちが伝わってこないことや、必要とされているという認識が持てないことが、また施設介護にあっては介護の専門職としての社会的評価の低さや待遇の悪さが介護継続への意欲をなくしたり（バーンアウト）、ストレス反応をコントロールできない（虐待）ところまで介護者を追い詰めてしまう。いわば、唯一の心のよりどころさえ失ってしまった結果と言えるだろう。

　このような状況の中にあっても高齢者の尊厳を守るために、虐待防止に関する法律がわが国においても施行されてきた。2006年制定の高齢者虐待の防止、高齢者の養護者に対する支援等に関する法律（**高齢者虐待防止法**）や、2012年に施行された障害者虐待の防止、障害者の養護者に対する支援等に関する法律（**障害者虐待防止法**）である。これらの法律は養護者（家族など）や養介護施設・養介護事業等の従事者、さらには雇用主に対して、虐待の禁止や予防と早期発見のための取り組み、養護者への支援措置を講じることを定めている。また、虐待を発見した者には通報する義務を科し、防止にとどまらず対応処理の方法まで規定している。

6. 介護ストレスの改善に向けて

これまでの研究を受けて、**介護ストレス**の改善への試みを以下に提示する。

(1) 介入方法は個別性を重視すること

介護者の介護負担軽減に及ぼす介入効果に関するメタ分析を用いた多くの研究を総覧すると、いずれの介入方法によっても介護負担やうつ症状、主観的幸福感、あるいは要介護者の症状などへの効果は一様に認められるが、多くは領域特異性 (domain-specific) による効果が大きく、どの介入方法も確定的ではなかった。例えば、認知症者の介護負担に関するピンカート (Pinquart, M.) とソレンセン (Sorensen, S.) のメタ分析結果[13]では、認知行動療法や支援、カウンセリング、**デイケア**、要介護者の訓練による介入は、介護負担やうつ症状、幸福感などに若干の効果は見られるものの、研究方法の違いや介護者の性などによって効果が異なっていた。

なお、介護者の性差を扱った研究では、女性のほうがより負担が大きく、うつ傾向も強く、ウェルビーイングや身体的健康が低い傾向が認められること[14]、また女性のほうが介護負担に対する忍耐力は強いこと[15]などが指摘されている。さらに、介護者をめぐる文化や民族性、教育水準、性、既婚か独身かによっても介入方法による効果が左右され、積極的介入がより有効なのは、負担軽減に関して、女性、教育水準が低い場合である[16]。このように介入効果は個別性が強く、家族のダイナミックスや地域特性、社会資源の利用のしやすさなども踏まえた介入が求められる。

(2) 家族システムの視点を活用すること

家族療法の基本原理であるシステムアプローチの考えを援用し、主たる介護者と家族との関係を再構成する（見直す）作業を通して、介護者の心理的負担やストレスを軽減することができるだろう。

(3) ポジティブな視点の導入

介護負担の研究の中から介護のポジティブな側面にも関心が向けられ[17]、ポ

ジティブな影響を測定する尺度も作成された。わが国でも西村らの介護充実感尺度[18]、介護への肯定・否定両面の認知的評価を測定した広瀬らの認知的介護評価尺度[19]がある。また、介護ストレスの原因や強さが診断でき、ストレスマネジメント・プログラムにつながる尺度として児玉らが開発した在宅介護者用ストレス自己診断テスト[20]がある。さらに、**ポジティブ心理学**の視点[21]から介護を捉え直し、介護の持つポジティブな側面を再評価する作業もストレスの軽減につながるかもしれない。

(4) 社会的資源の活用

介護者の介護負担の軽減は、種々の社会資源の活用によって得られる。多くのソーシャルサポートや介護サービス施設、地域包括支援センターなどの利用は、介護負担の軽減にとどまらず、他者との人的交流を推し進め、また自助グループへの接近にもつながり、精神的健康の維持に有効であろう。

(5) 対人関係・対人認知の再構成

主たる介護者は要介護者との人間関係のほかに、家族、職場や近隣、介護施設など多くの人間関係の中で介護を行う。

介護ストレスの中核部分を占める人間関係をめぐってのストレスの改善には、ハイダー（Heider, F.）の**バランス理論**[22]が参考になるだろう。この理論によると、例えば介護者と家族、そして要介護者の三者の間で、仮に介護者と要介護者との関係が良好（＋）で、介護者と家族が緊張関係（－）にあり、さらに家族と要介護者との関係が良好（＋）であったら、三者関係は緊張関係（インバランスの状態）にあり、介護者は強いストレスを感じる。この場合、介護者は三者関係への認知構造を変更してインバランス（緊張）の状態からバランス（安定）の状態（三者間の符号の積が正）に変化させることによりストレスを軽減させようとする。この例で言うと、1つの方略として家族と要介護者との関係を緊張関係と認知することによって、バランスを回復させようとする。他の方略として、介護者が家族との関係を良好と認知するほうがより望ましいことには違いないけれども（三者間の符号はすべて＋）。いずれにせよ、介護者はいろいろなパターンの対人関係から生じるストレスを、**対人認知**を変えることによりストレスの軽減を図っているのが理解

できるだろう。

　介護負担や介護ストレスは介護者の精神的健康を大きく損ねる原因となり、うつ症状や身体の不調を訴える介護者は極めて多い[23]。介護予防への施策と同時に、介護者への多方面からのケアとサポートが今後ますます必要になるだろう。

7. おわりに

　高齢社会は近い将来、地球規模で出現する。これまでの社会制度や生活様式、生産形態、家族関係など、あらゆる方面で価値観の見直しが迫られることになる。この見直しをより早く実現させることの大切さは、わが国のように急速に少子高齢化が進んだ社会がたどった歴史から学ぶことができるだろう。

〈文献〉

1) 厚生労働統計協会．図説 国民衛生の動向 2012/2013．2012．p.96.
2) Erikson EH. Childhood and society, 2nd ed. New York: W.W. Norton; 1950/1963.（仁科弥生訳．幼児期と社会．東京：みすず書房；1977.）
3) Robinson BC. Validation of a caregiver strain index. Journal of Gerontology 1983; 38: 344-348.
4) Kosberg JI, Cairl RE. The cost of care index: a case management tool for screening informal care providers. Gerontologist 1986; 26: 273-278.
5) Zarit SH, Reever KE, Bach-Peterson J. Relatives of the impaired elderly: correlates of feelings of burden. Gerontologist 1980; 20: 649-655.
6) 荒井由美子，田宮菜奈子，矢野栄二．Zarit介護負担尺度日本語版の短縮版（J-ZBI-8）の作成：その信頼性と妥当性に関する検討．日本老年医学会雑誌 2003；40：497-503.
7) Poulshock SW, Deimling GT. Families caring for elders in residence: issues in the measurement of burden. Journal of Gerontology 1984; 39: 234-239.
8) Pearlin LI, Mullan JT, Semple SJ, Skaff MM. Caregiving and the stress process: an overview of concepts and their measures. Gerontologist 1990; 30: 583-594.
9) 中谷陽明．在宅の家族介護者の負担．現代のエスプリ 2010；519：27-38.
10) 奈倉道隆．介護福祉と医療：その独自性と連携から．介護福祉 2013；89：60-71.
11) Minuchin S, Lee WY, Simon GM. Mastering family therapy: journeys of growth and transformation. New York: John Wiley; 1996.（亀口憲治監訳．ミニューチンの家族

療法セミナー：心理療法家の成長とそのスーパーヴィジョン．東京：金剛出版；2000．）
12) 堀之内高久．介護現場のストレス．現代のエスプリ 2010；519：39-47．
13) Pinquart M, Sorensen S. Gender differences in caregiver stressors, social resources, and health: an updated meta-analysis. Journal of Gerontology Sereies B, Psychological Sciences and Social Sciences 2006; 61: 33-45.
14) Pinquart M, Sorensen S. Helping caregivers of persons with dementia: which interventions work and how large are their effects? International Psychogeriatrics 2006; 18: 577-595.
15) Torti FM, Gwyther LP, Reed SD, Friedman JY, Schulman KA. A multinational review of recent trends and reports in dementia caregiver burden. Alzheimer Disease and Associated Disorders 2004; 18: 99-109.
16) Gitlin LN, Belle SH, Burgio LD, Czaja SJ, Mahoney D, Gallagher-Thompson D, et al. Effect of multicomponent interventions on caregiver burden and depression: the REACH multisite initiative at 6-month follow-up. Psychology and Aging 2003; 18: 361-374.
17) Kinney JM, Stephens MAP. Hassles and uplifts of giving care to a family member with dementia. Psychology and Aging 1989; 4: 402-408.
18) 西村昌記，須田木綿子，Campbell R，出雲祐二，西田真寿美，髙橋龍太郎．介護充実感尺度の開発：家族介護者における介護体験への肯定的認知評価の測定．厚生の指標 2005；52：8-13．
19) 広瀬美千代，岡田進一，白澤政和．家族介護者の介護に対する認知的評価に関連する要因：介護に対する肯定・否定両側面からの検討．社会福祉学 2006；47：3-15．
20) 児玉昌久，児玉桂子，城佳子．在宅介護者用ストレス自己診断テストの開発．ストレス科学研究 1998；14：14-22．
21) Seligman MEP. Building human strength: psychology's forgotten mission. APA Monitor 1998; 29.
22) Heider F. Attitudes and cognitive organization. Journal of Psychology 1946; 21: 107-112.
23) 渡辺俊之．介護者と精神疾患．現代のエスプリ 2010；519：135-144．

19 終末期および死別の支援とストレス

瀬藤乃理子

1. はじめに

　終末期や**死別**の支援に携わる援助者は、**看取り**の過程における重い責任や、患者や家族、遺族の思いや悲しみに直接触れることで、過重なストレスがかかりやすい。例えば、医師が患者の強い苦痛や死に遭遇した場合、そのプロセスにおける自分の判断に対し、大きなストレスを感じることや、看護師は患者や家族の思いを受け止めようとする中で、自分自身の感情の消耗や仕事への不全感を感じやすいことなどが指摘されている[1)2)]。また、死別後の支援においても、援助者が遺族の強い感情体験に共感することで、二次的なストレス状態に陥りやすいと言われている[3)]。このように、深刻な状況にある人たちの支援によるストレスが長期的に継続すると、過度の心身の疲労と感情の枯渇を伴う**バーンアウト**（burnout）や**共感性疲労**に発展する場合がある。本稿では、終末期や死別の支援におけるストレスに焦点を当て、援助者のバーンアウトや共感性疲労に関する最近の知見とその対策について述べる。

2. バーンアウトと共感性疲労

　バーンアウトは、職業性のストレス反応として生じる特有の心理状態で、対人援助に携わる人が、ある時を境に感情の枯渇や意欲の減退、消耗感や疲労感など

を訴え、燃え尽きてしまうことを指す。その発症過程には、「仕事や自分の役割への高い使命感」のほか、「理想と現実のギャップ」「公私の境界の保ちにくさ」「自己価値の減少」などが見られ、マスラック(Maslach, C.)[4]は「極度の心身の消耗感(emotional exhaustion)、脱人格化(depersonalization)、個人的達成感(personal accomplishment)の減退を示す症候群」と定義している。バーンアウトの状態に陥ると、援助者の感情だけでなく、関心や自尊心の低下や、いらいらや体の不調が続く、自分の存在価値がわからなくなるなど、認知・行動・身体・スピリチュアルな側面、人間関係や仕事の遂行など、さまざまな面に影響が生じるとされている。

バーンアウトの評価法で最もよく用いられるのは、**MBI**(Maslach burnout inventory：マスラックのバーンアウト尺度)である[4]。MBIは上記の「情緒的消耗」「脱人格化」「個人的達成感の低下」の3領域について、その頻度と強度を2つの次元で評価する。近年はGHQ-12やGHQ-28(精神健康調査票(general health questionnaire)の12項目版・28項目版)と併用し、精神的健康状態を評価することが増えている。MBIやGHQを、がん医療や終末期医療に携わる医療職に行った結果を表1[5)6)7)8)9)]に示した。GHQのカットオフ値から、おおむね20〜30％の人に何らかの精神的健康上の問題が見られる。留意すべき点は、がん医療に携わる医療職のバーンアウト率が、他の医療職に比べて特に高いというわけではなく、中でもホスピスケアを行う人はむしろバーンアウトが少ない。その理由としては、ホスピスケアに携わる人たちは看取りを繰り返す中での慢性的なストレスは多いが、それをスタッフ間で共有しやすく、仕事上で感情を表出できる機会が多いこと、患者や家族と過ごす時間が比較的とりやすいことが、ストレス軽減につながっていると言われている[10]。一般病棟では、治療期の患者と終末期の患者が混在し、対象者に応じて多様な役割が要求されるほか、スタッフ間でも看取りに対する意見の相違が見られることが、ストレスを増強させる要因となっている可能性がある。

1992年、ジョインソン(Joinson, C.)[11]は対人援助職に見られやすいバーンアウトの重要な要素として「共感性疲労(compassion fatigue)」という概念を述べた。その後、この概念は特にトラウマの領域で、フィグリー(Figley, C.R.)[12]やスタム(Stamm, B.H.)[13]らの貢献により、援助者の**二次的外傷性ストレス**の問題として大きく取り上げられるようになった。最近ではトラウマだけでなく、死や死別

表1 MBI・GHQを使った調査結果

著者	国	対象	年	人数	結果（割合：%）			GHQ 精神的健康に問題（%）
					深刻な情緒的消耗	深刻な脱人格化	低い個人的達成感	
Ramirez	英国	がん医療を行う医師	1995	69	25	9	20	29
		がん医療を行う放射線医師		253	38	31	38	26
		終末期医療を行う医師		154	23	13	25	22
Grassi	イタリア	ホスピス医	2000	148	16.2	5.3	38.7	24
		一般医		182	18.5	6.1	38.5	20
Elit	カナダ	婦人科腫瘍医	2004	39	35.3	14.7	32.4	26
Grunfeld	カナダ	がん医療を行う医師	2005	122	53.3	22.1	48.4	25.4
		がん医療のその他の専門職		278	37.1	4.3	54.0	10.4
Asai	日本	がん医療を行う医師	2007	560	23	10	65	21
		終末期医療を行う医師		87	15	8	53	12

など、**喪失**（loss）や**悲嘆**（grief）に関わる援助者の問題としても広く注目されている。共感性疲労は、外傷的な出来事に遭遇した対象者にケアを提供することにより、自然的必然的に生じる代償であり、疲弊や消耗を引き起こすほど強い感情体験の間接的曝露により、援助者の実生活上の問題にも波及する強いストレス反応の全般を示している。

フィグリーは、共感性疲労の発症過程を、図1のように図式化している[12]。この図によると、援助職が持つ共感する力は、共感的反応を引き起こすが、一方で対象者の苦痛に同じように曝露されることを意味する。外傷体験に曝露された時に感じる「逃げたい・離れたい」という思いと、共感することで相手に役立ったという達成感や満足感（compassion satisfaction）は、本来は相反するものであるが、これらを意識的・無意識的に同時に感じることで、**共感性ストレス**（compassion stress）が生じる。この共感性ストレスが長期に継続し、そこに援助者自身の過去の外傷体験の再燃が加わると、共感性疲労の状態に追い込まれるとしている。例

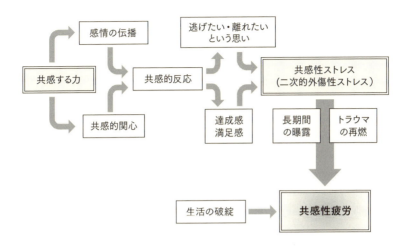

図1　共感性疲労のモデル（文献12より一部改変）

えば、家族をがんで亡くした経験のある援助者が、同じ境遇の人を支援する際、その語りに非常に共感しやすい一方で、自らの過去の記憶や感情が知らず知らずのうちに再燃し、援助者を非常にストレスフルな状態に追い込むことがある。

共感性疲労の評価方法としては、**共感性満足**、バーンアウト、共感性疲労の3項目を評価できるPro-QOL（professional quality of life measurement）が知られており、ホスピスに働く看護師216名に行った調査では、78％が中等度以上の、そのうち26％が高い共感性疲労の状態であり、10％の人にバーンアウトが見られた[10]。共感性疲労とバーンアウトには強い正の相関、共感性満足とバーンアウトには負の相関があると言われており[14]、共感性疲労や共感性満足はバーンアウトの1つの指標となり得ると考えられている。

3. 終末期や死別の援助におけるバーンアウトやストレスの要因

マスラック[15]は、バーンアウトの関連因子として、状況要因（仕事量の多さ、仕事を行う上でのサポートの少なさ、行った仕事に対するフィードバックの少なさ、感情労働、組織としての働きやすさなど）と個人要因（若年、女性、未婚、頑張りすぎる性格、仕事への姿勢な

ど）があり、教育、医療、精神保健、サービスなどに従事する人たちに多いと述べている。また、終末期やがん医療に携わる医療職に行ったバーンアウトの調査では、その関連要因として、女性、高学歴、長い在職年数、過去1年間に死亡患者が多いこと、働き過ぎ、仕事への満足感の低さ、時間やスタッフ確保の限界、スタッフ間の役割対立、ソーシャルサポートの少なさ、家庭生活への波及などが報告されている[1)2)16)]。

　終末期や死別に関わる援助者は、患者や家族の援助を通して自分自身も落ち込みや悲しみ、罪責感などを抱くことが多いほか、親しみのあった患者の死によって、自分自身の悲嘆（グリーフ）や職業的アイデンティティの減弱、目標の喪失、信念や死生観への揺らぎなどが生じ、将来起こる自分の死にも影響を与えると言われている[17)]。ヴェイコン（Vachon, M.L.S.）は、**緩和ケア**に携わる援助者にストレス症状が起こる要因を、図2のように図式化した[18)]。職業性のストレスには環境的な要因、個人的な要因、対処方略の3つが相互に関連し、効果的な対処方略が用いられると、結果的には環境的・個人的要因の両方のストレスが軽減される。

　日常よくある仕事上のストレスや通常の悲嘆（normal grief）と、バーンアウトや共感性疲労の状態は区別されるべきであり、また、それらは抑うつとも異なる。バーンアウトや共感性疲労は、確かに仕事熱心で燃え尽きやすい性格や、共感性

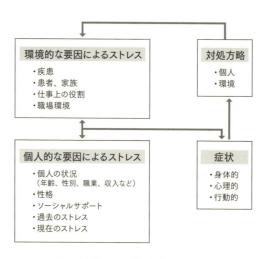

図2　終末期の援助職の職業性ストレス（文献18）

の高さが関係するが、状況要因によって引き起こされる部分が多い。患者の終末期は特に、治療期とは異なる特有の役割や責任が援助者に求められ、過重なストレスがかかりやすい。

　例えば、**終末期の患者**の多くは、身体的苦痛、精神的苦痛、スピリチュアルな苦痛など多くの苦痛を経験し、死や痛みに対する強い不安があるほか、精神的負荷が多い検査や治療、病状の進行に伴うさまざまな機能低下を有する。痛みや倦怠感、食欲不振、嘔吐、便秘や下痢、腹水や胸水、呼吸困難、嚥下困難など、終末期にしばしば見られる症状は、変動の幅が大きく、常にアセスメントと適切なケア・治療が要求される。苦痛や不安が強い分、患者や家族の訴えが切実であることに加え、終末期の患者には、せん妄やうつ病、認知症、薬剤性の精神症状なども高い頻度で出現する。家族は患者の症状の変化に敏感で、感情が揺さぶられやすく、刻々と変化する状況に対して、対応や決断を迫られる場面が多い。がん患者の家族の精神的苦痛は、患者自身と同等、あるいはそれ以上に高いという報告もある[19]。終末期医療に携わる援助者は、これらの病状の変化に応じた症状コントロールや急変への対応、患者や家族の気持ちを汲みながらの説明、親切で円滑なコミュニケーション力が求められる。2007年に施行されたがん対策基本法でも患者や家族への精神・心理的ケアは重視されているが、終末期には特に熟練した対応が必要であると言える。

　また、死別後の援助においても同様に、援助者に強いストレスがかかることがある。死別後の遺族援助は、**ビリーブメントケア**（bereavement care：**死別のケア**）や、**グリーフケア**（grief care）と呼ばれている。死別後の遺族の回復過程は、死の状況や死に至る経過など、さまざまな要因によって変化する。例えば、自然で平穏な死の場合は、死別後の回復は比較的容易であることが多いが、故人が子どもや若年であった場合、故人と深い愛着関係にあった場合、突然の死や無念の死、悲劇的な死の場合などは、遺族は非常に強い**悲嘆反応**に苦しむ。その中には、死別から十分な時間が経過しても心理的回復が困難である「**複雑性悲嘆**」と呼ばれる状態に発展する場合がある（複雑性悲嘆は、2013年に改訂されたDSM-5では、「**持続性複雑死別障害**（persistent complex bereavement disorder）」という名称で、トラウマ・ストレス因関連障害の中に精神障害として位置づけられた）。時期や対象者の属性によって幅があるが、がん患者遺族を対象にした調査では、複雑性悲嘆の有病率は16〜40％と言われて

おり[20]、子どもを亡くした場合や、生前の医療に不満がある場合などはそのリスクが高まる。複雑性悲嘆では、年月が経過しても死別による激しい悲嘆反応が継続するため、死別初期の遺族支援と同様、援助者はその対応に苦慮することが多い。これまで遺族支援者を対象にした研究はあまりないが、筆者らが小児科医に行った調査[21]では、約8割の小児科医が担当児の死後に、弔問や相談など遺族を支援した経験を持ち、そのうち55%が遺族援助の中で高い精神的負担感を有していた。

現在、わが国の遺族支援は組織的に行われている場所があまりなく、ホスピスや、地域によっては民間の遺族会が機能しているが、医療者が業務外で行っている場合も少なくない。その対応も個人に任されており、援助者としての立場も曖昧であることが多い。その意味では、援助者へのサポート体制が行き届いていないのが実情である。

4. 援助者のストレス対策とバーンアウト予防

上記のように、終末期医療や死別の援助に関わる援助者には、確かにバーンアウトや共感性疲労が生じやすく、20〜30%の援助者の精神的健康に問題がある現状を考えると、職場（環境）レベルと個人レベルの両方において、ストレス対策が講じられる必要性がある。困難な状況にある人を援助する際、ストレスは誰にでも生じる自然な反応であるが、それをバーンアウトの状態に進めないことが大切である。

図3に、職場・個人のストレスマネジメントの方策として考えられるものをまとめた。これらの対策は、終末期や死別の援助の現場では特に必要とされており、援助者自身が自分のストレス管理を行いながら、他者からも継続的にサポートを受けることのできる支持的な環境づくりが大切である。職場の状況に応じて優先順位をつけ、死や死別に関する学習の場の設定、コミュニケーションスキルの研修、援助方針や役割の統一、専門家による相談やスーパービジョンの機会などを計画的に進めていく。病棟カンファレンスやスタッフミーティングの場で、自分たちのストレスについて取り上げることもよい。また、職場の管理者や経験豊富な人たちが、専門的な技能のみならずストレス管理に関しても、経験の浅い人た

職場レベル	個人レベル
◆学習の場 ・看取り・死別などの知識・考え方 ・患者への対応（アセスメント、介入） ・家族・遺族への対応 ・自分自身のストレス管理 ◆事例検討会やデス・カンファレンス、スタッフミーティングなど ◆ケアの評価のフィードバック ◆スーパービジョンの機会の設定 ◆コミュニケーションスキル・トレーニング ・共感、傾聴、距離のとり方 ・悪い知らせの伝え方 ・怒りや罪責感などへの対応 ◆スタッフ相互の助け合い ・スタッフ間のコミュニケーション ◆看取りの方針・情報の共有 ◆管理職によるストレス管理・モデルの提示 ◆精神科医など他職種との連携 ◆職場に応じた具体策の検討	◆知識・技術を深める ◆専門職としての技能を伸ばす ◆スーパービジョンを受ける ◆休息や気分転換 ◆ストレスの自己管理 ・自分のストレスへの気づき ・感情状態のチェックとコントロール ・心身の鍛錬 ・仕事と家庭の線引き ◆リラックス法や自分に合ったセルフケアの習得・活用 ・呼吸法　・運動やヨガ ・十分な栄養　・休息　・音楽 ・趣味　・家族や友人との時間 ・自然の散策　・ユーモアその他 ◆対処方法の見直し・改善 ◆人（上司や同僚、友人など）に相談する ◆自己成長

図3　ストレスマネジメントの方策

ちのモデルになることができるとよい。

　ストレス対策として特に大切なことは、組織や個人が対処力を身につけ、ストレス量をコントロールし、ストレスレベルを自らの力で下げることができるようになることである。自分たちで自分自身のストレス管理を行う意識づけは、援助者としての忍耐強さと柔軟さを養うことにつながる。メッドランド（Medland, J.）ら[22]は、ストレスをコントロールする方策として、①チームをつくり、大変さを自分1人で抱え込まないようにすること、②自分や他のスタッフのストレスやバーンアウト症状に気づけるようになること、③リラクセーションや元気を回復できるセルフケアの方法を補強すること、④運動や健康的な食事を欠かさないこと、⑤自分にとって意味のある信念や祈りを大切にし、スピリチュアルな側面に気づきを持つこと、などの重要性を強調している。

　また、海外では終末期や死別の援助者向けのトレーニングプログラムも開発されつつある。チョウ（Chow, A.Y.M.）らが行う教育・訓練プログラム「ENABLE（Empowerment Network for Adjustment to Bereavement and Loss in End-of-life)」は、死や死

別に臨む人たちを支援する力を高めるために、さまざまな自己覚知のアクティビティ、**マインドフルネス瞑想**、実際の場面を想定した講義やスキルトレーニングで構成され、喪失や死の捉え方を整理し、死への不安を軽減することを目指している[23]。

自分の内面を振り返る自己覚知の作業は、援助者のトレーニングの重要な要素であると言われている。援助者は可能な限りの援助を行っても、患者が亡くなると「もっと何かできたのではないか」という罪責感が残ることがある。しかし、この振り返りの作業を丁寧に行い、それを客観的に見つめ直すことで、自分が行った援助や起こった出来事のプラスの面とマイナスの面を整理することができ、そのことは結果的に援助者の無力感を軽減したり、その後の援助技術を伸ばす機会になる。

また、セルフケアの方法をできるだけ多く持っておくことも大切である。対人援助を行う人の中には、自己犠牲的な援助規範を持ち、自分よりもまず他者のケアを先行させようとする人が少なくない。そのような援助規範を持つ人には、他者に与えることと同じくらい、自分を大切にする重要性を伝え、セルフケアの実践を促す必要がある。最近では、セルフケアの1つの方法としてマインドフルネス瞑想が対人援助職のバーンアウトを減少させるという報告が増加しており、瀬藤と丸山も推奨している[24]。

終末期や死別の援助者のストレス対策を考える際、患者や家族の反応を喪失に対する自然な反応と捉えるのと同時に、自分自身のストレス反応も自然なものとして扱い、それを自己の成長と結びつけることが非常に重要である。また、折をみて宗教や哲学などにも触れ、自分の死生観を培うことも、援助を行う上で大変役立つ。終末期や死別の支援によるストレスフルな体験は、必ずしも否定的な側面ばかりではない。援助者は、患者の死や家族・遺族の悲しみを通して、深い人間理解や自分の生き方の指針を得ることも少なくないのである。

〈文献〉
1) 浅井真理子, 内富康介. がん医療に関わる医師のバーンアウト（燃え尽き）. 腫瘍内科 2007；1：351-356.

2) Peters L, Cant R, Sellick K, O'Connor M, Lee S, Burney S, et al. Is work stress in palliative care or hospice nurses a cause for concern? A review of literature. International Journal of Palliative Nursing 2012; 18: 561-567.

3) J・W・ウォーデン著，山本力監訳．第9章　カウンセラー自身の悲嘆．悲嘆カウンセリング：臨床実践ハンドブック．東京：誠信書房；2011．p.262-272.

4) Maslach C, Jackson SE, Leiter MP. Maslach burnout inventory: manual (3rd edition). Palo Alto, CA: Consulting Psychologists Press; 1996.

5) Ramirez AJ, Graham J, Richards MA, Cull A, Gregory WM, Leaning MS, et al. Burnout and psychiatric disorder among cancer clinicians. British Journal of Cancer 1995; 71: 1263-1269.

6) Grassi L, Magnani K. Psychiatric morbidity and burnout in the medical profession: an Italian study of general practitioners and hospital physicians. Psychotherapy and Psychosomatics 2000; 69: 329-334.

7) Elit L, Trim K, Mand-Bains IH, Sussman J, Grunfeld E. Job satisfaction, stress, and burnout among Canadian gynecologic oncologists. Gynecologic Oncology 2004; 94: 134-139.

8) Grunfeld E, Zitzelsberger L, Coristine M, Whelan TJ, Aspelund F, Evans WK. Job stress and job satisfaction of cancer care workers. Psycho-Oncology 2005; 14: 61-69.

9) Asai M, Morita T, Akechi T, Sugawara Y, Fujimori M, Akizuki N, et al.Burnout and psychiatric morbidity among physicians engaged in end-of-life care for cancer patients: a cross-sectional nationwide survey in Japan. Psycho-Oncology 2007; 16: 421-428.

10) Abendroth M, Flannery J. Predicting the risk of compassion fatigue: a study of hospice nurses. Journal of Hospice and Palliative Nursing 2006; 8: 346-356.

11) Joinson C. Coping with compassion fatigue. Nursing 1992; 22: 118-119.

12) Figley CR, editor. Compassion fatigue: coping with secondary traumatic stress disorder in those who treat the traumatized. New York: Brunner/Muzzel; 1995.

13) Stamn BH編，小西聖子，金子ユリ子訳．二次的外傷性ストレス：臨床家，研究者，教育者のためのセルフケアの問題．東京：誠信書房；2003．

14) El-bar N, Levy A, Wald HS, Biderman A. Compassion fatigue, burnout and compassion satisfaction among family physicians, in the Negev area-a cross- sectional study. Israel Journal of Health Policy Research 2013; 2: 31-38.

15) Maslach C, Schaufeli WB, Leiter MP. Job burnout. Annual Review Psychology 2001; 52: 397-422.

16) Vachon MLS：緩和ケアスタッフの燃え尽きとストレス症状．内富庸介監訳．緩和医療における精神医学ハンドブック．東京：星和書店；2001．p.327-346.

17) Papadatou D. A proposed model of health professionals' grieving process. Omega 2000;

41: 59-77.
18) Vachon MLS. Staff stress in hospice/palliative care: a review. Palliative Medicine 1995; 9: 91-122.
19) McCarthy MC, Clarke NE, Ting CL, Conroy R, Anderson VA, Heath JA, et al. Prevalence and predictors of parental grief and depression after the death of a child from cancer. Journal of Palliative Medicine 2010; 13: 1321-1326.
20) 中島聡美．がんの遺族における複雑性悲嘆とその治療．ストレス科学 2012；27：33-42.
21) Setou N, Takada S. Associated factors of psychological distress among Japanese pediatricians in supporting the bereaved family who has lost a child. Kobe Journal of Medical Sciences 2012; 58: 119-127.
22) Medland J, Howard-Ruben J, Whitaker E. Fostering psychosocial wellness in oncology nurses: addressing burnout and social support in the workplace. Oncology Nursing Forum 2004; 31: 47-54.
23) Chow AYM. Prevention of burnout and compassion fatigue through education and training: the project ENABLE. In: Renzenbrink I, editor. Caregiver stress and staff support in illness, dying, and bereavement. Oxford: Oxford University Press; 2011. p.98-110.
24) 瀬藤乃理子，丸山総一郎．バーンアウトと共感性疲労：対人援助スキルトレーニングの必要性．産業ストレス研究 2013；20：393-395.

20 犯罪被害とストレス

中島聡美

1. 犯罪被害の実態

　日本の刑法犯の認知件数は、ここ10年減少を続けており、2011年度は2,139,725件であった。これらの犯罪の中でも特に深刻と考えられる殺人、傷害などの一般刑法犯の被害者数は31,606人であり、人口10万人あたり24.7人が過去1年間に被害にあっている。また、**強姦**や**強制わいせつ**などの**性犯罪被害**は、年間8,055件（発生率10万人あたり12.3件）であった[1]。これらの深刻な犯罪の被害者は統計上1％にも満たない数字であるため、このような被害者がどのようなストレスを経験しているのかについて、あまり一般の人が知ることがないだけでなく、救命救急などを除くと、医療現場でもあまり日常臨床では意識されていないのではないかと思われる。

　しかし、頻度は多くないが、実際には多くの医療者が犯罪被害者の診療を経験している。英国のプライマリケア医を対象とした縦断調査では、70.6％の医師が6か月の間に1人以上の配偶者間暴力被害者の診療を行っていた[2]。筆者らの研究でも、産婦人科医師の38.1％が過去1年間に性暴力被害者の治療を行っており[3]、精神科医師の50.6％が過去1年間に対人暴力や交通犯罪による犯罪被害者の診療を行っていることが明らかにされた[4]。このような犯罪被害者の診療実態は日本における犯罪被害の認知件数に比べかなり多いと考えられ、一般臨床により多く被害者が受診しているように思われる。

その理由として、犯罪白書の認知件数は警察に届けられた被害の数字であり、実際には被害を届けない被害者が多いことが挙げられる。このような実態は、一般住民を対象とした被害体験についての疫学調査からも明らかである。代表的な調査として、**国際犯罪被害調査**（International Crime Victims Survey：ICVS）[1]と内閣府男女共同参画局による「**男女間における暴力に関する調査**」[5]が挙げられる。2012年度の国際犯罪被害調査では、過去1年間の暴行や脅迫の被害経験者は0.3%、性的事件の被害者は0.5%であった。定義の違いはあるが、犯罪白書の実態よりかなり多いことが推測される。しかし、これらの被害者で届け出をしなかったと回答したのは、暴行・脅迫の被害者で56.8%、性的事件の被害者では74.1%にも上っている。また、内閣府の調査は、配偶者からの被害経験のある人が約4分の1（26.2%）であり、女性の8%が異性から無理矢理に性交された経験があることが明らかになった。この調査でも、配偶者からの被害経験者では53%が、性暴力被害者では67.9%がどこにも相談していないことが示され、医療機関を負傷等で受診しても暴力被害について相談していないことが推測される。

犯罪被害者は、一般に考えられているよりも多く発生しており、医療関係者の多くが犯罪被害者の治療を経験しているものの、被害者の中には被害を隠して受診している事例も少なくないと考えられ、医療機関がゲートキーパーとしての役割を担うためにも、医療関係者が犯罪被害者の心理や反応、治療・支援についての知識を得ていく必要があると考えられる。

2. 犯罪被害の多様な影響

犯罪は被害者の身体や精神だけでなく、社会機能や対人関係、希望や信念などの認知的側面にも大きな影響を与える。警察庁の行った犯罪被害者実態調査（2003年）[6]では、対象被害者の多くが精神的ショック（88.4%）や身体の不調（54.9%）を経験していたが、その他にも「仕事をやめたり休職をした」（35.1%）、「生活が苦しくなった」（33.1%）など就労や経済的側面への影響や「友人や同僚など周囲の人間関係の変化」（24.7%）や「家族のまとまりが乱れた」（23%）など対人関係への影響も大きいことが示されている。

犯罪被害者の抱えるストレスは、犯罪被害そのものによるものだけではなく、

その後の司法手続き等におけるストレスやマスコミ等の報道によるストレス、周囲や関係者からの心ない言動による傷つき（二次被害）のストレスなど被害後のさまざまな体験によるものも大きいと考えられる。

3. 犯罪被害の精神的影響

　犯罪被害の精神的影響には、犯罪被害そのもの（恐怖体験、喪失体験）と前述した被害後のさまざまな出来事による二次的なストレスが挙げられる。犯罪被害そのものによる影響は、時間の経過とともに軽減すると考えられるが、実際には長期にわたって精神的健康が悪化した状態が持続する被害者が多いことが報告されている。内閣府が行った犯罪被害類型別調査[7]では、精神的健康のスクリーニング調査であるK6で重症精神障害相当とされる13点以上のスコアの者の割合が、被害者では16.7%であったのに対し、非被害者では4.1%であり、被害者において著しく精神的健康が障害されていることが明らかにされた。この調査では、半数以上は被害から3年以上経過しており、被害の精神的影響が長期化していることがわかる。犯罪被害者に多く見られる精神障害として、心的外傷後ストレス障害（posttraumatic stress disorder：PTSD）などの心的外傷およびストレス因関連障害群（trauma- and stressor-related disorders）やうつ病、不安障害が挙げられる。

　特にPTSDは犯罪被害者に多く見られるだけでなく、その影響が深刻な障害である。そもそもPTSDは生命の危機にさらされるような体験において発症する精神障害であり、まさに犯罪被害はそれに該当するものである。犯罪被害の中でもレイプや虐待などの対人暴力において有病率が高いことが多くの研究で報告されている。ケスラー（Kessler, R.C.）ら[8]が全米の一般住民を対象に行った調査では、全体でのPTSDの生涯有病率は7.8%であったが、**レイプ**被害では男性65.0%、女性45.9%であり、身体的暴力（男性1.8%、女性21.3%）や身体的虐待（男性22.3%、女性48.5%）と性暴力・身体暴力の被害者において高い割合を示した。これらは事故（男性6.3%、女性8.8%）や自然災害（男性3.7%、女性5.4%）よりも高い有病率であり、対人暴力においてPTSDが発症しやすいことが示されている。

　犯罪被害者においては、PTSDだけではなく、他の精神障害も多く見られる。1つにはPTSD自体がうつ病や他の疾患との併存率が高い（約80%）[8]ということ

もあるが、犯罪被害のストレスが多様であることも1つの要因である。米国における女性の性暴力被害者の調査[9]では、PTSDを発症した被害者の64%がその他の精神障害（DSM-ⅢにおけるⅠ軸精神障害）を有していたが、PTSDを発症していない被害者においても25%に何らかの精神障害が見られ、PTSD以外の精神障害も、トラウマによってリスクが上がることが明らかにされた。

また、このように被害の影響が複雑である理由として、性的暴力や**配偶者間暴力**（intimate partner violence：IPV）を複数経験している被害者が多いことも挙げられる。オーストラリアで行われた**女性に対する暴力**（gender based violence：GBV）の影響に関する調査[10]では、レイプ、その他の性暴力、IPV、**ストーカー**のいずれかの被害を経験した女性は27.4%であった。1つのGBVを経験した女性では何らかの精神障害を有する率が57.3%であり、3～4つのGBVを経験した女性では89.4%に上っていた（GBVを経験していない女性では28.0%）。特に、3～4つのGBVを経験している女性の精神的健康および社会機能の障害が著しく、精神障害の生涯有病率は、PTSDで56.2%（オッズ比15.9：非被害女性を1とする）、その他の不安障害で77.3%（オッズ比10.1）、気分障害で52.5%（オッズ比3.6）、物質使用障害で47.1%（オッズ比5.6）であった。さらに、自殺企図の経験は非被害者の14.8倍、身体の不調は4倍、生活機能の障害は約3倍であり、生活や社会機能への影響も著しいことが明らかにされた。

アルコールやその他の薬物関連障害の有病率も犯罪被害者において高いことが報告されている。**全米女性調査**（National Women's Study）では、強姦の被害女性では非被害女性に比べ、2つ以上のアルコール関連の問題を抱える割合が13.4倍、深刻な**薬物乱用**の問題を抱える割合が26倍に上ることが示されている[11]。被害者においては、不眠やPTSD症状の自己治療としてアルコールや薬物を使用することや、被害後のさまざまなストレスがこれらの疾患のリスクを増大させるのではないかと考えられる。

また、大切な人を失った遺族では、前述した精神障害に加え、悲嘆が長期化した状態が多く見られ、このような長期化した悲嘆は、研究者らによって**複雑性悲嘆**（complicated grief）[12]や**遷延性悲嘆障害**（prolonged grief disorder）[13]と呼ばれており、身体的健康や生活機能の障害が大きいこと[14)15]が報告されていたが、悲嘆が本来正常な死別反応であることから、精神障害として捉えられてはいなかっ

た。しかし、複雑性悲嘆等についての研究が進むにつれて、その影響の深刻さが明らかになり、2013年のDSM-5への改訂において、他の特定される心的外傷およびストレス因関連障害の中に、**持続性複雑死別障害**（persistent complex bereavement disorder）として含まれることになったが、「今後の研究のための病態」として位置づけられている。複雑性悲嘆は、暴力的な死別の場合に高い有病率が報告されている。2011年に米国で起きた同時多発テロで家族や友人を失った住民の調査では、事件から2.5〜3.5年経過した時点での複雑性悲嘆の有病率は43.2%であった[16]。また、中島らの研究[17]では、自助グループに所属していた殺人および交通犯罪の遺族では、死別から約8年経過した時点でも21%に複雑性悲嘆が見られた。

　犯罪被害の影響は精神障害という疾患レベルのものだけではなく、被害者やその家族の世界観、人生観にも深刻な影響を与える。犯罪被害にあうことは、今まで安全だと思っていた社会が危険な面を持っていることを知ることであり、他人に対する信頼感やさらには自分の能力や信念に対する信頼感も損なわれる[18]。被害者にとって、被害後の世界は変容してしまい、もはや安全や安心を感じられず、人に対して疎外感を感じ、信用することが困難になる。また、被害者の自己認識に与える影響も深刻である。被害者は被害を避けられなかった、防げなかったという罪責感を強く持つと同時に、そうすることができなかったという無力感を感じ、被害後もそれが持続してしまう。このようなトラウマ体験に対する否定的な評価は、PTSDの慢性化に関連していると考えられている[19]。特に性暴力の被害者では、自分が汚されたという自己の尊厳や価値を傷つけられたと感じることが多く、将来の異性関係や結婚、妊娠などに対して強い不安や絶望感を持つことがあり、そのため、被害者が未来への希望や夢を持つことが困難になってしまうことがある。

　さらに、虐待やIPVでは、被害が長期間に及ぶだけでなく、身体的、精神的、性的な複数の被害を受けることの影響が深刻である。特に、幼少期からの虐待は、うつ病や不安障害、薬物関連障害のより早期の発症や症状の重症化と関連しており、さらに症状の重症化や自殺のリスクの増加、治療反応性の悪さと関連していることが報告されている[20]。これらの背景として、幼少期の虐待によって海馬容積の減少や、前頭前野皮質、皮質など脳の形質的、機能的な変化が生じており、

ストレスへの反応性や情報の処理などが変わってしまうことが示唆されている[20]。

繰り返す長期的な被害の影響の1つとして、**複雑性PTSD**（complex PTSD）[21]、あるいはDESNOS（disorder of extreme stress not otherwise specified）[22]が挙げられる。これは上記のように特に幼少期から繰り返される被害体験によって、PTSD症状だけではなく、感情覚醒の制御困難、解離性の症状、身体化反応、人格変化、意味体系や信念の変化などが含まれ、自殺行動や自傷行為など生命の危険や、他者との人間関係の困難など社会機能への影響が著しいと考えられている。

4. 犯罪被害後の二次的なストレスによる影響

前述したように、被害体験はトラウマや喪失による一次的な反応も極めて深刻ではあるが、さらに被害後のさまざまな体験がこれらの反応に影響を与える場合がある。特に、犯罪被害では司法手続きによる影響と周囲の関わり方の影響が大きいと考えられる。

(1) 司法手続きの影響

被害者が警察に届け出をした場合には、逮捕から公判に至るまでさまざまな司法手続きがあり、その中で被害者とその家族が関与しなくてはならないことは多い。具体的には、事情聴取（検察、警察）、実況見分、証人出廷、意見陳述、被害者参加等である。遺族であれば、身元確認を行わなくてはならないことも生じる。このような直接の関与ではなくても、逮捕や公判の過程で、裁判を進めるために、頻繁に警察官や検察官と連絡をとったり、公判の傍聴に行くなどの多大な労力を求められる。このような被害者の関与は裁判が終了するまで続き、公判が控訴や上告に至った場合には、数年以上かかることもある。また、しばしば被害者や遺族は**刑事裁判**では納得できず**民事裁判**を起こすことがある。民事裁判は被害補償を求めるものであるが、刑事裁判とは異なり、被害者が原告として当事者として参加できることから、単なる金銭的な解決ではなく、事件の真実を知りたい、被告人に疑問をぶつけたい、被害の程度を賠償金という形で加害者に知らしめたいなど多様な理由から裁判を起こすことがある。民事裁判も長期間にわたる場合があり、被害者が司法に関わることのストレスが長期化しやすい。

被害者が司法手続きに参加することの影響についてのレビュー[23)24)]では、被害者にはメリットもあるが、現状の司法手続きにおいては精神的なダメージを受けることも多いとしている。ハーマン（Herman, J.L.）[23)]は、司法参加におけるリスクとして、「**心理的なリスク**（psychological risks）」と「**安全のリスク**（safety risks）」があると述べている。心理的なリスクとしては、司法手続きそのものがトラウマ体験を喚起させる面（トラウマ体験や加害者への直面など）があり、「**再被害化**（revictimization）」となること、司法手続きが複雑で理解が難しいことが被害者のコントロール感の障害となること、法廷で求められる証言は被害者の回復にとって意味のある語りではないことがある。また、安全のリスクとしては、加害者の報復の恐れや、法廷で加害者や加害者側の弁護人によって中傷やハラスメントを受けることが挙げられている。パーソンズ（Parsons, J.）[24)]は、被害者のメンタルヘルスに影響を与える要因として、訴訟手続き、裁判に本質的に存在する有害な要素、被害者への情報提供、公判手続きへの被害者の参加、検察官の役割などがあると述べている。特に、レイプやIPVの被害者においては、法廷で訴えの内容の信憑性を疑われたり、被告側から攻撃的な質問を受けたり、名誉を傷つけられるような発言にさらされることがある。しかし、加害者が起訴され、法廷で裁かれること自体は重要であり、被害者自身がその結果に満足できている場合には、司法手続きは回復の上で有用なものとなり得る。筆者らの殺人・事故の遺族を対象とした研究では、加害者が逮捕されないことは精神的健康の不良と関連していた[17)]。また、レイプの被害者で、刑事告発を行った被害者のほうが、行わなかった被害者よりも自尊感情が高かったという報告[25)]や、裁判に参加したことがその後の良好な精神的健康の最も大きな予測因子であったとする報告もある。しかし、単に刑事告訴を行うかどうかが問題ではなく、その結果、被害者がどのような体験をするのかがメンタルヘルスの上では重要である。キャンベル（Campbell, R.）ら[26)]は、警察に通告した被害者で司法システムの中で深刻な問題を抱えた場合では、通告しなかった被害者よりもPTSD症状が強かったことを明らかにしたが、被害者が司法手続きで傷つけられることがなければ、むしろ告訴し裁判に参加することは有力に働く可能性がある。実際に加害者を告訴することによって、加害者が逮捕され処罰を受けることで安全を確保できるようになることや、法曹関係者が被害者の正当性を保証することで、被害者が社会への信頼を取り戻す可

能性がある[23]。また、被害者が裁判に参加することによって、現実に直面し、事件を受け入れ、コントロール感や自己決定の感覚を強める可能性もある[27]。

パーソンズ[24]は、司法手続きが被害者に有益に働くためには、**被害者支援**（advocacy）が必要であると述べている。被害者支援については、日本でも全国被害者支援ネットワークがつくられ、警察と連携した支援を提供する団体がすべての都道府県に存在している（2014年4月現在で48団体）。これらの団体では、早期支援、被害者の電話・面接相談、カウンセリング、情報提供、検察庁・裁判所・病院への付き添いなどを行っている。実際、司法支援を受けた被害者では再被害が少なく、情緒面での改善が見られたという報告もある[28]。しかし、被害者がこれらの支援に必ずしもアクセスできているわけではないという問題が存在している[29]。

(2) 二次被害

被害後に生じるストレスとしてもう1つ重要なのは、**二次被害**（secondary victimization）である。二次被害については、研究者によって定義が異なる。二次被害の用語を最初に用いたウィリアムズ（Williams, J.E.）[30]は「被害者に対する否定的であったり批判的な態度や支援のなさ、被害者への非難や疎外など犯罪被害後に引き続く長期的、複合的な出来事」と客観的な出来事として定義している。しかし、何が二次被害かは個々の被害者の置かれた状況によって受け止め方も異なるため、ここでは、二次被害を主観的な体験と捉え、「被害者が被害後の関係者の言動によって傷つけられたと感じる体験」と定義する[24][31]。二次被害は、司法制度や司法関係者からだけではなく、医療関係者や被害者支援者などの専門家やマスメディア、さらには友人、近所の人や家族によってももたらされる。警察庁の犯罪被害者実態調査[6]によれば、これらの人々の対応について、「被害と思う」と答えた割合は、警察が73.3％、加害者側の弁護士が67.2％、近所等が67.3％、裁判所が64.3％であり、特に被害後の司法関係者によるものが多いが、「近所の人や通行人に変な目で見られた」というような周囲の視線も被害者の傷つきになっていることが明らかにされた。また、筆者らの犯罪被害者遺族についての調査[32]では、二次被害を受けたと回答した割合は低いものの（35％）、医療従事者からの二次被害は苦痛の程度が強いこと（90％以上が苦痛だったと回答）が明

らかにされた。医療関係者からの二次被害では、直接的に傷つけるというよりは被害者の気持ちの理解不足や、期待を裏切られるという内容が多かったが、中には、救急医療の現場において、「遺族のいる隣で笑い声や大きな声で話す」などの配慮に欠けた言動が挙げられていた。

このような二次被害の体験は被害者の精神的健康と大きく関わっている。実際に犯罪被害者遺族においては、二次被害を受けたと感じた頻度と複雑性悲嘆の重症度に相関が見られたり[33]、精神障害（PTSD、うつ病、複雑性悲嘆）を有する群においてそうでない群に比べ有意に二次被害の苦痛が強いことが報告されている[17]。また、フリーディ（Freedy, J.R.）ら[34]も性暴力被害者と殺人遺族の刑事司法での不適切な体験がPTSD発症のリスクファクターであることを明らかにしている。

精神的健康状態の悪い被害者において、過去の体験を振り返った場合にその出来事を苦痛と受け止める可能性もあるため、こうした横断研究の結果から、二次被害そのものが精神的健康に直接的な影響を与えているという因果関係を示すことはできない。しかし、二次被害を受けることによって、トラウマによって生じた否定的な認知（世界や他者に対する不信、自尊心の低下）が強化される可能性がある。否定的な認知はPTSDやうつ症状を維持させる[19,35]ことから、精神的健康の仲介因子として作用していることが考えられる。

周囲の関わりはこのような有害な影響だけではなく、被害者の回復を促進するように働く要素もある。ソーシャルサポート[36]や支援を受けた感覚[33]は、PTSDの重要な防御因子の1つであることが報告されている。特に近年、災害やテロなどの集団被害に対し、直後の被害者の不安を軽減し、そのニーズに応えるとともに自律感を取り戻すような**心理学的応急処置**（psychological first aid：PFA）が推奨されており[37]、これは被害者支援にも適用できるものである。また、司法制度に関する情報提供や法廷への付き添いは、前述した司法における二次被害を防止するとともに、緩和する役割も果たすと考えられる。残念ながら、被害者支援が直接、精神的健康の改善に与える影響についてはまだ明らかにされていないが、このような支援があることはトラウマによって生じた否定的な認知を改善し、被害者の回復力（resilience）を促進する可能性がある。回復力は、PTSDや複雑性悲嘆の防御因子として機能することが報告されており[17,33,38]、支援は回復力を促進することで間接的に被害者の精神的健康の回復に寄与すると思われる。

さらに、周囲のサポートや専門的支援によって、治療が必要な被害者を医療機関に結びつけることが可能になるであろう[39]。実際に、被害者の**援助要請行動**（help-seeking behavior）において、**ソーシャルサポート**は重要な促進因子として挙げられている[40]。

5. まとめ

　犯罪被害におけるストレスの影響は、トラウマや喪失体験だけではなく、被害後の司法手続きや関わる人からの二次被害など多様である。トラウマや喪失体験は一次的な影響であり、被害者にPTSDや複雑性悲嘆、うつ病などの精神障害をもたらす。これらの精神障害については、既に有効性が確立している治療（薬物療法、認知行動療法等）があるが、被害者の多くは相談や受診に至っておらず、長期的に回復が困難な状態にある。被害者の精神的健康の回復の上では、単に一次的影響の治療だけではなく、二次的ストレスを緩和し、回復力を促進し、必要な医療資源に結びつけていくことが重要である。

　そのためには、精神医療関係者だけではなく、救命救急、産婦人科等さまざまな医療の現場において、被害者を理解し、現存する被害者支援へと結びつけていくことが有用であろう。筆者らは、急性期に被害者に接する多様な支援者への対応の指針として、「犯罪被害者に対する急性期心理社会支援ガイドライン」（http://cocorocare.jp/c/guideline/）を開発している。

　犯罪被害者のストレスを緩和し、回復を促進することは、単一の機関だけでは困難である。2004年に公布された犯罪被害者等基本法によって被害者の精神的・身体的回復は国、地方公共団体、国民の義務として定められた。この理念が医療現場に普及し、司法関係者、被害者支援関係者との緊密なネットワークをいかに構築していくかが今後の課題である。

〈文献〉

1) 法務省法務総合研究所編．平成24年度版　犯罪白書：刑務所出所者等の社会復帰支援．東京：日経印刷；2012.

2) Ramsay J, Rutterford C, Gregory A, Dunne D, Eldridge S, Sharp D, et al. Domestic violence: knowledge, attitudes, and clinical practice of selected UK primary healthcare clinicians. British Journal of General Practice 2012; 62: 647-655.
3) 中島聡美,加茂登志子,金吉晴,中澤直子,井上麻紀子,伊藤正哉.性暴力被害者の急性期心理ケアプログラムの構築に関する研究.金吉晴(研究代表者).平成20年度厚生労働科学研究費補助金(こころの健康科学研究事業) 大規模災害や犯罪被害等による精神科疾患の実態把握と介入手法の開発に関する研究 分担研究報告書.2009.p.90-105.
4) 中島聡美,橋爪きょう子,辰野文理,小西聖子.精神科医療機関における犯罪被害者の診療の実態と今後の課題.被害者学研究 2008;18:49-64.
5) 内閣府男女共同参画局.男女間における暴力に関する調査〈概要版〉.2009.
6) 警察庁.犯罪被害者実態調査報告書の概要について.2003.
7) 内閣府犯罪被害者等施策推進室.平成21年度犯罪被害類型別継続調査 調査結果報告書.2010.
8) Kessler RC, Sonnega A, Bromet E, Hughes M, Nelson CB. Posttraumatic stress disorder in the National Comorbidity Survey. Archives of General Psychiatry 1995; 52: 1048-1060.
9) Boudreaux E, Kilpatrick DG, Resnick HS, Best CL, Saunders BE. Criminal victimization, posttraumatic stress disorder, and comorbid psychopathology among a community sample of women. Journal of Traumatic Stress 1998; 11: 665-678.
10) Rees S, Silove D, Chey T, Ivancic L, Steel Z, Creamer M, et al. Lifetime prevalence of gender-based violence in women and the relationship with mental disorders and psychosocial function. JAMA 2011; 306: 513-521.
11) Kilpatrick DG, Edmunds CN, Seymour AK. Rape in America: a report to the nation. Arlington, VA: National Victim Center and Medical University of South Carolina; 1992.
12) Shear MK, Simon N, Wall M, Zisook S, Neimeyer R, Duan N, et al. Complicated grief and related bereavement issues for DSM-5. Depression and Anxiety 2011; 28: 103-117.
13) Prigerson HG, Vanderwerker LC, Maciejewski PK. A case for the inclusion of prolonged grief disorder in DSM-5. In: Stroebe MS, Hansson RO, Schut H, Stroebe W, editors. Handbook of bereavement research and practice: advances in theory and intervention. Washington, D.C.: American Psychological Association; 2008. p.165-186.
14) Prigerson HG, Bierhals AJ, Kasl SV, Reynolds CF 3rd, Shear MK, Day N, et al. Traumatic grief as a risk factor for mental and physical morbidity. American Journal of Psychiatry 1997; 154: 616-623.
15) Boelen PA, Prigerson HG. The influence of symptoms of prolonged grief disorder, depression, and anxiety on quality of life among bereaved adults: a prospective study. European Archives of Psychiatry and Clinical Neuroscience 2007; 257: 444-452.

16) Neria Y, Gross R, Litz B, Maguen S, Insel B, Seirmarco G, et al. Prevalence and psychological correlates of complicated grief among bereaved adults 2.5-3.5 years after September 11th attacks. Journal of Traumatic Stress Studies 2007; 20: 251-262.

17) 中島聡美，白井明美，真木佐知子，石井良子，永岑光恵，辰野文理他．トラウマの心理的影響に関する実態調査から 犯罪被害者遺族の精神健康とその回復に関連する因子の検討．精神神経学雑誌 2009；111：423-429.

18) Janoff-Bulman R. Shattered assumptions: towards a new psychology of trauma. New York: Free Press; 1992.

19) Ehlers A, Clark DM. A cognitive model of posttraumatic stress disorder. Behaviour Research and Therapy 2000; 38: 319-345.

20) Teicher MH, Samson JA. Childhood maltreatment and psychopathology: a case for ecophenotypic variants as clinically and neurobiologically distinct subtypes. American Journal of Psychiatry 2013; 170: 1114-1133.

21) Herman JL. Complex PTSD: a syndrome in survivors of prolonged and repeated trauma. Journal of Traumatic Stress 1992; 5: 377-391.

22) van der Kolk BA. The complexity of adaptation to trauma: self-regulation, stimulus discrimination, and characterological development. In: van der Kolk BA, McFarlane AC, Weisaeth L, editors. Traumatic stress: the effects of overwhelming experience on mind, body, and society. New York, London: Guilford Press; 1996. p.182-213.

23) Herman JL. The mental health of crime victims: impact of legal intervention. Journal of Traumatic Stress 2003; 16: 159-166.

24) Parsons J, Bergin T. The impact of criminal justice involvement on victims' mental health. Journal of Traumatic Stress 2010; 23: 182-188.

25) Cluss PA, Boughton J, Frank E, Stewant BD, West D. The rape victim: psychological correlates of participation in the legal process. Criminal Justice and Behavior 1983; 10: 342-357.

26) Campbell R, Sefl T, Barnes HE, Ahrens CE, Wasco SM, Zaragoza-Diesfeld Y. Community services for rape survivors: enhancing psychological well-being or increasing trauma? Journal of Consulting and Clinical Psychology 1999; 67: 847-858.

27) Kilpatrick DG, Otto RK. Constitutionally guaranteed participation in criminal proceedings for victims: potential effects on psychological functioning. Wayne Law Review 1987; 34: 7-28.

28) Bell ME, Goodman LA. Supporting battered women involved with the court system: an evaluation of a law school-based advocacy intervention. Violence Against Women 2001; 7: 1377-1404.

29) 中島聡美．被害者支援の実効化に向けて．被害者学研究 2010；20：107-119.

30) Williams JE. Secondary victimization: confronting public attitudes about rape. Victimology: An International Journal 1984; 9: 66-81.
31) Orth U. Secondary victimization of crime victims by criminal proceedings. Social Justice Research 2002; 15: 313-325.
32) 小西聖子，中島聡美，白井明美，真木佐知子，石井良子，高橋麻奈他．犯罪被害者及びその家族における重度ストレス反応支援プログラムの構築に関する研究．小西聖子（主任研究者）．厚生労働科学研究費補助金こころの健康科学研究事業 犯罪被害者の精神健康の状況とその回復に関する研究．平成19年度 総括・分担研究報告書．2008．p.17-45.
33) 白井明美，中島聡美，真木佐知子，辰野文理，小西聖子．犯罪被害者遺族における複雑性悲嘆及びPTSDに関連する要因の分析．臨床精神医学 2010；39：1053-1062.
34) Freedy JR, Resnick HS, Kilpatrick DG, Dansky BS, Tidwell RP. The psychologocal adjustment of recent crime victims in the criminal justice system. Journal of Interpersonal Violence 1994; 9: 450-468.
35) Starr S, Moulds ML. The role of negative interpretations of intrusive memories in depression. Journal of Affective Disorders 2006; 93: 125-132.
36) Ozer EJ, Best SR, Lipsey TL, Weiss DS. Predictors of posttraumatic stress disorder and symptoms in adults: a meta-analysis. Psychological Bulletin 2003; 129: 52-73.
37) National Child Traumatic Stress Network and National Center for PTSD. Psychological first aid: field operations guide, 2nd edition; 2006.
38) Connor KM, Davidson JR. Development of a new resilience scale: the Connor-Davidson Resilience Scale (CD-RISC). Depression and Anxiety 2003; 18: 76-82.
39) 中島聡美．犯罪被害者のhelp-seekingとメンタルヘルスサービス．精神保健研究 2010；56：19-25.
40) McCart MR, Smith DW, Sawyer GK. Help seeking among victims of crime: a review of the empirical literature. Journal of Traumatic Stress 2010; 23: 198-206.

21 情報危機とテクノストレス

江副智子

1. 高度情報化社会とテクノストレス

高度情報化社会は人々の生活にゆとりと豊かさをもたらす。例えば、電子メールの普及により、従来は少なくとも数日の期間を要した外国との文書での通信が即時に可能になったこと、携帯電話の普及により、いつでもどこでも通話やメールでの連絡ができるようになったこと、あるいは以前には多大な時間を要した膨大な量の計算が、コンピュータの発達により迅速に行うことが可能になったことなどで、経済および学術活動は大幅に促進された。しかし、膨大な量の情報のやりとりを行うのが当然であるという風潮が生み出され、人間が本来持っている時間感覚やリズムから大きく逸脱した行動を余儀なくされるためのストレスが生じたり、コンピュータ的な二者択一的思考方法や強迫的性格傾向が強化される事態が生じている可能性があるのが、現在の問題点として浮かび上がってくる。

情報化の象徴とも言えるコンピュータの普及がもたらす精神・行動・人格面への影響に関して、1984年に米国の心理学者ブロード（Brod, C.）[1]が、新しいコンピュータ・テクノロジーへの対処から生じる症候群に関して「**テクノストレス**」という概念を提唱して以来、コンピュータ労働者のメンタルヘルスの問題への関心が高まるようになった。ブロードは、「人間とコンピュータの微妙な関係が崩れたときに生じる病気」をテクノストレスと名づけた。そして、テクノストレスを、「**テクノ不安症**」と「**テクノ依存症**」という2つの形に分けている。テクノ不

安症は、コンピュータに慣れていない人々に多く見られ、コンピュータに対する拒絶反応のようなものである。テクノ依存症は、コンピュータ・テクノロジーとうまく同化した人々に見られる、コンピュータへの過剰適応のような状態である。

近年は、コンピュータ労働者に限らず、一般の人々に見られる現象として「**インターネット嗜癖**（依存症）」という概念も提唱されている。また、携帯電話の普及と多機能化に伴い、**携帯電話依存症**という現象も見られるようになった。スマートフォンが普及して、「**スマホ中毒**」「**スマホ依存**」なる言葉も使われるようになり、これらの現象が人々の心身の健康状態やコミュニケーション様態に及ぼす影響は無視できないと思われる。さらに、従来では考えられなかった、インターネットを介した犯罪（個人情報の漏洩も含む）、誹謗中傷が行われるようになり、人々を恐怖に陥れる事態が生じている。

そこで、本稿では、まず、インターネット嗜癖の概念について述べ、それに関連する要因についての研究やインターネット嗜癖の現状を概説する。次に、携帯電話依存（スマホ中毒も含む）に目を向け、それに関連する要因や青少年のメンタルヘルスへの影響について述べる。最後に、**情報技術**（information technology：IT）の発達が人々の心身の健康状態やコミュニケーションのあり方にどのような影響を及ぼしているか、また個人情報の漏洩、詐欺などの犯罪につながっていく事態について考察する。

2. インターネット嗜癖

インターネットは、わが国では1990年代半ばから急速に発展し、広く普及するようになった。2011年のわが国におけるインターネット普及率は、総務省の統計によれば約80%であると報告されている。この新しい情報・コミュニケーション技術は非常に便利でなじみ深いものになっているが、対人関係の変化、個人情報の流出、詐欺、過剰な使用、さらには依存などのさまざまな社会問題が生じている。

グリフィス（Griffiths, M.）[2]は、耐性、離脱症状、再発などのインターネット嗜癖の要素を報告している。また、インターネットや携帯電話などのITへの心理

的依存は、過剰な使用やITに関連した活動への絶え間ない渇望として特徴づけられる。

ヤング（Young, K.）[3]は、インターネット嗜癖を、インターネットに関連した活動に過剰な時間を費やすこと、オンラインにいることへの耐性が増すこと、オフラインにいる時の不快感、およびそれに関連した問題行動の否認と定義している。そして、インターネット嗜癖（中毒）の程度を判定する自記式質問紙調査「インターネット中毒テスト（IAT）」[3]を考案している。

それでは、インターネット嗜癖には、どのような要因が関連しているのであろうか。インターネットは、特に青少年が利用することが多いので、青少年を対象とした研究が多く報告されている。

インターネット嗜癖には、**孤独感**、抑うつ、低い自己評価、内気な性格などが関連しているということが報告されている。中でも孤独感が最も重要な要因だということを報告している研究がある[4)5)]。孤独感とインターネット使用に関する初期の仮説[6]は、インターネットは、個人を現実世界から孤立させ、現実世界と結びついているという感覚を奪うことによって、孤独感を引き起こすというものであった。他方、**病的なインターネット使用**（pathological Internet use：PIU）に関する認知・行動モデル[7]は、孤独感がPIUの素因となっていることを示唆している。このモデルは、孤独感のレベルにインターネットが負の影響を及ぼさないという縦断研究[8]によって確認された。孤独な人々は、オンラインにいることで仲間意識や所属感が増して快感を得るのかもしれない。この意味で、インターネットは、孤独な人々に他の人々と交流する理想的な社会環境を提供するかもしれず、それゆえ彼らは、インターネット嗜癖に陥りやすいことが推測される。

インターネット嗜癖には抑うつが関連していることを報告している研究は多い。例えば、16〜51歳の1,319名を対象とし、過剰なインターネット使用と抑うつとの関係を調査したモリソン（Morrison, C.M.）ら[9]は、ヤングのIATによるインターネット嗜癖の程度とベック抑うつ質問票による重症度とは非常に強い相関があることを報告している。年齢別では、若年者が中年と比較してより嗜癖になっており、性別では、男性が女性よりもより強く嗜癖になっていたという。また、彼らは、インターネット嗜癖者は、インターネットの各種機能の中でも、ゲームサイト、性関連サイト、**オンラインコミュニティ**、チャットに多くの時間をか

けていたことを報告している。

　ただし、抑うつがインターネット嗜癖に関連しているとしても、抑うつ度が高いからインターネット嗜癖になりやすいのか、インターネット嗜癖になると抑うつ度が高まるのか、因果関係を証明するのは難しい。

　他方、インターネット嗜癖に抑うつが関係していないことを示した研究もある。インターネット嗜癖には、孤独感は関係していても、抑うつは関係していないことを示した研究では、PIUになるのを予測するには、心理的健康（抑うつ）よりも社会的健康（孤独感）のほうが、より大きな役割を果たしていることを示唆している[10]。

　最近では、**スマートフォン**の普及により、青少年がインターネットにさらに接続しやすくなった。2013年の厚生労働省の研究班が行った中高生を対象とした全国調査の結果、インターネットへの依存が極めて高く、「病的使用」とされた中高生が8.1％に上ったことが報告されている。また、依存性の高い約6割の中高生が「十分な睡眠が取れていない」と回答し、「夜中に目が覚める」などの睡眠障害を訴える生徒も多く、「午前中、調子が悪い」などの声も目立ったという。この調査結果からも、青少年のインターネットへの依存が高まれば、心身の健康に悪影響が及び、ひいては学業成績などにも響いてくることが予測される。

　青少年のみならず、成人にもインターネット嗜癖の人が増加しており、わが国では成人だけでもインターネット嗜癖の人が約270万人いると推計されている。久里浜医療センターには、2011年に専門の治療研究部門「**ネット依存治療部門**（Treatment of Internet Addiction & Research：TIAR）」が開設された。また、その活動の一環として、アジアや欧州の現状や取り組みを紹介し、議論する「インターネット依存国際ワークショップ」を年1回開催している。

　治療の必要性が叫ばれている一方、そもそもインターネット嗜癖については、現時点ではコンセンサスが得られた定義づけがなされていない。そのため、現在の診断基準には「インターネット嗜癖」という項目がない。ヤングらは、インターネット嗜癖をDSM-5に入れるべきだと主張したが、「物質依存のような離脱症状も耐性も認められない」「他の精神障害の合併率が非常に高く、インターネット嗜癖の症状はそれ固有のものではない」などの多数の反対意見があり、DSM-5に入れるのは見送られた。

それでは、インターネット嗜癖の治療法はどうか。現時点では確立した治療法はまだ存在しない。ヤング[3]は、インターネット嗜癖からの回復に必要な事柄として、①自分が失いつつあるものを知る、②オンラインにいる時間を計る、③時間管理法を使う、④実生活の中で支援を見つける、⑤自分が中毒になったきっかけを知る、⑥問題に取り組むための具体的な処置を行う、⑦孤独感に立ち向かう、などを挙げている。

3. 携帯電話依存、スマホ依存

わが国で携帯電話は1990年代半ばから急速に普及し、2011年の時点で約1億2千万人が携帯電話を利用しており、これはほぼ人口と同じ数に上る。携帯電話が急速に浸透し、多機能化、高機能化するにつれ、公共の場所や交通機関における他者の迷惑になるような使用や過剰な使用、さらに依存などのさまざまな問題が生じてきている。最近ではスマートフォンが普及することにより、いろいろなアプリに接続しやすくなり、ますますスマートフォンを含む携帯電話に依存する人々は増加しつつある。

戸田ら[11]は、携帯電話依存の測定概念を「時間的あるいは道義的に節度を越えた携帯電話の使用」と定義し、携帯電話依存傾向を調べる質問票（mobile phone dependence questionnaire：MPDQ）を開発している。これは、20項目からなり、質問項目には、「ケータイ代の方が服や食事代より優先される」「ケータイを落とす方が財布を落とすよりも嫌である」「用事もないのに内容のないメールを送ることがある」「電話や直接話すよりもメールの方が本音を言える」などがある。

インターネット嗜癖に関する研究と同様に、特に青少年を対象として、携帯電話依存に関連する要因の研究が行われてきた。例えば、五十嵐ら[12]は、外向性と神経質が、携帯電話依存に関連した重要な性格要因であることを報告している。同様に、筆者ら[13]も外向的で神経質な性格の学生ほど、携帯電話依存傾向が高いことを示した。

外向的な者は、社交的、活動的、精力的で、人々とともに多くの時間を過ごすことを好む。彼らは、知人とコミュニケーションをとりたいと強く願い、その目的を達するのに、メールは簡単で便利なツールである。それゆえ、外向的な学生

は、携帯電話依存に陥りやすいと考えられる。

　また、神経質な者は、対人関係に過敏で、直接対面して話すのが苦手なため、他人との関係を構築するために、携帯電話のような間接的なコミュニケーション手段を使いやすいのかもしれない。

　さらに、江副らは不健康なライフスタイルをとっている者ほど、**タイプA行動様式**をとっている者ほど、また抑うつ度が高い者ほど携帯電話依存傾向が高いとも報告した[13)14)15)]。タイプA行動様式をとっている者は、せっかちで、時間的に切迫した感覚でコミュニケーションをとる傾向がある。性急な性格の者は、いつでもどこでも他者とコンタクトをとりたがり、その結果、公共の場所での携帯電話の使用が迷惑行為となってしまう場合がある。それゆえ、タイプA行動様式をとる者には、特に携帯電話の使用についてよく指導する必要があるだろう。

　また、抑うつ度が高い者にとっては、携帯電話がストレスコーピングの手段になるかもしれない。携帯電話では、直接対面してコミュニケーションをとるよりも、悩みについての助言を受けやすかったり、感情を表しやすかったりするのかもしれない。

　ただし、インターネット嗜癖の場合と同様に、これらの要因と携帯電話依存との関係は、因果関係まで証明したものではない。因果関係を証明するためには縦断的な研究が必要である。

　最近では、インターネットに接続しやすいスマートフォンが普及している。2014年の総務省の調査によると、わが国のスマートフォンの普及率は62.6%（2013年末）で、今後ますますその率は高くなることが予想され、スマートフォン依存症（スマホ依存）による健康への影響が社会問題化しつつある。さらに、LINE、FacebookやTwitterなどの**ソーシャル・ネットワーキング・サービス（SNS）**を利用する人々が増加している。それに伴い、従来のような対面式でのコミュニケーション以外に、リアルとヴァーチャルが組み合わさったような形の新しいコミュニケーション様態が出現して、良い意味でも悪い意味でも、青少年のメンタルヘルスに多大な影響を及ぼしていると思われる。

　佐々木[16)]によると、中高生や大学生を対象に精神的健康の調査を実施したところ、睡眠時間が短い者、就寝時刻が日によってバラバラな者、床に就いた後でも毎日携帯電話を使っている者がうつになるリスクが高いという結果が得られた

という。このことは、携帯電話の過剰な使用が、睡眠時間の短縮や生体リズム障害に影響し、それがうつになるリスクを高めていることを示している。携帯電話を夜中まで使用することにより、画面の光に夜遅くまでさらされ、また、メールやSNSでの人とのやりとりやゲーム、インターネット上での検索などで神経が興奮し、睡眠相がずれ、生体リズムが乱されることになる。大学生だけでなく、小中高生で、朝起きられずに、休んだり、遅刻したりする者の中には、夜中までスマートフォンや携帯電話を使用している者が少なからず存在していると思われる。

4. ITの発達のメンタルヘルスや対人関係への影響と情報危機

既に述べたように、インターネットやスマートフォン、携帯電話の過剰な使用により、睡眠時間が短縮し、生体リズムが乱されるような事態が生じている。その結果、心身の健康に悪影響が出てくる。これは、子どもの場合、不登校やひきこもりの背景の1つと考えられる。

また、ITは人々のコミュニケーションのとり方に変化をもたらしている。電子メールが存在しなかった時には、要件は電話か文書で伝えていた。また、見知らぬ人と知り合うチャンスは少なかった。ところが、SNSの発達により、直接出会ったことのない人とコミュニケーションをとることが可能になり、ヴァーチャルな世界での匿名による人間関係が構築されるようになった。その反面、直接の対人関係が希薄になる状態が生じている。対面式でのコミュニケーションでは、声の調子や表情も、コミュニケーションの重要な要素となるが、ネット上では、言葉のみでやりとりが行われるために、感情をうまく伝えられない場合も多い。

ネット上での知り合いが増えて、プラスの面もあるが、**個人情報**が漏洩し、詐欺などの犯罪に巻き込まれたり、誹謗中傷などを受けたりするリスクも増える。

多量のデータが蓄積されているサーバーへの**サイバー攻撃**が行われると、機密情報が漏洩し、国家的な危機につながったり、大勢の人々が経済的損失を被ったりする事態が生じる。

このように、**ビッグデータ**の活用可能性が広がる一方で、その管理のあり方が

問われ、**情報危機**と言われるような状況にある。現在、次々と新しい情報ツールの開発と同時に、新たな**情報ストレス**が生じているので、それに対処するための方策を立てることが急務である。

〈文献〉

1) クレイグ・ブロード著，池央耿，髙見浩訳．テクノストレス．東京：新潮社；1984.
2) Griffiths, M. Internet addiction: does it really exist? In: Gackenbach J, editor. Psychology and the internet: intrapersonal, interpersonal and transpersonal implications. San Diego: Academic Press; 1998. p.61-75.
3) キンバリー・ヤング著，小田嶋由美子訳．インターネット中毒：まじめな警告です．東京：毎日新聞社；1998.
4) Bozoglan B, Demirer V, Sahin I. Loneliness, self-esteem, and life satisfaction as predictors of Internet addiction: a cross-sectional study among Turkish university students. Scandinavian Journal of Psychology 2013; 54: 313-319.
5) Ceyhan AA, Ceyhan E. Loneliness, depression, and computer self-efficacy as predictors of problematic internet use. Cyberpsychology and Behavior 2008; 11: 699-701.
6) Kraut R, Patterson M, Lundmark V, Kiesler S, Mukhopadhyay T, Scherlis W. Internet paddox: a social technology that reduces social involvement and psychological well-being? American Psychologist 1998; 53: 1017-1031.
7) Davis RA. A cognitive-behavioral model of pathological Internet use. Computers in Human Behavior 2001; 17: 187-195.
8) Takahira M, Ando R, Sakamoto A. Effect of internet use on depression, loneliness, aggression and preference for internet communication: a panel study with 10- to 12-year-old children in Japan. International Journal of Web Based Communities 2008; 4: 302-318.
9) Morrison CM, Gore H. The relationship between excessive internet use and depression: a questionnaire-based study of 1,319 young people and adults. Psychopathology 2010; 43: 121-126.
10) Caplan SE. Problematic Internet use and psychosocial well-being: development of a theory-based cognitive-behavioral measurement instrument. Computers in Human Behavior 2002; 18: 553-575.
11) 戸田雅裕，門田和之，久保和毅，森本兼曩．女子大学生を対象とした携帯電話依存傾向に関する調査．日本衛生学雑誌 2004；59：383-386.
12) Igarashi T, Motoyoshi T, Takai J, Yoshida T. No mobile, no life: self-perception and

text-message dependency among Japanese high school students. Computers in Human Behavior 2008; 24: 2311-2324.
13) Ezoe S, Toda M, Yoshimura K, Naritomi A, Den R, Morimoto K. Relationships of personality and lifestyle with mobile phone dependence among female nursing students. Social Behavior and Personality 2009; 37: 231-238.
14) Toda M, Monden K, Kubo K, Morimoto K. Mobile phone dependence and health-related lifestyle of university students. Social Behavior and Personality 2006; 34: 1277-1284.
15) Toda M, Ezoe S. Multifactorial study of mobile phone dependence in medical students: relationship to health-related lifestyle, Type A behavior, and depressive state. Open Journal of Preventive Medicine 2013; 3: 99-103.
16) 佐々木司．その習慣を変えれば「うつ」は良くなる！　東京：講談社；2012.

22　精神障害の労災認定と職場ストレス

黒木宣夫・桂川修一

1. はじめに

2011年12月に「**心理的負荷による精神障害の認定基準**」（以下、「認定基準」）[1]）が厚生労働省労働基準局補償課職業病認定対策室より発出された。本稿では、精神障害が労災（労働災害）認定されるための**職場ストレス**の把握・評価と、職場ストレスと精神障害発病との因果関係に関して説明する。

2. 労災認定の基本的考え方

（1）職場ストレスに起因した精神障害の医学的考え方

　精神障害の発病にはさまざま要因が関与する（図1）。環境由来のストレス（業務上または業務以外の心理的負荷）と個体側の反応性、脆弱性（個体側の要因）との関係で精神破綻が生じるか否かが決まり、ストレスが非常に強ければ、個体側の脆弱性が小さくても精神障害が起こるし、反対に個体側の脆弱性が大きければ、ストレスが小さくても破綻が生じるとする**ストレス脆弱性理論**が広く受け入れられている。

　労働基準監督署が保険給付の原因となった災害、すなわち負傷、疾病、障害または死亡が業務によって発生したものかどうかを判断することを一般に「労災認

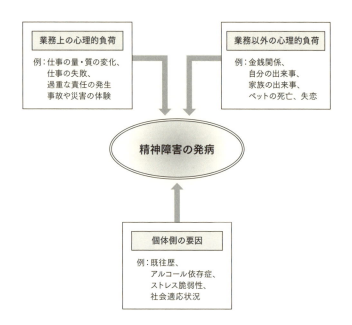

図1　精神障害の発病に関与するさまざまな要因

定」と呼んでいる。仕事が有力な原因となって発生した疾病を**業務上疾病**と言う。精神障害が業務によって発生したものかどうかは、精神障害の発病の有無、発病時期および疾患名を明らかにした上で、①**業務による心理的負荷**、②**業務以外の心理的負荷**、③**個体側要因**（精神障害の既往等）を評価し、これらと発病した精神障害との関連性から総合的に判断される。

　職場ストレスによる精神障害は、労働基準法施行規則別表第1の2（厚生省令、1947年）の第9号「その他業務に起因することの明らかな疾病」という包括規定で判断されていたが、2010年5月に同施行規則別表第1の2が改正され、「人の生命に関わる事故への遭遇その他心理的に過度の負担を与える事象を伴う業務による精神及び行動の障害又はこれに付随する疾病」（別表第9号）として規定されている。

（2）労災認定の判断要件

　労災認定の判断要件は、以下の3点である。①対象疾病に該当する精神障害を

発病していること、②対象疾病の発病前6か月間に客観的に当該精神障害を発病させる恐れのある業務による強い心理的負荷が認められること、③業務以外の心理的負荷および個体側要因により当該精神障害を発病したとは認められないこと。

(3) 職場ストレスの段階的評価と業務起因性

「業務による強い心理的負荷が認められる」とは、具体的な出来事があり、その出来事とその後の状況が、労働者に強い心理的負荷を与えたことを指し、心理的負荷の強度は、その出来事とその後の状況を主観的にどう受け止めたかではなく、同種の労働者が一般的にどう受け止めたかという観点から評価される。「同種の労働者」とは、職種、職場における立場や職責、年齢、経験が類似している人のことである。業務による心理的負荷が、精神障害を発病させる恐れがある程度の心理的負荷と判断されるのは、出来事とその後の状況の総合評価が「強」と判断される場合である。心理的負荷の総合評価は、「強」「中」「弱」の3段階で行われる。

表1は、心理的負荷の強度（ストレスの強度）ごとに、それに対応した具体的な出来事の例を示したものである。同種の労働者が一般的にどう受け止めたかという観点から平均的な心理的負荷の強度が設定されており、3段階（Ⅰが軽度、Ⅱが中等度、Ⅲが強度）に分類されている。

表1　心理的負荷の強度と具体的な出来事の例

強度	具体的な出来事
強度Ⅰ	上司の不在による代行、勤務形態の変化、自分の昇進・昇格、部下の減少、理解してくれていた人の異動、上司の交代、同僚の昇進・昇格
強度Ⅱ	悲惨な事故や災害の体験、多額の損失、達成困難なノルマ、新規事業の担当、80時間以上の時間外労働、2週間以上の連続勤務、顧客の無理な注文・クレーム、仕事内容・仕事量の大きな変化、複数名で行っていた業務を1人で担当、非正規社員であることによる不利益取り扱い、セクシュアルハラスメント、転勤、上司や部下、同僚とのトラブル
強度Ⅲ	重度の病気やケガ（後遺症、職場復帰困難）、会社の経営に影響する重大な仕事上のミス、重大な人身事故、重大事故、退職の強要、ひどい嫌がらせ、いじめまたは暴行を受けた

(4) 業務起因性の判断

①特別な出来事と精神障害発症

「認定基準」が定める特別な出来事に該当する出来事がある場合、心理的負荷の総合評価は「強」と判断され、特別な出来事に労働者が遭遇して精神障害が発病した場合は「業務上」となる。特別な出来事に該当する出来事がない場合は、「出来事の平均的な心理的負荷の強度の判定」「出来事及び出来事後の状況の心理的負荷の総合評価」「出来事が複数ある場合の心理的負荷の強度の全体評価」を行った上で、「業務以外の出来事」「個体側要因なし」の場合に発病した精神障害が「業務上」となる。

「特別な出来事」としては、「心理的負荷が極度のもの」として、①生死に関わる、極度の苦痛を伴う、または**永久労働不能**となる**後遺障害**を残す業務上の病気やケガをした、②業務に関連し、他人を死亡させ、または生死に関わる重大なケガを負わせた、③強姦や、本人の意思を抑圧して行われたわいせつ行為などの**セクシュアルハラスメント**を受けた、④その他、上記に準ずる程度の心理的負荷が極度と認められるものが挙げられている。また、「極度の長時間労働」として、発病直前の1か月におおむね160時間を超える**時間外労働**（または、これに満たない期間であれば、例えば、3週間におおむね120時間以上）を行った後に精神障害が発病した場合は、「業務上」として労災認定される。

②出来事後の状況の評価

出来事後の状況として、以下のような職場ストレスが労働者の精神障害発病に関与している場合、労働者に影響した職場ストレス（心理的負荷）の強度の修正を検討することになっている。①仕事の裁量性の欠如（他律性、強制性の存在）、②職場環境の悪化（具体的には、騒音、照明、温度、湿度（多湿）、換気、臭気の悪化等）、③職場の支援・協力等（問題への対処等を含む）の欠如。

③時間外労働と精神障害発病との間の因果関係の考え方

図2は、労働者が遭遇した職場ストレス、例えば顧客とのトラブルやノルマを達成できなかった等の出来事の後に時間外労働が発生し、その後に精神障害が発病した場合の因果関係をどのように考えるかという点に関して、「認定基準」を

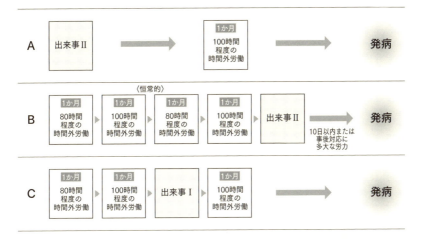

図2　職場ストレス（出来事）後の時間外労働と精神障害の関係

整理したものである。Aは、中等度の出来事Ⅱ（例えば、ノルマが達成できない、上司とのトラブル）の後に100時間程度の時間外労働があり、その後に発病した場合である。Bは、恒常的時間外労働が持続した後に中等度の出来事Ⅱ（例えば、顧客とのトラブル）があり、その直後ではないが10日以内または事後対応に多大な労力を費やした後に発病した場合である。Cは、長時間の時間外労働後に軽度の出来事Ⅰ（例えば、自分の昇進・昇格）があり、その後に100時間の時間外労働があって後に発病した場合である。これらの場合、いずれも「業務上」（労災認定）となる。

また、1999年に発出された「**心理的負荷による精神障害等に係る業務上外の判断指針**」では、「極度の長時間労働、例えば数週間にわたる生理的に必要な最小限度の睡眠時間を確保できないほどの長時間労働は、心身の極度の疲弊、消耗をきたし、うつ病等の原因となる場合がある」と記載されていたが、2011年の「認定基準」では「極度の時間外労働」と「連続した時間外労働」のみで、業務に関わる出来事なしで労災認定されることとなった。すなわち、職場ストレスとしての出来事がなくとも時間外労働そのものを精神障害発病の職場ストレス（出来事）と考え、「業務上」（労災認定）とされるようになったのである。図3のAは、極度の時間外労働後に精神障害が発病した場合、Bは120時間程度の時間外労働が2

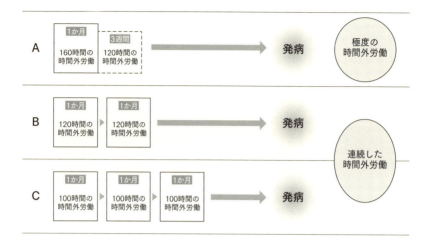

図3　職場ストレス（出来事）が存在しない場合の時間外労働と精神障害の関係

か月連続した場合、Cは100時間程度の時間外労働が3か月連続した場合に発病した例を示しているが、いずれも労災認定となる。

3. 長時間の時間外労働と精神障害発病：自殺に至るリスク

（1）過去の労災認定事案と長時間の時間外労働

黒木[2]が2003年から2008年までの過去6年間の労災認定事例1,094例の中から、自殺未遂を含めた自殺事案324例（未遂事例24例）、精神障害事案344例を調査したところ、時間外労働と**精神障害発病**との関連について、時間外労働が特定できた571例のうち、時間外労働が100時間以上の事案は255例であり、その中で「仕事の量・質の変化」による発病事案は199例（78％）であった。「仕事の量・質の変化」で発病した事案では100時間以上の時間外労働の割合が多く、時間ごとの分類でも、長時間の時間外労働の後に精神障害を発病したと推察される。「仕事の失敗、過重な責任の発生」と時間外労働との関係を考慮すると、時間外労働と精神障害の発病との関連性は、出来事の種類と関連していることが示唆された（$p<0.001$）。自殺事案で時間外労働が特定できた事案は305例で、そのうち100時

間以上の時間外労働が認められた事案は125例（41%）、そのうち「仕事の量・質の変化」による発病事案は87例（69.6%）であった。精神障害事案で時間外労働が特定できた事案は299例で、そのうち100時間以上の時間外労働が認められた事案は134例（44.8%）、そのうち「仕事の量・質の変化」による発病事案は111例（82.8%）であった。

自殺事案、精神障害事案とも、時間外労働と「仕事の量・質の変化」による発病には関連が見られた（それぞれ$p<0.05$、$p<0.001$）。特に、精神障害で時間外労働時間との関連性が強く認められた。自殺事案に関して、「仕事の失敗、過重な責任の発生」が起こった場合、出来事から短期間で発病し、かつ発病から短期間で自殺に至る可能性が示唆された。「仕事の失敗、過重な責任の発生」の出来事では、出来事の衝撃で時間外労働に関係なく重大な転帰となったと考えられる。「仕事の量・質の変化」の出来事の発生は100時間以上の時間外労働と関連性が強いとの結果が得られた（$p<0.001$）。

(2) 重大な転帰（自殺）に至る職場要因[2)3)]

自殺事案は、①転職していない事例が46.6%で転職回数が少なく、②管理職が多く（60.4%）、③部下がいる事例が多い（55.6%）という結果となり、しかも精神障害事案に比べ出向事例に自殺が多いという調査結果（$p<0.01$）も、職位との関連を裏づけるものである。詳細に見ると、中間管理職（部課長、支店長）の職位で、「仕事の失敗、過重な責任の発生」で発病する割合が上昇していたことから、精神障害の発病において、職責と「仕事の失敗、過重な責任の発生」に留意する必要があると考えられた。自殺事案に出向が多く（10.5%）、精神障害事案では上司の支援不足（3.8%のみ支援あり）が見られ、支援強化などで改善効果が期待される。「事故や災害の体験」や「対人関係のトラブル」といった出来事は自殺事案よりも精神障害事案で多く、「仕事の失敗、過重な責任の発生」「役割・地位等の変化」といった出来事では重大な転帰（自殺）となる割合が多かった。

調整オッズ比の大きさから、出来事としての「仕事の失敗、過重な責任の発生」は、精神障害事案から重大な**転帰**（自殺）へ至る最も大きな**リスク要因**と考えられた。「仕事の量・質の変化」「役割・地位等の変化」が生じた場合の調整オッズ比は有意に大きく、重大な転帰（自殺）に至るリスク要因と考えられた。重大な転

表2　出来事の種類と自殺に至るリスク

出来事の種類	調整オッズ比 (出来事がある場合とない場合を 比べた時の自殺に至るリスク)
事故や災害の体験〔あり〕	0.238
仕事の失敗、過重な責任の発生〔あり〕	2.599
仕事の量・質の変化〔あり〕	1.510
役割・地位等の変化〔あり〕	1.621
対人関係のトラブル〔あり〕	0.373

有意なもののみ示す。

帰（自殺）に発展するリスクは、「仕事の失敗、過重な責任の発生」だけが起こった例の約2.6倍に比べ、「仕事の量・質の変化」が重なった場合はオッズ比でさらに約1.5倍、「役割・地位等の変化」が重なった場合にはオッズ比でさらに約1.6倍に上昇する。これら3つの出来事が重なると、「仕事の失敗、過重な責任の発生」だけの場合に比べ、重大な転帰（自殺）に至るリスクがオッズ比で約2.2倍になるという結果が得られた（表2）。

(3) 最近の長時間の時間外労働と精神障害発病との関係

厚生労働省労働基準局補償課職業病認定対策室は毎年、精神障害の**労災補償状況**[4]を報告しているが、以下、それに沿って最近の傾向を概観する。

①自殺事案を含めた出来事の類型

2011年の「認定基準」では労働者のストレス（心理的負荷）となる出来事が類型化されているが、2012年度の請求、認定件数を見ると、ほぼすべての出来事で請求、認定件数が増加しており、その中でも特に「仕事の量・質の変化」「対人関係」に伴う請求件数が急増しているのがわかる（図4）。

②自殺事案の出来事の類型

自殺事案においてストレスとなった出来事に関しては、「仕事の量・質の変化」「対人関係（「ひどい**嫌がらせ、いじめ、又は暴行**を受けた」を含む）」「特別な出来事」に

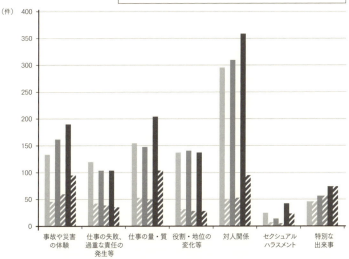

図4 心理的負荷となる出来事の類型別の請求・認定件数（自殺事案含む）

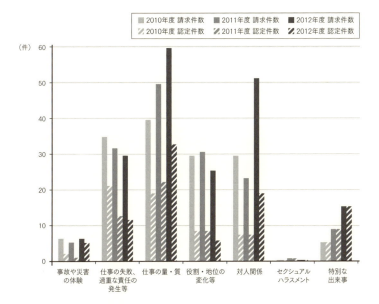

図5 心理的負荷となる出来事の類型別の請求・認定件数（自殺事案のみ）

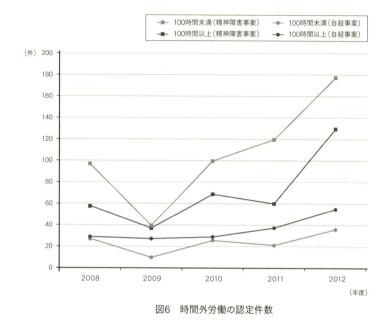

図6 時間外労働の認定件数

伴う請求、認定件数が増加しているのが明らかである（図5）。

③時間外労働の推移

100時間を境にした時間外労働の認定件数の年度別推移を図6に示した。2012年度の精神障害事案では100時間以上の時間外労働は130例、同年度の自殺事案で100時間以上の時間外労働は52例であり、年度別の推移を見ると、100時間以上の時間外労働の認定件数が増加しているのがわかる。

4．おわりに

労働者に発生した精神障害が**業務災害**として認められるためには、①業務に内在する危険な有害因子、過度の肉体的・精神的負担等の諸因子が認められること、②その有害因子に曝露された事実が認められること、③内在する危険因子によって医学的症状が形成されていることの3要件が満たされる場合に、**業務起因性**が

あることが認められる。従来から指摘のあった労災認定における**ストレス評価**の問題点や課題[5]も改正され、2011年12月に発出された「認定基準」では、精神障害を発症させ得る職場ストレスとしての出来事の認定基準が明確化され、労災認定される事案が増加したが、今後は、労災認定後の療養、**休業補償**のあり方が問われる時期が近い将来に到来するものと思われる[6]。

なお、2014年に労働安全衛生法が改正され、2015年12月の施行で、**ストレスチェック**が導入されるが、その**一次予防**重視の視点からも、この労災認定基準の業務上の出来事による心理的負荷評価表の活用は有用となるだろう。

〈文献〉

1) 厚生労働省労働基準局労災補償部補償課職業病認定対策室．心理的負荷による精神障害の認定基準について（基発1226第1号）．2011．
2) 黒木宣夫．平成21年度　精神障害等による労働災害を踏まえた職場環境等の改善によるメンタルヘルス不調の予防を推進するための事業．東邦大学　平成21年度　精神障害等による労働災害を踏まえた職場環境等の改善によりメンタルヘルス不調の予防を推進するための事業報告書．2010．p.15-100．
3) 山村重雄．労働災害発生に関連する要因のおよび重大な転帰（自殺事案）に影響する因子の探索研究．東邦大学　平成21年度　精神障害等による労働災害を踏まえた職場環境等の改善によりメンタルヘルス不調の予防を推進するための事業報告書．2010．p.101-131．
4) 厚生労働省労働基準局労災補償部補償課職業病認定対策室．平成24年度　脳・心臓疾患と精神障害の労災補償状況．2013．
5) 丸山総一郎．労災認定におけるストレス評価の問題点と課題．精神医学 2007；49：1205-1208．
6) 黒木宣夫．精神障害の労災認定の現状と課題．精神医学 2015；57：55-59．

23　非正規雇用とストレス

井上まり子

1. 背景

　非正規雇用はパートタイム労働や期間工など日本ではよく知られる雇用形態である。しかし、今日注目が高まっているのは、非正規雇用という雇用形態が有する多様性と雇用者全体に占める割合の高さのためである。さらに、法律改正によって職種の多様化を遂げて社会での認識も変化するなど、非正規雇用を取り巻く状況が過去の認識と一変しているためである。

　まず非正規雇用の定義を確認する。非正規雇用は、基本的に次の3つの軸で定義できる。①有期雇用もしくは雇用期間に定めのない無期雇用、②フルタイムもしくはパートタイム、そして③直接雇用もしくは間接雇用、という3つである。③は派遣労働者が派遣会社と雇用契約を結んだ労働者が、派遣先で働く場合を間接雇用と称する。①〜③の条件のうち、「雇用期間に定めがなく、フルタイムで働き、直接雇用である雇用者」を**正規雇用**と定義し、それ以外は**非正規雇用**とする。厚生労働省の「非正規雇用のビジョンに関する懇談会」(2011〜2012年)ではこれらに追加して長期雇用慣行を前提とした待遇や雇用管理体系になっているか、そして勤務地や業務内容の限定の有無も定義に含めている。

　日本の非正規雇用者に関する統計は総務省の労働力調査で把握されており、非正規雇用者を職場での呼称から「パート、アルバイト、労働者派遣事業所の派遣社員、契約社員・嘱託、その他」と分類し、さらに従業上の地位として雇われて

いる人について「常勤、臨時雇、日雇」という雇用期間の分類を行っている。**労働力調査**（2014年7〜9月平均）によれば、非正規雇用者は雇用者全体（役員を除く）5,257万人の37.1％に相当する1,952万人であり、過去最高である。図1に男女別の非正規雇用者の推移を年代別に示す。男女ともに中高年層で非正規雇用者が多い。そして男性では特に15〜24歳（在学中を除く）の若年層での非正規雇用割合が高いことも注目に値する。

　非正規雇用者が雇用者全体の4割に迫りつつある現在、非正規雇用者の特殊性を踏まえてストレスについても考慮すべきである。本稿では非正規雇用者のストレスに関わる健康状態についての過去の研究を整理し、その上で非正規雇用者のストレスになる原因を考察し、現在の世界と日本の対策について簡潔に述べることとする。

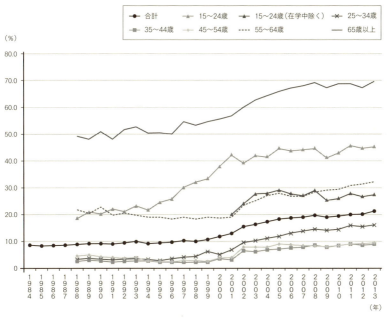

図1a　年齢階級別の非正規雇用者割合（男性）
総務省統計局「労働力調査」第9表より作成。

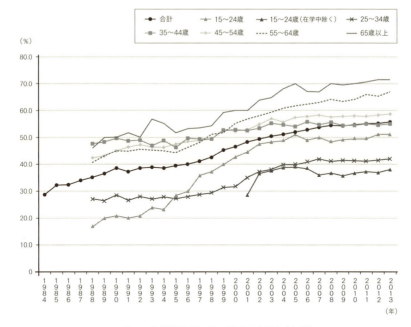

図1b　年齢階級別の非正規雇用者割合（女性）
総務省統計局「労働力調査」第9表より作成。

2. 非正規雇用とストレスに関する科学的根拠

　非正規雇用者の健康は日本に限定された問題ではなく、海外でも研究されている。健康の中でも特にストレスとメンタルヘルスは最も多く研究されているテーマである。メタアナリシスによる結果では正規雇用者と比べて非正規雇用者が心理面での不調を訴えると報告されている[1]。研究調査国の特徴別にレビューを試みた論文では、アングロ・サクソン系や東アジアの国では非正規雇用と心理的苦痛との関連が見られる一方で、北欧型の福利厚生が手厚い社会では同じ関連が見られず、社会のあり方が雇用形態の違いによる健康状態の差を縮めることが示唆された[2]。井上らによる非正規雇用者の健康に関する系統的レビューでも、非正規雇用者は正規雇用者より精神的健康度が低いと結論づけられている[3]。
　日本の研究成果でも非正規雇用者の精神的健康度が悪い傾向にあると示す研究

が多く見られる。不安・抑うつ尺度のK6で評価した研究では、パートの男性と臨時雇用の女性で正規雇用者と比べて不安・抑うつ状態が強く[4]、フルタイム非正規雇用の男性では正規雇用者と比べて不安・抑うつ状態が強い[5]と分析されている。

ストレスと関係したテーマの研究からは、パート労働者は正規雇用者と比べて仕事の裁量度が低く、上司や同僚の支援が少ないこと[6]が示されており、非正規雇用者特有の立場や役割によってストレスを感じる可能性がある。また、職業性ストレスとして知られる、職務上の努力と報酬の不均衡は、有期雇用者の主観的健康感の悪さや肥満といった身体的不調に関連していた[7]。ストレス対処能力と評される首尾一貫感覚（sense of coherence）は特に製造業の非正規雇用者で低く[8]、ストレスを受けた際によりメンタル不調を訴えやすい。さらに、追跡研究を行った結果から非正規雇用者は正規雇用者と比べてメンタルヘルスの事業所内診療所受診が多いと報告された。**解雇**を恐れて休めずに出勤してしまうものの生産性が低い**プレゼンティーズム**（presenteeism）が懸念される[9]。

反対に、非正規雇用者のほうがより精神的健康度が良いという結果は、日本人女性を対象にした研究結果の特徴である。瀬戸と丸山によると、女性の正規雇用者は非正規雇用者と比べて仕事のプレッシャーやジョブストレインが高く、メンタルヘルスに不調をきたしやすいという[10]。また、女性の場合には臨時雇用で働くことが自殺願望を有することに予防的に働いていた[11]という。いずれも女性に顕著な結果が出ており、性別による相違にも注目すべきである。特に日本では女性正規雇用者の過重労働や家事、育児とのバランス等とストレスの関係についての研究が望まれる。

労働者本人の健康状態以外でも、非正規雇用を許容している現在の職場環境や社会が労働者の健康を損なうという報告がある。調査開始時の組織の公正を測定してメンタルヘルスを追跡研究したところ、**手続き的公正**（組織内での意思決定への参加等）が低いと評価した非正規雇用の女性は1年後に不安・抑うつが高くなる危険があり[12]、企業の**組織公正性**が非正規雇用者にもたらす健康影響が示された。さらに、2001年以降6年間、すなわち非正規雇用が拡大した時期に、日本の労働者は雇用形態を問わず主観的健康感が悪化した[13]。非正規雇用が拡大する中で責任ある仕事や長時間労働が正規雇用者の過重労働につながり、結果とし

て社会全体が疲弊する可能性がある。

3. 非正規雇用者のストレス原因

　労働者は人間関係や業績など複数のストレス原因を抱えながら仕事をしている。さらに、働く世代は自分以外の家族を支える世代でもある。育児や親の介護など、**ワーク・ライフ・バランス**が維持できない場合にストレスを抱えることが予想される。

　このように従来知られていた労働者のストレス以外にも、雇用形態の多様化がもたらした新たなストレス原因が存在していると考えられる。非正規雇用者に特有のストレス原因となり得る問題点を表1に整理し、個別に述べる。具体的には、①本人の就労意思——不本意型非正規雇用、②非正規雇用特有の労働条件、③職場の**社員教育**や**キャリア支援**、④将来や次世代に向けた**人生設計**、⑤社会制度の不備である。

(1) 本人の就労意思：不本意型非正規雇用

　労働者自身が自らの希望に反してやむをえずに非正規雇用での就労を選ぶこと

表1　非正規雇用労働とストレス原因につながる問題点の整理

ストレス原因の分類	非正規雇用特有の問題点
本人の就労意思との乖離	不本意型非正規雇用、再就職のしにくさ
非正規雇用特有の労働条件	不安定な雇用、立場の弱さ、同僚・上司からの支援、経済的自立困難
職場の社員教育やキャリア支援の欠如	社員教育不足、キャリア支援欠如、キャリア形成困難
将来や次世代に向けた人生設計の困難さ	結婚、家族の不在、社会関係資本（ソーシャル・キャピタル）の欠如
社会制度の不備	社会保障の不備、健康診断等へのアクセス不足、社会のセーフティネットの欠如
社会全体への影響	正規雇用者も疲弊、次世代への影響

（個人 ↕ 社会）

がある。それを**不本意型非正規雇用**と称する。不本意型非正規雇用は本人のストレス増大もさることながら、労働現場での士気や仕事の質への影響など、周囲にも影響を及ぼしかねないストレス原因である。

現在の就業形態を選んだ理由について派遣労働者の45％、契約社員の34％、パートの16％が「正社員として働ける会社がなかったから」と回答しており[14]、希望に反した雇用形態で働く者の多さがうかがえる。総務省の就業構造基本調査では、前職が非正規雇用の労働者は転職しても74％が非正規雇用のままとどまっていた。一度非正規雇用で就業するとその後も離れられない現状があり、希望を満たされずストレスを抱える労働者がいる。再就職のしやすさは特に改善すべき課題である。

(2) 非正規雇用特有の労働条件

非正規雇用と特有の労働条件として、①不安定な雇用、②職務上の立場の弱さ、そして③経済的自立困難を取り上げる。

①不安定な雇用

非正規雇用は大半の場合、契約期間に定めがあり、雇用の不安定さを生みやすい。雇用者は常に次の雇用の心配をせねばならず、精神的に不安定な状態になる可能性がある。特に解雇を恐れるがために、健康に不調をきたして休みたくても休めないと考えられる。先述のプレゼンティーズムである。これは本人の健康にとっても雇用者側の生産性にとっても好ましくない。特にストレスによるメンタルヘルス不調はけがや身体的疾患と異なり表面に出にくいため、より慎重な配慮が必要である。

そして短期間で新しい職場を転々とすることは、1つの職場に慣れるまでのストレスを繰り返すことを意味し、何度も新しい職場に行く緊張や環境への適応を経験する。このような状態が精神的に影響を与えることは容易に想像できる。そして、たびたび転職することは、本人の問題のみならず、職場での人間関係を希薄にさせてしまう可能性がある。特に上司や同僚らに相談できない、協力を得られないという環境を生みやすいため、非正規雇用者を雇う職場での働きやすい職場環境づくりの理解が必須である。

②職務上の立場の弱さ

　非正規雇用者を雇う企業側の一番の理由は総じて賃金節約である。企業が非正規雇用者を採用する最も多い理由を雇用形態別に見ると、契約社員は専門的業務に対応するため、派遣労働者は即戦力や能力のある人材を確保するため、パートは賃金節約のためと回答していた[14]。いずれも安価で働く労働者や教育費用のかからない労働者獲得が理由とも言える。このため、非正規雇用者は経済状態に応じて雇用を調節する都合のよい労働者になって弱い立場にさらされてしまう。弱い立場では仕事に際して本人の裁量が問われず、努力に見合った報酬が期待できない。そして、労働安全等のための防具の差の発生、労働組合への加入制限で声も届かない状況が発生し得る。非正規雇用による立場の弱さが生じる職場はハラスメント発生の温床と化す可能性を有している。

③経済的自立困難

　日本政府は内閣府「平成21年度年次経済財政報告」で労働所得の格差の主因が非正規雇用化であると分析しており、正規と非正規雇用の賃金格差を指摘している。同報告では非正規雇用者の賃金は30歳以降でほとんど伸びず、生涯所得で男性正規雇用者は非正規雇用者の2.5倍の収入を得て所得格差が発生すると予想されている。非正規雇用者はいずれの年齢階級でも賃金が低い。特に女性は正規も非正規も男性より低い賃金で働いている。女性のひとり親世帯の非正規雇用率も高いため、低賃金のしわ寄せがより弱い立場の者に影響を及ぼすことになり得る。経済的自立困難な集団を将来に残すことは、社会格差はもとより、それに伴う**健康格差**が今後も継続する可能性がある。

　非正規雇用者は以前のように世帯収入を補完する役割という立場ではなくなりつつある。現在は非正規雇用者が世帯の主たる稼ぎ手であることも珍しくない。生活を賄う収入源が「自分自身の収入」と回答した正規雇用以外の労働者は、2003年43％、2007年45％、2010年49％と増加している。具体的に契約社員は75％、派遣労働者は71％、パートタイム労働者は34％であり、パートタイム労働者でも3割を超える者が自分自身の収入を主たる収入源としていた[14]。

　したがって、非正規雇用は低収入や貧困とも隣り合わせにある。特に正規雇用と同等の仕事をしていても金銭的に恵まれずに生活が苦しくなる状況があること

には一層注目すべきである。貧困や所得の相対的低さといった社会格差はうつ等のメンタルヘルスと関係しており[15]、健康格差に帰結し得る。

(3) 職場の社員教育やキャリア支援

仕事を始めたとしても職場での育成にも差が生じている。厚生労働省の「平成23年度能力開発基本調査」によれば、非正規雇用者の教育訓練の機会は正社員の半分以下であった。具体的には正規雇用者70％に対してそれ以外の者には35％であった。企業が非正規雇用者を雇う理由からも明らかであるが、やはり職場で育てるという考えから非正規雇用は外れてしまうようである。

女性にとってはキャリア支援の欠如が人生の目標実現性の低さにもつながりやすい。妊娠を契機に退職するのは非正規雇用者で高率である[16]。一度退職した者や短時間勤務の非正規雇用者では都市部で保育所が見つからず復職の壁になってしまう。自身のキャリア目標と出産や育児といったライフイベントとの間で限られた選択肢しかないこと、キャリア支援の欠如は将来設計のしにくさにつながり、ストレスを増長し得るであろう。

(4) 将来や次世代に向けた人生設計

非正規雇用では将来にわたる問題が懸念される。それは家族や子どもを持たないことが将来の孤立につながる可能性である。現在、若年層を中心に未婚率が上昇している。内閣府の平成24年版「子ども・子育て白書」によれば、**未婚率**は30〜34歳では1980年に男性21.5％、女性9.1％であったのが、2010年には男性47.3％、女性34.5％になっている。35〜39歳では1980年に男性で8.5％、女性で5.5％であったのが、2010年にはそれぞれ35.6％、23.1％になった。さらに、厚生労働省の「21世紀成年縦断調査」10年間のデータ分析結果によれば、男女とも学歴や年齢を調整しても非正規雇用では正規雇用者と比べて結婚意欲が低いという。さらに、妻の就業状態が非正規雇用の場合には第1子の出生が起きにくい。雇用形態の違いが家族構成にも影響を及ぼすことが示唆されている。

結婚や家庭が必ずしも安定につながるとも言えないが、現在は地縁も薄く、非正規雇用ゆえに職域での人間関係も希薄である場合には、築くことができる人間関係が狭まる。こうした状況が将来孤立する高齢者を招く恐れがある。人間同士

のつながりと説明される**社会関係資本**（social capital）を有することが健康に良い影響を与えることが知られている。こうした資本の保有でさえも雇用形態で異なる可能性がある。

(5) 社会制度の不備

非正規雇用者についての取り組みで最も社会の動きから遅れている課題が社会保障に代表される制度の不備である。各種社会保障等への加入も非正規雇用者で低い。雇用保険と健康保険の適用は契約社員でそれぞれ72％と71％、パートタイム労働者で58％と39％などとなっている（パートタイム労働者は雇用保険・健康保険適用条件があるため要注意）[14]。

特に職域では一般的でもある健康診断も雇用形態によって受診率が異なる。正規雇用者と比べて派遣労働者とパート労働者では健康診断受診率が低くなっており、特に40歳代未満の若年層でその傾向が顕著であった[17]。また、健康診断同様にメンタルヘルス対策は非正規雇用者に対して低く、雇用形態を問わずメンタルヘルス対策実施なしの事業所があり[18]、正規雇用への配慮も必要である。労働基準法や労働安全衛生法など労働者全員が対象になる法律は非正規雇用も当然含まれることから、その徹底を行うことがまず第一歩である。

非正規雇用者の公的年金未加入者増加、国民年金保険料の納付率低下等の発生も報告されている。将来にわたる社会問題として、雇用のみならず社会保障のあり方、**セーフティネット**についても考えるべきである。

以上のように、雇用形態の多様化は労働者のストレスの多様化をももたらしている可能性が考えられる。職場での支援、社会制度、社会関係資本など、非正規雇用の特徴がストレスの原因をもたらす可能性が高い。さらに、非正規雇用者は特に中小企業での就労割合が高い。これらの企業では産業医等の設置義務もないことがあり、目が行き届かない職域もある。その場合にはやはり個人の責任というよりは社会からの介入が必要になるだろう。

他方、出産や育児を終えた労働者、病後に復帰している者、ワーク・ライフ・バランスを実現すべく非正規雇用を選ぶ者など、選択的に非正規雇用で働く労働者にとっても良い側面を充実させることなど多様なニーズに即した対策が今後必

要であると考えられる。

　これらすべてにおいて、非正規雇用者と関わる正規雇用者にも影響が及ぶこと、そして最終的には社会全体への影響を考慮する大きな枠組みでの考え方が必要である。

4. 世界と日本の非正規雇用対策

　日本国外でも非正規雇用の待遇の悪さに注意を喚起している。世界保健機関（WHO）では**健康の社会的決定要因**（social determinants of health：SDH）の一要因として安定した雇用と**ディーセント・ワーク**（働きがいのある人間らしい仕事）の重要性を説いている。特に2011年のSDHに関するリオ政治宣言では人生で健康の不平等が生まれる点として労働を取り上げ、良い健康のためにはディーセント・ワークの実現が不可欠であると提唱している。ディーセント・ワークとは1999年の国際労働機関（ILO）総会で用いられた語であり、それはILOの活動の根幹である**フィラデルフィア宣言**（1944年）で確認された「労働は、商品ではない」「一部の貧困は、全体の繁栄にとって危険である」を支持する考え方である。

　ILOの方針と同調するのは非正規雇用対策が進んでいる欧州連合（EU）である。EUはパートタイム労働指令（1997年）、有期雇用労働指令（1999年）、臨時派遣労働指令（2008年）などにより、同一賃金・同一労働を軸にした雇用対策が進められ、多様な働き方が実現されつつある。しかし、社会保障制度や税制などさまざまな状況が異なる日本においてはEUの取り組みを直接導入することはできない。先例に学びつつわが国での実現可能な雇用制度の変容が期待される。

　日本では国の重点的政策に雇用対策が欠かせない状況にある。雇用創出や安定に関連した非正規雇用は労働問題という観点のみならず、日本社会のあり方を問う大きな枠組みで捉えられている。具体的な方針として、2012年3月に厚生労働省の非正規雇用のビジョンに関する懇談会が発表した「**望ましい働き方ビジョン**」はディーセント・ワーク等を実現するため、公正な処遇の確保といった基本姿勢を掲げている。ここ数年、非正規雇用に関する法改正も続いている。労働者のストレスが多様化する社会において、その原因となり得る状況を改善するため、雇用形態を問わず日本社会全体の雇用環境を整えるビジョンに期待したい。

5. まとめ

非正規雇用者は過去の研究からもストレスを受けやすいことやメンタルヘルスの不調が実証される傾向があった。その原因には、①本人の就労意思——不本意型非正規雇用、②非正規雇用特有の労働条件、③職場の社員教育やキャリア支援、④将来や次世代に向けた人生設計、⑤社会制度の不備が考えられる。まずは既存の労働法や規則ですべての労働者が対象になっている項目を徹底させることが必要である。それと同時に、世界でも問題になる非正規雇用について、日本では**雇用形態多様化社会**に合わせた社会保障やメンタルヘルス対策など、社会全体の方向性を問う中で非正規雇用者の健康を考える必要がある。

〈文献〉

1) Virtanen M, Kivimäki M, Joensuu M, Virtanen P, Elovainio M, Vahtera J. Temporary employment and health: a review. International Journal of Epidemiology 2005; 34: 610-622.
2) Kim IH, Muntaner C, Vahid Shahidi F, Vives A, Vanroelen C, Benach J. Welfare states, flexible employment, and health: a critical review. Health Policy 2012; 104: 99-127.
3) 井上まり子, 錦谷まりこ, 鶴ヶ野しのぶ, 矢野栄二. 非正規雇用者の健康に関する文献調査. 産業衛生学雑誌 2011；53：117-139.
4) Inoue A, Kawakami N, Tsuchiya M, Sakurai K, Hashimoto H. Association of occupation, employment contract, and company size with mental health in a national representative sample of employees in Japan. Journal of Occupational Health 2010; 52: 227-240.
5) Tsurugano S, Inoue M, Yano E. Precarious employment and health: analysis of the comprehensive national survey in Japan. Industrial Health 2012; 50: 223-235.
6) 水野恵理子, 佐藤都也子, 岩﨑みすず, 坂井郁恵. 勤労者のストレス状況とメンタルヘルス支援：職業性ストレス簡易調査票を用いて. 山梨大学看護学雑誌 2008；6：31-36.
7) Inoue M, Tsurugano S, Nishikitani M, Yano E. Effort-reward imbalance and its association with health among permanent and fixed-term workers. BioPsychoSocial Medicine 2010; 4: 16.
8) 戸ヶ里泰典, 山崎喜比古. ストレス対処能力SOCの社会階層間格差の検討：20歳～40歳の若年者を対象とした全国サンプル調査から. 社会医学研究 2009；26：45-52.

9) Inoue M, Tsurugano S, Yano E. Job stress and mental health of permanent and fixed-term workers measured by effort-reward imbalance model, depressive complaints, and clinic utilization. Journal of Occupational Health 2011; 53: 93-101.
10) Seto M, Morimoto K, Maruyama S. Work and family life of childrearing women workers in Japan: comparison of non-regular employees with short working hours, non-regular employees with long working hours, and regular employees. Journal of Occupational Health 2006; 48: 183-191.
11) Sugawara N, Yasui-Furukori N, Sasaki G, Tanaka O, Umeda T, Takahashi I, et al. Gender differences in factors associated with suicidal ideation and depressive symptoms among middle-aged workers in Japan. Industrial Health 2013; 51: 202-213.
12) Inoue A, Kawakami N, Tsuno K, Tomioka K, Nakanishi M. Organizational justice and psychological distress among permanent and non-permanent employees in Japan: a prospective cohort study. International Journal of Behavioral Medicine 2013; 20: 265-276.
13) Nishikitani M, Tsurugano S, Inoue M, Yano E. Effect of unequal employment status on workers' health: results from a Japanese national survey. Social Science & Medicine 2012; 75: 439-451.
14) 厚生労働省．平成22年　就業形態の多様化に関する総合実態調査の概況．http://www.mhlw.go.jp/toukei/itiran/roudou/koyou/keitai/10/index.html（2015年1月8日アクセス）
15) Lorant V, Deliège D, Eaton W, Robert A, Philippot P, Ansseau M. Socioeconomic inequalities in depression: a meta-analysis. American Journal of Epidemiology 2003; 157: 98-112.
16) 大原賢了，佐伯圭吾，鴻池義純，岡本希，冨岡公子，西岡久之他．就労女性の妊娠判明後の退職行動規定要因に関する疫学研究．産業衛生学雑誌 2012；54：61-70.
17) Inoue M, Tsurugano S, Nishikitani M, Yano E. Full-time workers with precarious employment face lower protection for receiving annual health check-ups. American Journal of Industrial Medicine 2012; 55: 884-892.
18) 石川拓耶，飯島純夫．雇用形態による労働者の健康管理活動の実態．山梨大学看護学会誌 2012；10：19-24.

24 セクシュアルハラスメント、パワーハラスメントとストレス

津野香奈美・川上憲人

1. はじめに

　セクシュアルハラスメントとパワーハラスメントはともに、わが国の職場における主要なストレスの原因になっている。2001年10月から実施されている個別労働紛争解決制度において、都道府県労働局の労働相談センターに寄せられた相談内容の内訳によると、いじめ・嫌がらせに関する相談件数は一貫して増加傾向にある。2013年度は労働に関する全相談件数のうち、いじめ・嫌がらせに関する相談が2割弱とトップを占めており、労働者の間で看過しがたい問題となっていることがわかる（図1）。また、男女雇用機会均等法により全国の労働局の雇用均等室に寄せられた相談内容の内訳ではセクハラに関するものが半数を占めており、セクハラが社会的に問題となった裁判から数十年が経った今も、未だこの問題がなくなっていないことを示している（図2）。
　こういった流れを踏まえ、セクハラ・パワハラが精神障害や自殺に関する労働災害の原因として認定されるケースも増えてきた。現在、精神障害が発症した際に労災認定の対象となるか否かの判定に用いられる**心理的負荷による精神障害の認定基準**」の「業務による心理的負荷評価表」に、「（ひどい）嫌がらせ、いじめ、又は暴行を受けた」という項目が強度Ⅲ（最も強い心理的負荷）、「セクシュアルハラスメントを受けた」という項目が強度Ⅱ、また「強姦や、本人の意思を抑圧して行われたわいせつ行為などのセクシュアルハラスメントを受けた」という項目

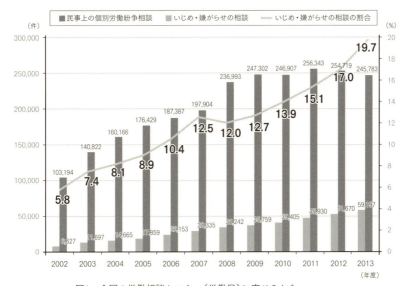

図1　全国の労働相談センター（労働局）に寄せられた
　　　いじめ・嫌がらせの相談件数（パワハラ含む）

厚生労働省「平成25年度個別労働紛争解決制度施行状況」より作成。

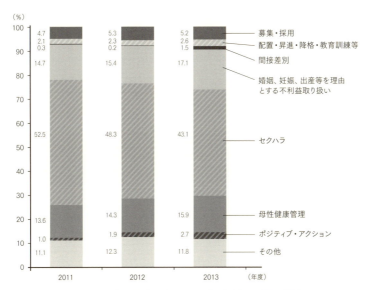

図2　全国の雇用均等室（労働局）に寄せられた相談内容の内訳の推移

厚生労働省「平成25年度都道府県労働局雇用均等室での法施行状況の公表」より作成。

は「心理的負荷が極度のもの」(強度Ⅲよりもさらに強い心理的負荷)として明記されており、2013年にセクハラは28件(うち自殺1件)、パワハラは55件(うち自殺5件)労災認定されるなど、労働安全衛生上、職場でのセクハラ・パワハラが労働者の健康に影響を及ぼすことが社会的にも認知されてきている(図3)。

セクハラに関しては、男女雇用機会均等法第11条によって事業主に雇用管理上必要な措置を講ずることが義務づけられており、セクハラ防止ガイドラインである**「事業主が職場における性的な言動に起因する問題に関して雇用管理上講ずべき措置についての指針」**において、事業主が取り組むべき9項目の措置が定められている(表1)。一方でパワハラに関しては、2011年度には厚生労働省によって職場のいじめ・嫌がらせ問題に関する円卓会議ならびにワーキンググループを立ち上げられ、初めて公的にパワハラの定義が示されたが、事業主に明確に防止義務を定めた法律や指針は存在しない。

職場においてセクハラやパワハラが行われた場合、労働者に健康障害が生じや

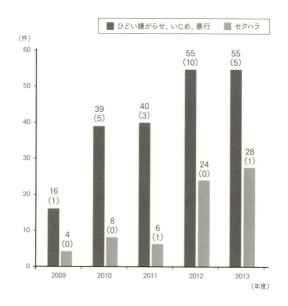

図3 精神障害と自殺に関する労災の支給決定件数の推移
カッコ内は自殺件数を示す。厚生労働省「脳・心臓疾患および精神障害などの労災補償状況」より作成。

表1 「事業主が職場における性的な言動に起因する問題に関して雇用管理上講ずべき措置についての指針」（厚生労働省）に定められた雇用管理上の措置9項目

1. 事業主の方針の明確化および周知・啓発	セクシュアルハラスメントの内容およびセクシュアルハラスメントがあってはならない旨の方針を明確化し、管理・監督者を含む労働者に周知・啓発すること。	
2. 就業規則や服務規律への規定および周知・啓発	行為者については、厳正に対処する旨の方針および対処の内容を就業規則その他の職場における服務規律等を定めた文書に規定し、管理・監督者を含む労働者に周知・啓発すること。	
3. 相談窓口の設置	相談窓口をあらかじめ定めること。	
4. 適切な相談対応	相談窓口担当者が、内容や状況に応じ適切に対応できるようにすること。また、現実に生じている場合だけでなく、その発生の恐れがある場合や、セクシュアルハラスメントに該当するか否か微妙な場合であっても、広く相談に対応し、適切な対応を行うようにすること。	
5. 事実関係の確認	相談の申し出があった場合、事実関係を迅速かつ正確に確認すること。	
6. 行為者および被害者に対する措置	事実確認ができた場合は、行為者および被害者に対する措置をそれぞれ適正に行うこと。	
7. 再発防止に向けた措置	再発防止に向けた措置を講ずること。事実関係が確認できなかった場合も同様の措置を講ずること。	
8. プライバシーの保護	相談者・行為者等のプライバシーを保護するために必要な措置を講じ、労働者に周知すること。	
9. 不利益な取り扱いの禁止	相談したこと、事実関係の確認に協力したこと等を理由として、不利益な取り扱いを行ってはならない旨を定め、労働者に周知・啓発すること。	

すくなることが多くの先行研究で明らかになっている。本稿では、セクハラ・パワハラの定義を紹介した後、セクハラ・パワハラが心身の健康に与える影響について、これまでの国内外の研究で得られた知見、並びに対策について述べる。

2. セクハラとパワハラの定義

　セクハラ、パワハラはともに日常的に使用される用語ではあるが、近年定義を変更する動き等があるため、改めてここで整理したい。まずセクハラに関しては、米国から輸入された言葉であるため、国内外の研究や文献でも「性的嫌がらせ」という共通した意味で用いられていることが多い。セクハラを初めて法的に定義したのは米国の雇用機会均等委員会（Equal Employment Opportunity Commission：

EEOC)であり、日本における定義もこれに準じたものが使用されている。具体的には、男女雇用機会均等法第11条で「職場において行われる性的な言動に対するその雇用する労働者の対応により当該労働者がその労働条件につき不利益を受け、又は当該性的な言動により当該労働者の就業環境が害されること」と定義され、**対価型セクハラ**(労働者の意に反する性的な言動に対する労働者の対応により、当該労働者が解雇、降格、減給等の不利益を受けること)と**環境型セクハラ**(労働者の意に反する性的な言動により労働者の就業環境が不快なものとなったため、能力の発揮に重大な悪影響が生じる等当該労働者が就業する上で看過できない程度の支障が生じること)に分類されている。

一方、パワーハラスメントあるいはこれを略したパワハラは和製英語であり、主に国内でのみ使用されている。また、類似する概念として職場のいじめ・嫌がらせという言葉があるため、異同が議論になることもしばしばある。海外の研究では、職場のいじめ・嫌がらせは主に「ブリング (bullying (workplace bullying, bullying at work))」「モビング (mobbing)」[1]などと呼ばれ、主要な研究者であるレイマン (Leymann, H.)[1]とアイナルセン (Einarsen, S.)[2]らの定義が広く用いられている(表2)。両者の定義に共通するのは、1回限りで終わる行為ではなく、一定期間以上にわたって継続する行為を指すという点である。これによって、日常的

表2 職場のパワハラ・いじめの定義

発表者(発表年)	用語	定義内容
Leymann (1990)	モビング (mobbing)	1人または複数の人が、個人に対して行う敵対的で非倫理的な意思伝達を含む心理的暴力(psychological terror)であり、その結果、助けを呼ぶことができず防御手段がない状態に追い込まれ、それでもなお心理的暴力が続く状態。心理的暴力が過去1年の間に、少なくとも1週間に1回以上、最低6か月間続いたもの。
Einarsenら (2003)	ブリング (bullying)	嫌がらせや、人を侮辱する、社会的に誰かを除外する、もしくは誰かの仕事に好ましくない影響を与える行為であり、繰り返し、定期的に(例えば週に1回など)起こり、一定の期間(例えば6か月間など)にわたって起こる行為。
厚生労働省 職場のいじめ・嫌がらせ問題に関する円卓会議ワーキンググループ(2011)	職場のパワーハラスメント	同じ職場で働く者に対して、職務上の地位や人間関係などの職場内の優位性※を背景に、業務の適正な範囲を超えて、精神的・身体的苦痛を与える、または職場環境を悪化させる行為。 ※上司から部下に行われるものだけでなく、先輩・後輩間や同僚間などのさまざまな優位性を背景に行われるものも含まれる。

に起こり得る衝突・対立などと区別されている[2]。一方で、異なる点として、レイマンの定義が日本語で言う「いじめ」のようにひどい事象を想像させるもので、なおかつ最低6か月も行為が続くものと定めているのに対し、アイナルセンの定義によるいじめは、より日常的に起こり得る行為を示しており、なおかつ継続期間が6か月に満たなくても一定期間継続していればいじめであると考える点が特徴である。

パワハラという言葉は、最初の定義に「職権等の乱用」という言葉が入っていたことから、以前は上司からの嫌がらせという印象が強かったが、近年では同僚

表3 レイナーとホエルによる職場のいじめ（bullying）の分類

分類項目	内容例
1. 専門的地位に対する侵害	意見を軽視する、公共の場で専門性に対する屈辱を与える、努力が足りないと見なして非難する等
2. 個に対する侵害	悪口を言う、侮辱する、脅迫する、実年齢より低い評価を与える等
3. 孤立化、人間関係からの切り離し	機会を得ることを妨害する、情報を与えない、身体的・社会的に孤立させる等
4. 過大な要求	過度なプレッシャーを与える、達成不可能な締め切りを設定する、不必要に混乱させて仕事を増やす等
5. 不安定化、混乱	わざと信用を失わせる、意味のない仕事を与える、責任を除外する、失敗するように仕組む、失敗を繰り返し思い出させるために注意喚起する等

表4 厚生労働省による職場のパワハラの6類型

分類項目	行為類型（すべてを網羅するものではない）
1. 身体的な攻撃	暴行、傷害
2. 精神的な攻撃	脅迫、名誉棄損、侮辱、ひどい暴言
3. 人間関係からの切り離し	隔離、仲間はずし、無視
4. 過大な要求	業務上明らかに不要なことや遂行不可能なことの強制、仕事の妨害
5. 過小な要求	業務上の合理性なく能力や経験とかけ離れた程度の低い仕事を命じることや仕事を与えないこと
6. 個の侵害	私的なことに過度に立ち入ること

間のいじめ・嫌がらせ行為も含むような定義に変わってきている。厚労省は2011年に官公庁として初めてパワハラの定義を発表し、「**職場のパワーハラスメント**」という用語を用いて定義した。この定義は、レイマン[1]の定義よりもアイナルセン[2]の定義に近い。近年では職場のいじめもパワハラも同様の事象を指していると考えられることから、本稿においてもいじめの概念を含むような意味としてパワハラという言葉を用いている。

なおレイナー（Rayner, C.）とホエル（Hoel, H.）[3]、国内では厚生労働省[4]が、職場のいじめおよびパワハラを5ないし6つの種類に分けているので紹介しておく（表3、表4）。これらを見比べてみると、いじめを表すブリングもパワハラも、同じような事象として捉えられており、どの職場でも起こり得る行為を指していることがわかる。

3. セクハラとストレスおよび健康への影響

セクハラに関する研究は、基本的に女性を対象にしたものが多い。また、セクハラという言葉が米国で生まれたことから、主に米国を中心とした北米において1980〜1990年代に盛んに研究が行われた。2000年以降は以下のようなメタアナリシス（過去に行われた複数の研究のデータを収集・統合し、統計的手法を用いて解析した系統的総説）が発表されており、セクハラが健康に及ぼす影響が明らかになっている。

(1) ウィルネスらによるメタアナリシス（2007年）

ウィルネス（Willness, C.R.）ら[5]は職場におけるセクハラの要因と結果について、2007年に41の研究（全対象者数は約7万人）をまとめている。41の研究のうち出版された論文が35、博士論文が5で、残る1つは未出版の新しいデータであった。重みづけして相関係数を算出したところ、健康・幸福関連指標に関しては精神的健康度、身体的健康度、生活満足度と負の関連があり（それぞれ$r=-0.27$、-0.25、-0.12）、心的外傷後ストレス障害（PTSD）とは正の関連が見られた（$r=0.25$）。ほかに仕事関連の結果指標との関連も見ており、同僚に対する満足度（$r=-0.32$）、上司に対する満足度（$r=-0.29$）、仕事満足度（$r=-0.24$）、組織コミットメント（$r=-0.25$）、

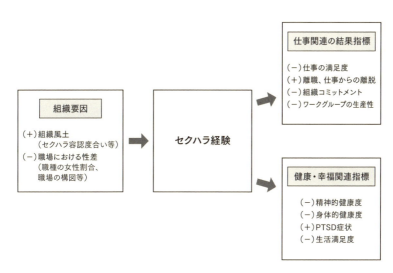

図4 ウィルネスら(2007)によるセクハラ関連要因と結果変数のメタアナリシス結果

ワークグループの生産性（r=-0.22）と負の関連があり、一方で離職（r=0.16）、仕事からの離脱（r=0.30）とは正の関連が見られた。また、セクハラを生み出す組織要因として、セクハラを容認する組織風土とは正の関連（r=0.36）、女性比率、上司の性別等に代表される仕事あるいは職場における性差（r=-0.19）とは負の関連が見られている。これらの研究結果から、組織にセクハラを容認するような風潮があり、女性が少ない職場、あるいは女性にとって代表的でない職種等ではセクハラが起こりやすく、セクハラが起こった結果、個人としては精神的健康度と身体的健康度、生活満足度が下がり、PTSDになる可能性もあること、仕事に関する結果としては同僚・上司・仕事への満足度が下がり、組織に対するコミットメントが減ること、仕事に遅れが生じたり仕事から離れたりする時間が増え、離職意思が高まること、そして仕事を行うグループやチームとしての生産性も下がるという関係図が図式化できる（図4）。

（2）トパらによるメタアナリシス（2008年）

2008年にはトパ（Topa Cantisano, G.）ら[6]がセクハラの要因と結果について、1982年から2005年までに出版された42の研究（全対象者数106,948名）をまとめている。

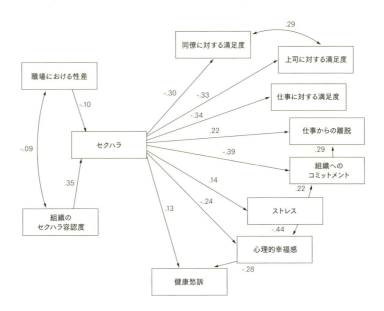

図5　トパら(2008)によるセクハラの原因と結果の構造モデル

42の研究はすべて出版されたものであり、60の独立したサンプルセットから構成されていた。重みづけして相関係数を算出したところ、健康に関連する結果指標として正の関連が見られたのはストレス、不安、健康上の訴え、負の関連が見られたのは心理的幸福度であった。仕事に関連する結果指標として正の関連が見られたのは仕事からの離脱意思であり、負の関連が見られたのは上司に対する満足度、同僚に対する満足度、仕事満足度、組織コミットメント、生産性であった。また、セクハラの先行要因として正の関連があったのは組織のセクハラ容認度であり、負の関連があったのは仕事における女性割合、社会的サポートであった。これらの結果は前述のウィルネスらによるメタアナリシス研究と同様であるが、トパらによる研究はより構造モデルを検討していることが特徴である（図5）。

4. パワハラとストレスおよび健康への影響

パワハラに関する研究は、職場のいじめという現象に着目したスウェーデンの

研究者レイマンが第一人者である。そのためまず北欧で研究が進み、その後欧州に広がった。現在では南米やアジア含めた多くの国々で研究が進んでいるが、こういった背景により、現在においても北欧および欧州での研究が、量・質ともに突出している。パワハラとストレスに関するメタアナリシスはまだ報告されていないため、以下主要な研究結果について紹介する。

(1) パワハラとPTSD

　職場のパワハラとストレスに関する研究としては、PTSDとの関連についての研究が最も古く、1990年代から研究が進んでいる。職場のパワハラ被害者118名を対象に、PTSD症状の有無を調べた横断研究[7]では、76％がPTSDを示す症状を表しており、そのうち29％がDSM-IV-TRの診断基準をすべて満たしていた。加えて、アイナルセンらの研究[8]では、パワハラが終わって5年が経ったあとにおいても、被害者の65％がPTSDに関連する症状を持っていたと報告されている。

(2) パワハラと抑うつ症状および心理的ストレス反応

　2000年代に入ってからは、その他の健康への影響についても検討が行われるようになってきた。フランスの労働者7,694名（男性3,132名、女性4,562名）を対象にした横断研究[9]では、職場のパワハラと抑うつ症状との関連を見ており、パワハラへの曝露があると、曝露がない人に比べ、抑うつ症状の発症リスクは男女ともに8倍強であることを明らかにした（年齢、学歴、婚姻状況、子どもの有無、職業で調整後）。パワハラの頻度や期間も、抑うつ症状のリスクの増大に有意に関連しており、パワハラの曝露を受ける頻度が高いほど、また期間が長いほど、抑うつ症状のリスクが高いという量反応関係も確認されている。さらに注目すべき点として、パワハラの曝露を受けた本人だけでなく、パワハラを目撃した人も、曝露もなく目撃もしていない人に比べ、抑うつ症状の発症リスクが有意に約3倍高かったという結果が挙げられる[9]。

　日本においては津野らの自治体労働者1,589名を対象にした横断研究で、職場のパワハラ曝露群では、非曝露群と比べ、心理的ストレス反応リスクが約8倍、PTSD症状の発症リスクが約11倍高かったことが明らかになっている（個人属性、

職業属性調整後)[10]。

近年では前向きコホート研究も行われるようになっており、うつ病、精神疾患、睡眠障害との関連について報告されている[11][12][13]。いずれの結果も、パワハラへの曝露がない場合に比べ、曝露ありの場合は疾病の発症リスクが1.7～4.2倍高く、職場のパワハラが精神的健康に影響を与え、しかもその効果が長期間にわたって継続する可能性があることが示されている。

(3) パワハラと薬物使用

職場のパワハラと睡眠薬、鎮痛剤などの薬物使用との関連についても、いくつかの研究が行われている。フィンランドの市職員949名を対象にした研究では、職場でパワハラにあった人は、パワハラにあっていない人と比べ、睡眠薬と鎮痛剤を服用することが有意に多かった[14]。また、パワハラにあっていないが職場でパワハラを目撃した人は、パワハラにあっていない、かつ目撃もしていない人に比べ、睡眠薬と鎮痛剤の服用が有意に多かったという結果が得られている。この結果は、パワハラを目撃した人の抑うつ症状の発症リスクが、パワハラへの曝露もなく目撃もしていない人に比べ約3倍高かったという先行研究[9]と同様の現象を示しており、パワハラの被害を受けた本人だけでなく、周りの人の健康にも影響を及ぼすことが示唆されている。

(4) パワハラと疾病休業

ゴディン（Godin, I.M.）[15]はベルギーの労働者1,031名を対象に1年間の前向きコホート研究を行い、ベースライン時に職場でパワハラを受けていた人は、パワハラを受けていない人に比べ、欠勤を繰り返すリスクが2.3倍高かったことを明らかにしている（性、年齢、学歴で調整）。スウェーデンでは、医療・介護で働く女性5,224名を対象にした3年間の前向きコホート研究において、職場のパワハラへの曝露と年間28日以上の長期**疾病休業**との関連を見た[16]。その結果、職場で上司や同僚からパワハラを受けた人は、受けていない人よりも、長期疾病休業を取得するリスクが1.5倍高かったと報告されている。フランスにおいてはニードハマー（Niedhammer, I.）ら[17]が24,486名（男性14,241名、女性10,245名）を対象に職場のパワハラと年間8日以上の長期疾病休業との関連について横断研究を行って

おり、この研究においても、パワハラを受けると、受けていない人に比べ、長期疾病休業が男性で1.4倍、女性で1.3倍高かったことがわかっている。

このように、横断研究においても、1～3年の前向きコホート研究においても、パワハラ被害者は共通して欠勤あるいは疾病休業の取得リスクが高いという結果が得られており、パワハラの曝露を受けると休みがちになる可能性が示唆されている。

(5) パワハラと燃え尽き、離職

職場のパワハラと燃え尽き、離職との関連も、研究において明らかになっている。カナダの病院で新卒の看護師415名を対象に行われた横断調査では、燃え尽きの下位概念である疲弊感、シニシズム、職務効力感と職場のパワハラとがそれぞれ有意な関連を示した[18]。横断研究ではあるものの、職場のパワハラを受けることで疲弊感が増し、逃避的になり、職務効力感が低下する可能性があることが示されている。シモンズ (Simons, S.) [19] は、ランダム抽出した新卒の看護師511名を対象に横断研究を行い、職場のパワハラと離職意思との関連を検討した。その結果、有意な関連が確認できたことから (r=0.51)、パワハラに曝露されればされるほど、離職意思が高まる可能性が示唆されている。

5. セクハラ・パワハラの対策

セクハラ、パワハラともに、それを受けた労働者の健康に悪影響を及ぼす。パワハラは、それを目撃した周囲の人の健康にも影響を及ぼす。一方、欠勤の増加、燃え尽き、離職、生産性低下や職場環境の悪化などを通じて、企業組織へも悪影響を及ぼす。セクハラやパワハラによるメンタルヘルス不調者の発生や職場環境の悪化等から人材が流出するなどの損失もある。また近年ではセクハラ・パワハラに関連する労働災害の認定、民事訴訟等も増えている。企業名が報道されると、社会的ダメージも大きい。

セクハラ・パワハラへの対策として、企業組織としては、セクハラ・パワハラが起こらないように教育研修を充実させること、またもし起こってしまった場合には、当事者同士の信頼関係が取り返しのつかない状態になる前に、早期に介入

することが必要である。セクハラに関しては、男女雇用機会均等法によって対策がある程度進んでいる。しかしパワハラに関しては、この事象が話題になって10年ほどということもあり、まだまだ対策は手探り状態であるのが現状である。しかし、基本的な対策はセクハラ、パワハラともにそう変わらない。前述の厚生労働省の指針(「事業主が職場における性的な言動に起因する問題に関して雇用管理上講ずべき措置についての指針」)で提示されている9項目(表2)に沿って対策を進めることができる。パワハラに関しては、管理監督者研修の際にパワハラと業務上の指導との違いを明確にすることも重要である。

既にパワハラに関して相談窓口を設置している組織も多い。しかし、現在はそれぞれの部門が独自に活動し、情報交換は行われていないことが多い。そのため、パワハラの被害を受けた従業員にメンタルヘルスの不調が疑われる場合に、健康管理部門が関わっていないために不調を見逃してしまったり、症状の悪化を招いたりする危険性がある。また、連携ができていないと、健康管理部門や心理相談の窓口にパワハラの相談が来たとしても、どのように対応したらよいのか迷って、うやむやになってしまい、迅速に対応できないケースも多い。本当にそれがパワハラかどうかは、行為者側に話を聞き、第三者に話を聞いた上で、職場の雰囲気、日頃の関係性等を総合的に判断しないと、結論を出すことはできない。パワハラ問題に関する相談が来た場合のフローを、人事や**コンプライアンス**、健康管理部門等の複数の部署で互いに確認しておき、ケース検討等で互いに相談できる体制を整えることが**重要**である。

従業員それぞれが互いを尊重して気持ちよく働くことのできる環境をつくることが、皆がいきいきと働くことのできる職場、生産性向上への近道であり、会社や組織、そして個人が担う使命の1つである。この共通理解を複数の部門で共有し、職場のセクハラ・パワハラがもたらす健康への影響の実状を頭に入れた上で、今後も対応と対策を進めることが期待される。

6. おわりに

国内ではセクハラ・パワハラに関する問題意識は向上したものの、この問題とストレスや健康との関連を見る研究は未だそれほど多くない。日本においても、

セクハラ・パワハラの防止対策の構築に向けての基礎資料となる、より多くの日本人を対象にした研究が望まれている。

〈文献〉

1) Leymann H. Mobbing and psychological terror at workplaces. Violence and Victims 1990; 5: 119-126.
2) Einarsen S, Hoel H, Zapf D, Cooper CL. The concept of bullying and harassment at work: the European tradition. In: Einarsen S, Hoel H, Zapf D, Cooper CL, editors. Bullying and emotional abuse in the workplace: international perspectives in research and practice. London: Taylor and Francis; 2003. p.3-30.
3) Rayner C, Hoel H. A summary review of literature relating to workplace bullying. Journal of Community and Applied Social Psychology 1997; 7: 181-191.
4) 厚生労働省　職場のいじめ・嫌がらせ問題に関する円卓会議．職場のパワーハラスメントの予防・解決に向けた提言．2012．
5) Willness CR, Steel P, Lee K. A meta-analysis of the antecedents and consequences of workplace sexual harassment. Personnel Psychology 2007; 60: 127-162.
6) Topa Cantisano G, Morales Domínguez JF, Depolo M. Perceived sexual harassment at work: meta-analysis and structural model of antecedents and consequences. Spanish Journal of Psychology 2008; 11: 207-218.
7) Mikkelsen EG, Einarsen S. Basic assumptions and symptoms of post-traumatic stress among victims of bullying at work. European Journal of Work and Organizational Psychology 2002; 11: 87-111.
8) Einarsen S. The nature and causes of bullying at work. International Journal of Manpower 1999; 20: 16-27.
9) Niedhammer I, David S, Degioanni S. Association between workplace bullying and depressive symptoms in the French working population. Journal of Psychosomatic Research 2006; 61: 251-259.
10) 津野香奈美，森田哲也，井上彰臣，安部陽子，川上憲人．労働者における職場のいじめの測定方法の開発とその実態，健康影響に関する調査研究．産業医学ジャーナル 2011；34：79-86．
11) Kivimäki M, Virtanen M, Vartia M, Elovainio M, Vahtera J, Keltikangas-Järvinen L. Workplace bullying and the risk of cardiovascular disease and depression. Occupational and Environmental Medicine 2003; 60: 779-783.
12) Lahelma E, Lallukka T, Laaksonen M, Saastamoinen P, Rahkonen O. Workplace bullying and common mental disorders: a follow-up study. Journal of Epidemiology and

Community Health 2012; 66: e3.
13) Lallukka T, Rahkonen O, Lahelma E. Workplace bullying and subsequent sleep problems: the Helsinki Health Study. Scandinavian Journal of Work, Environment & Health 2011; 37: 204-212.
14) Vartia MA. Consequences of workplace bullying with respect to the well-being of its targets and the observers of bullying. Scandinavian Journal of Work, Environment & Health 2001; 27: 63-69.
15) Godin IM. Bullying, workers' health, and labour instability. Journal of Epidemiology and Community Health 2004; 58: 258-259.
16) Vingård E, Lindberg P, Josephson M, Voss M, Heijbel B, Alfredsson L, et al. Long-term sick-listing among women in the public sector and its associations with age, social situation, lifestyle, and work factors: a three-year follow-up study. Scandinavian Journal of Public Health 2005; 33: 370-375.
17) Niedhammer I, Chastang JF, David S. Importance of psychosocial work factors on general health outcomes in the national French SUMER survey. Occupational Medicine 2008; 58: 15-24.
18) Laschinger HK, Grau AL, Finegan J, Wilk PJ. New graduate nurses' experiences of bullying and burnout in hospital settings. Journal of Advanced Nursing 2010; 66: 2732-2742.
19) Simons S. Workplace bullying experienced by Massachusetts registered nurses and the relationship to intention to leave the organization. Advances in Nursing Science 2008; 31: E48-59.

第V部

トピックス

1 エビデンスに基づいたストレス対策

川上憲人

1. はじめに

(1)「科学的根拠に基づく医療」とは

科学的根拠に基づく医療（evidence-based medicine：EBM）」とは「1人ひとりの患者さんの治療過程において、現在入手可能な最強のエビデンスを良心的に、明示的に、かつ賢明に応用することである」とされている[1]。産業保健活動においても、事業者と労働者にその意義を理解してもらい、限られた資源を有効に活用して活動を推進し、その実行において説明責任を果たすために、産業保健専門職が「根拠に基づく産業保健活動」を行うことが求められている。ストレス対策やより広く職場のメンタルヘルス活動においても、これは例外ではない。例えば、「気合い療法というのが発明されて、大学病院で試されてよかったそうだ」と聞いてきた安全衛生委員が「ぜひうちの会社でも気合い療法を使ったストレス対策をしよう」と提案してきた場合、産業保健専門職としてどう考え、対応するか。あるいは、「個人向けのストレス教室を実施しているが、目に見えた効果がない。どこかやり方が間違っているのだろうか」と悩む場合に、科学的根拠を探し、活動を実施するかどうかを決めたり、あるいはやり方を改善したりすることで、より効率的なストレス対策が可能になると考えられる。ここではストレス対策を含む職場のメンタルヘルス活動の科学的根拠の現状を整理し、根拠に基づく活動のあり方について述べる。

(2)「科学的根拠に基づく医療」における根拠とは

EBMにおける根拠（エビデンス）とは、これまでに公表されている科学的研究の成果のことである。大事な点は、根拠には水準があることである。EBMでは根拠の水準を一般に表1のように区分している。薬剤の効果評価と同様に、対象者をランダムに2群に分け、治療を行う群と行わない群とをつくって経過を比較するという**無作為化比較試験**という研究方法で明らかになった場合（表中のⅠa、Ⅰb）には根拠の水準は高く信頼できる結果とされる。一方、権威ある委員会や研究者でも個人的な意見に基づく場合（表中のⅢ、Ⅳ）には根拠の水準は低く、信頼度は低いとする。EBMでは、現時点で利用可能な根拠のうち最も水準の高い根拠に基づいて判断を行うことになっている。例えば権威のある研究者が、ストレスチェックの結果を本人に返却すると労働者のストレスが改善すると述べていたとしても（水準Ⅳ）、無作為化比較試験の結果がストレスチェック結果の本人返却に効果なしとしていれば（水準Ⅰb）、効果なしという結論を採用する。一方、「心の健康問題により休業した労働者の職場復帰支援の手引き」に基づく復職は効果的であると権威のある委員会が述べていて（水準Ⅳ）、これより水準の高い根拠が見つからない場合には、この効果ありとの結論を採用する。したがって、EBMにおいては根拠の質の善し悪し（水準）があるだけであり、根拠がないということはない。しかし一般には無作為化比較試験に基づくⅠa、Ⅰbの水準の根拠が

表1　根拠に基づく医療（EBM）における根拠（エビデンス）の水準（米国健康政策・研究局（AHCPR）による区分）

水準	根拠の種類
Ⅰa	無作為化比較試験のメタアナリシスから得られた根拠
Ⅰb	少なくとも1つの、無作為化比較試験から得られた根拠
Ⅱa	少なくとも1つの、無作為化はしていないがよい比較対照試験から得られた根拠
Ⅱb	少なくとも1つの、よくデザインされたその他の準実験的研究からの根拠
Ⅲ	比較研究、相関研究、症例対照研究といったよくデザインされた非実験的記述研究からの根拠
Ⅳ	専門委員会、代表的権威者の意見や臨床経験からの根拠

「科学的根拠」として信頼される傾向にある。ここでも無作為化比較試験による研究を中心に科学的根拠を紹介する。

2. 職場のストレス対策と科学的根拠

(1) 個人向けストレス対策と科学的根拠

職場でのストレス対策として、**職場環境等の改善**、**個人向けストレス対策**および**管理監督者教育**の3つが、科学的根拠により有効とされている。中でも、労働者がストレスに対処できるための教育・研修のストレス軽減効果の研究は最も数が多く、かつ一貫した効果が報告されている。無作為化比較試験を複数集めて分析したメタアナリシス[2]では、個人向けのストレス対策が、仕事の質、心理的資源（自己効力感や自尊心の向上など）、生理的反応（心拍や血圧など）、精神症状などの改善に効果的であることが報告されている。個人向けストレス対策の方法のうちでは、認知行動的手法とリラクセーション法およびその組み合わせを用いたプログラムが効果的であった。わが国における無作為化比較試験あるいは比較対照試験でも、ストレス対処教育、コミュニケーションスキルなどの認知行動的手法あるいはリラクセーション法の効果が示されている。また、これらの手法をグループ討議と組み合わせた場合に効果がより観察される傾向にある。

科学的根拠をレビューして作成された**科学的根拠に基づく個人向けストレス対策のガイドライン**[3]では、効果的な個人向けストレス対策の進め方として6つの点が挙げられている（表2）。特に重要なのは、推奨1「心理的ストレス反応の低減を目的としたプログラムの場合、最低2回の教育セッションと1回のフォローアップを設ける」および推奨6「教育セッションの終了後にフォローアップセッションを設け、プログラムで学んだ知識や技術を振り返る機会や日常生活での適用を促進する機会を設ける」である。これまでの効果評価研究を見ると、1回のみの個人向けストレス対策では知識は増加するものの、抑うつ・不安などの心理的ストレス反応は改善していないことが多い。効果的な個人向けストレス対策では、連続2回以上の教育・研修を計画することが求められる。

表2　科学的根拠に基づく個人向けストレス対策（文献3）

項目	推奨	
計画・準備	推奨1	心理的ストレス反応の低減を目的としたプログラムの場合、最低2回の教育セッションと1回のフォローアップを設ける。
	推奨2	職場のメンタルヘルスの専門家、もしくは事業場内産業保健スタッフが実施する。
	推奨3	労働者のストレス状況を評価する場合は、評価結果を返却するだけでなく、ストレス軽減のための具体的な方法を併せて提供する。
内容	推奨4	プログラムでは、認知行動的アプローチに基づく方法を単独で用いるか、リラクセーションと組み合わせて実施する。
形式	推奨5	事業場や参加者の特徴・状況に合わせて、提供形式（集合教育、個別教育）を選択する。
事後の対応	推奨6	教育セッションの終了後にフォローアップセッションを設け、プログラムで学んだ知識や技術を振り返る機会や日常生活での適用を促進する機会を設ける。

(2) 職場環境等の改善を通じたストレス対策と科学的根拠

　国際労働機関（ILO）は1992年の報告書で19の事業所のストレス対策事例を比較検討し、このうち特に職場環境の改善が有効であったと結論している。有効であった対策は、職場レイアウトの改善、人間工学的改善、チームワークや小グループ活動の活性化、作業のローテーション化など広範囲にわたっている。観察研究では、仕事のコントロール（自由度や裁量権）に加えて過大な仕事の要求度（仕事量や責任など）のある場合、また仕事上の努力に対して、他者からの評価、給与、安定した雇用などの報酬が不十分である場合に健康問題が生じやすいとされている。しかし、これらの報告や研究は、事例研究や観察研究であり、心理社会的な職場環境を改善することで労働ストレスが軽減できるかどうかについては、質の高い科学的根拠が少なかった。しかし近年、国内外で複数の効果評価研究が実施された。例えば、わが国の製造業でラインの作業者を対象にストレス調査と「職場環境改善のためのヒント集」を活用した参加型職場環境改善の効果をクラスター無作為化比較試験により検討した研究[4]では、介入群でストレス症状が軽減し、仕事の効率が改善するという良好な効果が確認されている。
　こうした科学的根拠をレビューして作成された科学的根拠に基づく職場環境改善の評価と改善のガイドライン[5]では8つの推奨ポイントが示されている（表3）。

表3　科学的根拠に基づく職場環境改善の評価と改善(文献5)

項目	推奨	
計画・組織づくり	推奨1	(事業場での合意形成)職場環境改善の目的、方針、推進組織について事業場で合意形成します。
	推奨2	(問題解決型の取り組み)問題指摘型は避け、問題解決型で取り組みます。
実施手順の基本ルール	推奨3	(良好事例の活用)実施可能な改善策を立てるために、職場内外の良好事例を参考にします。
	推奨4	(労働者参加型で実施)改善策の検討や実施に労働者が参加できるように工夫します。
	推奨5	(職場環境に幅広く目配り)心身の負担に関連する職場環境や労働条件に幅広く目配りして優先順位をつけ、改善策を検討します。
実効性のある改善策の提案	推奨6	(現場に合わせた提案の促進)職場の状況・タイミング・資源を考慮して具体的な改善策を検討します。
	推奨7	(ツール提供)現場の気づきやアイデアを引き出し、行動に移しやすい提案を促すことができるツールを活用します。
実施継続	推奨8	(フォローアップと評価)職場環境改善の実施を継続させるために中間報告の提出を求めたり、期間を設定して実施状況や成果を確認します。

特に有効性が報告されている研究事例では、推奨4「労働者参加型で実施」、推奨5「職場環境に幅広く目配り」といった対策、推奨7「ツール提供」などが行われているものが多い。効果的な職場環境等の改善のためには、労働者の参加の上で、ツールを活用しながら広い範囲の職場環境に着目して改善計画を立案する方法が推奨される。

(3) 管理監督者教育を通じたストレス対策と科学的根拠

わが国の労働者におけるストレスの原因のうち、最も高率なのは職場の人間関係である。上司の部下に対する態度や行動は、部下の抑うつ・不安やストレスに関係している。管理監督者メンタルヘルス教育は部下のストレス軽減に効果的である可能性がある。川上が示した管理監督者メンタルヘルス教育が部下のストレスの改善に与える効果については、国内に1つの準実験研究、1つの比較対照試験、3つの無作為化比較試験が、また国外に2つの比較対照試験がある[6]。これらの研究の結果を統合すると、管理監督者メンタルヘルス教育は部下の心理的ストレス反応を軽減することが示されている。特に管理監督者メンタルヘルス教育

表4　科学的根拠に基づく管理監督者メンタルヘルス研修（文献7）

項目	推奨	
対象の選定	推奨1	全ての管理監督職にメンタルヘルス研修を実施する(B)
	推奨2	教育の必要性の高い集団を同定し、優先して研修を行う(A)
	推奨3	対象事業場のニーズや状況に焦点をあわせた研修を企画する(A)
内容・形式	推奨4	研修内容には、事業場における労働者の心の健康の保持増進のための指針で推奨されている事項および代表的な職業性ストレス要因に関する事項を含める(A)
	推奨5	管理監督者の行動変容を目的として研修を行う(B)
研修頻度・期間	推奨6	管理監督者教育は一度だけでなく、複数回繰り返して実施する(B)
	推奨7	1年に1回研修を行う(A)

(A)から(C)は根拠（エビデンス）の強さのレベルを示す。(A)無作為化比較試験の成果に基づく項目、(B)観察研究の成果に基づく項目、(C)研究成果はないものの多くの専門家が有効と考えている項目。

は、部下の仕事のコントロール（裁量権や自由度）を上げることを介して部下の心理的ストレスの軽減に影響していると思われる結果が得られている。

　科学的根拠をレビューして作成された科学的根拠に基づく管理監督者メンタルヘルス教育のガイドラインでは7つのポイントが挙げられている（表4）[7]。推奨1から3までは、原則すべての管理監督者に教育を行うことが望まれるが、1つの事業場内でも優先順位が高いと思われたり、賃金カットなど職場が特別な問題を持つ職場ではこれに合わせて教育を計画することがよいとされている。また、推奨6と7では、管理監督者教育を繰り返し行うこと、1年に1回研修を行うことが望ましいとされている。これは管理監督者教育の後6か月にわたり追跡して調査した研究において、管理監督者教育が得た知識や技術が次第に低下する可能性が示されているためである。

3. うつ病のスクリーニングと科学的根拠

　うつ病の**スクリーニングの有効性**には2つの側面がある。1つはある方法でうつ病がどのくらい効率的に発見できるかという点である。これを**スクリーニングの効率**と言い、スクリーニングの感度や特異度が高いことがその根拠の1つとなる。うつ病のスクリーニングに使用される尺度の多くは、感度および特異度がともに

80％を越えることが多い。しかし、たとえ感度および特異度がともに95％の尺度が存在したとしても、うつ病の一般労働者中の有病率がある時点で1％程度であるとすると、スクリーニング陽性者は全対象者の6％、陽性者中のうつ病の労働者の割合は17％であり、診断確定のための二次面接にはかなりの負担を伴う。しかし、さらに大事なことは、うつ病のスクリーニング効率は、罹病期間や死亡率の減少などの**スクリーニングの効果**と必ずしも一致しないということである。例えば、発見しても治療法のない疾患、自然回復が見込まれる疾患、発見されても受診率が低い疾患などの場合には、スクリーニング効率が高く疾患が発見されても、必ずしもスクリーニングによる健康増進効果が見られない可能性もある。したがって、スクリーニングの効果の科学的な検証には、スクリーニングの効率に関する研究とは別に、効果評価研究が必要であり、無作為化比較試験の実施が求められる。

　労働者におけるうつ病のスクリーニングの効果を無作為化比較試験で検討した研究は、世界にこれまでに1編しかない。ワン（Wang, P.S.）らが2007年に米国医学雑誌（JAMA）に掲載した「うつ状態の労働者向けの電話スクリーニング、アウトリーチおよびケアマネジメントが医学的および労働生産性のアウトカムに与える効果」という論文[8]では、多数の事業場に働く労働者に、抑うつ・不安の調査票を含む健康チェックを行い、得点の高かった者にさらに二次調査を行い、緊急性はないが医療機関を受診していない抑うつの高い労働者を604名選び出した。この604名をランダムに2つのグループに分け、一方のグループ（介入群304名）には、ケースワーカーによる電話から始まって、さまざまな助言、指導を提供した。もう一方のグループ（通常ケア群300名）には通常の相談、治療が提供された。この両群を比較すれば、うつ病スクリーニングを行っていろいろな事後措置を提供した者と、うつ病スクリーニングを行ったが何も事後措置をしなかった（したがってスクリーニングもしなかった）者とを、うつ状態の重症度などをほぼ一致させた状態で比較することができる。結果を見ると、QIDSといううつ病の重症度尺度で測定されたうつ状態の程度は、介入群で通常ケア群に比べ、6か月目、12か月目により回復していた。つまり、うつ病スクリーニングは効果があったことになる。

　しかし、注意しなくてはいけないのは、この研究におけるうつ病スクリーニン

グ陽性者に対するケアの内容である。この研究では、うつ病を早期発見しただけでなく、これらの91％には、ケースワーカーが電話連絡し、抑うつ症状、これまでの治療、合併症などを聞き取った上で、うつ病の治療への動機づけを行って、個人心理療法あるいは薬物治療が必要かどうか判断してもらうために専門家を受診するよう促している。このうち、44％が精神科医を、25％が精神科以外の医師を受診することを承諾し、これらの者にはケースワーカーが紹介状と受診先情報を提供した。その結果、41％が抗うつ剤の服用を開始した。その後もケースワーカーはこれらの労働者と定期的に連絡をとり、うつ状態の評価、治療をきちんと受けているか、治療継続が困難な場合には助言を与える、同意の上で主治医にはこれらの情報をフィードバックし、必要な場合には他の医師の紹介や、別の治療法も推奨するなどの助言を継続している。一方、当初に治療を断った9％の者には、今後も連絡してよいとの承諾をもらい、月2～4回、定期的に電話連絡し、2か月後になおうつ状態であった34％の労働者には、8回の認知行動セッション（1回30～40分）を電話で提供した。つまり、この研究におけるうつ病スクリーニングの効果とは、スクリーニングの後に、陽性者のほぼすべてが、継続的で内容の濃い助言や支援を受けることで、うつ状態から早期に回復できるということになる。こうしたレベルの助言や指導が提供できない場合に、職場におけるうつ病のスクリーニングがうつ状態からの早期回復に有効かどうかは不明である。

4. メンタルヘルス不調の労働者の復職支援と科学的根拠

オランダでは、メンタルヘルス不調による疾病休業への関心が高く、プライマリケア医や産業医、さらにその他の専門職が多面的に関わり、メンタルヘルス不調による休業者への休業中からの**復職支援**の効果に対して無作為化比較試験を進めている[9]。ここでは休業日数をアウトカムにした無作為化比較試験を紹介する。

まず、プライマリケアにおける復職支援の効果評価である。オランダでは、メンタルヘルス不調による休業者の多くがプライマリケアで診療を受けており、この診療場面を活用したプログラムの効果評価がいくつか行われている。軽症うつ病や不安障害による休職者を対象とした無作為化比較試験では、通常ケアと比較

してソーシャルワーカーが提供する復職支援プログラムを受けた群で、休職者の満足度が有意に高かった。しかし、休業期間、症状の軽減については有意な効果は見られなかった。適応障害などを持つ休職者を対象にしたクラスター無作為化比較試験では、精神科診断からリハビリテーションに関する11時間のトレーニングを受けたプライマリケア医が行う短期復職支援プログラム群と、通常ケア群との間で、休業期間の短縮、症状の軽減ともに有意な差は見られなかった。これらはプライマリケアにおける復職支援の効果は明確でないことを意味している。

　続いて産業医など職場の専門家による復職支援の効果評価研究を紹介する。産業医をトレーニングし、休職者に段階的なストレスマネジメントを行うことができるようにした無作為化比較試験では、適応障害による休職者を対象として、産業医がこのケアを行った場合（介入群）と通常の産業医によるケア（対照群）とを比較した。介入群では対照群と比べて休業開始3か月の復職率が有意に高く、復職までの期間が有意に短かった。また、復職後1年間の再発の回数も有意に少なかった。同じ方法を用いた別のクラスター無作為化比較試験でも、うつ病あるいは身体表現性障害による休職者に対する3か月後の復職率は、対照群の44％に対して、介入群は58％と有意に良好であった。さらに、うつ病・不安障害やバーンアウトを理由とした自営業休職者に対する復職支援の無作為化比較試験では、①労務の専門家（labor specialist）が実施する認知行動療法（CBT）によるストレスマネジメントと仕事への助言の組み合わせ、②職域の心理職が実施するCBT、および③一般医が行う通常ケアが比較された。その結果、CBTと助言の組み合わせ群が、CBT群と比較して、中央値で17日、通常ケア群と比較して同30日早く短時間勤務に復職していた。また、組み合わせ群はCBT群と比較して、中央値で207日早く、通常ケア群と比較して同198日早く完全復帰していた。

　以上のオランダの研究に基づくと、産業医や労務の専門家などの職場の専門家が中心となって、休業中から行う心理的支援が、メンタルヘルス不調の労働者の休業期間の短縮に科学的根拠のある方法であると考えられる。オランダでは、これらの研究に基づいて、メンタルヘルス不調の休業者の復職支援のための産業医ガイドライン（2000年初版、2007年改訂）が作成されている[10)][11)]。

5. おわりに

　冒頭に述べた「科学的根拠に基づく医療」の定義[1]には続きがある。EBMは、「患者さんの臨床上の疑問点に関して、医師が関連文献などを検索し、それらを批判的に吟味した上で患者さんへの適応の妥当性を評価し、さらに患者さんの価値観や意向を考慮した上で臨床判断を下し、専門技術を活用して医療を行うことである」。科学的根拠に基づく医療を行う際には、科学的根拠を押しつけるのではなく、サービスを受ける対象となる者の価値観や意向を考慮して判断することが求められる。すなわち、研究者は科学的根拠をつくり、産業保健専門職はこれを現場に応用し、企業や労働者が対策を実行する（図1）。科学的根拠と現場をつなぐ立場にある産業保健専門職は、科学的根拠の検索と吟味を行い、これに基づき現場の状況や課題に合わせたプログラムを開発、提案し、さらに現場とコミュニケーションをとりながら、現場の価値観や意向と調整してプログラムの実施を決めていくことがその役割となる。

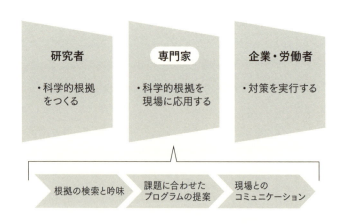

図1　科学的根拠と現場をつなぐ産業保健専門職の役割

〈文献〉

1) 古川壽亮．エビデンス精神医療：EBPの基礎から臨床まで．東京：医学書院；2000．
2) van der Klink JJL, Blonk RWB, Schene AH, van Dijk FJH. The benefits of interventions for work-related stress. American Journal of Public Health 2001; 91: 270-276.
3) 島津明人．科学的根拠に基づいた職場のメンタルヘルスの第一次予防のガイドライン：職場のメンタルヘルスのためのセルフケア教育のガイドライン．産業ストレス研究 2013；20：127-133．
4) Tsutsumi A, Nagami M, Yoshikawa T, Kogi K, Kawakami N. Participatory intervention for workplace improvements on mental health and job performance among blue-collar workers: a cluster randomized controlled trial. Journal of Occupational Environmental Medicine 2009; 51(5): 554-563.
5) 吉川徹，吉川悦子，土屋政雄，小林由佳，島津明人，堤明純他．科学的根拠に基づいた職場のメンタルヘルスの第一次予防のガイドライン：職場のメンタルヘルスのための職場環境改善の評価と改善に関するガイドライン．産業ストレス研究 2013；20：135-145．
6) 川上憲人．職業性ストレスに対する組織的対応：管理職者教育プログラムの効果と今後の展開．ストレス科学 2011；26：21-30．
7) 堤明純．科学的根拠に基づいた職場のメンタルヘルスの第一次予防のガイドライン：職場のメンタルヘルスのための管理監督者教育のガイドライン．産業ストレス研究 2013；20：121-126．
8) Wang PS, Simon GE, Avorn J, Azocar F, Ludman EJ, McCulloch J,et al. Telephone screening, outreach, and care management for depressed workers and impact on clinical and work productivity outcomes: a randomized controlled trial. JAMA 2007; 298: 1401-1411.
9) 時田征人，川上憲人．メンタルヘルス不調により休業した労働者への復職支援：オランダにおける効果評価研究．産業医学ジャーナル 2012；35：108-111．
10) van der Klink JJ, editor. Richtlijn: handelen van de bedrijfsarts bij werkenden met psychische problemen (In Dutch: Occupational psysician guideline for treatment of workers with mental health problems). Utrecht: Nederlands Vereniging voor Arbeids- en Bedrijfsgeneeskunde (NVAB) (Dutch association for occupational physicians). 2007.
11) 島津明人．科学的根拠に基づく職場復帰の支援：オランダの復職支援システム．産業ストレス研究 2009；16：245-249．

2 職場ストレス対策の一次予防戦略

堤 明純

1. はじめに

職場ストレス対策の一次予防的方策は、従業員と管理監督者の研修と職場環境改善に集約され、いずれの方策も、産業保健活動の中で取り扱われるものである（図1）。本稿では、産業保健活動の一環として、職場ストレス対策の一次予防を

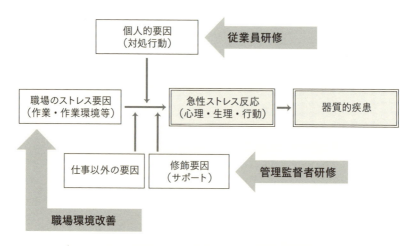

図1 職場のストレス対策としての一次予防的方策
米国国立職業安全保健研究所（NIOSH）の職業性ストレスモデルに基づく。

進める戦略について、関連のエビデンスと欧米の動向を踏まえて記述する。

2. 一次予防のエビデンス

(1) 従業員研修

　うつ病や心理的ストレス反応をアウトカムとした個人向けの介入については知見も多く、特に**認知行動療法**を適用したストレス対策に関するエビデンスは頑健である[1]。例えば、ストレス対処方法やストレスマネジメントスキルを身につけることでうつ病の予防ができる可能性が示されている[2]。また、認知行動療法を含む心理学的なアプローチでうつ病性障害の発症を22％低減できるとされる[3]。わが国においても、ストレスフルな職場において、認知行動療法をベースにした介入の抑うつ症状低減効果が示されている。この研究では、ストレスの認知に関する2時間の講義、ストレス対処の方法と2時間の筋肉リラクセーション方法に関するグループセッション、ストレスマネジメント記録シートを活用した電子メールによる個人カウンセリングが実施され、介入3か月後に評価が行われた[4]。

　以上のような所見をもとに、個人向けストレス対策（セルフケア）を職場で企画・実施するためのガイドラインが、マニュアルや教材を含めて開発されている（表1）[5]。

　このほか、好ましい健康行動はうつ病のリスク低下につながることや[6][7][8]、組織レベルでの身体活動を向上させる介入の欠勤（absenteeism）や**プレゼンティーズム**（presenteeism）に対する効果が示されており[9][10]、健康教育・衛生教育の中で取り入れることが推奨される。

(2) 管理監督者研修

　堤によると、管理監督者に適切な知識と役割を付与することは、従業員の心理的健康に良好に作用する[11]。**仕事の要求度－コントロールモデル**や**努力－報酬不均衡モデル**など、代表的な職業性ストレスモデルにおけるストレス要因の同定とそのマネジメントに関する研修が、部下のストレス反応やメンタルヘルスに好ましい効果をもたらすことから[12][13][14]、管理監督者研修では、職業性ストレスモデルについて解説し、職業性ストレス要因を低減させるような職場環境改善の進め

方を伝えることが推奨されている[15]。職場のストレス診断の機会を管理職支援の向上を目指す取り組みとして効果を上げている好事例もある[16]。

管理監督者の態度や行動が従業員のうつ病発症に影響することがわかり[17][18]、海外でもメンタルヘルスに関するマネジメントコンピテンシーや**リーダーシップ**の重要性が認識されている。国際労働機関（ILO）や英国健康安全省から提案されている管理監督者のコンピテンシー向上のためのガイドラインには、管理監督者のリーダーシップや**公平性**とともに職業性ストレス要因のマネジメントが主要項目として挙げられている（表2）[19][20]。

(3) 職場環境改善

職場環境のアセスメントと改善は効果的なストレス対策とされ[21]、職業性ス

表1　従業員個人向けストレス対策（セルフケア）のガイドライン（推奨項目抜粋）

計画・準備
　【推奨1：実施回数】
　　心理的ストレス反応の低減を目的としたプログラムの場合、最低2回の教育セッションと1回のフォローアップセッションを設ける。
　【推奨2：ケアの提供者】
　　職場のメンタルヘルスの専門家、もしくは事業場内産業保健スタッフが実施する。
　【推奨3：ストレス評価の事後対応】
　　従業員のストレス状況を評価する場合は、評価結果を返却するだけでなく、ストレス軽減のための具体的な方法（教育や研修）を併せて提供する。

内容
　【推奨4：プログラムの構成】
　　プログラムでは、認知行動的アプローチに基づく技法を単独で用いるか、リラクセーション法と組み合わせて実施する。

形式
　【推奨5：プログラムの提供形式】
　　事業場や参加者の特徴・状況に応じて、提供形式（集合教育、個別教育）を選択する。

事後の対応
　【推奨6：フォローアップセッションの設定】
　　教育セッションの終了後にフォローアップセッションを設け、プログラムで学んだ知識や技術を振り返る機会や日常生活での適用を促進する機会を設ける。

トレスモデルに基づいて職場環境の改善を図る介入の効果が明らかになってきている[13) 22)]。

職場環境改善についても、有効な方策が示されている[23)24)25)]。標準的な手法は、**仕事のストレス判定図**[26)]などを利用して、その職場のストレス要因と程度を把握し（リスクアセスメント）、優先順位を立てながら改善項目を抽出して、計画的に改善していく。職場環境改善は、文字通り環境を変えることがメインではあるが、個人向けアプローチと相反するものではない。単に仕事の負担を除去するだけではなく、同時に負担に対する従業員のリソースを強める必要があると考えられる。このような職場環境と従業員の両方の対象を統合できる可能性のある手法として、**労働者参加型アプローチ**が効果的と考えられている。職場環境改善についても現場で実施可能なガイドラインが作成されている（表3）[27)]。

表2　職場のメンタルヘルスのための管理監督者教育のガイドライン
（推奨項目抜粋）

【対象者の選定に関する推奨】
・教育の必要性が高い集団を同定し、優先して研修を行う。……(A)
・対象事業場のニーズや状況に焦点を合わせた研修を企画する。……(A)
・すべての管理職にメンタルヘルス研修を実施する。……(B)
・研修内容はその必要性によって対象管理職の層分けを行う。……(C)

【研修内容・形式に関する推奨】
・研修内容には、「労働者の心の健康の保持増進のための指針」で推奨されている事項および代表的な職業性ストレス要因に関する事項を含める。……(A)
・管理監督者の行動変容を目的として研修を行う。……(B)
・効率的に管理監督者の理解を深める工夫をする。……(B)
・相談対応の技術として参加型実習を取り入れる。……(B)
・その事業場の課題やデータを提示する。……(C)
・事例を提示して、研修への動機づけを図る。……(C)

【研修時間、研修頻度・期間に関する推奨】
・1年に1回研修を行う。……(A)
・管理職教育は1度だけでなく、複数回繰り返して実施する。……(B)
・教育内容を数回に分けてステップアップしていく。……(C)

エビデンスのレベルとして、主に無作為化比較対照試験の成果等により一貫した所見が得られているものに(A)、観察研究の成果によるものに(B)、専門家の意見としてコンセンサスが得られたレベルに(C)のランクを付した。

表3 職場環境改善の評価と改善に関するガイドライン（推奨項目抜粋）

計画・組織づくりに関する推奨項目
【推奨1：事業場での合意形成】
職場環境改善の目的、方針、推進組織について事業場で合意形成する。
【推奨2：問題解決型の取り組み】
問題指摘型は避け、問題解決型で取り組む。

実施手順の基本ルールに関する推奨項目
【推奨3：良好事例の活用】
実施可能な改善策を立てるために、職場内外の良好事例を参考にする。
【推奨4：労働者参加型で実施】
改善策の検討や実施に労働者が参加できるように工夫する。
【推奨5：職場環境に幅広く目配り】
心身の負担に関連する職場環境や労働条件に幅広く目配りして優先順位をつけ、改善策を検討する。

実効性のある改善策の提案に関する推奨項目
【推奨6：現場に合わせた提案の促進】
職場の状況・タイミング・資源を考慮して具体的な改善策を検討する。
【推奨7：ツール提供】
現場の気づきやアイデアを引き出し、行動に移しやすい提案を促すことができるツールを活用する。

実施継続のための推奨項目
【推奨8：フォローアップと評価】
職場環境改善の実施を継続させるために中間報告の提出を求めたり、期間を設定して実施状況や成果を確認する。

3. 欧米の動向

　欧州では、1989年の「職場で働く人々の安全と健康を向上させるための推進策に関する欧州理事会枠組み規則」、2004年の「職業性ストレスについての枠組み合意」、および2007年の「職場におけるハラスメントと暴力についての枠組み合意」などにより、職場のストレス要因に対する雇用者の義務や利害関係者の注意喚起がなされてきた。
　英国健康安全省は、2004年から、人事担当責任者、安全衛生管理担当者、労働組合の長、職場の管理者らが、ストレス軽減のための職場改善の方策を提案するガイドラインとして、Management Standardを制定している[28]。労働者の健

康や生産性に関連する6つの心理社会的要因を35問の調査票により評価してリスクアセスメントを行い、当該調査票で把握されたトップ20%の優良企業のストレス水準を目標にした具体的な改善計画が立てられるようになっている。心理社会的要因の6つの領域は、仕事の要求度や裁量権など、代表的な職業性ストレスモデルから取り入れられている。

イタリアでは、英国のManagement Standardにならって、職場ストレスのリスクアセスメント（Work-related Stress Risk Assessment）を行っている。Management Standardに取り入れられている心理社会的調査票を参考にして、大規模なウェブ調査で調査項目の妥当性を確認し、適用している[29]。このように英国のManagement Standardは欧州で広がりを見せている。

デンマークでは、2004年の法律改正から、すべての企業の心理社会的環境の査察が義務づけられた。労働環境監督署が、職業性ストレスを含む職場の環境を査察し、事業場に改善命令を出すことになっている。査察の内容は職業性ストレス要因やいじめに関することから、物理的な有害環境に及び、心理社会的要因の健康リスクがあると判断されると改善命令が出され、改善具合がフォローされる。改善結果はスマイリーシステムを用いて、ウェブ上で公開される。改善計画の支援も行われることになっている。

欧州横断的な活動として、2006年から2009年にかけて、リスクアセスメントの**PDCAサイクル**を回しながら、職場の心理社会的課題にアプローチする枠組みを基本とした心理社会的リスクマネジメント欧州枠組み（Psychosocial Risk Management- European Framework：PRIMA-EF）プロジェクトが展開された[30]。この枠組みは、2011年に英国企画協会により一般仕様書として公表された（Publicly Available Specification- British Standards Institution：PAS2010）。

米国では、米国心理学会（APA）が心理的健康職場プログラムを展開している。コンペティション方式で、毎年、所定の条件に該当する企業を表彰し、ウェブ上に掲載するようにしている[31]。心理的に健康な職場をつくる上での5か条として、従業員参画、ワーク・ライフ・バランス、従業員の成長と発展、健康と安全、正当な評価が挙げられている。

近年、欧米では、**組織の公正性**や職場の**ソーシャル・キャピタル**など高次の組織レベルの心理社会的要因を測定した職業性ストレス対策が行われ始めている。

ワーク・エンゲイジメントなどポジティブな側面に着目したメンタルヘルスが注目され、国のガイドラインに盛り込まれるようにもなっている。英国国立医療技術評価機構（National Institute for Health and Clinical Excellence：NICE）では、個人、企業、社会にとっての心の健康の重要性を説き、従業員の心の健康（mental well-being）に向けた戦略的で調和のとれた対策を行う、従業員の心の健康を増進しリスクをマネジメントする機会を把握する、フレキシブルな労働を推進する、管理監督者の役割を重視する、中小企業を支援するといった推奨項目を挙げたガイダンスを発行している[32]。

4. 一次予防戦略

海外の動向を踏まえると、組織的な対応が求められる職場のストレス対策としての一次予防も、これからはリスクマネジメントを取り入れた**労働安全衛生マネジメントシステム**の枠組みで計画的に行っていくことが主要な戦略となると思われる。

図2は、職場ストレス対策の進め方を示す。産業保健活動の一環として、組織

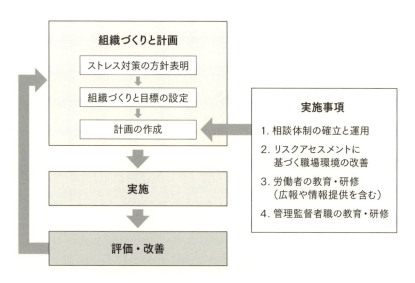

図2　職場のストレス対策の進め方

づくりと計画・実施・評価・改善のPDCAサイクルを回す活動形態が求められる。実施事項として挙げられる個々の具体的な活動事項も、それぞれ計画・実施・評価・改善のサイクルを回しながら進めていく。

(1) 職場のストレス対策計画の策定：大きなPDCAを回す

マネジメントシステムは、基本方針、体制、文書化、目標、計画、記録、評価、監査、見直しの要素で構成される[33]。

- 基本方針：その組織のあるべき姿を明確にしたものが基本方針である。ストレス対策の重要性の認識と積極的に取り組む意思表示、予防的対応・職場環境への対応への意欲、システムがカバーする範囲（事業場内の直接雇用の従業員に限定するのか、正規職員以外にも適用するのか）を明確にし、組織全体に周知する。
- 体制：事業場でストレス対策を進めるための体制を整備する。安全衛生委員会は、年間計画および年間目標の立案や結果の確認、**リスクアセスメント**の進捗確認やリスク低減の議論などを審議するとともに、委員会を通して労働者が参画するという重要な基本要素を満たす場になる。安全衛生委員会の下に、リスク低減の具体的方法などを議論する専門委員会を構成してもよい。その他、ストレス対策に関わるすべての関係者とその役割を明確にする。各関係者が役割を果たすために、研修等でストレス対策の手順を理解させ、そのための能力を確保するようにする。
- 文書化：基本方針を最上位として、実際の実施要領や様式などを示すシステム文書（マニュアル）からなる文書体系を確立する。
- 目標：基本方針で示されたストレス対策の目的がどの程度達成できているかを確認していくために、一定期間（通常は年度）ごとの達成目標を設定して、期間終了時に評価する。ストレス関連疾患の発生率や長期休業件数の減少、職場復帰の円滑な実施、相談利用の定着などが目標の例になる。その組織の現状に照らして設定する。
- 計画：具体的な活動は、図2右に挙げたような実施事項について年間の計画を立案する。計画の進捗も管理し、必要に応じて見直す。

- 記録および記録管理：残存リスクを含めて活動はすべて記録する。
- 評価：定期的に目標の達成度を評価する。目標は、**プロセス評価**指標（例えば、管理職教育の参加率、従業員教育の参加率）、**パフォーマンス評価**指標（ストレスレベルの改善、相談窓口利用数の増加）、**アウトカム評価**指標（ストレス関連疾患の減少、休職期間の短縮）から幅広く選定して数値化する。達成できなかった事項は、その原因を分析して、システムや実施計画の改善を行う。
- 監査：システム全体を定期的に監査し、見直しに活用する。
- 見直し：活動の記録や評価結果、監査結果を定期的に見直し、必要に応じてシステムの改善につなげる。

(2) 年次計画の中での活動：
　　具体的な実施計画に当たって小さなPDCAを回す

　システムで取り扱う健康障害要因の1つとしてストレス要因を位置づけ、具体的な活動を展開する。実施事項は、制度を含むインフラ面の整備と具体的な予防方策に区分できるかもしれないが、その内容は排他的なものではない（図2）。

　以下、リスクアセスメントに基づく職場環境改善を例にPDCAを回す例を挙げる。

　ストレス要因や改善項目のリストアップとそれに引き続く改善活動に、従業員に積極的に参画してもらう職場環境等の改善活動が試みられている（表3）。ストレス対策のための**参加型職場環境改善**は以下のような手順で行われる。

- 職場環境等の評価：改善の指標として、まず職場環境等の評価を行う。ストレス判定図をはじめとする職場のストレス調査や、管理監督者による日常的な観察や職場巡視、従業員からの意見聴取等によって、その職場に特異的なストレス要因をリストアップする。わが国でも、ポジティブな側面も念頭に置いた職場改善のための調査票やツールが開発され、実際の職場環境改善に応用されようとしている[34)][35)]。
- 改善案のリストアップ：できるだけ具体的な改善項目をリストアップする。好ましい要素は、現状よりも伸ばすことができないか検討する。好ましくない要素がわかったら、何が自分たちの仕事を忙しくしているのか、自分

たちの思うように仕事ができないのはどういう理由からか具体的に把握して、変えられるものであれば低減を工夫する。具合が悪いとわかってはいるが、変えられない要因は、セーフティネットや代替となる報酬を考える。
・改善計画の立案と実施：リストアップされた改善点に優先順位をつけ、実行責任者や実行完了期日等を定めた実施計画を立て、対策の実施に移る。従業員からの意見等に基づいて適宜計画の見直しをする。定期的な報告会を企画して活動のペースメーカーとするのもよい。
・活動の評価：対策後に再度ストレス調査を行い、対策の効果を評価し、次回の活動計画へつなげていく。

以上のような手順を、産業保健活動の中で計画的に運用できるようにする。すなわち、ストレス調査やグループワーク、改善活動期間や報告会等を安全衛生委員会等で年間計画に盛り込んで活動する。

5. おわりに

職場ストレス対策の一次予防戦略としては、職場ストレスのリスクアセスメントを柱としてPDCAサイクルを回す**組織的なリスクマネジメント**で予防的な対策を講じることが国際水準になりつつある。

わが国では、2014年6月に改正された労働安全衛生法で、労働者の心理的な負担の程度を把握するための、医師、保健師等による検査（**ストレスチェック**）の実施が事業者に義務づけられた。ストレスチェックを実施した場合に、事業者は、検査結果を通知された労働者のうち、一定の要件に該当する者の希望に応じて医師による面接指導を実施すること、面接指導の結果、医師の意見を聴いた上で、必要な場合には、作業の転換、労働時間の短縮その他の適切な就業上の措置を講じなければならないこととなった。このストレスチェックは、労働者のストレスの気づきと対処の支援および職場環境改善を主とする労働者のメンタルヘルス不調の未然防止、つまり、一次予防が主目的で、副次的目的として、メンタルヘルス不調への気づきと対応を施す二次予防が挙げられている。

ストレスチェックもまた、職場における総合的な対策のパーツとして埋め込む

もので、戦略的に実施していくものと考える。すなわち、その実施に関しては、正確な回答を促すプライバシーへの配慮や企業風土の醸成、労働者の教育、およびストレスチェックに対応できる産業保健スタッフの教育が、面接指導実施後の事後措置に関しては、ストレスへの気づき、特に自発的な相談を含むストレスへの対処を可能とする労働者への教育や面接指導の結果をフィードバックできる管理監督者の教育が、集団的分析の活用に関しては、職場環境改善を遂行するための職場の協力等が醸成されることが求められる。このような教育・研修を含むインフラは一朝一夕にできるものではなく、やはり、組織的に、計画を立て、PDCAを回しながら、構築していくものである。

〈文献〉

1) Bhui KS, Dinos S, Stansfeld SA, White PD. A synthesis of the evidence for managing stress at work: a review of the reviews reporting on anxiety, depression, and absenteeism. Journal of Environmental and Public Health 2012; 2012: 515874.

2) Couser GP. Challenges and opportunities for preventing depression in the workplace: a review of the evidence supporting workplace factors and interventions. Journal of Occupational and Environmental Medicine 2008; 50: 411-427.

3) Cuijpers P, van Straten A, Smit F, Mihalopoulos C, Beekman A. Preventing the onset of depressive disorders: a meta-analytic review of psychological interventions. American Journal of Psychiatry 2008; 165: 1272-1280.

4) Mino Y, Babazono A, Tsuda T, Yasuda N. Can stress management at the workplace prevent depression? A randomized controlled trial. Psychotherapy and Psychosomatics 2006; 75: 177-182.

5) 島津明人．科学的根拠に基づく個人向けストレス対策．日本産業ストレス学会編．産業ストレスとメンタルヘルス対策：最先端の研究から対策の実践まで．東京：中央労働災害防止協会；2012．p.122-127.

6) Gallegos-Carrillo K, Flores YN, Denova-Gutiérrez E, Méndez-Hernández P, Dosamantes-Carrasco LD, Henao-Morán S, et al. Physical activity and reduced risk of depression: results of a longitudinal study of Mexican adults. Health Psychology 2013; 32: 609-615.

7) Le Port A, Gueguen A, Kesse-Guyot E, Melchior M, Lemogne C, Nabi H, et al. Association between dietary patterns and depressive symptoms over time: a 10-year follow-up study of the GAZEL cohort. PLoS One 2012; 7: e51593.

8) Salo P, Sivertsen B, Oksanen T, Sjosten N, Pentti J, Virtanen M, et al. Insomnia symptoms

as a predictor of incident treatment for depression: prospective cohort study of 40,791 men and women. Sleep Medicine 2012; 13: 278-284.

9) Conn VS, Hafdahl AR, Cooper PS, Brown LM, Lusk SL. Meta-analysis of workplace physical activity interventions. American Journal of Preventive Medicine 2009; 37: 330-339.

10) Cancelliere C, Cassidy JD, Ammendolia C, Côté P. Are workplace health promotion programs effective at improving presenteeism in workers? A systematic review and best evidence synthesis of the literature. BMC Public Health 2011; 11: 395.

11) Tsutsumi A. Development of an evidence-based guideline for supervisor training in promoting mental health: literature review. Journal of Occupational Health 2011; 53: 1-9.

12) Greenberg J. Losing sleep over organizational injustice: attenuating insomniac reactions to underpayment inequity with supervisory training in interactional justice. Journal of Appllied Psychology 2006; 91: 58-69.

13) Limm H, Gundel H, Heinmuller M, Marten-Mittag B, Nater UM, Siegrist J, et al. Stress management interventions in the workplace improve stress reactivity: a randomised controlled trial. Occupational and Environmental Medicine 2011; 68: 126-133.

14) Theorell T, Emdad R, Arnetz B, Weingarten A. Employee effects of an educational program for managers at an insurance company. Psychosomatic Medicine 2001; 63: 724-733.

15) 堤明純．科学的根拠に基づく管理監督者教育．日本産業ストレス学会編．産業ストレスとメンタルヘルス：最先端の研究から対策の実践まで．東京：中央労働災害防止協会；2012．p.128-137.

16) 西埜植規秀．ストレス調査を活用した上司への支援向上の取り組み．安全と健康 2013；64：1067-1070.

17) Ylipaavalniemi J, Kivimäki M, Elovainio M, Virtanen M, Keltikangas-Järvinen L, Vahtera J. Psychosocial work characteristics and incidence of newly diagnosed depression: a prospective cohort study of three different models. Social Science & Medicine 2005; 61: 111-122.

18) Ferrie JE, Head J, Shipley MJ, Vahtera J, Marmot MG, Kivimäki M. Injustice at work and incidence of psychiatric morbidity: the Whitehall II study. Occupational and Environmental Medicine 2006; 63: 443-450.

19) Health and Safety Executive. Management standards for stress. 2012. http://www.hse.gov.uk/stress/standards/（2013年10月30日アクセス）

20) International Labour Organization. Stress prevention at work checkpoints: practical improvements for stress prevention in the workplace. Genova2012. http://www.ilo.org/safework/info/instr/WCMS_177108/lang--es/index.htm（2013年4月9日アクセス）

21) Semmer NK. Job stress interventions and the organization of work. Scandinavian Journal

of Work, Environment & Health 2006; 32: 515-527.

22) Bourbonnais R, Brisson C, Vezina M. Long-term effects of an intervention on psychosocial work factors among healthcare professionals in a hospital setting. Occupational and Environmental Medicine 2011; 68: 479-486.

23) Aust B, Ducki A. Comprehensive health promotion interventions at the workplace: experiences with health circles in Germany. Journal of Occupational Health Psychology 2004; 9: 258-270.

24) Kompier M, Cooper C, editors. Preventing stress, improving productivity: European case studies in the workplace. London and New York: Routledge; 1999.

25) Tsutsumi A, Nagami M, Yoshikawa T, Kogi K, Kawakami N. Participatory intervention for workplace improvements on mental health and job performance among blue-collar workers: a cluster randomized controlled trial. Journal of Occupational and Environmental Medicine 2009; 51: 554-563.

26) 平成7～11年度労働省「作業関連疾患の予防に関する研究」班. 仕事のストレス判定図. 2001. http://mental.m.u-tokyo.ac.jp/jstress/hanteizu/index.htm（2013年10月30日アクセス）

27) 労働者のメンタルヘルス不調の第一次予防の浸透手法に関する調査研究研究班. 科学的根拠に基づくメンタルヘルス対策ガイドライン：職場環境等の評価と改善の浸透・普及編. 2012.

28) Cousins R, Mackay CJ, Clarke SD, Kelly C, Kelly PJ, McCaig RH. 'Management standards' and work-related stress in the UK: practical development. Work & Stress 2004; 18: 113-136.

29) Persechino B, Valenti A, Ronchetti M, Rondinone BM, Di Tecco C, Vitali S, et al. Work-related stress risk assessment in Italy: a methodological proposal adapted to regulatory guidelines. Safety and Health at Work. 2013; 4: 95-99.

30) Leka S, Jain A, Cox T, Kortum E. The development of the European framework for psychosocial risk management: PRIMA-EF. Journal of Occupational Health 2011; 53: 137-143.

31) American Psychological Association. APA Center for Organizational Excellence. http://www.apaexcellence.org/（2013年10月30日アクセス）

32) National Institute for Health and Clinical Excellence. NICE public health guidance 22: promoting mental wellbeing at work. https://www.nice.org.uk/guidance/ph22（2013年10月30日アクセス）

33) 森晃爾. 産業保健専門職・衛生管理者のためのマネジメントシステムによる産業保健活動. 東京：労働調査会；2003.

34) Inoue A, Kawakami N, Shimomitsu T, Tsutsumi A, Haratani T, Yoshikawa T, et al.

Development of a short questionnaire to measure an extended set of job demands, job resources, and positive health outcomes: the new brief job stress questionnaire. Industrial Health 2014; 52: 175-189.

35) 堤明純．ストレス調査による職場改善の進め方：これからの職場のメンタルヘルス対策．安全と健康 2013；64：1057-1062.

3　ワーク・エンゲイジメントと個人・組織の活性化

島津明人

1. はじめに

　近年の労働者を取り巻く社会経済状況は、大きく変化している。産業構造の変化（サービス業の増加）、働き方の変化（裁量労働制など）、情報技術の進歩に伴う仕事と私生活との境界の不明確化、少子高齢化、共働き世帯の増加など枚挙にいとまがない。こうした変化を受け、職場のメンタルヘルス活動においても、精神的不調への対応やその予防にとどまらず、個人や組織の活性化を視野に入れた対策を行うことが、広い意味での労働者の「こころの健康」を支援する上で重要になってきた。

　このような流れを受け、2000年前後から、心理学および産業保健心理学の領域でも、人間の有する強みやパフォーマンスなどポジティブな要因にも注目する動きが出始めた。このような動きの中で新しく提唱された概念の1つが、**ワーク・エンゲイジメント**（work engagement）[1]である。本稿は、ワーク・エンゲイジメントに関して、その概念、測定方法を紹介した上で、従業員個人と組織の活性化の方法について紹介するものである。

2. ワーク・エンゲイジメントの概念

(1) ワーク・エンゲイジメントの定義

シャウフェリ（Schaufeli, W.B.）ら[1)2)3)]は、ワーク・エンゲイジメントを以下のように定義している。

「ワーク・エンゲイジメントは、仕事に関連するポジティブで充実した心理状態であり、活力、熱意、没頭によって特徴づけられる。エンゲイジメントは、特定の対象、出来事、個人、行動などに向けられた一時的な状態ではなく、仕事に向けられた持続的かつ全般的な感情と認知である」。

このように、ワーク・エンゲイジメントは、活力（vigor）、熱意（dedication）、没頭（absorption）の3要素から構成された複合概念であることがわかる。このうち、活力は「就業中の高い水準のエネルギーや心理的な回復力」を、熱意は「仕事への強い関与、仕事の有意味感や誇り」を、没頭は「仕事への集中と没頭」をそれぞれ意味している。したがって、ワーク・エンゲイジメントの高い人は、仕事に誇り（やりがい）を感じ、熱心に取り組み、仕事から活力を得て活き活きとしている状態にあると言える。

(2) ワーク・エンゲイジメントと関連する概念

図1は、ワーク・エンゲイジメントと関連する概念（バーンアウト、ワーカホリズム）との関係を示したものである。図1では、ワーカホリズムと**バーンアウト**とが、「活動水準」と「仕事への態度・認知」との2つの軸によって位置づけられている。図1を見ると、ワーク・エンゲイジメントは、活動水準が高く仕事への態度・認知が肯定的であるのに対して、バーンアウトは、活動水準が低く仕事への態度・認知が否定的であることがわかる。また、「過度に一生懸命に強迫的に働く傾向」を意味する**ワーカホリズム**[4)]は、活動水準は高いものの仕事への態度が否定的である点で、ワーク・エンゲイジメントと異なることがわかる。両者の相違は、仕事に対する（内発的な）動機づけの相違によっても説明することができる[4)]。すなわち、ワーク・エンゲイジメントは「仕事が楽しい」「I want to work」という認知によって説明されるのに対して、ワーカホリズムは「仕事から離れた時の罪悪感や不安を回避するために仕事をせざるを得ない」「I have to work」という

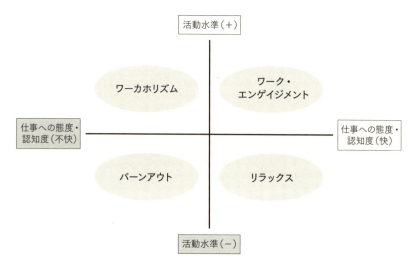

図1　ワーク・エンゲイジメントと関連する概念

認知によって説明される。

3. ワーク・エンゲイジメントの規定要因

ワーク・エンゲイジメントの規定要因としては、**仕事の資源**（job resources）と**個人資源**（personal resources）が、これまでの実証研究で明らかにされている。

(1) 仕事の資源

仕事の資源とは、仕事において、①ストレッサーやそれに起因する身体的・心理的コストを低減し、②目標の達成を促進し、③個人の成長や発達を促進する機能を有する物理的・社会的・組織的要因である。これらの資源は、課題レベル、対人レベル、組織レベルの3つの水準に分けて分類することができる[2) 5)]。

仕事の資源とワーク・エンゲイジメントとの関連については、上司からのパフォーマンス・フィードバック、社会的支援、上司によるコーチング、仕事のコントロール、革新的な風土、報酬、承認、組織と個人との価値の一致などがエンゲイジメントと正の関連を有することが、これまでの実証研究で報告されてい

表1 仕事の資源および個人資源とワーク・エンゲイジメントとの関連（メタ分析の結果）

	k	n	r
仕事の資源			
社会的支援	32	35,243	0.32
自律性/コントロール	26	14,985	0.23
個人資源			
自己効力感	17	5,163	0.50
楽観性	5	1,799	0.37

k＝分析に用いた相関係数の数、n＝分析に用いたサンプル数、r＝サンプル数で重みづけをした相関係数。

る[6) 7)]。仕事の資源とワーク・エンゲイジメントとの関連についてのメタ分析でもこれらの結果が支持されており[8)]、社会的支援とはr=0.32、自律性／コントロールとはr=0.23の相関を有していることが報告されている（表1）。

(2) 個人資源

個人資源についても、ワーク・エンゲイジメントと正の関連を有していることが明らかにされている。個人資源とは「自分を取り巻く環境を上手にコントロールできる能力やレジリエンスと関連した肯定的な自己評価」[9)]と定義される。個人資源とワーク・エンゲイジメントとの関連を検討したメタ分析[8)]では、ワーク・エンゲイジメントが自己効力感とはr=0.50、楽観性とはr=0.37の相関を有していることが報告されている（表1）。

4. ワーク・エンゲイジメントとアウトカムとの関連

ワーク・エンゲイジメントのアウトカム（結果要因）としては、心身の健康、仕事や組織に対するポジティブな態度、仕事のパフォーマンスとの関連が検討されている。ワーク・エンゲイジメントとアウトカムとの関連を検討したメタ分析[8)]では、心身の健康とはr=0.17、コミットメントとはr=0.32、離職の意思とはr=-0.22、パフォーマンスとはr=0.30の相関を有していることが報告されている

表2　アウトカムとワーク・エンゲイジメントとの関連（メタ分析の結果）

	k	n	r
心身の健康	17	11,593	0.17
コミットメント	14	8,623	0.32
離職の意思	4	1,893	-0.22
パフォーマンス	7	4,433	0.30

k＝分析に用いた相関係数の数、n＝分析に用いたサンプル数、r＝サンプル数で重みづけをした相関係数。

（表2）。

　心身の健康に関しては、ワーク・エンゲイジメントの高い従業員は、心理的苦痛や身体愁訴が少ないこと[9)][10)]、睡眠の質が良好であることが示されている[11)][12)]。

　仕事や組織に対するポジティブな態度に関しては、ワーク・エンゲイジメントの高い従業員は、職務満足感や組織へのコミットメントが高く、離転職の意思が低いことが知られている[10)]。

　パフォーマンスに関しては、ワーク・エンゲイジメントが高いほど、自己啓発学習への動機づけや創造性が高く、役割行動や役割以外の行動を積極的に行うことが明らかにされている[11)]。

5. 仕事の要求度－資源モデルとワーク・エンゲイジメント

　ここまで、ワーク・エンゲイジメントの規定要因とアウトカムについて言及してきたが、従来の実証的研究を総合すると、ワーク・エンゲイジメントは、仕事の資源および個人資源とアウトカムとの関係を媒介していることが示唆される。これらの関連を1つのモデルとして統合したのが、**仕事の要求度－資源モデル**（job demands-resources model：JD-Rモデル）[2)][5)]である。このモデルは、仕事の要求度（仕事のストレッサー）→バーンアウト（ストレス反応）→健康問題の関連を説明する「健康障害プロセス（health impairment process）」と、仕事の資源→ワーク・エンゲイジメント→ポジティブな態度を説明する「動機づけプロセス（motivational process）」の2つのプロセスから構成される（図2）。JD-Rモデルの妥当性については、横断

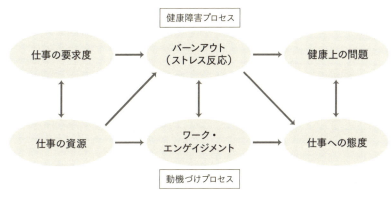

図2　仕事の要求度-資源モデル

ならびに縦断データを用いた共分散構造分析によって検討され、データへの適合度が良好であることが明らかにされている[7]。

6. ワーク・エンゲイジメントの測定

ワーク・エンゲイジメントの測定に関して、これまでに信頼性・妥当性の確認されている尺度は3種類ある。その中で、最も広く使用されているのが、**ユトレヒト・ワーク・エンゲイジメント尺度**（Utrecht work engagement scale：UWES）[1)10)13)]である。UWESは、オランダ・ユトレヒト大学のシャウフェリらによって開発された尺度であり、彼らが想定している3つの下位因子（活力、熱意、没頭）を17項目で測定することができる。これまでに、オランダ[1)13)]、スペイン[1)]、日本[14)]をはじめとして23か国で標準化または使用されている。いずれの言語においても、良好な信頼性・妥当性が確認されている。ただし、各因子間の相関が高いことも指摘されており、UWESの各尺度を説明変数とした重回帰分析などでは多重共線性に注意する必要がある。また、日本とドイツでは、想定した3因子が抽出されなかったことが指摘されている[15)]。UWESには、各因子を3項目ずつ、合計9項目によって測定できる短縮版も開発されている[16)]。

UWES短縮版の得点を日本を含む16か国で国際比較した研究では、日本人労

働者の得点が他の15か国の労働者の得点に比べて、特異的に低いことが明らかにされている[17]。島津ら[17]はこれらの結果について、日本人ではポジティブな感情や態度の表出を抑制することが社会的に望ましいとされているのに対して、欧米では積極的に表出することが望ましいとされていることが、その理由にあると述べている。つまり、集団の調和を重視する日本では、ポジティブな感情や態度を表出することが集団の調和を乱すと考えられるため、所属する集団に適応する手段として、ポジティブな感情や態度の表出を抑制するのではないかと考えられている[18]。

7. ワーク・エンゲイジメントに注目した個人と組織の活性化

上述したように、ワーク・エンゲイジメントは、仕事の資源（上司や同僚からの支援、仕事の裁量権、成長の機会など）や個人資源（自己効力感、自尊心など）が豊富なほど上昇することが、メタ分析の結果から明らかにされている（表1）[8]。このことは、仕事の資源および個人資源を充実させるための産業保健活動（管理監督者研修、職場環境等の改善、セルフケア研修）を、経営や人事労務部門とも協調しながら行うことの重要性を意味している。

例えば、管理監督者研修では、研修で取り上げられる知識とスキルが、メンタルヘルス不全となった部下への対応だけでなく、それ以外の従業員の活性化や健康職場の実現にも効果的であることを研修内で強調することが必要である。また、人事部門が行っているマネジメント研修（例えば、コーチング研修など）では、部下の活性化を通じて、メンタルヘルスの向上にも役立つことが知られていることから、マネジメント研修の企画と実施に際しては、産業保健とも連携しながら、メンタルヘルスの視点を盛り込むことが望まれる。

また、職場環境等の改善活動においては、メンタルヘルスを阻害するストレス要因を評価し、改善に結びつける活動が行われているが、今後は、従業員のワーク・エンゲイジメントを促す組織資源も検討項目に加え、組織資源の増強を図る活動も同時に行われることが望ましい。近年、ライター（Leiter, M.P.）らは、職場の人間関係を向上させるためのクルー（CREW：Civility Respect and Engagement at Work）プログラムを新たに開発し[19][20]、職場内のメンバーの丁寧さ（civility）や相

互尊重を向上させることでワーク・エンゲイジメントが向上したことを報告している。人間関係を重視するわが国でも、本プログラムの適用と有効性の検証が期待されている。

　さらに、セルフケア研修では、ストレスや精神的不調について知り、これに対応する技術のほか、職務効力感（仕事に関する自己効力感）の向上につながる内容（例えば、コミュニケーションスキル、タイムマネジメント、問題解決スキルなど）も研修に加えることが望ましい。職務効力感の向上は、仕事のスキル不足に起因するストレスを軽減するだけでなく、従業員のワーク・エンゲイジメントを促進させる上で効果的となる。また、キャリア開発に関する研修も、長期的視野を持ちながら自発的・自律的に働く従業員を育成する上で有効であると考えられる。近年では、キャリアや将来に関して不安を自覚している従業員が増加していることから、キャリアや将来に関するストレスの軽減を図ることは、メンタルヘルス対策の観点からも重要であると思われる。その他、やらされ感のある仕事をやりがいのある仕事に変えるための手法として**ジョブ・クラフティング**[21]も注目されている。これは、周囲に積極的に働きかけながら仕事の資源を増強したり、仕事の内容を再評価することで仕事の意味をやりがいのあるものとして捉え直すなどの方法である。いわば、「攻めの」セルフケアとして今後、職場での適用が期待される。

8. おわりに

　本稿では、ワーク・エンゲイジメントの概念を紹介した上で、ワーク・エンゲイジメントに注目した個人と組織の活性化について言及した。本稿を終えるに際して、わが国のメンタルヘルス対策において、ワーク・エンゲイジメントを含むポジティブな側面に注目した最近の動きを紹介したい。

　厚生労働省の研究班「労働者のメンタルヘルス不調の第一次予防の浸透手法に関する調査研究」（主任：川上憲人・東京大学教授）では、産業保健研究教育機関、産業保健専門職、経営団体、労働組合などの代表からなるステークホルダー会議を2009〜2011年度の3年間に合計5回開催し、わが国における労働者のメンタルヘルス不調の第一次予防の推進枠組みについて討議した。討議では、健康と活気ある職場づくりを目標にする「ポジティブアプローチ」が普及・浸透策として有効であるとの意見が出され、企業の自主改善活動により、①労働者の健康、②労

働者がいきいきと働くこと、③職場に一体感があることを目標とした「健康いきいき職場」を目的とすることに合意が得られた。

このような合意を背景に、東京大学大学院医学系研究科精神保健学分野と日本生産性本部とが協同して「健康いきいき職場づくりフォーラム」(http://www.ikiiki-wp.jp/) が2012年に設立された。このフォーラムは、①ポジティブなメンタルヘルスの実現を目標とする、②職場の社会的心理的資源に注目する、③メンタルヘルスを経営として取り組む、の3点を目指して、さまざまな活動を行っている。

このように、これからの職場のメンタルヘルスでは、産業保健と経営とが協調しながら労働者の活力を高め、1人ひとりの健康度・生産性と組織全体の生産性の向上につなげる多面的な視点が重要となる。そのためにも、ワーク・エンゲイジメントに注目しながら、個人および組織のポジティブな側面を強化する対策は、ますます重要となるだろう。

〈文献〉

1) Schaufeli WB, Salanova M, González-Romá V, Bakker AB. The measurement of engagement and burnout: a two sample confirmatory factor analytic approach. Journal of Happiness Studies 2002; 3: 71-92.

2) Schaufeli WB, Bakker AB. Job demands, job resources, and their relationship with burnout and engagement: a multi-sample study. Journal of Organizational Behavior 2004; 25: 293-315.

3) Schaufeli WB, Dijkstra P. Bevlogen aan het werk. Thema, uitgeverij van Schouten & Nelissen; 2010.（島津明人，佐藤美奈子訳．ワーク・エンゲイジメント入門．東京：星和書店；2012.）

4) Schaufeli WB, Shimazu A, Taris TW. Being driven to work excessively hard: the evaluation of a two-factor measure of workaholism in the Netherlands and Japan. Cross-Cultural Research 2009; 43: 320-348.

5) Bakker AB, Demerouti E. The job demands-resources model: state of the art. Journal of Managerial Psychology 2007; 22: 309-328.

6) Koyuncu M, Burke RJ, Fiksenbaum L. Work engagement among women managers and professionals in a Turkish bank: potential antecedents and consequences. Equal Opportunities International 2006; 25: 299-310.

7) Hakanen JJ, Schaufeli WB, Ahola K. The job demands-resources model: a three-year cross-

lagged study of burnout, depression, commitment, and work engagement. Work & Stress 2008; 22: 224-241.
8) Halbesleben JRB. A meta-analysis of work engagement: relationships with burnout, demands, resources, and consequences. In: Bakker AB, Leiter MP, editors. Work engagement: recent developments in theory and research. New York: Psychology Press; 2010. p.102-117.
9) Hobfoll SE, Johnson RJ, Ennis N, Jackson AP. Resource loss, resource gain, and emotional outcomes among inner city women. Journal of Personality and Social Psychology 2003; 84: 632-643.
10) Schaufeli WB, Bakker AB. Defining and measuring work engagement: bringing clarity to the concept. In: Bakker AB, Leiter MP, editors. Work engagement: a handbook of essential theory and research. New York: Psychology Press; 2010. p.10-24.
11) Shimazu A, Schaufeli WB, Kubota K, Kawakami N. Do workaholism and work engagement predict employee well-being and performance in opposite directions? Industrial Health 2012; 50: 316-321.
12) Kubota K, Shimazu A, Kawakami N, Takahashi M, Nakata A, Schaufeli WB. The empirical distinctiveness of workaholism and work engagement among hospital nurses in Japan: the effect on sleep quality and job performance. Ciencia & Trabajo 2012; 14: 31-36.
13) Schaufeli WB, Bakker AB: UWES – Utrecht Work Engagement Scale: test manual. Utrecht University, Department of Psychology; 2003. (http://www.wilmarschaufeli.nl/)
14) Shimazu A, Schaufeli WB, Kosugi S, Suzuki A, Nashiwa H, Kato A, et al. Work engagement in Japan: validation of the Japanese version of Utrecht Work Engagement Scale. Applied Psychology: An International Review 2008; 57: 510-523.
15) Bakker AB, Schaufeli WB, Leiter MP, Taris TW. Work engagement: an emerging concept in occupational health psychology. Work & Stress 2008; 22: 187-200.
16) Schaufeli WB, Bakker AB, Salanova M. The measurement of work engagement with a short questionnaire: a cross-national study. Educational and Psychological Measurement 2006; 66: 701-716.
17) Shimazu A, Schaufeli WB, Miyanaka D, Iwata N. Why Japanese workers show low work engagement: an item response theory analysis of the Utrecht Work Engagement Scale. BioPsycho Social Medicine 2010; 4: 17.
18) Iwata N, Roberts CR, Kawakami N. Japan-U.S. comparison of responses to depression scale items among adult workers. Psychiatry Research 1995; 58: 237-245.
19) Osatuke K, Moore SC, Ward C, Dyrenforth SR, Belton L. Civility, respect, engagement in the workforce (CREW): nationwide organization development intervention at Veterans

Health Administration. Journal of Applied Behavioral Science 2009; 45: 384-410.
20) Leiter MP, Day A, Oore DG, Laschinger HKS. Getting better and staying better: assessing civility, incivility, distress, and job attitudes one year after a civility intervention. Journal of Occupational Health Psychology 2012; 17: 425-434.
21) Bakker AB, 江口尚, 原雄二郎, 島津明人. ワーク・エンゲイジメントとジョブ・クラフティング：いきいきとした労働者は働きやすい職場を自ら作り出す. 産業医学ジャーナル 2013；36：52-63.

4　東日本大震災とストレス

丸山総一郎

1. はじめに

　災害は自然災害や人為災害など多様な形をとるが、時として多くの人的・物的喪失を伴う（表1）。とりわけ周囲を海に囲まれている日本は海岸線が長く、歴史的にも突発的な巨大地震によって発生した大津波が多くの人命と財を奪ってきた。こうした災害は、**心的外傷（トラウマ）**につながる状況を生み、そのストレスの影響を重篤化あるいは遷延化させ、二次的ストレスを発生させやすい。

　2011年3月11日14時46分頃、三陸沖を震源とするマグニチュード9.0の巨大地震が発生した。震度6弱～7の地域が広範囲にわたり、直接の地震被害と同時に、三陸海岸から関東地方の太平洋沿岸では「想定外」とされる高い津波によって甚大な被害となった（写真1、2、3）。さらに問題を深刻化させ複合災害となったのは、この地震および津波に伴うレベル7の原子力発電所の事故によるもので、東日本大震災と呼称される。この災害は未曾有のもので、被害は今も続き、復旧・復興は長期にわたると予想される。本稿では、今回の災害による被災者遺族と行方不明家族および原発事故被災者のストレスと精神的影響について、実証研究を紹介しながらその対策を再考したい。

表1 主な自然災害と人為災害の死者数・行方不明者数

出来事（発生年、1980年代以降）	人数
日航羽田沖墜落事故（1982）	24
日本海中部地震（1983）	104
長野県西部地震（1984）	29
日航ジャンボ機墜落事故（1985）	520
雲仙普賢岳噴火（1990）	44
信楽高原鉄道列車衝突事故（1991）	42
北海道南西沖地震（1993）	202（28）
中華航空機墜落事故（1994）	264
阪神・淡路大震災（1995）	6,434[a]（3）
明石大橋花火大会歩道橋事故（2001）	11
新潟県中越地震（2004）	68
JR福知山線脱線転覆事故（2005）	107
新潟県中越沖地震（2007）	15
東日本大震災[b]（2011）	15,889[c]（2,594）
御嶽山噴火（2014）	57（6）
〔1年間の交通事故死者（2014）	4,113〕

風水害・雪害は除く、人数の（　）内は行方不明者数。
[a]このうち災害関連死者数919名、[b]2015年1月9日時点、[c]直接死。

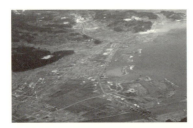

写真1　被災直後の陸前高田市（国土地理院より）
津波で松原は流出し、「奇跡の一本松」が復元された。

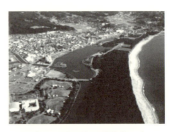

写真2　被災前の陸前高田市
（陸前高田市ホームページより）

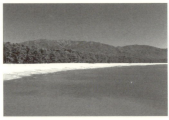

写真3　被災前の7万本の高田松原
（陸前高田市ホームページより）

2. 東日本大震災の特徴

今回の災害の特徴として丸山[1]は、①損傷の激しい水死遺体（90％以上）が多いなど人的被害だけをとっても強い悲嘆がうかがえること、②地震、津波、原発事故というそれぞれが単独でも甚大な被害となり、地域によってはそれらが複雑に絡み合った複合災害であったこと[2)3)]、③災害発生が日中のため職場や学校等、家族がバラバラの時間帯で被災したこと、④遺族に死に至る惨事を目撃した人が多くいて、強い**生存者罪悪感**（survivor's guilt）を感じていること、⑤津波による行方不明者が多かったこと、⑥物的喪失も多大で生活再建が容易ではないこと、⑦原発事故の全容が不明で、収束の見通しやコントロールに不確実な要素が多いこと、⑧大震災に伴う、例えば失業や解雇、倒産、原発事故で故郷を離れたことなど二次的ストレスの増大と長期化の懸念を挙げている。

近年、災害時の被災者に対し、衝撃や恐怖によって生じるトラウマと同時に、喪失による**悲嘆**（グリーフ）の問題を考慮に入れて支援を行う必要性が問われている[4)]。特に災害で大切な人や慣れ親しんだ生活環境や職場を失った人たちへの支援は最優先課題である[5)]。

3. 地震、津波による喪失とトラウマ

(1) 死別家族と行方不明者家族における精神的影響

死別はライフイベントの中でも最もストレスの影響が強く、その直後には悲哀と後悔、罪悪感などで心身の不調を経験する。しかし、死別の喪失からの回復過程に現れる症状の多くは正常悲嘆である。**死別反応**の多くは自然な形で悲しみや喪失に適応していくので、一時的には強い情緒的反応や行動をとったとしても正常な現象の範疇で捉えられる。予期しない災害や事故などの外傷的な出来事による死別は、トラウマと悲嘆の両方が混在した複雑な症状と状態像をとる。このような、ラファエル（Raphael, B.）[6)]が「外傷的死別」と呼んだ死別では、排除したい外傷的場面と忘れられない故人の記憶の狭間で混乱する。こうした状態が深く遷延化した病態を「**複雑性悲嘆**（complicated grief）」[6)7)]とする動きもあって、DSM-5では、**持続性複雑死別障害**とされた。

ところで、災害による喪失を経験した場合、どのような過程をとるのだろうか。災害ストレスの反応過程を、ラファエル[6]とリチャードソン（Richardson, G.E.）[8]のモデルをもとに筆者が作成した（図1）。例えば、愛する人の死は、悲嘆という主観的感情を引き起こす[9]。喪は悲嘆が解消される過程で、フロイト（Freud, S.）の言う「**喪の仕事**」は正常悲嘆の結果、比較的幸福な状態にまで回復する過程である。災害危機においていつも同じ状態にまで回復するわけではなく、被災者の脆弱性の程度によって異なる転帰となる。回復する場合であっても、最も高い成長を伴う回復の「**レジリエンスを伴う再適応**」から通常状態への回復まで幅がある。

自然災害の被災者の心身への影響に関する調査研究では、うつ病やPTSDなど精神障害の発病や睡眠障害の増大、心筋梗塞や脳梗塞など循環器疾患の増加が報告されている。自殺率については地震や津波によって増加する報告もあれば、有意差が認められないとする報告もある。雲仙普賢岳噴火の被災者を見ると、不安や無力感は次第に低下するが、抑うつ症状は4年後でも遷延し、対人関係困難症状では8年後も改善が認められなかった。2009年の台風9号による兵庫県佐用町の洪水被災者では、床上浸水群のストレスが大きく、精神的健康度の低下やアルコール問題が数多く見られ、スマトラ島沖地震の津波被災者やハリケーン・カト

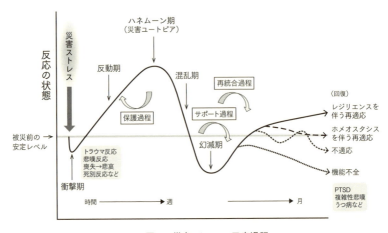

図1　災害ストレスの反応過程

リーナの被災者においても精神的健康度が悪化していた。阪神・淡路大震災の被災者でも地震による喪失とPTSD、抑うつとの関連性が示され[10]、丸山ら[11]によれば、震度とPTSD症状との関係は震度6を超えると急激に増加し、事後のケア対応の優先度が示唆された。

自然災害における行方不明者は、これまでの自然災害と異なり東日本大震災では2,600人近くに達し、ボス（Boss, P.）によって名づけられた「**曖昧な喪失**（ambiguous loss）」の体験者が多くいた。行方不明者を持つ家族の場合、死を受容することも否定することもできず、曖昧な状況に残された家族が苦悩することになる。しかも、家族内の1人ひとりによっても喪失の受け止め方が異なることで、互いの支援が困難になり、対立さえ起きかねない。その結果、この話題を避ける傾向や、帰ってくる感情とあきらめる感情が混在する**両価性**（ambivalent）の感情が常に存在するようになることから、この悲嘆は凍結しやすいとされる[12]。

(2) 被災者支援と支援者の共感性疲労対策
①遺族支援

今回の震災後、多くの支援拠点が設けられた。しかし、災害被災者は国内外ともこれまでの報告では支援をあまり受けたがらない。とりわけ日本人は、スティグマや専門家の支援を求めることに抵抗を感じる文化的背景がある。ケアを進める上で遺族の同定が難しかったり、遺族側に支援を回避しようとする傾向は阪神・淡路大震災の際にも見られた。トラウマ反応は収まっても、悲嘆は年月が経っても消えず、罪悪感や怒りなどの感情を解消するには長い期間を要する[4]。喪失感も同様で、PTSDほど目立たないが、長期にわたるため、心身の健康への影響やQOL（quality of life：生活の質）・QWL（quality of working life：労働生活の質）の低下を招きやすい。そこで症状の重篤化を防ぐためには早期支援が重要で、その着目点を瀬藤と丸山[13]が示している。しかし、災害支援者の教育プログラムの充実が遅れ、そのシステム化が急がれる。まず情報提供の迅速化を図るため、瀬藤らのグループは、「震災で大切な人を亡くされた方を支援するためのウェブサイト」(http://jdgs.jp/) [14]を立ち上げ、筆者もアドバイザーとして参画している。

②行方不明者を持つ家族支援

　行方不明者を持つ家族は、遺族とは別の支援枠組みが必要とされる。というのも、行方不明者を持つ家族にとって、行方不明という状況が続く限り、その喪失の曖昧さとともに生きていかなければならないからである。従来、行方不明者を持つ家族支援は、日本ではほとんどなされてこなかったが、2012年12月には東京で「曖昧な喪失」支援の世界的権威であるボスのワークショップが開催されている。今後、海外における試みの日本での応用が期待される[12]。

③支援者の共感性疲労への支援

　災害時の支援者の立場は多種多様である。例えば、医療従事者、行政職員、消防署員、警察官、自衛隊員、福祉関係者、葬儀関係者、教育関係者、法律関係者などさまざまな専門職も含まれる。災害時支援は、平常時支援とは異なり、過酷な状況が多い。悲惨な現場での遺体確認作業、救出作業、自らが被災者である場合など混乱した被災地で長期間支援を行っていると、「**共感性疲労**（compassion fatigue）」を起こしやすい。共感性疲労はバーンアウトの一種で、ジョインソン（Joinson, C.）[15]が1992年に概念化を行った。その後、フィグリー（Figley, C.R.）[16]は、「トラウマを受けた人を援助しようとすることから生じる二次的トラウマティック・ストレス状態」と定義した。それは、共感することによって得られる満足感とトラウマやそこで起きた感情から逃れたいと思う心の狭間で生じるストレスが共感性疲労を生むというモデルである。被災支援者に対する支援対策は、これまでも小規模に行われてきたが、日本における組織的なトレーニングやスーパービジョンは今後の課題である。

4. 原発事故のストレスと精神的影響

（1）放射線被曝によるストレス

　今回の震災の影響をより重苦しくしているのは、地震と津波によって最も深刻なレベル7の原発事故が起きたことによる。**放射線被曝**の脅威と制御の難しさ、避難地域の荒廃とストレスの影響の長期化は、チェルノブイリ原発事故で知られている。被災者への人的・物的被害はコミュニティや生活基盤を崩壊させ、その

回復は補償問題も絡み先が見えない。一般に人為災害の被害は自然災害よりも加害者の存在のために怒りの感情が強く、メンタルヘルスの不調を起こしやすいとされる。福島第一原発事故の被害の詳細さえ未だ明らかとは言えず、天災と人災両面の様相が見られる。それに加え、汚染水漏れなど二次事故の発生で、コントロールにも疑念が広がり、情報が錯綜している[2)4)]。

元来、放射線被曝による恐怖と不安は、その特性に起因する。それは、①被曝量が人間の五感ではわからないこと、②急性から晩発性まで被曝影響の時間幅が広いこと、③被曝量と障害発生頻度・程度との関係が明確ではないこと、④**低線量被曝**の影響については科学的な解明が十分でなく、諸説が存在すること（国際放射線防護委員会（ICRP）は、**直線しきい値なし（LNT）モデル**を採用）、⑤摂食などによる内部被曝の可能性があることなどが挙げられる[1)]。

(2) 被曝による精神的影響：日本の実例から
①福島第一原子力発電所事故

2011年3月11日の地震と津波に続き、福島第一原子力発電所の爆発事故が起き、建屋の損傷で大量の放射性物質が周辺や大気中に放出された。事故原因は、国会、政府、民間、東京電力と4つの調査報告書から地震や津波による直接損傷、電源喪失、水素爆発、冷温停止などとされた。爆発後の放射性物質放出で、汚染された食料・飲料水、使用済み核燃料棒の保管、サイト内の汚染水の増加と海中への放流などは被災者だけでなく国民全体の不安を強めた。特に周辺住民とその子どもや胎児、避難住民、原発職員、修復および除洗作業員等の健康への影響が危惧されている。放射線被曝防止の対応として、危機管理の体制づくり、外部・内部被曝の継続的検査、モニタリング、汚染拡大防止などの対策が進められた[2)]。福島第一原発、第二原発の職員を対象に事故の2〜3か月後に行われた調査によると、職員の43％（第一47％、第二37％）が心理的苦悩（K6で13点以上）を、25％（第一30％、第二19％）が強いトラウマ反応（IES-Rで25点以上）を示した[17)]。このように、この原発事故の精神的影響は、直後および短期間に発生したが、廃炉までの制御問題、除洗問題、避難問題から補償問題、経営・雇用問題、復旧・復興問題、訴訟・法律問題、コミュニティ問題、風評被害、国際批判まで、多様な問題に関連して中長期的にも発生してきた。今後もこうした事態への対応の不確実な状況が

続くと、アルコール依存やうつ病、自殺の増大が懸念され、国レベルの積極的な対策が不可欠となっている。

②茨城県東海村JCOウラン燃料加工工場臨界事故

1999年9月30日、茨城県東海村のJCOウラン燃料加工工場において、レベル4の臨界事故（中性子線被曝）が発生した。JCOのウラン燃料加工作業のずさんな工程管理が原因で、近隣住民の多くが避難や屋内待機となった。事態は2日間で収束したが、この事故で作業員2名が死亡、被曝者は667名に達した。この臨界事故による精神的影響について周辺住民を対象に調査が行われたが、ケアを要したのは不安の強い妊婦や幼児を持つ母親の一部にとどまった。その一方、被曝から83日後と211日後に死亡したウラン加工作業員2名の死に至るまでの報道は、国民に重篤な放射線障害は悲惨な経過から死に至るという強い恐怖を与えた。

(3) 被曝による精神的影響：世界の実例から

①スリーマイル島原発事故

1979年3月28日に起きたスリーマイル島（TMI）原発2号機の事故は、レベル5の炉心損傷事故で、米国産業災害史上、最も有名な事故の1つである。当局の情報が信頼できず周辺住民に不安と恐怖を招いたとされるが、放射性物質の飛散はわずかで、被曝の身体への影響は事実上ほとんどなかった。それにもかかわらず、精神的なストレスの影響は長期間続き、放射能の脅威が不安を広げた。ただ、重い精神障害の発症や自殺率の増加までは認められなかった[18]。

②チェルノブイリ原発事故

1986年4月26日1時23分、旧ソビエト連邦（USSR）ウクライナのチェルノブイリ原発4号炉でレベル7の史上最悪の**炉心溶融（メルトダウン）**事故と爆発が起きた。この事故で大量の放射性物質が大気中に放出され、旧ソ連国内を越えて北欧などヨーロッパ各国に降下した放射性物質は、人間だけでなく動植物にも**大きな被害**を及ぼした。世界中の人々を不安にさせたのは、①この原子炉には格納容器がなく、炉心溶融を防ぐ付加的な安全性確保もなかったという技術的な問題、②爆発と原子炉安定のために使用された黒鉛火災による大量の放射性物質放出、③

広範囲の**ホットスポット**（局地的な高濃度汚染地域）、④旧ソ連当局による情報隠蔽で正確な被災情報と被曝防止の対応が遅れたこと、⑤事故5年後の1991年の旧ソ連崩壊による収束の不確実性などによる[19]。

　事故隠蔽の象徴的な出来事として、スウェーデンのフォースマーク原子力発電所がチェルノブイリ事故を察知し、最初に公式のニュース報道が始まったのは西側であったことが知られている。それでも旧ソ連当局は、原発事故による放射能汚染を発表せずに、原発から半径30キロ以内の居住民の疎開を強制的に進めた。そのことで被曝による身体的健康への影響は軽減されたかもしれないが、避難による付加的な心理社会的ストレスは増大した。その後、さらに30万人とも言われる人が移住させられ、現在もなお原発から半径30キロ以内は居住禁止となっている。また、原発の北東約350キロ以内に点在する約100か所のホットスポットの中では、畜産業や農業は禁止となっている。放射能汚染地域に居住する数百万人が不安を抱えながら暮らす現実が、チェルノブイリ原発事故によって起きたのである。

　事故の際に、爆発した原子炉のすぐ上で作業中だった施設従業員は、即死した。消防士、救急隊員、施設作業員の初動は、大惨事の拡大を限定的なものとしたが、その代償は大きく、大量の放射線は彼らの細胞に重篤な損傷を与えた。そのため、公表によると31の大量被曝者が事故直後に死亡し、203人が急性放射線障害で入院した。事故直後、収束と復旧作業のために高濃度の放射能汚染区域に立ち入り大量に被曝した**事故処理作業員**（clean-up workers、別称はliquidators）は、世界保健機関（WHO）による推定で約80万人に達した。その後、彼らの多くはその危険性を何ら知らされずに破壊された原子炉の破片を除去し、そのため「石棺（sarcophagus）」を建設した作業員や兵士と同様、白血病や種々のがんを発症し、5万5,000人が死亡したと2001年にロシア副首相が発表している。被曝による小児甲状腺がんなどの発病者も多数に達した。さらに、放射線被曝の精神的影響についての調査研究も今日まで継続して行われている。

　経済協力開発機構（OECD）の報告書によると、**放射線恐怖症**（radiophobia）が事故後よく使われ始め、キエフでは原発事故後、自律神経失調症（vegetable dystonia）と診断される心身の不定愁訴を訴える子どもが急増した。事故5年後、旧ソ連は崩壊したが、その過程で不平・不満は、官僚制、秘密主義、情報秘匿、圧政的対

応などすべての悪がチェルノブイリ事故に集約された観がある。したがって、その前後の報告は政治経済の変遷や社会変革のストレスへの影響を考慮しておかなければならない。

　表2に、ブローメット（Bromet, E.J.）ら[20]が重要な研究とした小児の精神的健康に関する調査研究の一覧を示す。アダムス（Adams, R.E.）ら[21]が、幼児を持つ母親について汚染地域避難群と対照群を比較し、避難群は心身の健康状態がより悪い脆弱な集団であることを示したように、子どもを持つ母親の不安を高めたとする報告は多いが、子どもへの神経および精神的影響については一貫していない。事故直後の事故処理作業員や汚染地域住民を対象とした調査では、高被曝者や高汚染地域ほど放射能不安は強い。ビーラー（Beehler, G.P.）ら[22]は、事故の16〜17年後、被曝によるメンタルヘルスの長期的影響を調べたが、抑うつや不安よりも**身体化**（somatization）に有意差が認められるという被曝の影響に関する特徴の指摘は注目される。

　放射能リスクに関するヘイベナー（Havenaar, J.M.）ら[23]による大規模調査（チェルノブイリ原発事故の放射能汚染地域のゴメリ市と非汚染地域トヴェリ市の比較）で、社会人口統計学上の変数を加えた回帰分析の結果において、汚染地域の「危機認知」と「リスク認知」はメンタルヘルスとQOLをより低下させる方向に、「コントロール感」はより向上させる方向に有意な影響を及ぼしていた。しかし、「情報の信頼性」と「再発の予想」には有意差が見られなかった（表3）。

（4）原発事故のストレス対策
①リスクコミュニケーションからの接近

　リスク（risk）は、「利益は得られるが、危険を伴うもの」である。また、リスクは未来のもので不確実なので、確率によってのみ表現できる。木下[24]は、**リスクコミュケーション**を「科学技術を含めて世の中のあらゆる事象には、利便性と危険性とが含まれている。したがってその危険性から市民を守るために、情報の主たる所有者である行政や企業は、事象の持つ利便性と危険性を市民に伝え、共に考える必要がある。対象の持つポジティブな面だけでなく、ネガティブな側面についての情報、それもリスクはリスクとして伝え、関係者が共考しうるコミュニケーション」と定義し、その重要性を説く。つまり、「現状ではここまで

表2 チェルノブイリ原発事故による小児の精神的健康に関する調査研究(文献20)

発表者(発表年)	対象	事故後の経過年数	評価指標	主要な知見
Nyaguら (1998)	544人の胎児期被曝群(避難児と汚染地域在住児)と759人の対照群を6～8歳で評価。後続調査は9～10歳で50人ずつの曝露群と対照群を評価	6～8, 9～10	IQ、行動症状尺度(6～8歳)、精神医学的評価、EEG(補足調査)	6～8歳での被曝群における低いIQ、問題行動(被曝群45%、対照群29%)、放射線被曝とIQの有意な相関(r=0.3)、9～10歳でのICD-10による精神障害(被曝群74%、対照群28%)、EEG異常(被曝群10%、対照群10%)。
Kolominskyら (1999) Igumnovら (2000)	250人の胎児期被曝群と250人のルーシン対照群を6～7歳、10～12歳で評価	6～7, 10～11	神経心理学的・精神医学的評価	6～8歳での被曝群における低いIQ、10～11歳では差はない。被曝群では、対照群に比べ小児期の情動障害発現率が高い。甲状腺機能とIQには用量依存関係はない。
Litcherら (2000) Brometら (2000)	事故時に妊娠中あるいは生後15か月までの300人の避難児(80%はプリピャチ市)、対照群は性・年齢をマッチさせた300人のクラスメート	11	IQ、記憶、学習、学校の成績、心理的症状	胎児期被曝について認知機能と心理学的指標に有意差なし。
Bar Josephら (2004)	1,629人のイスラエルへの移住者(汚染度高、低、非地域)	12～15	認知機能と注意	群間で有意差なし。
Huizinkら (2007)	14歳の232人の胎児期被曝群とフィンランドの572人の非被曝双生児	14	DSM-III-Rによる精神障害と精神症状	患者群の被曝群では、2倍のうつ病増加とADHD症状のリスク増加が認められた。
Loganovskyら (2008)	100人の胎児期被曝(プリピャチ市避難児)と50人の非曝露クラスメート	11～13	臨床精神医学的評価、IQ、行動評価、EEG	何らかの精神的問題を、被曝群71%、対照群34%に認めた。被曝群で低IQとEEG異常をより多く認めた。母親による症状評価では違いを認めなかった。
Taorminaら (2008) Brometら (2009) Brometら (2010)	19歳の265人のクラスメート、261人のクラスメート、327人のキエフ中心居住対照群	19	IQ、記憶、学習、心理的症状、DSM-IVによるうつ病、不安障害、健康の自己評価	認知機能、心理学的・精神医学的評価に有意差なし。避難者は、対照群に比較して健康満足度が低く、健康に問題を抱えていた。身体所見や血液検査で有意差を認めなかった。
Heiervangら (2010a, 2010b)	84人の胎児期被曝と94人のノルウェイ対照群	20	神経心理学的評価(言語性ワーキングメモリ、言語記憶、実行機能)、IQ	思春期被曝群では言語機能の低下を認めた。IQを調整しても有意差を認めた。被曝群の中で妊娠16週以前の被曝児に顕著な有意差を認めた。

表3 1992年、ゴメリ市とトヴェリ市の地域差を回帰モデルで検討した健康状態に関する相違点
（認知変数の有無別に社会人口統計学上の交絡因子も考慮）（文献23より作成）

健康変数	ゴメリ市 (n=1,617) 平均(SD)	トヴェリ市 (n=1,427) 平均(SD)	t	地域と社会人口統計学上の変数を投入したモデルにおける地域差の標準偏回帰係数	地域と社会人口統計学上の変数に認知変数も加えた拡大モデルの地域差の標準偏回帰係数	各認知変数別の標準偏回帰係数				
						危機認知	リスク認知	情報の信頼性	コントロール感	再発の予想
GHQ[a]	3.91 (3.28)	2.65 (2.76)	11.01***	0.22***	0.13***	0.20***	0.08***	-0.02	-0.14***	0.06**
医療サービス利用[b]	0.74 (1.06)	0.48 (0.76)	7.01***	0.14***	0.11***	0.03	0.07*	-0.03	0.01	-0.05*
MOS-SF[c]	3.96 (0.77)	3.58 (0.82)	12.79***	0.27***	0.17***	0.15***	0.14***	0.01	-0.07**	-0.05*

*p < 0.05, **p < 0.01, ***p < 0.001.
GHQ = general health questionnaire
MOS-SF = medical outcomes study short form

[a] 含まれるいずれかの変数が欠損値の場合にはケースから外した。トヴェリ解析数 n=1,256、ゴメリ解析数 n=1,499。
[b] トヴェリ解析数 n=1,079、ゴメリ解析数 n=1,461。
[c] トヴェリ解析数 n=1,314、ゴメリ解析数 n=1,573。

チェルノブイリ原発事故による放射能汚染地域のゴメリ市は、非放射能汚染地域のトヴェリ市よりもGHQで見たメンタルヘルスとMOS-SFで見た健康関連QOLを有意に低下させ、医療サービス利用度は有意に高めていた。社会人口統計学上の変数にさらに認知変数を加えた回帰分析の結果も2地域で同様の有意差が見られた。認知変数を個別に投入したモデルでは、「危機認知」と「リスク認知」は、ともにメンタルヘルスと健康関連QOLを有意に低下させていたが、「コントロール感」はいずれも有意に向上させていた。「情報の信頼性は医療サービス利用を有意に高めていた。また、「リスク認知は有意差が見られず、「再発の予想」は一貫した結果を示さなかった。

可能だが、これ以上は難しい」と科学技術者が率直に語り、説明責任を果たすことで、社会が科学技術に正しい認識を持つことができるのではないだろうか。原発事故は、技術者に説明責任の重要性を再認識させた。大切なことは、リスク現象について意思決定がなされる場合、すべてのステークホルダーが合意するリスクコミュニケーションである。その際、相手の感情を否定する必要はない。なぜならそれは、互いに感情は異なっても理屈の上で合意点を探し、信頼関係を深める過程だからである。

②被曝のリスク評価と情報伝達の重要性

クライシス（危機）・コミュニケーションは、過酷事故が生じた時に行うpublicとの情報送受信である。ここで言うpublicとは、字義通りの一般大衆以外に報道機関、行政機関、関連企業、研究開発機関を含み、これよって危機の克服も可能となる[25]。とすれば、それらが求める安全には、事故を起こさないという危機の発生確率最小化の**セキュリティ**（security）と、危険による事後の被害の程度を最小限化するという意味での安全、すなわち**セイフティ**（safety）の2つの意味がある。土田[26]は、これらとは別に世論が求める安全に関わる概念として**レジリエンス**（resilience）も挙げ、弾力的な回復力として意味づけている。

世論は、原発事故は起きてはならないものであり、起きるはずがないものとしてきた。そのため原発事故後の安全対策（セイフティ）や、事故からの可能な限りの速やかな復旧を可能にする事前の対策（レジリエンス）を怠ってきた。被害の拡大は、世間の糾弾を恐れるあまりこうした対策を逆に疎かにしてきた原発の安全神話による。しかもその安全神話の背景には、安いエネルギーとして経済効率が強調され過ぎてきたことがあるのかもしれない。この延長上にある一定の危機状況を「想定外」とすること自体、先に述べた安全の多義性からは問題となる可能性を認識しておかなければならない。

望ましい情報伝達は、参加と対話に基づく双方向のコミュニケーションであり、その達成に向けての「共考」の社会的技術である。デマは集団パニックを引き起こしかねず、過剰な情報はいたずらに不安を増強させる。したがって、合意形成の過程においては、相互の信頼感が必須である[24)25)26)]。

③偏見・スティグマと差別・中傷・デマへの対応

放射性物質に汚染された地域への**偏見・スティグマ**は、事故直後よりも時間経過とともに広がってきている。例えば、放射性廃棄物の受け入れ拒否や被災住民に見られるスティグマに対する怒りや自尊感情の低下などである。被曝への恐怖や不安は、汚染地域住民だけでなく他地域からの支援者にも存在し、支援に苦慮する場合も増えている。自らが真偽を判断する能力がないことや完全には理解ができない事象に、スティグマや**中傷・デマ**が発生しやすい。

放射線被曝による症状は、原発事故が沈黙の災害（silent disaster）、目に見えない災害（invisible disaster）と言われるように、「かもしれない症状」として表出されやすい。これまでの研究成果と現場の臨床経験を集約すると、放射線の特徴を踏まえた被曝量と身体への影響に関する正しい知識の提供が、精神症状をコントロールする上で重要と思われる。放射線被曝の影響は専門家（エキスパート）でも「何が確からしいか」の見解に相違があるので、事故後、個々の専門家が自説を主張し、それが混乱のもととなって人々を不安にした。こうした経緯は、同時に専門家の信頼感を低下させたと思われる。核や放射線、エネルギーの確保について、またストレス対策のためにエキスパートコンセンサスを社会は求めているのであって、専門家は現時点で何が科学的に確かであるのか専門家コミュニティでよく議論し、説明責任を果たしていかなければならない。

5. おわりに

東日本大震災は未曾有かつ甚大な被害をもたらした複合災害であり、復旧・復興が遅れ、被災者のストレスが増大している。特に原発事故のストレス対策は、リスクコミュニケーションの視点から、情報公開と伝達、迅速なエキスパートコンセンサス、さらに災害対策のあり方を根底から問い直さなければならない。今後、災害に備えてセキュリティに偏った安全だけでなく、セイフティとしての安全対策が強く求められている。

〈文献〉

1) 丸山総一郎. 東日本大震災をめぐる精神医学的諸問題：死別悲嘆，トラウマ，放

射線被曝のストレス評価再考．産業医学レビュー 2011；24：47-84．
2) 丸山総一郎．放射線被曝とメンタルヘルス：うつ病を含めて．Depression Frontier 2011；9：27-43．
3) 丸山総一郎．地震・津波による原発事故と産業ストレス：東日本大震災をめぐって．日本産業ストレス学会編．産業ストレスとメンタルヘルス：最先端の研究から対策の実践まで．東京：中央労働災害防止協会；2012．p.289-298．
4) 瀬藤乃理子，中島聡美，丸山総一郎．自然災害による被災者遺族，行方不明家族への精神的影響．産業精神保健 2012；20：80-92．
5) 瀬藤乃理子，丸山総一郎，加藤寛．複雑性悲嘆（CG）の診断基準化に向けた動向．精神医学 2008; 50: 1119-1133．
6) Raphael B, Middleton W. What is pathological grief? Psychiatry Annals 1990; 20: 304-307.
7) Stroebe M, van Son M, Storoebe W, Kleber R, Schut H, van den Bout J. On the classification and diagnosis of pathological grief. Clinical Psychology Review 2000; 20: 57-75.
8) Richardson GE, Neiger BL, Jensen S, Kumpfer KL. The resiliencey model. Health Education 1990; 21: 33-39.
9) Jacobs S. Traumatic grief: diagnosis, treatment and prevention. New York: Taylor & Francis; 1999.
10) Setou N, Maruyama S, Morimoto K. Posttraumatic sress disorder after disaster: issuues of screening and early support. Journal of the American Medical Association 2005; 48: 353-362.
11) Maruyama S, Kwon YS, Morimoto K. Seismic intensity and mental stress after the Great Hanshin-Awaji earthquake. Environmental Health and Preventive Medicine 2001; 6: 97-103.
12) Boss P. Loss, trauma, and resilience: therapeutic work with ambiguous loss. New York: W.W. Norton & Company; 2006.
13) 瀬藤乃理子，丸山総一郎．複雑性悲嘆の理解と早期援助．緩和ケア 2010；20：338-342．
14) JDGS（Japan Disaster Grief Support）プロジェクト．震災で大切な人を亡くされた方を支援するためのウェブサイト　http://jdgs.jp/（2013年10月30日アクセス）
15) Joinson C. Coping with compassion fatigue. Nursing 1992; 22: 116-122.
16) Figley CR, editor. Treating compassion fatigue. New York: Brunner-Routledge; 2002.
17) Shigemura J, Tanigawa T, Saito I, Nomura S. Psychological distress in workers at the Fukushima nuclear power plants. Journal of the American Medical Association 2012; 308: 667-669.

18）Dougall AL, Baum A. Three Mile Island, stress effects of. In: Fink G, editor. Encyclopedia of stress, second edition. Oxford: Elsevier; 2007. p.595-597.（丸山総一郎訳．スリーマイル島のストレス影響．ストレス百科事典翻訳刊行委員会編．ストレス百科事典．東京：丸善；2009．p.1622-1624.）
19）Tønnessen A, Weisæth L. Chernobyl, stress effects of. In: Fink G, editor. Encyclopedia of stress, second edition. Oxford: Elsevier; 2007. p.435-437.（丸山総一郎訳．チェルノブイリのストレス影響．ストレス百科事典翻訳刊行委員会編．ストレス百科事典．東京：丸善；2009．p.1910-1913.）
20）Bromet EJ, Havenaar JM, Guey LT. A 25 year retrospective review of the psychological consequences of the Chernobyl accident. Clinical Oncology 2011; 23: 297-305.
21）Adams RE, Bromet EJ, Panina N, Golovakha, E. Stress and well-being in mothers of young children 11 years after the Chornobyl nuclear power plant accident. Psychological Medicine 2002; 32: 143-156.
22）Beehler GP, Baker JA, Falkner K, Chegerova T, Pryshchepava A, Chegerov V, et al. A multilevel analysis of long-term psychological distress among Belarusians affected by the Chernobyl disaster. Public Health 2008; 122: 1239-1249.
23）Havenaar JM, de Wilde EJ, ven den Bout J, Drottz-Sjöbergd BM, van den Brink W. Perception of risk and subjective health among victims of the Chernobyl disaster. Social Science & Medicine 2003; 56: 569-572.
24）木下冨雄．リスク・コミュニケーション再考：統合的リスク・コミュニケーションの構築に向けて（1）．日本リスク研究学会誌 2008；18：3-22.
25）土田昭司．福島原発事故にみる危機管理の発想とクライシス・コミュニケーション．日本原子力学会誌 2012；54：181-183.
26）土田昭司．リスクコミュニケーションとは何か：安全心理学からの提言．日本保健医療行動科学会年報 2012；27：10-19.

人名索引

[あ]

アーランド（Arand, D.L.） 260
アイナルセン（Einarsen, S.） 90, 454
芦原睦（Ashihara, M.） 300
飛鳥井望（Asukai, N.） 213
アダムス（Adams, R.E.） 512
アマト（Amato, P.R.） 372
アレキサンダー（Alexander, F.） 300
アントノフスキー（Antonovsky, A.） 41, 45

[い]

イアスバンド（Ghiasvand, M.） 263
石川俊男（Ishikawa, T.） 289
磯博康（Iso, H.） 281
井上幸紀（Inoue, K.） 227
井上（櫻井）知真子（Inoue-Sakurai, C.） 213
井上まり子（Inoue, M.） 440

[う]

ヴァーホイル（Verheul, R.） 234
ヴァン・デア・コルク（van der Kolk, B.A.） 35
ヴァン・デル・リー（van der Lee, J.） 248
ヴィーンストラ（Veenstra, M.Y.） 236
ウィニコット（Winnicott, D.W.） 129
ウィリアムズ（Williams, J.E.） 412
ウィルネス（Willness, C.R.） 456
ヴェイコン（Vachon, M.L.S.） 398
ウォーシャック（Warshak, R.A.） 376
ウォルターズ（Walters, M.G.） 377
ウォルフ（Wolff, H.G.） 8
ウォレン（Warren, J.R.） 9
牛島定信（Ushijima, S.） 328
内村直尚（Uchimura, N.） 263

[え]

エイカーステッド（Akerstedt, T.） 260

江副智子（Ezoe, S.） 423
エリクソン（Erikson, E.H.） 337, 385
エンゲル（Engel, G.L.） 160
エンドラー（Endler, N.S.） 150

[お]

大塚泰正（Otsuka, Y.） 71
大野裕（Ono, Y.） 145

[か]

ガードナー（Gardner, R.A.） 374
ガートリーブ（Gottlieb, D.J.） 261
カーバー（Carver, C.S.） 150
カーン（Khan, M.） 132
影山隆之（Kageyama, T.） 151
ガミー（Ghaemi, S.N.） 181, 190
神尾陽子（Kamio, Y.） 328
カラセック（Karasek, R.） 12, 89
川上憲人（Kawakami, N.） 471, 499
カワチ（Kawachi, I.） 272

[き]

キヴィマキ（Kivimäki, M.） 270
喜多村祐里（Kitamura, Y.） 33
キットウッド（Kitwood, T.） 247
木下冨雄（Kinoshita, T.） 512
キャノン（Cannon, W.B.） 8
ギャングウィッシュ（Gangwisch, J.E.） 263
キャンベル（Campbell, R.） 411
キュービス（Kuebis, A.） 239
キンスマン（Kinsman, R.A.） 85

[く]

クーパー（Cooper, C.L.） 12
クォン（Kwon, Y.S.） 213
クライン（Klein, M.） 129
蔵本信比古（Kuramoto, N.） 358
グリフィス（Griffiths, M.） 419
グリンネル（Grinnell, R.M.） 161
クレーガー（Kleiger, J.H.） 85
黒木宣夫（Kuroki, N.） 213, 432

[け]
ケイマロー（Kamerow, D.B.） 260
ケスラー（Kessler, R.C.） 81, 407
ケックランド（Kecklund, G.） 260
ケンドラー（Kendler, K.S.） 186, 190
ケンプ（Kempe, C.H.） 333

[こ]
ゴールドバーグ（Goldberg, D.P.） 80
コスケンヴォ（Koskenvuo, M.） 85
コスタ（Costa, P.T.） 85
コスバーグ（Kosberg, J.I.） 386
コッホ（Koch, R.） 7
ゴディン（Godin, I.M.） 460
コフート（Kohut, H.） 130
小山文彦（Koyama, F.） 119
ゴルカ（Gorka, S.M.） 238
コルキット（Colquitt, J.A.） 89

[さ]
齊藤万比古（Saito, K.） 356
サリヴァン（Sullivan, H.S.） 130
ザリット（Zarit, S.H.） 386

[し]
シーグリスト（Siegrist, J.） 12, 89
シフノス（Sifneos, P.） 85
島津明人（Shimazu, A.） 498
下光輝一（Shimomitsu, T.） 269
シモンズ（Simons, S.） 461
シャウフェリ（Schaufeli, W.B.） 12, 493
ジャネ（Janet, P.） 207
シャルコー（Charcot, J-M.） 127
シャレフ（Shalev, A.Y.） 209
ジョインソン（Joinson, C.） 395, 508
ジョンストン（Johnston, J.R.） 376
ジョンソン（Johnson, J.V.） 12

[す]
杉山登志郎（Sugiyama, T.） 317
スタム（Stamn, B.H.） 395
ストロロウ（Stolorow, R.D.） 130

スピーゲル（Spiegel, K.） 261
スピルバーガー（Spielberger, C.D.） 81

[せ]
瀬戸昌子（Seto, M.） 313, 441
瀬藤乃理子（Setou, N.） 402, 507
セリエ（Selye, H.） 5
セリグマン（Seligman, M.E.P.） 41, 43

[そ]
ソレンセン（Sorensen, S.） 390

[た]
竹野夏美（Takeno, N.） 342
棚瀬一代（Tanase, K.） 373

[ち]
チャング（Chang, P.P.） 260
チョイ（Choi, B.） 281
チョウ（Chow, A.Y.M.） 401

[つ]
ツアン（Zung, W.W.K.） 79
土田昭司（Tsuchida, S.） 515
堤明純（Tsutsumi, A.） 479
津野香奈美（Tsuno, K.） 459

[て]
ディマジオ（DiMaggio, C.） 240
テイラー（Taylor, G.J.） 85
テイラー（Taylor, J.） 81
ディルタイ（Dilthey, W.） 189
テオレル（Theorell, T.） 276
デカルト（Descartes, R.） 7
テレンバッハ（Tellenbach, M.） 127

[と]
ドゥエック（Dweck, C.S.） 367
ドーレンヴェント（Dohrenwend, B.S.） 10
戸田雅裕（Toda, M.） 63, 422
トパ（Topa Cantisano, G.） 457

[な]
中尾和久（Nakao, K.）　184
中島聡美（Nakajima, S.）　409
永田頌史（Nagata, S.）　103
長見まき子（Nagami, M.）　165

[に]
ニーボーン（Kneebone, I.I.）　49
西澤哲（Nishizawa, S.）　338
ニューガルテン（Neugarten, B.L.）　83

[は]
ハーシュ（Harsh, J.）　260
パーソンズ（Parsons, J.）　411
バートロート（Bertolote, J.M.）　260
ハーマン（Herman, J.L.）　411
パーリン（Pearlin, L.I.）　387
バイステック（Biestek, F.P.）　342
ハイダー（Heider, F.）　391
ハサウェイ（Hathaway, S.R.）　84
バッケ（Backe, E.M.）　271
ハミルトン（Hamilton, M.）　80
ハリハラン（Hariharan, M.）　367
バリント（Balint, M.）　136
ハルトマン（Hartmann, H.）　129
ハレル（Hurrell, J.J.）　12
バンデューラ（Bandura, A.）　69

[ひ]
ビーラー（Beehler, G.P.）　512
ビオン（Bion, W.R.）　129
ビヨーントルプ（Björntorp, P.）　269
廣尚典（Hiro, H.）　166
ピンカート（Pinquart, M.）　390

[ふ]
フィグリー（Figley, C.R.）　395, 396, 508
フェアバーン（Fairburn, C.G.）　227
フォーチュナート（Fortunato, V.J.）　260
フォード（Ford, D.E.）　260
フォルクマン（Folkman, S.）　42
フォルスタイン（Folstein, M.F.）　83

ブゴンツァス（Vgontzas, A.N.）　259
ブラウン（Brown, G.W.）　10
フリーディ（Freedy, J.R.）　413
フリードマン（Friedman, M.）　85
フリードランダー（Friedlander, S.）　377
ブレスロー（Breslow, L.）　87
ブレムナー（Bremner, J.D.）　35
フレンズボルグーマドセン（Flensborg-Madsen, T.）　49
ブロイアー（Breuer, J.）　127
フロイト（Freud, A.）　129
フロイト（Freud, S.）　127, 207, 506
ブロード（Brod, C.）　418
ブロードマン（Brodman, K.）　80
ブロメット（Bromet, E.J.）　512

[へ]
ヘイベナー（Havenaar, J.M.）　512
ベック（Beck, A.T.）　80, 138
ペトルッツィ（Petruzzi, A.）　51
ベルキッチ（Belkic, K.）　270
ペルトン（Pelton, L.H.）　339
ベルナール（Bernard, C.）　7

[ほ]
ボウルビー（Bowlby, J.）　130, 337
ホエル（Hoel, H.）　456
ボートナー（Bortner, R.W.）　85
ホームズ（Holmes, T.H.）　9, 372
ホール（Hall, E.M.）　12
ポールショック（Poulshock, S.W.）　386
ボス（Boss, P.）　507, 508
ボニット（Bonnet, M.H.）　260
ホブフォール（Hobfoll, S.E.）　208
ホロヴィッツ（Horowitz, M.）　208
ホワイトサイド（Whiteside, S.P.）　236
ポンタリス（Pontalis, J.B.）　206

[ま]
マーシャル（Marshall, B.J.）　9
マーシャル（Marshall, J.）　12
マクレイニー（McLaney, M.A.）　12

マスラック（Maslach, C.）395
マズロー（Maslow, A.）341
丸山総一郎（Maruyama, S.）76, 213, 313, 342, 402, 441, 505, 507

[み]
水田一郎（Mizuta, I.）350
ミッチェル（Mitchell, S.）130
ミニューチン（Minuchin, S.）227

[め]
メイヤー（Meyer, A.）9
メッドランド（Medland, J.）401
メニンガー（Menninger, K.A.）171

[も]
モリソン（Morrison, C.M.）420

[や]
ヤスパース（Jaspers, K.）189
ヤング（Young, K.）420

[ら]
ライター（Leiter, M.P.）498
ラザルス（Lazarus, R.）40, 42, 208
ラニウス（Lanius, R.A.）35
ラファエル（Raphael, B.）505
ラプランシュ（Laplanche, J.）206
ランズバージス（Landsbergis, P.A.）274
ランド（Rand, D.C.）378
ランド（Rand, R.）378

[り]
リチャードソン（Richardson, G.E.）506

[れ]
レイ（Rahe, R.H.）9, 372
レイナー（Rayner, C.）456
レイマン（Leymann, H.）454
レヴィ（Levi, L.）279

[ろ]
ロートン（Lawton, M.P.）83
六反一仁（Rokutan, K.）20
ロビンソン（Robinson, B.C.）386

[わ]
ワイツマン（Weitzman, E.D.）258
渡井いずみ（Watai, I.）314
渡辺洋一郎（Watanabe, Y.）166
ワン（Wang, P.S.）473

事項索引

[あ]

愛情遮断症候群　333
愛着　130
愛着形式　324, 315
愛着トラウマ　132
愛着理論　315
曖昧な喪失　213, 507
アウトカム評価　486
あがり症　196
アスペルガー障害　324
アセチル化　20
アダルトチルドレン　333
アットリスク精神状態（ARMS）　121
アップリフツ　10
アディクション　155
アディポサイトカイン　20
アテネ不眠目録（AIS）　87
アドヒアランス　106
アドボカシー　161
アドレナリン　29
アノミー　13
アルコール依存　233
アルコール使用障害　233
アルコール脱水素酵素（ADH）　19
アルコールハラスメント（アルハラ）　242
アルコール乱用　236
アルツハイマー型認知症　245
アルデヒド脱水素酵素（ALDH）　19
アルバイト　438
α-アミラーゼ　61
アレルギー　16
安全衛生委員会　485
安全神話　515
安全のリスク　411

[い]

医学中央雑誌　46
育児・介護休業法　314
育児ストレス　310
育児ストレスインデックス　312
移行期の居所　374
いじめ　102, 353, 434
遺族支援　507
1型ヘルパーT細胞（Th1）　16
一次的ストレッサー　387
一次認知評価　149
一次予防　12, 437, 478
遺伝子研究　281
遺伝子多型　18
遺伝子発現　20
イメージング（可視化）技術　33
嫌がらせ　434, 450
飲酒渇望　234
インターネット　419
インターネット嗜癖（依存症）　419
インターハート研究　276
インターロイキン-1（IL-1）　259
インターロイキン-6（IL-6）　259
インド洋津波被害　213
インフラマソーム　17

[う]

ウエクスラー式知能検査　88
ウエルビーイング　387
内田クレペリン検査　87
うつ性自己評価尺度（SDS）　79
うつ病自己評価尺度（CES-D）　79
うつ病性障害　181
雲仙普賢岳噴火　506

[え]

永久労働不能　430
英国健康安全省　482
英国国立医療技術評価機構（NICE）　484
エイコサペンタエン酸（EPA）　22
疫学研究　272
エキスパートコンセンサス　516
液性免疫　17
エクスポージャー　140, 217

523

えこひいき　353
エジンバラ産後うつ病調査票（EPDS）　311
エップワース眠気尺度（ESS）　87
NIOSH職業性ストレス調査票　88
エピジェネティックな変化　20
MMPIアレキシサイミア尺度（MMPI-A）　85
炎症　16
炎症性腸疾患（IBD）　296
援助要請行動　113, 414
エンゼルプラン　308
エンパワメント　341

[お]
横断研究　279
オーバーコミットメント　89
オピオイド　26
親子の再統合　342
オンラインコミュニティ　420

[か]
解雇　441
介護うつ　387, 389
介護ストレス　383
介護負担感　248
介護保険法　383
介護予防　388
介護予防特定高齢者施策　388
介護離職　248
概日リズム　28
外傷的死別　505
改訂出来事インパクト尺度（IES-R）　81
介入研究　46
海馬　213, 338
海馬萎縮　35
回避症状　214, 215
回避的－限定的摂食障害　325
回復（レジリエンス）モデル　44
潰瘍性大腸炎　296
解離性障害　337
過覚醒症状　214
科学的根拠に基づく医療（EBM）　467

過干渉　227, 333, 355
学業ストレス　353
学習ストレス　366
学習方略　364
学習目標　367
学力低下　363
笠原－木村分類　180
過重労働　328
過少診断　184, 329
過剰診断　184, 328, 329
過剰適応　105
過食性障害（BED）　221
家族再統合セラピー　375
家族システム　381, 388
家族集積性　321
家族内集積研究　224
家族の架け橋：ファミリー・ブリッジズ　375, 378
家族療法　217
片親疎外　373, 374
片親疎外症候群（PAS）　374
学級崩壊　366
学校・社会ストレス　352
活性酸素　17
活力　493
家庭が仕事を妨げる方向（FIW）　314
家庭ストレス　352
カテコールアミン　16
カナー型自閉症　324
過敏性腸症候群（IBS）　102, 290
過保護　227, 355
過労死　100
カロリンスカ眠気尺度（KSS）　72
簡易型認知行動療法　144
眼球運動脱感作および再処理法（EMDR）　217
環境型セクハラ　454
環境決定主義　209
環境修正　376
環境調整　159
監護者変更命令　375
間接雇用　438

関節リウマチ（RA）　300
完全主義　226
感度　78, 473
冠動脈疾患　273
管理監督者教育　472
管理監督者研修　479
緩和ケア　398

[き]
飢餓ストレス　225
危機介入　160
危機管理　509
危機認知　512
危険な飲酒　241
気づき　142
機能性胃腸症（FD）　286, 287
機能性消化管障害（FGID）　285
機能的磁気共鳴画像法（fMRI）　34
機能不全家庭　355
気分プロフィール検査（POMS）　72, 82
気分変調性障害　358
逆因果関係バイアス　272
逆転移　131
逆流性食道炎（GERD, NERD）　288
キャリア開発　498
キャリア支援　442, 445
キャリーオーバー　319
休業補償　437
急性ストレス障害（ASD）　205, 212
急性ストレス反応（ASR）　205, 212
急性放射線障害　511
境界性パーソナリティ障害　337
境界値　78
共感　143
共感性ストレス　396
共感性疲労　394, 395, 508
共感性満足　397
強制わいせつ　405
共同親権　375
協働的経験主義　141
共同養育　375
恐怖条件づけ　33

共分散構造分析　497
業務起因性　429, 430, 436
業務災害　436
業務上疾病　428
拒絶されている親　376
拒絶的な養育態度　227
近赤外線分光法（NIRS）　30, 34
緊張－緩和仮説　234
勤務措置指示書　327

[く]
空気嚥下症　286
くず箱的診断　216
熊本モデル　253
クライシス（危機）・コミュニケーション　515
グリーフケア　399
久里浜医療センターネット依存治療部門（TIAR）　421
クルー（CREW）プログラム　498
グレリン　264
クローン病　296
クロモグラニンA　60
軍人の心臓　212

[け]
刑事裁判　410
芸術療法　217
携帯電話依存　422
系統的脱感作　143
契約社員　438
結果予期　69
欠勤　238, 479
幻覚妄想状態　359
健康いきいき職場づくりフォーラム　500
健康格差　444
健康診断受診率　446
健康生成志向　45
健康づくりのための睡眠指針2014　266
健康の社会的決定要因（SDH）　447
顕在性不安検査（MAS）　81
現代型うつ病　179, 184

原爆生存者　212

[こ]

行為障害　337
後遺障害　430
強姦　405, 430
交感神経　28, 198
高機能自閉症　324
合計特殊出生率　308
高血圧　263
膠原病　299
抗酸化物質　18
恒常性維持モデル　211
甲状腺がん　511
抗精神病薬　107
向精神薬　109
構造への介入　376
行動的ストレス反応　72
高度情報化社会　418
広汎性発達障害　324
後方視的研究　351
交流分析　301
効力予期　69
高齢社会　392
高齢者虐待　389
高齢者虐待防止法　389
コーチング　494
コーピング　42, 70, 148
コーピングスキル　356
コーピング特性　149
国際犯罪被害調査（ICVS）　406
国際放射線防護委員会（ICRP）　509
個人資源　494, 498
個人情報　424
個人向けストレス対策　469
子育て支援　316
子育て不安　355
固着　128
子ども虐待対応の手引き　336
子ども子育て応援プラン　308
子どものトラウマ症状チェックリスト（TSCC）　81

コナー・デビッドソン・レジリエンス尺度（CD-RISC）　86
コホート研究　270
雇用形態多様化社会　448
孤立ストレイン　271
コルチゾール　26, 60
コンサルテーション　160
コンサルテーション・リエゾン精神医学　109
こんにちは赤ちゃん事業　316
コンプライアンス　106, 462

[さ]

災害ストレス　506
再帰属　140
再就職支援　316
在宅介護　381, 383
再テスト法　77
サイトカイン　16, 259
サイバー攻撃　424
再被害化　411
細胞性免疫　16
催眠療法　217
作業検査法　87
ザリット介護負担尺度（ZBI）　252
サルペトリエール学派　207
酸化ストレス　17
産業保健心理学　492
産後うつ病　311
3歳児健診　312
3次元コーピングスケール（TAC-24）　84, 151
三次予防　12
サンドイッチ世代　385

[し]

自意識尺度　86
JOCウラン燃料加工工場臨界事故　510
シェーグレン症候群（SjS）　302
ジェンダー・アイデンティティ尺度　86
自我意識モデル　235
自我心理学　129
時間外労働　430

事項索引

磁気共鳴画像法（MRI） 34
自己愛 356
自己愛人格傾向尺度 86
自己啓発学習 496
自己肯定感 336
自己効力感（セルフエフィカシー） 69, 367
自己実現の欲求 341
自己受容尺度 86
自己成長エゴグラム（SGE） 301
自己対象 130
自己治療仮説 235
仕事が家庭を妨げる方向（WIF） 314
仕事家庭葛藤（WFC） 314
仕事の資源 494, 498
仕事のストレス判定図 481
仕事の要求度－コントロール－サポートモデル（DCSモデル） 89
仕事の要求度－コントロールモデル 479
仕事の要求度－資源モデル（JD-Rモデル） 496
仕事満足度 456
自己防衛 360
自己免疫疾患 302
自己誘発性嘔吐 222
自殺 172
自殺企図 171
自殺総合対策大綱 174
自殺対策基本法 174
支持的精神療法 112
思春期危機 356
視床下部－下垂体－副腎系（HPA系） 15, 26
視床下部－交感神経－副腎髄質系（SAM系） 15, 28
視床下部室傍核（PVN） 32
自傷行為 410
自助グループ 391
システマティックレビュー 269
施設介護 383
自然災害 503
持続性複雑死別障害 399, 505
自尊感情 336

自尊感情尺度 85
失感情症（アレキシサイミア） 85, 171
疾病休業 460
疾病生成志向 45
疾病手当金 326
疾病モデル 44
質問紙法 76
児童虐待 332
児童虐待通報法 333
児童虐待防止および対処措置法 333
児童虐待防止法 333
自動思考 105, 139
児童自立支援施設 335
児童相談所 334
児童福祉法 333
児童養護施設 335
自閉スペクトラム症／自閉症スペクトラム障害（ASD） 319
自閉性障害（自閉症） 324
死別 394
死別反応 505
シャイネス尺度 86
社員教育 442
社会格差 444
社会関係資本 446
社会的学習理論 69
社会的再適応評価尺度 9
社会的支援 97
社会的脆弱性 324
社会的な死 199
社会的養護 342
若年性認知症 252
社交不安障害 194
重回帰分析 497
従業員支援プログラム（EAP） 164
就業構造基本調査 443
集団認知行動療法 145
集団療法 217
終末期 394
熟睡不全 256
主張訓練 142
出版バイアス 272

527

首尾一貫感覚（SOC） 45, 86
腫瘍壊死因子（TNF-α） 259
障害者虐待防止法 334, 389
障害受容 388
消化器疾患 285
消化性潰瘍 289
少子化 310, 354
症状の二重構造 328
状態・特性不安検査（STAI） 81
情緒障害児短期治療施設 335
情動焦点型コーピング 70
情動中心解決型 50
小児期崩壊性自閉症 324
小児自閉症 324
承認・自尊の欲求 341
情報危機 425
情報技術（IT） 419
情報ストレス 425
職業性ストレス 12
職業性ストレス簡易調査票 88
職業性ストレスモデル 269, 479
嘱託 438
職場環境改善 470, 481
職場環境改善のためのヒント集 470
職場ストレス 427
職場ストレス対策 329, 478
職場のいじめ・ハラスメント調査票（NAQ-R） 90
職場復帰支援 165
職務効力感 461
女性性拒否 227
女性に対する暴力（GBV） 408
所属・愛情の欲求 341
所得格差 444
徐波睡眠 258
ジョブ・クラフティング 499
自律訓練法 108
自律神経失調症 511
自律神経症状 195
人為災害 503
新型うつ病 190
心気症 358

新久里浜式アルコール依存症スクリーニング尺度（新KAST） 86
シングルマザー 313
神経性嘔吐症 286
神経性過食症／神経性大食症（BN） 221
神経性やせ症／神経性無食欲症（AN） 221
神経発達症群／神経発達障害群 319
神経ペプチドY（NPY） 21
心血管疾患 269
親権停止制度 334
新職業性ストレス簡易調査票 89
心神耗弱状態 171
心身症 99
心身相関 104
人生設計 442
身体化 512
身体的虐待 333
身体的ストレス反応 72
身体表現性障害 358
心的外傷（トラウマ） 132, 206, 214, 503
心的外傷後ストレス障害（PTSD） 205
侵入症状 214
新版 TEG II（新版・東大式エゴグラム II） 84
信頼性 77, 497
信頼性係数 77
心理学的応急処置（PFA） 413
心理学的ストレスモデル 67
心理学的剖検 260
心理社会的リスクマネジメント欧州枠組み（PRIMA-EF） 483
心理的虐待 333
心理的ストレス反応 72
心理的デブリーフィング 216
心理的なリスク 411
心理的負荷による精神障害等に係る業務上外の判断指針 431
心理的負荷による精神障害の認定基準 427
心療内科的アプローチ 306
心理療法 112

[す]

睡眠維持困難（中途覚醒） 256
睡眠衛生 264
睡眠－覚醒障害群 256
睡眠時無呼吸症候群 263
睡眠障害国際分類第2版（ICSD-II） 257
睡眠保健指導（SHT） 266
睡眠ポリグラム 259
スーパービジョン 140
スカベンジャー 18
好かれている親 376
スキーマ 105, 144
スキル教育 329
スクリーニング 472
健やか親子21 308
スチューデント・アパシー 350
スティグマ 113, 516
ストーカー 408
ストレス 5, 97
ストレス学説 7
ストレス過程（ストレスプロセス） 6, 11
ストレス関連疾患 105
ストレス関連障害 209
ストレス脆弱性 352
ストレス脆弱性理論 100, 427
ストレス対処行動（ストレスコーピング） 10, 97
ストレス耐性 13
ストレスチェック 437, 468, 487
ストレス認知理論 387
ストレス曝露 280
ストレス反応 11, 97
ストレス反応減弱化モデル 235
ストレスマネジメント 12, 475
ストレスモデル 11
ストレッサー 11, 97
スマートフォン 421
スマトラ島沖地震 506
スマホ依存 317, 419, 423
スマホ中毒 419
スリープ・リテラシー 266
スリーマイル島原発事故 510

[せ]

生活技能訓練（SST） 155
生活の質（QOL） 507
生活満足度 456
生活満足度指数（LSI） 83
正規雇用 438
成熟拒否 227
「正常反応」仮説 210
精神鑑定 213, 325
精神健康調査票（GHQ） 80
精神障害発病 432
精神状態短時間検査（MMSE） 83
精神的健康 391, 413
精神的健康度 440
精神分析 127, 206
精神分析的療法 112
精神麻痺症状 215
精神療法 112
成績目標 367, 368
生存者罪悪感 213, 505
性の虐待 333
性犯罪被害 405
生物・心理・社会モデル 159, 306
生理的欲求 341
セーフティネット 446, 487
責任能力 325
セクシュアルハラスメント 430, 450
世代間伝達 338
世代間連鎖 338
石棺 511
摂食障害 221
絶食療法 292
セルフケア研修 499
セルフコントロール 109
セロトニン 16
セロトニントランスポーター（5-HTT） 18
線維筋痛症（FM） 303
遷延性悲嘆障害 217, 408
宣言的知識 363
全身性エリテマトーデス（SLE） 302
全人的医療 160, 298
戦争神経症 212

選択性緘黙　358
選択的セロトニン再取り込み阻害薬（SSRI）　122
前頭前野　338
前頭側頭葉変性症　245
前頭葉機能低下　119
全米女性調査　408
せん妄　399

[そ]
早期介入　216
早期覚醒　256
双極性障害　181
操作的診断基準　217
喪失　396
双生児研究　224
ソーシャルサポート　385, 391, 414
ソーシャル・ネットワーキング・サービス（SNS）　423
疎外された子ども　373
ソクラテス的問答　141
組織公正性　441
組織公平性　89
組織コミットメント　456

[た]
大うつ病　181
ダイエット　225
対価型セクハラ　454
大学全入時代　354, 369
退行　128
対象喪失　385
代償的対処　324
対処可能性　68
対人葛藤　356
対人関係療法　112
対人恐怖　357
対人認知　391
代替養護施設　335
体罰　353
タイプA行動　85, 423
代理強化　69

代理ミュンヒハウゼン症候群　333
多因子・多遺伝子遺伝　319
唾液サンプル　58
多価不飽和脂肪酸（PUFAs）　22
立場表明（日本老年医学会）　251
抱っこ　129
達成行動　368
達成目標　367
脱抑制型対人交流障害　337
妥当性　77, 497
田中ビネー知能検査V　88
タバコ依存度スクリーニングテスト（TDS）　87
タバコ依存評価票（FTQ）　86
多面的家族介入（MMFI）　375, 377
段階的発達　128
団塊の世代　173
短時間勤務制度　316
男女雇用機会均等法　450
単独親権制度　373

[ち]
チェルノブイリ原発事故　508, 510
遅延顕症型（PTSD）　215
地下鉄サリン事件　213
蓄積トラウマ　132
チック　102
知的能力障害（知的発達症）　324
知能検査　88
注意欠如・多動症／注意欠如・多動性障害（ADHD）　319
注意-配分モデル　235
中傷　516
長期反復的トラウマ体験　217
超高齢社会　254
長時間労働　430
超伝導量子干渉装置（SQUID）　34
直線しきい値なし（LNT）モデル　509
沈黙の災害　516

[つ]
通常の悲嘆　398

包み込み　129
連れ去り別居　373

[て]
DSM用構造化臨床面接（SCID）　81
ディーセント・ワーク　447
デイケア　390
低出生体重児　310, 336
ディスチミア親和型うつ病　184
低線量被曝　509
デイリーハッスルズ　10
適応　5, 212
適応障害　162, 216
テクノ依存症　418
テクノストレス　418
テクノ不安症　418
手続き的公正　441
手続き的知識　364
鉄道脊椎症　212
デマ　516
テロ　214
転移　128, 131
転換性障害　358

[と]
同一賃金・同一労働　447
投影法　87
動機づけ　367
同居親　372
統合失調症　337
闘争－逃走反応　8, 28, 66
疼痛評価　304
糖尿病　261
逃避型抑うつ　181
動脈圧反射感受性（BRS）尺度　30
ドーパミン　16
特異度　78, 473
特別養護老人ホーム　383
ドコサヘキサエン酸（DHA）　22
トムの研究　8
ドメスティック・バイオレンス（DV）　336
トラウマ焦点化認知行動療法　215

トラウマ性ストレス　207
努力－報酬不均衡モデル（ERIモデル）　89, 479
努力－報酬不均衡モデル職業性ストレス調査票　89
トロント・アレキシサイミア・スケール20項目版（TAS-20）　85
呑気症　286

[な]
内因性うつ病　179
内閣府男女共同参画局　406
内部被曝　509
内分泌学的ストレスマーカー　58
ナチス強制収容所　212
難治性うつ病　197
難治性慢性疾患　306

[に]
ニート　197
2型ヘルパーT細胞（Th2）　17
ニコチン　21
二次的外傷性ストレス　395
二次的ストレス　503
二次的ストレッサー　387
二次的トラウマティック・ストレス状態　508
二次認知評価　149
二次被害　407, 412
二次予防　12
日常生活活動（ADL）　245
日内周期変動　61
日本心身医学会認定専門医　109
日本精神神経学会認定専門医　109
日本精神神経学会用語委員会　329
ニューカッスル学派　186
乳児院　335
乳児揺さぶり症候群　333
入眠困難　256
ニュールック心理学　10
認知行動療法（CBT）　138, 475
認知再構成法　143

認知症　245, 382
認知症に伴う行動・心理症状（BPSD）　245
認知的評価　42
認知的評価測定尺度（CARS）　84
認知の修正　99
認知の歪み　105
認知療法　217

[ね]
ネグレクト　333
熱意　493
ネットいじめ　199

[の]
脳血管性認知症　245
脳磁図（MEG）　34
脳神経倫理　123
脳内モノアミン　118
脳由来神経栄養因子（BDNF）　19, 117
望ましい働き方ビジョン　447
ノルアドレナリン　29
ノンレム（NREM）睡眠　259

[は]
パーソナリティ障害　328
パーソンセンタードケア　247
パート　438
パートタイム　438
バーンアウト　82, 389, 493
配偶者間暴力（IPV）　405, 408
配置転換　165
廃用症候群　250
バウムテスト　88
派遣社員　438
派遣労働者　438
バゾプレッシン　26
白血病　511
発見への導き　141
発達障害　319
発達性トラウマ障害　337
パフォーマンス　492
パフォーマンス評価　486

ハミルトンうつ病評価尺度（HAM-D）　80
バランス理論　391
ハリケーン・カトリーナ　506
バロスタット法　291
パワーハラスメント　450
半構造化面接　300
反抗挑戦性障害　358
晩婚化　225, 310
反社会的行為　336
反証　143
阪神・淡路大震災　213, 507
反芻障害　286
汎適応症候群　7
万能感　356
反応性愛着障害　337
反応性アタッチメント障害　337

[ひ]
PF－スタディ　88
PGC モラール・スケール　83
PDCA サイクル　483
被害者支援　412
東日本大震災　503
ひきこもり　197, 348
被虐待児症候群　333
非婚化　310
非侵襲脳機能計測技術　33
非正規雇用　438
非正規労働者　313
被措置児童等虐待　334, 335
悲嘆（グリーフ）　396, 505
悲嘆反応　399
ビッグデータ　424
ピッツバーグ睡眠質問票（PSQI）　87
非定型うつ病　183
非定型自閉症　324
非特異的反応　7
皮膚電気コンダクタンス測定　30
評価－分断モデル　235
描画法　88
標準化　78
病的なインターネット使用（PIU）　420

病理的な同盟　374
ビリーブメントケア（死別のケア）　399

[ふ]
ファガーストローム・ニコチン依存度評価票（FTND）　87
フィラデルフィア宣言　447
不快情動耐性　238
孵化するひきこもり　360
副交感神経　28
複合災害　505, 516
複雑性 PTSD　217, 410
複雑性悲嘆　399, 505
福島第一原発事故　509
復職支援　327
復職判定会議　327
副腎皮質刺激ホルモン（ACTH）　15
副腎皮質刺激ホルモン放出因子（CRF）　15, 26
富士モデル　260
父性の不在　355
物質使用障害　408
不登校　348
不本意型非正規雇用　442
不本意就学　354
不本意入学　356
不眠　256
不眠症　257
不眠障害　256
プライマリケア　474
プライミング　234
フラッシュバック　214
フリーラジカル　17
ブリング　454
プレゼンティーズム　238, 441, 479
プロオピオメラノコルチン（POMC）　21
プロセス評価　486
文章完成法　88
分離不安　355

[へ]
ペアレンティング・コーディネーター　375

米国国立職業安全保健研究所（NIOSH）　88
米国国立精神保健研究所（NIMH）　79
米国心理学会（APA）　43, 483
米国精神医学会（APA）　175, 195
米国同時多発テロ　213
併存症　106, 213
β-エンドルフィン　26
別居親　372
ベック抑うつ質問票（BDI-II）　80
ヘリコバクター・ピロリ（ピロリ菌）　8, 289
偏見　113, 516
扁桃体　122, 338

[ほ]
防衛　5
防御−適応反応　67
暴行　434
放射性廃棄物　516
放射線恐怖症　511
放射線被曝　508, 509
砲弾ショック　210
ホープ尺度　86
ポジティブアプローチ　499
ポジティブ心理学　12, 43, 391
母子密着　356
ホスピスケア　395
没頭　493
ホットスポット（局地的な高濃度汚染地域）　511
ホメオスタシス　25

[ま]
マインドフルネス瞑想　402
前向きコホート研究　460
マスラックのバーンアウト尺度（MBI）　82, 395
マネジメントコンピテンシー　480
マルトリートメント　339
慢性疲労症候群（CFS）　119

[み]
未婚化　310

事項索引

533

未婚率　445
ミシシッピ尺度　211
未熟型うつ病　184
水中毒　27
看取り　394
ミネソタ多面人格目録（MMPI）　84
民事裁判　410

[む]
無作為化比較試験　468

[め]
メタ分析（メタアナリシス）　238, 270, 440
メタボリックシンドローム　263
メチル化　20
目に見えない災害　516
メランコリー親和型性格　180
面会交流　373
メンタライゼーション　130
メンタルヘルス対策　446
メンタルヘルス不調　103

[も]
妄想性障害　359
モノアミン仮説　120
モノアミン酸化酵素（MAO）　17
喪の仕事　385, 506
モビング　454
モラール　42
問題飲酒　236, 238
問題飲酒指標（AUDIT）　86
問題焦点型コーピング　70
問題中心解決型　49

[や]
薬物依存　22
薬物乱用　408
薬物療法　109

[ゆ]
有期雇用　438

ゆたかなひきこもり　360
ユダヤ人虐殺　209
ユトレヒト・ワーク・エンゲイジメント尺度（UWES）　497

[よ]
良いストレス　5
要介護者　382
要介護人口　382
要介護度　382
陽電子放出断層法（PET）　34

[ら]
来談者（クライエント）中心療法　112
ライフイベント　9
ライフサイクル　101
ライフスタイル　63
ランセット（*Lancet*）　276

[り]
リーダーシップ　480
リウマチ性疾患　299
力動的精神療法　135
離婚　372
リスク　512
リスクアセスメント　481
リスクコミュニケーション　512
リスク認知　512
両価性の感情　507
リラクセーション　12, 112, 469

[れ]
レイプ　407
レジリエンス　44, 506, 515
レビー小体型認知症　245
レプチン　21, 264
レム（REM）睡眠　259

[ろ]
労災認定　427, 428
労災補償　434
労働基準監督署　427

労働基準法　428
労働者参加型アプローチ　481
労働生活の質（QWL）　507
労働力調査　439
老老介護　248, 383
ローカス・オブ・コントロール　11
ロールシャッハテスト　87
ロールプレイング　140, 143
ロンドン学派　186
ロンドン大火　212

[わ]
ワーカホリズム　493
ワーキングメモリ障害　121
ワーク・エンゲイジメント　492
ワーク・ライフ・バランス　442, 446
わいせつ行為　430
悪いストレス　5

[アルファベット]
AIS　87
AUDIT　86
BDI-II　80
CAGE　86
CARS　84
CD-RISC　86
CES-D　79
CMI　80
COPE　71
DSM-I　212
DSM-II　212
DSM-III　181, 212
DSM-IV　181
DSM-IV-TR　212
DSM-5　101, 181, 214
EPDS　311
ESS　87
FTND　87
FTQ　86
GHQ　80
GHQ-12　395
GHQ-28　395

HAM-D　80
ICD-9　212
ICD-10　100, 212
ICD-11　217
IES-R　81
JCQ　89
K6　81, 407
K10　81
KSS　72
LSI　83
MAS　81
MBI　82, 395
MMPI　84
MMPI-A　85
MMSE　83
NAQ-R　90
NEO-FFI　85
NEO-PI-R　85
PISA　365
POMS　72, 82
PSQI　87
PubMed　46
Rome III　286
SCID　81
SDS　79
SF-36　82
STAI　81
STAR*D　181
TAC-24　84, 151
TAS-20　85
TDS　87
TIMSS　365
TSCC　81
UWES　497
WHO-QOL26　82

[編者略歴]

丸山総一郎（まるやま・そういちろう）

大阪大学医学部医学科卒業。医学博士・精神科医。専門はストレス科学、産業精神医学。大阪大学医学部講師・助教授を経て、現在、神戸親和女子大学教授・同大学院文学研究科教授。日本産業ストレス学会常任理事、日本産業精神保健学会常任理事、日本ストレス学会理事、第18回日本産業ストレス学会会長などを務める。
主著『働く女性のストレスとメンタルヘルスケア』（編著、創元社）、『産業ストレスとメンタルヘルス』（共編著、中央労働災害防止協会）、『リスクマネジメントとしてのメンタルヘルス対策』（共著、産業医学振興財団）、『産業精神保健マニュアル』（共著、中山書店）、『非正規雇用と労働者の健康』（共著、労働科学研究所）、『Quality of Life：医療新次元の創造』（共著、メディカルレビュー社）、『ストレス百科事典』（分担訳、丸善、全5巻）など。
主要論文「雇用不安の動向とメンタルヘルス対策の展望」（産業ストレス研究, 17(3), 157-172)、「産業医学におけるストレス評価の問題点と課題」（ストレス科学, 23(4), 300-311)、「職場のメンタルヘルス：メンタルヘルスの評価と尺度」（臨床精神医学, 33(7), 883-893)、「放射線被曝とメンタルヘルス：うつ病を含めて」(Depression Frontier, 9(2), 27-43)、"Effects of long workhours on lifestyle, stress and quality of life among intermediate Japanese managers" (Scandinavian Journal of Work, Environment & Health, 22, 353-359) など。

[執筆者一覧]（執筆順）

丸山総一郎	（編者）	I-1, IV-4, IV-13, V-4
牟礼佳苗	（和歌山県立医科大学医学部）	I-2-1
喜多村祐里	（大阪大学大学院医学系研究科）	I-2-2
福田早苗	（関西福祉科学大学健康福祉学部）	I-2-3
戸田雅裕	（ノートルダム清心女子大学人間生活学部）	II-1-1
大塚泰正	（筑波大学人間系）	II-1-2
種市康太郎	（桜美林大学心理・教育学系）	II-2
永田頌史	（産業医科大学名誉教授）	III-1-1
小山文彦	（東京労災病院勤労者メンタルヘルス研究センター）	III-1-2
総田純次	（大阪府立大学現代システム科学域）	III-2-1
大野　裕	（ストレスマネジメントネットワーク株式会社代表）	III-2-2
影山隆之	（大分県立看護科学大学看護学部）	III-2-3
長見まき子	（関西福祉科学大学大学院社会福祉学研究科）	III-3
中村　純	（産業医科大学名誉教授）	IV-1
中尾和久	（甲南女子大学人間科学部）	IV-2

吉永尚紀	（宮崎大学テニュアトラック推進機構）	IV-3
清水栄司	（千葉大学大学院医学研究院）	IV-3
廣常秀人	（国立病院機構大阪医療センター）	IV-4
山内常生	（大阪市立大学大学院医学研究科）	IV-5
井上幸紀	（大阪市立大学大学院医学研究科）	IV-5
廣　尚典	（産業医科大学産業生態科学研究所）	IV-6
小山明日香	（熊本大学医学部）	IV-7
池田　学	（熊本大学医学部）	IV-7
内村直尚	（久留米大学医学部）	IV-8
下光輝一	（東京医科大学名誉教授）	IV-9
石川俊男	（国立国際医療研究センター国府台病院）	IV-10
芦原　睦	（中部労災病院）	IV-11
瀬戸昌子	（滋賀県彦根保健所）	IV-12
真船浩介	（産業医科大学産業生態科学研究所）	IV-13
森崎美奈子	（京都文教大学臨床心理学部）	IV-13
小野尚香	（畿央大学教育学部）	IV-14
水田一郎	（大阪大学保健センター）	IV-15
多鹿秀継	（神戸親和女子大学発達教育学部）	IV-16
棚瀬一代	（元神戸親和女子大学）	IV-17
末田啓二	（元神戸親和女子大学）	IV-18
瀬藤乃理子	（甲南女子大学看護リハビリテーション学部）	IV-19
中島聡美	（国立精神・神経医療研究センター精神保健研究所）	IV-20
江副智子	（島根大学保健管理センター）	IV-21
黒木宣夫	（東邦大学医学部）	IV-22
桂川修一	（東邦大学医学部）	IV-22
井上まり子	（帝京大学大学院公衆衛生学研究科）	IV-23
津野香奈美	（和歌山県立医科大学医学部）	IV-24
川上憲人	（東京大学大学院医学系研究科）	IV-24, V-1
堤　明純	（北里大学医学部）	V-2
島津明人	（東京大学大学院医学系研究科）	V-3

ストレス学ハンドブック
2015年3月20日　第1版第1刷発行
2018年10月10日　第1版第3刷発行

編　者――丸山総一郎
発行者――矢部敬一
発行所――株式会社 創元社

〈本　社〉
〒541-0047　大阪市中央区淡路町4-3-6
TEL.06-6231-9010（代）　FAX.06-6233-3111（代）
〈東京支店〉
〒101-0051　東京都千代田区神田神保町1-2 田辺ビル
TEL.03-6811-0662（代）
http://www.sogensha.co.jp/
印刷所――株式会社 太洋社

©2015, Printed in Japan
ISBN978-4-422-11585-6 C3011
〈検印廃止〉
落丁・乱丁のときはお取り替えいたします。

装丁・本文デザイン　長井究衡

JCOPY 〈出版者著作権管理機構 委託出版物〉
本書の無断複写は著作権法上での例外を除き禁じられています。複写される場合は、そのつど事前に、出版者著作権管理機構（電話 03-3513-6969、FAX 03-3513-6979、e-mail: info@jcopy.or.jp）の許諾を得てください。